Kohlhammer

Die Autoren

Prof. Dr. Leonhard Hajen, Senator a.D., Professor für Volkswirtschaftslehre an der Universität Hamburg, Fachbereich Sozialökonomie.

Prof. Dr. Dominik Rottenkolber, Professor für Gesundheitsökonomie und Gesundheitspolitik an der Alice-Salomon-Hochschule, Berlin.

Mitbegründet von:
Dipl.-Kaufmann Holger Paetow (†) war Dozent für Volkswirtschaftslehre an der Hamburger Universität für Wirtschaft und Politik (HWP).

Prof. Dr. Harald Schumacher (†) war Professor für Volkswirtschaftslehre an der Hamburger Universität für Wirtschaft und Politik (HWP).

Leonhard Hajen
Dominik Rottenkolber

Gesundheitsökonomie

Strukturen – Methoden – Praxisbeispiele

9., erweiterte und aktualisierte Auflage

Verlag W. Kohlhammer

Dieses Werk einschließlich aller seiner Teile ist urheberrechtlich geschützt. Jede Verwendung außerhalb der engen Grenzen des Urheberrechts ist ohne Zustimmung des Verlags unzulässig und strafbar. Das gilt insbesondere für Vervielfältigungen, Übersetzungen, Mikroverfilmungen und für die Einspeicherung und Verarbeitung in elektronischen Systemen.

Die Wiedergabe von Warenbezeichnungen, Handelsnamen und sonstigen Kennzeichen in diesem Buch berechtigt nicht zu der Annahme, dass diese von jedermann frei benutzt werden dürfen. Vielmehr kann es sich auch dann um eingetragene Warenzeichen oder sonstige geschützte Kennzeichen handeln, wenn sie nicht eigens als solche gekennzeichnet sind.

Es konnten nicht alle Rechtsinhaber von Abbildungen ermittelt werden. Sollte dem Verlag gegenüber der Nachweis der Rechtsinhaberschaft geführt werden, wird das branchenübliche Honorar nachträglich gezahlt.

Dieses Werk enthält Hinweise/Links zu externen Websites Dritter, auf deren Inhalt der Verlag keinen Einfluss hat und die der Haftung der jeweiligen Seitenanbieter oder -betreiber unterliegen. Zum Zeitpunkt der Verlinkung wurden die externen Websites auf mögliche Rechtsverstöße überprüft und dabei keine Rechtsverletzung festgestellt. Ohne konkrete Hinweise auf eine solche Rechtsverletzung ist eine permanente inhaltliche Kontrolle der verlinkten Seiten nicht zumutbar. Sollten jedoch Rechtsverletzungen bekannt werden, werden die betroffenen externen Links soweit möglich unverzüglich entfernt.

9., erweiterte und aktualisierte Auflage 2023

Alle Rechte vorbehalten
© W. Kohlhammer GmbH, Stuttgart
Gesamtherstellung: W. Kohlhammer GmbH, Stuttgart

Print:
ISBN 978-3-17-041939-1

E-Book-Formate:
pdf:　　ISBN 978-3-17-041940-7
epub:　 ISBN 978-3-17-041941-4

Vorwort zur 9. Auflage

Seit dem Jahr 2017 wurden die grundlegenden Strukturen des Gesundheitssystems sowie dessen Finanzierung kontinuierlich weiterentwickelt. Dennoch sind die drängenden Herausforderungen für eine solidarische Finanzierung der Sozialversicherungszweige, insbesondere vor dem Hintergrund des demographischen Wandels und des Fachkräftemangels im Gesundheitswesen, unverändert geblieben. Auch in der 9. Auflage werden Strukturen und Prozesse im Gesundheitssektor dargestellt und kritisch kommentiert, um die bestehenden Reformbedarfe für die Politik aufzuzeigen. Ergänzt wird diese nun vorliegende Auflage durch ein neues Kapitel zur Pflegeversicherung, die in den letzten Jahren oftmals Bestandteil der gesundheitspolitischen Diskussion war. Erkennbar ist hier insbesondere ein Anstieg der Beitragssätze sowie die sich bereits abzeichnende Unterfinanzierung (ähnlich wie in der gesetzlichen Krankenversicherung, die durch immer höhere Steuerzuschüsse in den Gesundheitsfonds getragen wird). Es ist davon auszugehen, dass die Pflegeversicherung eines der zentralen gesundheitspolitischen Themen der kommenden Jahre darstellen wird.

Alle Statistiken sind – soweit möglich – auf das Jahr 2019 (bzw. das letzte verfügbare Datenjahr) aktualisiert worden. Der Hintergrund dafür ist, dass durch die Corona-Pandemie die Zahlen der Gesundheitsberichterstattung und weiterer Statistikbehörden nur bedingt aussagekräftig sind, da die pandemiebedingten Ereignisse zu zahlreichen Sondereffekten geführt haben dürften.

Dominik Rottenkolber
im Herbst 2022

Inhalt

Vorwort zur 9. Auflage		5
Abkürzungsverzeichnis		11
1	**Probleme und Methoden der Gesundheitsökonomie**	15
2	**Bestimmungsgründe der Gesundheit**	20
2.1	Gesundheitsbegriff	20
2.2	Gesundheit als Humankapital	24
2.3	Soziale und persönliche Einflüsse auf den Gesundheitsstatus	27
	2.3.1 Gesellschaftlicher Status	27
	2.3.2 Belastungen am Arbeitsplatz	36
	2.3.3 Sekundäre Belastungen	38
	2.3.4 Altersstruktur	40
	2.3.5 Individuelles Verhalten	43
	2.3.6 Gender	45
3	**Markt und Wettbewerb im Gesundheitswesen**	46
3.1	Markt und Wettbewerb	46
	3.1.1 Produktionsmöglichkeiten und gesamtwirtschaftliche Effizienz	47
	3.1.2 Vollkommener Markt	49
	3.1.3 Effizienz von Wettbewerbsmärkten	54
	3.1.4 Marktversagen und staatlicher Handlungsbedarf	56
3.2	Externalitäten und öffentliche Güter	57
	3.2.1 Externalitäten und öffentliche Güter bei Gesundheitsgütern	58
	3.2.2 Externalitäten bei Versicherungen	59
3.3	Informationsasymmetrien	60
	3.3.1 Principal-Agent-Beziehungen	61
	3.3.2 Informationsasymmetrien im Gesundheitswesen	62
	3.3.3 Relativierende Faktoren	64
	3.3.4 Angebotsinduzierte Nachfrage	68
	3.3.5 Adverse Selektion	71
	3.3.6 Moral Hazard	72

	3.4	Marktmacht	74
		3.4.1 Konzentration und Kooperation von Angebot oder Nachfrage im Gesundheitswesen	76
		3.4.2 Geringe Preiselastizität bei Gesundheitsgütern	78
		3.4.3 Strukturelle Nachfrageschwäche	80
	3.5	Verteilungsgerechtigkeit und Risikoselektion	81
	3.6	Vom Marktversagen zum Staatsversagen	82
4	**Ausgaben, Einnahmen und Beschäftigung im Gesundheitssektor**		**86**
	4.1	Ausgabenentwicklung und Krankenkassenbeiträge	86
		4.1.1 Entwicklung der Gesundheitsausgaben	86
		4.1.2 Beitragsentwicklung in der gesetzlichen Krankenversicherung	90
		4.1.3 Ausgabenstrukturen	94
	4.2	Determinanten künftiger Ausgabenentwicklung	96
		4.2.1 Angebot und Nachfrage	96
		4.2.2 Medizinisch-technischer Fortschritt	97
		4.2.3 Wirtschaftlichkeitsreserven	100
	4.3	Gesundheitskosten und Beschäftigung	102
		4.3.1 Gesundheitssektor als Teil des Wirtschaftskreislaufs	102
		4.3.2 Beschäftigungseffekte wachsender GKV-Ausgaben	104
		4.3.3 Kostendämpfung und Beschäftigung	106
	4.4	Wachsende Gesundheitsausgaben und Folgen	107
5	**Gesetzliche Krankenversicherung**		**109**
	5.1	Äquivalenz- und Solidarprinzip	109
	5.2	Trägervielfalt und Mitgliederstruktur	115
	5.3	Angleichung der Wettbewerbschancen durch Risikostrukturausgleich	123
	5.4	Einnahmen und Ausgaben in der GKV	128
		5.4.1 Einnahmen	128
		5.4.2 Ausgaben	133
	5.5	Gesundheitsfonds	136
		5.5.1 Gesundheitsfonds ab dem 01.01.2009	136
		5.5.2 Gesundheitsfonds ab dem 01.01.2015	143
	5.6	Morbiditätsorientierter Risikostrukturausgleich seit 01.01.2009	144
6	**Soziale Pflegeversicherung**		**152**
	6.1	Grundlagen	152
	6.2	Trägerschaft und Mitgliederstruktur	153
	6.3	Leistungen	155
	6.4	Einnahmen und Ausgaben in der sozialen Pflegeversicherung	159
	6.5	Ausblick	160

7	**Ambulante Versorgung**		**162**
	7.1	Struktur der ambulanten Versorgung	162
	7.2	Vergütungssysteme	165
		7.2.1 Grundlagen	165
		7.2.2 Beurteilung der Vergütungsformen	168
	7.3	Leistungs- und Finanzierungsbeziehungen in der GKV	173
	7.4	Steuerungssysteme in der ambulanten Versorgung	178
	7.5	Neue Kooperationsformen	184
		7.5.1 Selektives Kontrahieren	184
		7.5.2 Versorgungsmanagement	190
		7.5.3 Grundkonflikt der sektoralen Trennung	192
8	**Krankenhausversorgung**		**194**
	8.1	Struktur der Krankenhausversorgung	194
		8.1.1 Komplexe Regulierung	194
		8.1.2 Träger- und Leistungsstruktur	197
		8.1.3 Leistungs- und Finanzierungsbeziehungen	200
		8.1.4 Steuerungssysteme in der stationären Versorgung	205
	8.2	Vergütungsformen	208
		8.2.1 Kostenerstattungsprinzip	208
		8.2.2 Festes Budget	209
		8.2.3 Kopfpauschalen	209
		8.2.4 Tagespauschalen	210
		8.2.5 Leistungskomplexpauschalen	212
		8.2.6 Erfolgsorientierte Vergütung	213
		8.2.7 Fallpauschalen	213
	8.3	Fallpauschalenfinanzierung in Deutschland	215
		8.3.1 System der Fallpauschalen	215
		8.3.2 Bestimmung von Relativgewichten	220
		8.3.3 Fallpauschalen als Entgeltsystem	225
		8.3.4 Qualitätssicherung	229
		8.3.5 Strategien der Krankenhäuser als Reaktion auf die Fallpauschalenfinanzierung	231
		8.3.6 Horizontale Kooperation und Integration	233
		8.3.7 Vertikale Kooperation und Integration	235
	8.4	Krankenhausplanung	238
9	**Arzneimittelversorgung**		**242**
	9.1	Bedeutung des Arzneimittelsektors	242
	9.2	Der Arzneimittelmarkt und seine Besonderheiten	243
		9.2.1 Marktabgrenzung	243
		9.2.2 Vertriebswege und Marktsegmente	245
		9.2.3 Angebotsstrukturen und Marktzugang	250
	9.3	Steuerungsdefizite auf dem Arzneimittelmarkt	255
		9.3.1 Preis-, Mengen- und Qualitätsprobleme	255
		9.3.2 Marktfehler	258

9.4	Regulierung der Arzneimittelversorgung	260
	9.4.1 Selbstbeteiligung der Patientinnen und Patienten	260
	9.4.2 Positiv- und Negativlisten	263
	9.4.3 Formen der Preissteuerung	266
	9.4.4 Arzneimittelbudgets	271
	9.4.5 Richtgrößen und Sanktionen	273
	9.4.6 Verhandlungspreise bei patentgeschützten Arzneimitteln	275
10	**Gesundheitssysteme**	**280**
	10.1 Strukturmerkmale von Gesundheitssystemen	280
	10.2 Gesundheitssysteme im Vergleich	285
	10.3 Nationale Gesundheitssysteme	292
	10.3.1 Vereinigte Staaten von Amerika (USA)	292
	10.3.2 England	301
	10.3.3 Niederlande	309
	10.4 Gesundheitspolitik und Europäische Union	315
	10.4.1 Kompetenzverteilung in der Gesundheitspolitik	315
	10.4.2 Rückwirkungen der Binnenmarktfreiheiten	319
	10.4.3 Offene Methode der Koordinierung	323
11	**Gesundheitsreformen im Interessenkonflikt**	**325**
	11.1 Kostendämpfungspolitik und Wettbewerb	325
	11.2 Notwendigkeit von Reformen in der Zukunft	330
Literaturverzeichnis		**335**
Stichwortverzeichnis		**355**

Abkürzungsverzeichnis

ABAG	Arzneimittelbudget-Ablösegesetz
ACA	Affordable Care Act
ACO	Accountable Care Organization
AEP	Apothekeneinkaufspreis
AEUV	Vertrag über die Arbeitsweise der Europäischen Union
a. F.	alte Fassung
aG-DRG	G-DRG ohne Pflegepersonalkosten
AGG	Alters- und Geschlechtsgruppe
AGS	amtlicher Gemeindeschlüssel
AMG	Arzneimittelgesetz
AMNOG	Arzneimittelmarktneuordnungsgesetz
AOK	Allgemeine Ortskrankenkasse
ApU	Abgabepreis des pharmazeutischen Unternehmens
AR-DRG	Australian Refined Diagnosis Related Groups
Art.	Artikel
AU	Arbeitsunfähigkeit
Aus-AGG	Auslands-Alters-Geschlechts-Gruppe
AVP	Apothekenverkaufspreis
AVWG	Arzneimittelversorgungs-Wirtschaftlichkeitsgesetz
AWBZ	Algemene Wet Bijzondere Ziektekosten
BGB	Bürgerliches Gesetzbuch
BfArM	Bundesinstitut für Arzneimittel und Medizinprodukte
BIP	Bruttoinlandsprodukt
BKK	Betriebskrankenkasse
BMG	Bundesministerium für Gesundheit
CCG	Clinical Commissioning Group
CDU	Christlich Demokratische Union Deutschlands
CHIP	Children's Health Insurance Program
CSU	Christlich-Soziale Union in Bayern e. V.
DiPA	Digitale Pflegeanwendung
DM	Deutsche Mark
DMP	Disease-Management-Programm
DRG	Diagnosis Related Group
DVPMG	Digitale-Versorgung-und-Pflege-Modernisierungs-Gesetz
EDV	Elektronische Datenverarbeitung
EBM	Einheitlicher Bewertungsmaßstab
EGV	Vertrag zur Gründung der Europäischen Gemeinschaft

EMA	European Medicines Agency
EU	Europäische Union
FDP	Freie Demokratische Partei
FPG	Fallpauschalengesetz
G-DRG	German Diagnosis Related Groups
GG	Grundgesetz
GKV	Gesetzliche Krankenversicherung
GKV-FinSt	GKV-Finanzstabilisierungsgesetz
GKV-FKG	Faire-Kassenwettbewerb-Gesetz
GKV-FQWG	Gesetz zur Weiterentwicklung der Finanzstruktur und der Qualität in der gesetzlichen Krankenversicherung
GKV-GMG	GKV-Gesundheitsmodernisierungsgesetz
GKV-VEG	GKV-Versichertenentlastungsgesetz
GKV-VSG	GKV-Versorgungsstärkungsgesetz
GKV-WSG	GKV-Wettbewerbsstärkungsgesetz
GMG	GKV-Modernisierungsgesetz
GOÄ	Gebührenordnung für Ärzte
GPVG	Gesetz zur Verbesserung der Gesundheitsversorgung und Pflege
GVWG	Gesundheitsversorgungsweiterentwicklungsgesetz
GWB	Gesetz gegen Wettbewerbsbeschränkungen
HA	Health Authority
HCFA	Health Care Financing Administration
HMG	Hierarchisierte Morbiditätsgruppe
HMO	Health Maintenance Organization
ICD-10-GM	Internationale statistische Klassifikation der Krankheiten und verwandter Gesundheitsprobleme, 10. Revision, German Modification
i. d. F.	in der Fassung
IGeL	Individuelle Gesundheitsleistung
IKK	Innungskrankenkasse
InEK	Institut für das Entgeltsystem im Krankenhaus GmbH
IQTIG	Institut für Qualitätssicherung und Transparenz im Gesundheitswesen
IQWiG	Institut für Qualität und Wirtschaftlichkeit im Gesundheitswesen
K-AGG	Krankengeld-Alters-Geschlechts-Gruppe
KBS	Knappschaft-Bahn-See
KEG	Kostenerstattergruppe
KFPV	Verordnung zum Fallpauschalensystem für Krankenhäuser
KHEntgG	Krankenhausentgeltgesetz
KHG	Krankenhausfinanzierungsgesetz
KHZF	Krankenhauszukunftsfonds
KHZG	Krankenhauszukunftsgesetz
LKK	Sozialversicherung für Landwirtschaft, Forsten und Gartenbau
MD	Medizinischer Dienst
MDK	Medizinischer Dienst der Krankenversicherung
MVZ	Medizinisches Versorgungszentrum
KBV	Kassenärztliche Bundesvereinigung

KHG	Krankenhausfinanzierungsgesetz
KHSG	Krankenhausstrukturgesetz
NHS	National Health Service
OTC	Over-the-Counter
PCG	Primary Care Group
PCT	Primary Care Trust
PEI	Paul-Ehrlich-Institut
PEPP	Pauschalierendes Entgeltsystem Psychiatrie/Psychosomatik
PKV	Private Krankenversicherung
PPP	Purchasing Power Parity (Kaufkraftparität)
PpSG	Pflegepersonal-Stärkungsgesetz
QALY	Quality-Adjusted Life Year
RGG	Regionale Risikogruppe
RSA	Risikostrukturausgleich
RSAV	Risikostruktur-Ausgleichsverordnung
SCHIP	State Children's Health Insurance Program
SPD	Sozialdemokratische Partei Deutschlands
SVR	Sachverständigenrat
TSVG	Terminservice- und Versorgungsgesetz
UK	United Kingdom (Vereinigtes Königreich)
VÄndG	Vertragsarztänderungsgesetz
vdek	Verband der Ersatzkassen e.V.
VOASG	Gesetz zur Stärkung der Vor-Ort-Apotheken
WHO	World Health Organization (Weltgesundheitsorganisation)
WLZ	Wet langdurige zorg
Zvw	Zorgversikerungswet

1 Probleme und Methoden der Gesundheitsökonomie

Für die Gesundheit der Bevölkerung wurden in den letzten zwei Dekaden regelmäßig mehr als zehn Prozent der volkswirtschaftlichen Produktion verwendet. Damit ist der Gesundheitssektor ein ökonomisch bedeutsamer Wirtschaftsfaktor. Seine ökonomische Analyse ist einer der Schwerpunkte der Gesundheitsökonomie.

Was aber kennzeichnet die *ökonomische* Analyse von Gesundheitsleistungen? Was sind die besonderen Fragestellungen und Methoden, die die Gesundheitsökonomie von anderen Gesundheitswissenschaften unterscheiden?

Die Probleme, die in der Gesundheitsökonomie untersucht werden, lassen sich in folgenden Fragen exemplarisch formulieren:

1. Werden die Ressourcen einer Gesellschaft zielgerichtet auf die Bedarfe ihrer Mitglieder verteilt? Dieses Problem lässt sich weiter differenzieren: Wird für Gesundheitsleistungen im Verhältnis zu anderen Gütern und Dienstleistungen wie Bildung, Verkehr etc. zu viel oder zu wenig Geld ausgegeben oder ist der Anteil gerade richtig? Wird innerhalb des Gesundheitssektors zu viel oder zu wenig für Gesundheitsförderung und Prävention im Verhältnis zur Versorgung im Krankheitsfall ausgegeben? Und schließlich: Wird innerhalb der Krankheitsversorgung zu viel oder zu wenig, z. B. für die stationäre Versorgung in Kliniken im Verhältnis zur ambulanten Versorgung, aufgewendet?
2. Erfolgt die Gesundheitsförderung oder die Behandlung von Erkrankungen zu möglichst geringen Kosten bei gegebener Qualität oder werden knappe Ressourcen verschwendet?
3. Wie werden die Gesundheitsleistungen auf die einzelnen Bevölkerungsschichten verteilt? Bekommen nur die Personen eine qualitativ hochwertige medizinische Versorgung, die auch die Leistungen bezahlen können, oder haben alle Bürgerinnen und Bürger einen Anspruch auf eine gute Gesundheitsversorgung, unabhängig von der Höhe des Einkommens, des Alters, der Art des Geschlechts etc.?
4. Welche Bedeutung hat der Gesundheitssektor als Wirtschaftsfaktor und als Einkommensquelle der hier Beschäftigten?

Die Gesundheitsökonomie bezeichnet die erste Fragestellung als Allokationsproblem. Der Begriff der Allokation beschreibt in der Ökonomie die Verteilung knapper Ressourcen oder Produktionsfaktoren (Arbeit, Kapital, Rohstoffe) auf die verschiedenen Bedarfe einer Gesellschaft. Da nicht alle existierenden Bedarfe gleichzeitig befriedigt werden können, muss entschieden werden, welche vordringlich zu erfüllen sind.

Zur Lösung des Allokationsproblems müssen die Bedarfe der Gesellschaftsmitglieder bekannt sein. Das setzt voraus, dass Gesundheit definiert und gemessen werden kann und dass ihre Bestimmungsfaktoren analysiert werden können. Die Gesundheitsökonomie weist bei der Untersuchung dieser Fragen Gemeinsamkeiten mit der Disziplin Public Health auf, welche die Entstehung und Verteilung von Erkrankungen in der Bevölkerung untersucht und Maßnahmen zur Steuerung dieser Prozesse entwickelt. Kapitel 2 beschäftigt sich mit der Frage der Definition und den durch persönliches Verhalten und wirtschaftliche Verhältnisse geprägten Bestimmungsfaktoren der Gesundheit der Bevölkerung sowie dem daraus entstehenden Bedarf an Gesundheitsleistungen (▶ Kap. 2).

In marktwirtschaftlich organisierten Wirtschaftssystemen artikuliert sich der Bedarf durch die Nachfrage nach Gesundheitsleistungen am Markt, sei es durch die Patientinnen und Patienten selbst oder durch die sie vertretenden Ärztinnen und Ärzte sowie Versicherungen. Die Nachfrage ist neben dem Bedarf zusätzlich abhängig von den Preisen für Gesundheitsleistungen und vom Einkommen der Patientinnen und Patienten. Auch die Existenz von Versicherungen spielt eine wichtige Rolle für die Nachfrage nach Gesundheitsleistungen. Diese weiteren Bestimmungsfaktoren der Nachfrage werden in Kapitel 3 untersucht (▶ Kap. 3).

Wenn der Bedarf bekannt ist, muss das Angebot an Gesundheitsleistungen und -gütern auf diesen Bedarf abgestimmt werden. Dafür kommen verschiedene Allokationsverfahren in Betracht. So kann das Angebot einmal über den Markt entsprechend der kaufkräftigen Nachfrage gesteuert werden, oder es kann zum anderen durch den Staat reguliert werden, der den Bedarf schätzt und in Plänen festschreibt. Ein anderes Verfahren ist die korporatistische Steuerung, bei der die Verbände der Leistungsanbietenden und Kostenträger im Gesundheitssystem das Angebot über bilaterale Verhandlungsprozesse steuern. Die Verfahren zur Angebotssteuerung, insbesondere die Marktsteuerung und die Regulierung, werden ebenfalls in Kapitel 3 untersucht. Außerdem werden die Allokationsverfahren zur Analyse der Märkte für ambulante und stationäre Versorgung sowie des Arzneimittelmarktes herangezogen (▶ Kap. 7, 8 und 9). Die Gesundheitsökonomie kann hier auf Erkenntnisse und Methoden der Industrieökonomie zurückgreifen, die sich mit der Analyse einzelner Märkte und ihrer Funktionsmängel beschäftigt.

Die Allokationsverfahren implizieren bestimmte Finanzierungsformen. Wenn der Staat oder die Verbände die Gesundheitsleistungen und -güter bereitstellen, werden sie in der Regel über Steuern oder Beiträge finanziert. In der Allokation über den Markt hingegen erfolgt die Finanzierung über Marktpreise. Bei der Beurteilung der Finanzierungsformen kann die Gesundheitsökonomie auf die Erkenntnisse der Finanzwissenschaft zurückgreifen, die sich u. a. mit der Frage beschäftigt, welche Auswirkungen Steuern und Abgaben auf das Verhalten der Bürgerinnen und Bürger haben und wie die Einkommensschichten damit belastet werden. Kapitel 10 untersucht diese Finanzierungsverfahren in unterschiedlichen Gesundheitssystemen (▶ Kap. 10).

Das zweite Problem der Gesundheitsökonomie wird als Effizienzproblem bezeichnet. Effizienz in der Produktion ist dann gegeben, wenn es nicht mehr möglich ist, durch Einsparung von Ressourcen die Kosten bei gleicher Menge und Qualität zu senken oder bei gleichen Kosten die Menge und die Qualität zu erhöhen. Sofern das noch der Fall ist, liegen Rationalisierungspotentiale vor. Das Effizienzproblem wird in allen Kapiteln aufgegriffen, da es ein wichtiger Anlass für Gesundheitsreformen in Deutschland ist. Die Herausforderungen für Gesundheitsreformen in der Zukunft sind Gegenstand von Kapitel 11 (▶ Kap. 11). Der Blick auf ausländische Gesundheitssysteme und der Einfluss der Europäischen Union, mit denen sich Kapitel 10 befasst, können das Bewusstsein dafür schärfen, wo Veränderungsbedarf besteht (▶ Kap. 10). Die Gesundheitsökonomie als eine volkswirtschaftliche Disziplin öffnet sich zur betriebswirtschaftlichen Analyse der Institutionen des Gesundheitssystems wie Krankenkassen, Krankenhäusern oder ärztlichen Praxen (»Gesundheitsmanagement«).

Das dritte Problem bezieht sich auf die Verteilung oder Distribution von Gesundheitsleistungen. Gefragt wird, nach welchen Kriterien die Gesundheitsleistungen auf die Bürgerinnen und Bürger verteilt werden sollen. Sollen diejenigen die Leistungen erhalten, die am meisten zahlen können, oder soll ein gleicher medizinischer Bedarf auch gleich befriedigt und in einer Solidargemeinschaft finanziert werden? Diese Fragen werden insbesondere im fünften Kapitel diskutiert, das sich mit der auf dem Solidarprinzip beruhenden gesetzlichen Krankenversicherung beschäftigt (▶ Kap. 5). Daran schließt sich das sechste Kapitel zur sozialen Pflegeversicherung an, die als letzte Säule der Sozialversicherung im Jahr 1995 eingeführt wurde (▶ Kap. 6). Vor dem Hintergrund des demographischen Wandels und der steigenden Zahl an zu erwartenden Pflegebedürftigen in den nächsten Dekaden beherrscht die Finanzierung der Pflegeversicherung aktuell die politische Diskussion im Gesundheitswesen. Eng verknüpft mit diesen Problemen ist auch der Zusammenhang zwischen der Verteilung der Gesundheit in der Bevölkerung nach Einkommen und sozialem Status, der in Kapitel 2 untersucht wird (▶ Kap. 2). In der Behandlung des Verteilungsproblems weist die Gesundheitsökonomie Gemeinsamkeiten mit der Sozialpolitik auf, deren Ziel es ist, wirtschaftliche und soziale Benachteiligungen in der Gesellschaft auszugleichen und ihre Entstehung zu verhindern.

Das vierte Problem der Gesundheitsökonomie befasst sich mit der Frage, welchen Beitrag der Gesundheitssektor zum Wachstum und zur Beschäftigung einer Volkswirtschaft leistet und wie die dabei erzielten Einkommen verteilt werden (»Wertschöpfungsproblem«). Während in der öffentlichen Diskussion die Ausgaben für Gesundheitsleistungen vor allem als Kosten gesehen werden, die es zu begrenzen gilt, werden hier die Wachstums- und Beschäftigungseffekte des Gesundheitssektors betrachtet. Der Gesundheitssektor als Kosten- und Beschäftigungsfaktor wird im vierten Kapitel behandelt (▶ Kap. 4).

Die Gesundheitsökonomie untersucht die genannten vier Probleme mit bestimmten, dem Fach eigenen Methoden. Kennzeichnend für die Methodik der Gesundheitsökonomie ist das Abwägen der Kosten und des Nutzens von Aktivitäten (»Kosten-Nutzen-Kalkül«) und das Denken in Alternativen (»Opportunitätskostenprinzip«). Damit ist es dem Handlungsprinzip der Medizin ähnlich, die auch zwischen dem Nutzen und dem möglichen Schaden einer Therapie (z. B. in Form von Nebenwirkungen) abwägen muss.

Das Kosten-Nutzen-Kalkül kommt darin zum Ausdruck, dass bei einer Entscheidung stets der Nutzen mit den Kosten verglichen wird:

- Welchen Nutzen hat der Bau eines Krankenhauses und welche Kosten verursacht er?
- Welcher Nutzen und welche Kosten sind mit einem Präventionsprogramm verbunden?
- Welcher Nutzen und welche Kosten sind mit der Anschaffung eines Computertomographen in einer fachärztlichen Praxis assoziiert?
- Sollen Patientinnen und Patienten eine ärztliche Praxis aufsuchen, um eine Früherkennungsuntersuchung durchführen zu lassen?
- Welche ärztliche Praxis soll eine Patientin oder ein Patient im Falle einer Erkrankung aufsuchen?

In all diesen Fällen ist der Nutzen einer Aktivität mit deren Kosten zu vergleichen. Oder genauer: Die *erwarteten* Nutzen sind gegenüber den *erwarteten* Kosten abzuwägen, denn alle Entscheidungen sind grundsätzlich zukunftsorientiert und daher mit Unsicherheit verbunden. Das gilt für medizinische Interventionen ganz besonders. Es liegt dabei auf der Hand, dass nach rein ökonomischen Kriterien eine Aktivität nur dann durchgeführt wird, wenn ihr erwarteter Nutzen größer ist als ihre erwarteten Kosten.

Dabei ist die Erfassung des Nutzens nicht immer so vergleichsweise einfach wie bei der Anschaffung eines Computertomographen durch eine ärztliche Praxis. In diesem Fall kann der Nutzen durch den erwarteten Gewinn gemessen werden. Schwieriger ist die Anwendung des Kosten-Nutzen-Kalküls auf Präventionsmaßnahmen oder medizinische Behandlungen, denn wie soll der Nutzen einer verbesserten Gesundheit in Geldeinheiten gemessen werden? Die ökonomische Abwägung von Kosten und Nutzen ist eine volkswirtschaftliche Kategorie, die sich auf Ziele, Verfahren und Ergebnisse bezieht. Sie liefert keine Handlungsmaxime für eine individuelle Therapieentscheidung zu Gunsten oder zu Lasten einzelner Patientinnen und Patienten. Hier gilt die ethische und gesetzliche Pflicht der Ärztinnen und Ärzte, im Rahmen ihrer Möglichkeiten zu helfen und zu heilen. Es sind allerdings gesellschaftliche Entscheidungen, die davon abhängen, wie vermögend eine Gesellschaft ist und welche Prioritäten sie setzt, die die medizinischen Möglichkeiten bestimmen. Eine ökonomische Betrachtung des Gesundheitssektors ist nicht unethisch, im Gegenteil, sie ist notwendig, um sicherstellen, dass mit den zur Verfügung stehenden Ressourcen ein möglichst hoher Gesundheitsstatus der Bevölkerung erreicht wird. Alles andere wäre Verschwendung und somit unethisch, da die Mittel an anderer Stelle eingesetzt zu einer besseren Zielerreichung führen würden.

Kosten sind in der Gesundheitsökonomie als Opportunitätskosten definiert. Opportunitätskosten einer Aktivität sind der entgangene Nutzen aus der zweitbesten Aktivität, die deshalb nicht durchgeführt werden kann. Opportunitätskosten werden daher auch Alternativkosten genannt. Unter der Voraussetzung, dass die Ressourcen einer Gesellschaft, einschließlich der Zeit, knapp sind, sind zwangsläufig alle Aktivitäten mit Opportunitätskosten verbunden. Oder »There is no such thing as a free lunch«, also Essen ohne Bezahlen gibt es nicht.

Das Kosten-Nutzen-Kalkül findet in der Gesundheitsökonomie in zwei Formen Verwendung. Einerseits handelt es sich um eine Entscheidungsregel: Führe nur solche Aktivitäten aus, deren Nutzen größer ist als ihre Kosten. In dieser Verwendung des Kosten-Nutzen-Kalküls spricht man auch von einer normativen Theorie. Das Kosten-Nutzen-Kalkül kann dabei in Konflikt mit anderen normativen Prinzipien geraten. So verbietet es die ärztliche Ethik, die Behandlung der Patientinnen und Patienten von den Kosten der Behandlung abhängig zu machen, es sei denn, zwei Behandlungsverfahren weisen bei unterschiedlichen Kosten ein identisches Behandlungsergebnis (»Outcome«) auf, was in der Praxis aber nur selten der Fall sein dürfte.

Auch für die Beantwortung der Frage, wie die Gesundheitsleistungen auf verschiedene Personen gerecht verteilt werden sollen, ist das Kosten-Nutzen-Kalkül nur bedingt geeignet, wenngleich es eine gesellschaftsphilosophische Position gibt, die von diesem Prinzip ausgeht. Danach sind die Güter in einer Gesellschaft vorrangig an jene zu verteilen, die den größten Nutzen daraus ziehen, daher der Name: Utilitarismus. Dieser auf den englischen Sozialreformer Jeremy Bentham (1748–1832) zurückgehende Ansatz zielt auf die Maximierung der Bevölkerungsgesundheit durch das Gesundheitssystem ab. Ein Nutzengewinn wird unabhängig vom Ansehen der jeweiligen Personen realisiert, was auch die Möglichkeit beinhaltet, dass Entscheidungen zu Lasten einzelner Personen und zu Gunsten der Mehrheit der Bevölkerung getroffen werden können. Weitere Verteilungsprinzipien sind nicht relevant, das Prinzip setzt allerdings u. a. voraus, dass die Nutzengewinne interpersonell vergleichbar sind, was nicht möglich ist. Im medizinischen Kontext findet sich eine Anwendung von utilitaristischen Handlungsweisen z. B. im Triagefall wieder, bei der es im Katastrophenfall darum gehen kann, die zur Verfügung stehenden Ressourcen effizient einzusetzen, um die Anzahl der Überlebenden zu maximieren. Dabei wird in Kauf genommen, dass bei Patientinnen und Patienten, denen nur geringe bzw. keine Überlebenschance eingeräumt werden, keine Behandlung (mit Ausnahme von z. B. Schmerzlinderung) mehr erfolgt (Gerber und Lauterbach 2009, S. 57 f.)

Andererseits ist das Kosten-Nutzen-Kalkül in der Gesundheitsökonomie eine Verhaltensannahme: Es wird unterstellt, dass die Menschen ihre Entscheidungen *im Durchschnitt* an dieser Entscheidungsregel orientieren (»Rationalitätsannahme«). Dabei liegt die Betonung auf »im Durchschnitt«. Nicht jede(r) muss sich stets daran orientieren und in Ausnahmesituationen, wie einer schweren Erkrankung, wird dieses Verhalten nicht zu erwarten sein. Doch für eine größere Anzahl von Menschen kann in Normalsituationen dieses Verhalten als repräsentativ unterstellt werden. Es kann aber auch nicht ausgeschlossen werden, dass das Verhalten der Akteurinnen und Akteure im Gesundheitssektor nicht rational ist, sondern durch den Herdentrieb bestimmt wird. Wenn alle anderen Ärztinnen und Ärzte oder Patientinnen und Patienten eine Therapie gut finden, wird sie auch für mich richtig sein.

Abschließend kann die Gesundheitsökonomie wie folgt definiert werden:

> Die Gesundheitsökonomie untersucht die Allokation, Effizienz, Verteilung und Wertschöpfung von Gesundheitsleistungen auf der Grundlage des Kosten-Nutzen-Kalküls als Entscheidungsregel und als Verhaltensannahme.

2 Bestimmungsgründe der Gesundheit

2.1 Gesundheitsbegriff

Gesundheit gehört zu den universellen Menschenrechten und hat in allen Gesellschaften eine hohe Priorität. Wie bei keinem anderen Grundrecht stimmen individuelle Wertschätzung und gesellschaftliche Priorität überein, denn eine gute Gesundheit ist Voraussetzung, um das Leben genießen zu können. Gesundheit ist zu einem großen Teil durch die genetische Prädisposition des Menschen bestimmt. Nur soweit persönliches Verhalten, soziale, ökonomische, ökologische und kulturelle Faktoren oder das medizinische Versorgungssystem die Gesundheit beeinflussen, kann Gesundheit auch gestaltet werden. Dadurch relativiert sich eine vorschnelle Aussage, dass Gesundheit das höchste Gut sei, das man um jeden Preis haben wolle, denn auch Gesundheit hat ihren Preis und der Aufwand für Gesundheitsleistungen steht in Konkurrenz zu anderen Bedürfnissen. Emissionsarme Maschinen erlauben einen höheren Gesundheitsschutz am Arbeitsplatz, aber in der Regel sind sie auch mit höheren Anschaffungs- und Betriebskosten verbunden. Ein abstraktes Bekenntnis zu einer hohen Bedeutung von Gesundheit kann sehr wohl mit einem gesundheitsschädlichen Verhalten von Individuen zusammenfallen. Es gibt zu viele Dinge in dieser Welt, die lustvoll zu genießen sind, aber der Gesundheit in der mittleren und langen Frist schaden. Deshalb kann es nicht überraschen, dass es keine unstreitige Definition von Gesundheit gibt (Schwartz et al. 1998, S. 8). Je zentraler ein Begriff für den zu untersuchenden Gegenstand, desto kontroverser sein Inhalt. Pädagoginnen und Pädagogen werden sich am schwersten darüber einigen, was Erziehung ist, Theologinnen und Theologen streiten mit Vehemenz über den Inhalt und Wahrheitsgehalt des Glaubens. Auch der Inhalt von Gesundheit ist in der wissenschaftlichen Diskussion und politischen Praxis umstritten. Ebenso bewerten einzelne Menschen unterschiedlich, ob sie sich gesund oder krank fühlen. Was unter Gesundheit verstanden wird, ist in hohem Maße von dem Zusammenhang abhängig, in dem der Begriff definiert wird (Franke 2006, S. 15 ff.).

Die Weltgesundheitsorganisation (WHO) hat im Jahr 1946 in der Präambel ihrer Verfassung einen sehr weiten Begriff von Gesundheit gewählt, indem sie nicht auf die Abwesenheit von Krankheit abstellt, sondern Gesundheit als einen Zustand vollkommenen physischen, psychischen und sozialen Wohlbefindens beschreibt (»Health ist a state of complete physical, mental and social well-being, and not merely the absence of disease and infirmity«) (World Health Organization 1946, S. 1). In den 1980er Jahren ergänzte die WHO ihren Gesundheitsbegriff noch um die Dimensionen von Ökologie und Lebenssinn, so dass Gesundheit sehr umfassend bestimmt wird und alle möglichen Einflussfaktoren auf die Gesundheit miterfasst werden (Brößkamp-Stone et al. 1998, S. 143; Busse und Wismar 1997, S. 27 ff.).

Der Vorteil dieser weiten Definition besteht darin, dass er die Vision einer gesunden Gesellschaft entwickelt. Gesundheit wird im Verständnis der WHO nicht auf die Abwesenheit von Krankheit reduziert, sondern als Ergebnis von sehr unterschiedlichen Lebensbedingungen begriffen, die durch Gesundheitspolitik gestaltet werden können. Jede Gesellschaft hat das Ziel, den Gesundheitszustand der Menschen zu verbessern oder zumindest den erreichten Status auch bei veränderten Ausgangsbedingungen (z. B. neue Infektionskrankheiten wie AIDS) zu halten. Effizienz und Effektivität von Gesundheitspolitik ist nicht allein danach zu beurteilen, wie gut oder schlecht das Gesundheitsversorgungssystem ist, sondern in welchem Maße Gesundheitsförderung in den unterschiedlichsten Politikbereichen eine Rolle spielt. Letztlich zählen die Ergebnisse, nämlich der erreichte Gesundheitsstatus der Bevölkerung und seine Verteilung auf unterschiedliche Gruppen der Gesellschaft. Für eine Abwägung, welche Ressourcen wo am besten eingesetzt werden, um einen besseren Gesundheitszustand zu erreichen, ist eine weite Definition von Gesundheit unverzichtbar. Angelehnt an die WHO-Definition sind dann auch in vielen Ländern Ziele der Gesundheitspolitik definiert und in einer breiten Palette von Programmen operationalisiert worden (Schwartz et al. 1998, S. 174 ff.).

Der Nachteil dieser weiten Definition des Gesundheitsbegriffes liegt auf der Hand: Wohlbefinden ist eine subjektive Kategorie. Wenn sie physische, psychische und soziale Dimensionen beinhaltet, besteht wenig Chance, einen Menschen zu treffen, der dauerhaft gesund ist. Bezogen auf Individuen, Gruppen der Bevölkerung, aber auch ein ganzes Volk müsste die Definition zumindest im Hinblick auf eine altersgemäße Mobilität und das Ausmaß sozialer Aktivitäten konkretisiert werden, um zu sinnvollen Abgrenzungen von Gesundheit und Krankheit zu kommen und das Idealbild eines beschwerdefreien Lebens der Wirklichkeit anzunähern. Die professionelle Medizin geht pragmatisch vor: »Die Medizin verwendet im Kern einen Gesundheitsbegriff, dem nicht Maximalität oder Optimalität eines Zustandes, sondern Normalität und Kontrollierbarkeit körperlicher und seelischer Reaktionen nähersteht« (Sachverständigenrat für die Konzertierte Aktion im Gesundheitswesen 1994, S. 36). Eine zweite Schwierigkeit besteht darin, dass Gesundheit sehr viel schwieriger durch Indikatoren zu beschreiben ist als Krankheit. Die Formen und die Entstehung von Krankheit (»Pathogenese«) sind seit Jahrhunderten durch Ärztinnen und Ärzte erforscht und beschrieben worden, wohingegen die »Salutogenese«, also die Analyse, welche Faktoren gesundheitsfördernd sind, ein Nischendasein fristet (Antonovsky 1997, S. 21 ff.). Was als gesund oder krank definiert wird, hängt von dem jeweils relevanten Bezugssystem ab und ist nach Ort und Zeit unterschiedlich.

Eine Definition kann aus der Perspektive des betroffenen Individuums, der Gesellschaft oder der medizinischen Profession erfolgen. Die Inhalte müssen nicht übereinstimmen, sondern gerade unter dem Primat von Finanzierungsproblemen im Gesundheitssektor kann eine Diskrepanz zwischen dem entstehen, was die medizinische Profession als Krankheit definiert und was gesellschaftliche Anerkennung findet und in Leistungsgesetzen zur Krankenversicherung zu Ansprüchen auf Behandlung führt. Es lassen sich drei Bezugssysteme unterscheiden (Schwartz et al. 1998, S. 8 ff.):

1. *Persönliches* Bezugssystem
   Eine einzelne Person beurteilt ihren Gesundheitszustand danach, ob sie sich »gut fühlt«. Gefühl ist dabei mehr als eine Emotion, es gehen vielmehr Erfahrungswerte und Kenntnisse über einen »Normalzustand« und eine altersgemäße Funktionalität von Gesundheit in die Bewertung ein. Es handelt sich primär um eine subjektive Bewertung der eigenen Befindlichkeit und der eigenen Fähigkeiten, Alltagsherausforderungen zu bewältigen, beschwerdefrei zu leben und soziale Aktivitäten zu entfalten. Fitness und Freude am Leben werden als gute Gesundheit wahrgenommen. Als krank werden hingegen Zustände erlebt, die mit Schmerz oder körperlichen und seelischen Beschwerden verbunden werden oder die zu Inaktivität und sozialer Isolation führen.
2. *Gesellschaftliches* Bezugssystem
   Auch wenn Gesundheit von allen Gesellschaften als ein erstrebenswertes Gut angesehen wird, ist die inhaltliche Bestimmung von Gesundheit und Krankheit von den jeweiligen ökonomischen, sozialen, kulturellen und religiösen Bedingungen abhängig, die sich mit Raum und Zeit ändern. Eine Gesellschaft muss aber Gesundheit und Krankheit definieren, wenn Leistungsansprüche an den Staat oder eine gesetzliche Krankenversicherung daran geknüpft werden. In Deutschland hat der Gesetzgeber seit der Einführung der Krankenversicherung im Jahr 1883 jede Legaldefinition vermieden, sondern lediglich die Verfahren festgelegt, in denen zwischen Vertretungen der Ärztinnen und Ärzte sowie Krankenkassen entschieden wird, welche Krankheiten anerkannt werden und zu Leistungspflichten der gesetzlichen Krankenkassen führen. In der Rechtsprechung ist beginnend mit einem Urteil des Preußischen Oberverwaltungsgerichts aus dem Jahr 1898 bis zum Bundessozialgericht die rechtliche Definitionslücke nicht gefüllt worden. Vielmehr wird Krankheit als ein Zustand des Körpers oder Geistes bezeichnet, der eine ärztliche Behandlung notwendig macht. Dadurch wird keine inhaltliche Antwort gegeben, sondern auf ein Verfahren verwiesen, in dem Ärztinnen und Ärzte entscheiden, ob eine Krankheit vorliegt. Sie erhalten ein Definitionsmonopol, ob bei einem Individuum Krankheit gesellschaftlich anerkannt wird. Ihre diagnostischen Entscheidungen sind dann Voraussetzung für Leistungsansprüche.
3. *Professionelles* Bezugssystem
   In Anlehnung an die WHO-Definition von Gesundheit hat der Deutsche Ärztetag im Jahr 1994 Gesundheit als »[…] aus der Einheit von subjektivem Wohlbefinden und individueller Belastung erwachsende körperliche, seelische und soziale Leistungsfähigkeit des Menschen« beschrieben. Die große Leistung der Medizin liegt aber nicht in der Beschreibung von Gesundheit und der Erforschung gesundheitsfördernder Einflüsse (»Salutogenese«), sondern in der Beschreibung und Therapie von Krankheiten, die als Abweichungen von einer in der Regel physiologisch definierten Norm bestimmt werden (»Pathogenese«). Was als Norm und was als Abweichung gilt, kann nur als Ergebnis eines fachlichen Diskurses bestimmt werden. Dabei ist davon auszugehen, dass es eine große

Bandbreite von Therapien gibt, die je nach kulturellem und historischem Zusammenhang als medizinisch angemessen gelten können. Zumindest zeigt der internationale Vergleich, dass bei gleicher Indikation die Häufigkeit von chirurgischen Eingriffen, die Zahl der Röntgenuntersuchungen oder die Dosierung von Medikamenten sehr unterschiedlich sein können (Sommer 1999, S. 13 ff.; Payer 1996).

Gesundheit und Krankheit können nicht trennscharf voneinander abgegrenzt werden, sondern ein Individuum wird sich im Laufe seines Lebens zwischen den beiden Polen »gesund« und »krank« bewegen, wobei Gesundheitspolitik und ärztliches Handeln das Ziel haben, so vielen Menschen wie möglich ein Leben in der Nähe des gesunden Pols zu ermöglichen. Im Hinblick darauf, was wir über Gesundheit und Krankheit wissen und ständig hinzulernen, aber auch durch die Schwankungsbreite biologischer Normen, sind Krankheit und Gesundheit in vielen Fällen kein Gegensatz, der sich unvereinbar gegenübersteht, sondern eher ein Kontinuum mit einem breiten Bereich der Unsicherheit, ob ein Zustand noch als gesund oder schon als krank zu bezeichnen ist. Für das »Wissenssystem« ist das hinnehmbar, für das »Handlungssystem« Gesundheitssektor ist hingegen eine klare Abgrenzung unverzichtbar, weil erst die medizinische Diagnose einer Krankheit zu Leistungen des Versorgungssystems führt, wenn von präventiven Maßnahmen abgesehen wird. Zwischen der individuellen Bewertung des eigenen Zustandes, der professionellen Beurteilung durch medizinische Expertinnen und Experten und der gesellschaftlichen Anerkennung durch eine gesetzliche Leistungspflicht können Diskrepanzen auftreten, so dass es letztlich darauf ankommt, wie die Verfahren zur Konfliktlösung gestaltet sind.

Gesundheit hat für das Befinden des Individuums, aber auch für seine Fähigkeit, Einkommen zu erwerben, eine hohe Bedeutung. Eine Gesellschaft mit niedriger Morbidität und Mortalität wird als erfolgreicher bewertet als eine Gesellschaft, in der die Menschen häufig krank sind und früh sterben. Was als Krankheit von der Gesellschaft akzeptiert wird und wofür Ressourcen zur Therapie bereitgestellt und finanziert werden, erfolgt auch unter der Abwägung, welchen Nutzen diese Ressourcen in anderer Verwendung haben würden; es ist damit ein gesellschaftlicher Abwägungsprozess. Für das Individuum stellt sich Gesundheit als ein Kapitalgut dar, das im Laufe des Lebens abgenutzt oder gefährdet werden kann. Die einzelnen Betroffenen verfügen dabei nur über unvollkommene Informationen und begrenzte Entscheidungsfähigkeiten. In dieser ökonomischen Perspektive definiert Gäfgen: »Gesundheit ist ein persönliches Kapitalgut, dessen Bestand stets gefährdet ist, bei dessen Herstellung ein souveränes Urteil des vollinformierten Konsumenten nicht möglich ist und das zugleich teilweise ein öffentliches Gut darstellt.« (Gäfgen 1990, S. 14)

Neben Frieden und Wohlstand gehört Gesundheit zu den Zielen, die von Individuen und Gesellschaften mit einer sehr hohen Priorität versehen werden. »Lieber reich und gesund, als arm und krank« ist die spöttische Zuspitzung eines allgemeinen Konsenses. Begründungen und Legitimationsversuche rufen Irritationen hervor, weil eine gute Gesundheit zu den selbstverständlichen Bestandteilen einer individuellen und gesellschaftlichen Nutzenfunktion zählt. Gesundheit ist für einen einzelnen Menschen zunächst durch seine individuelle Konstitution bestimmt, die er nur in Grenzen beeinflussen kann. Krankheit trifft ihn im Rahmen seiner ererbten Anlagen in der Regel zufällig, aber die Wahrscheinlichkeit einer Erkrankung wird durch die persönlichen Lebensumstände wie sozialer Status (Beruf, Einkommen, Bildung) und das individuelle Verhalten (Ernährung, Bewegung, Konsum von gesundheitsschädlichen Substanzen) beeinflusst. Im Vergleich zu den persönlichen und sozialökonomischen Einflussgrößen auf den Gesundheitszustand eines Individuums oder der Bevölkerung wird der Einfluss der Medizin häufig überschätzt. Auch im vorliegenden Buch steht die Analyse der Effektivität und Effizienz des Gesundheitssystems im Vordergrund, also das Problem, in welchem Maße gesundheitspolitische Ziele erreicht werden (»Effektivität«) und ob die definierten Ziele mit geringstmöglichem Aufwand realisiert werden (»Effizienz«). Darin liegt keine Gewichtung der Einflussgrößen, sondern eine Beschränkung des Untersuchungsgegenstandes auf die Ökonomie des Gesundheitssektors.

2.2 Gesundheit als Humankapital

Gesundheit kann durch den Einsatz von ökonomischen Ressourcen wie Sachanlagen oder Arbeit positiv oder negativ beeinflusst werden. Ohne Krankenhäuser, Pflegepersonal sowie Ärztinnen und Ärzte könnten Krankheiten in der Regel nicht geheilt oder gelindert werden. Umgekehrt wirken beispielsweise Schadstoffe am Arbeitsplatz oder Verletzungen durch Verkehrsunfälle auf den Gesundheitszustand Einzelner oder der Bevölkerung negativ ein. Gesundheit unterscheidet sich insoweit nicht von anderen Gütern: Sie wird durch den Einsatz von ökonomischen Ressourcen beeinflusst. Anders als bei normalen Konsumgütern kann man Gesundheit aber nicht kaufen, sie ist kein handelbares Gut. Kaufen kann man lediglich Gesundheitsleistungen der Heilberufe und medizinische Güter wie Medikamente, die eine aus dem Gesundheitsziel abgeleitete Nachfrage darstellen (Folland et al. 1997, S. 102). Dienstleistungen des Gesundheitssektors sind auch nicht lagerbar, sondern sie werden im Moment der Erbringung verbraucht (»Uno-actu-Prinzip«) (Schellberg 2017, S. 157). Um das eigentliche Ziel zu erreichen, den Gesundheitszustand zu verbessern, bedarf es auch der Mitwirkung der die Gesundheitsdienstleistungen nachfragenden Konsumierenden/Patientinnen und Patienten, denn diese müssen nicht nur Teile ihres Einkommens für die Bezahlung der medizinischen Güter und Leistungen aufwenden, also auf eine alternative Nutzung für private Konsumgüter verzichten, sondern auch einen Teil der verfügbaren Zeit einsetzen. Sie sind also genötigt, sich zu Lasten einer geringeren Arbeitszeit oder Freizeit zu entscheiden, wenn mehr Zeit für die Gesundheit aufgewendet werden soll (McGuire et al. 1995, S. 128).

Die Analogie zu den in der Ökonomie verwendeten Marktmodellen gilt auch für Gesundheit. Nachgefragt wird eigentlich Gesundheit, tatsächlich gekauft und angeboten werden medizinische Güter oder Dienstleistungen. Dahinter steht die

Vorstellung einer Produktionsfunktion als einer technischen Beziehung zwischen den eingesetzten Produktionsfaktoren (d. h. Arbeit und Kapital) und einem erzielten Produktionsergebnis, in diesem Fall Gesundheit. Der Stand der medizinischen Technik und des Wissens, aber auch die Fähigkeit und Bereitschaft zur Mitwirkung der Patientinnen und Patienten am Heilungsprozess bestimmen die Produktivität, also welches Ergebnis bei gegebenem Faktoreinsatz zu erzielen ist.

Grossman hat ein theoretisches Modell vorgelegt, in dem das ökonomische Verhalten von Individuen bezogen auf die Produktion von Gesundheit analysiert wird (Grossman 1972, S. 223 ff.). Auch wenn das Modell empirische Tests nicht bestehen konnte, hat es doch die Struktur des Problems offengelegt und die Diskussion über die Besonderheiten des Gesundheitssektors sehr befruchtet (Breyer et al. 2013, S. 94 ff.; Folland et al. 1997, S. 102 ff.; McGuire et al. 1995, S. 129 ff.).

Ausgangspunkt des Grossman-Modells ist die mikroökonomischen Analysen zugrundeliegende Vorstellung, dass die Individuen ihren Nutzen maximieren wollen. Sie verteilen ihre Zeit auf Arbeit und Freizeit. Aus Arbeit wird Einkommen erzielt und für den Kauf von Konsumgütern verwendet, die wiederum Nutzen stiften. Je größer der Anteil der Arbeitszeit und je höher das erzielte Einkommen, desto größer ist in starker Vereinfachung der Nutzengewinn aus dem Konsum.

Gesundheit hat nun eine doppelte Funktion: Einerseits ist sie ein Konsumgut wie jedes andere, andererseits hat sie alle Eigenschaften eines Kapitalgutes. Gesundheitsgüter werden konsumiert und haben unmittelbare Auswirkungen auf die individuelle Nutzenfunktion, indem sie zu einem besseren Wohlbefinden führen. Daher ist es nutzenmaximierend, so viele Tage wie möglich gesund zu verbringen. Gleichzeitig entscheidet die Zahl der gesund verbrachten Tage auch darüber, ob ein Individuum arbeiten kann und Einkommen erzielt. So wie ein Kapitalgut einen Einkommensstrom über die Jahre seiner Nutzung ermöglicht, ist auch die Gesundheit Teil eines Humankapitals, das zu Arbeit und Einkommenserwerb befähigt. Je mehr gesunde Tage ein Individuum verbringt, desto größer sind bei gegebenem Lohnsatz und Produktivität das Einkommen und damit die Wahlmöglichkeit über Konsumgüter.

Gesundheit hat eine große Ähnlichkeit mit Bildung und Ausbildung als Teil des Humankapitals, die ebenfalls die Fähigkeit eines Individuums verbessern, auf dem Markt Einkommen zu erzielen und Konsumwünsche zu realisieren. Je höher die Investition in Bildung, desto größer das Humankapital und der daraus resultierende Einkommensstrom. Im Unterschied zur Bildung ist das Ausgangsniveau der Gesundheit, quasi der Anfangsbestand des Humankapitals, durch die geerbten Anlagen geprägt und im Lebensverlauf stark durch Zufälle bestimmt. In Analogie zu der Analyse von Kapitalgütern ist aber wichtig, dass auch das Gesundheitskapital durch seine Nutzung verbraucht wird. Wenn es in seinem Wert erhalten bleiben soll, muss ein ständiger Strom von Gesundheitsleistungen die reale Abnutzung ersetzen. Es müssen also Ressourcen des Gesundheitssektors und ein Teil der eigenen Zeit in Anspruch genommen werden.

Von »normalen« Kapitalgütern unterscheidet sich Gesundheit dadurch, dass sie nicht direkt auf Märkten gekauft werden kann wie eine Maschine oder ein Gebäude, sondern es können nur Gesundheitsdienstleistungen in Anspruch genommen werden, die den Gesundheitsstatus beeinflussen. Wie jede Dienstleistung wird sie im

Augenblick ihrer Produktion auch konsumiert, sie ist also nicht lagerfähig (Schellberg 2017, S. 157). Allerdings ist die Mitwirkung der Patientinnen und Patienten notwendig, damit die Nutzung von Gesundheitsleistungen zu dem Ergebnis einer besseren Gesundheit führt. Sie müssen nicht nur Teile ihres Einkommens für Gesundheitsgüter aufwenden, sondern auch die insgesamt verfügbare Zeit auf Arbeit, Freizeit und Zeit für die Gesundheitspflege verteilen (Folland et al. 1997, S. 102).

Der Vergleich von Gesundheit mit einem Kapitalgut erleichtert das Verständnis der ökonomischen Zusammenhänge. Das Individuum kann wählen und sich zwischen Arbeit und freier Zeit entscheiden, es kann sein Einkommen für gewöhnliche Konsumgüter oder für Gesundheitsgüter ausgeben, um den individuellen Nutzen zu maximieren. Um ein Gesundheitsniveau zu halten, muss in Höhe der »Abschreibungen« in Gesundheit reinvestiert werden. Ein besserer Gesundheitszustand ist im Rahmen der biologischen Möglichkeiten nur zu erzielen, wenn mehr Einkommen und Zeit für Gesundheit verwendet wird. Wie bei jedem anderen Kapitalgut sind Einkommenszuwächse, die in der Zukunft erwartet werden, von geringerem Wert als ein Einkommen, das heute erzielt und konsumiert werden kann. Da jedes Individuum eine Zeitpräferenzrate hat, d. h. eine jeweils unterschiedliche Abwägung zwischen Gegenwarts- und Zukunftskonsum, müssen die künftig erwarteten Einkommen abdiskontiert werden, um Einkommen, die zu unterschiedlichen Zeitpunkten in der Zukunft anfallen, überhaupt vergleichen zu können.

Das Grossman-Modell einer Gesundheitsproduktion untersucht den Einfluss von Bildung, Einkommen und Alter auf den Gesundheitsstatus. Wie bei einer technischen Produktionsfunktion, in der die Produktivität bei gegebenem Faktoreinsatz durch den Stand der Technik bestimmt wird, beeinflusst auch die Bildung eines Individuums, welche Wirkung der Verbrauch medizinischer Güter und Dienstleistungen auf den Gesundheitsstatus hat. Die höheren Kenntnisse über den Zusammenhang von Gesundheitsleistungen und Gesundheit führen dazu, bei gleichem Ressourceneinsatz ein höheres Gesundheitsniveau zu erreichen. Höheres Einkommen führe nach einem rein ökonomischen Kalkül zu dem Wunsch, eine bessere Gesundheit anzustreben, weil der Einkommensverlust aus krank verbrachten Tagen höher ist als bei niedrigeren Einkommen.

Der Anstieg der Aufwendungen für Gesundheit im Alter ist aus dem Modell gut zu erklären, weil mit steigendem Lebensalter der körperliche Substanzverlust steigt und die Aufwendungen für einen zusätzlichen Tag, der gesund verbracht wird, überproportional zunehmen. Erklärungsbedürftig ist dann eher, wodurch die Kosten gebremst werden und nicht ins Unermessliche steigen. Ein Grund kann sein, dass das angestrebte Gesundheitsniveau mit steigendem Alter reduziert wird, weil bestimmte Formen eines verminderten Wohlbefindens oder geringerer Mobilität als altersgemäß akzeptiert und hingenommen werden (McGuire et al. 1995, S. 134 ff.).

Die Erklärung von Gesundheit als einem Bestand von Humankapital, der einem Abnutzungsprozess ausgesetzt ist und durch Einsatz von Ressourcen erneuert und ergänzt werden muss, ist hilfreich, um zu verstehen, dass Gesundheit wie jedes andere ökonomische Gut einen Nutzen hat und zu seiner Herstellung Ressourcen in Form von Arbeitskraft und Kapital benötigt werden. Als ein Erklärungsmodell für Struktur und Niveau von Gesundheitsdienstleistungen, die einen definierten Gesundheitsstatus zur Folge haben, ist das Produktionsmodell von Gesundheit jedoch ungeeignet. Gesundheit wird als Voraussetzung definiert, gesunde Tage zu erleben und Einkommen zu erzielen. Diese Betrachtung macht nur dann Sinn, wenn die gesamte Lebensspanne betrachtet wird, weil sonst mit dem Eintritt in den Ruhestand der Wert der Gesundheit als Humankapital auf null sinken würde, was ethisch zu offensichtlich unakzeptablen Ergebnissen führen würde. Ein Individuum müsste seine »Abschreibungsrate der Gesundheit« und die künftigen Einkommen kennen, um größtmöglichen Nutzen zu erreichen. Das setzt aber die Kenntnis der Lebensspanne und damit des Todeszeitpunktes voraus, was nicht möglich ist. Damit ist die Analogie zum Investitionsverhalten nicht aufrechtzuerhalten. Das Grossman-Modell vernachlässigt auch, dass neben den Gesundheitsdienstleistungen andere Faktoren wie sozialer Status und persönliches Verhalten die Gesundheit beeinflussen (McGuire et al. 1995, S. 141 ff.).

Eine rationale Reaktion auf Unsicherheit über künftige Entwicklungen ist gerade bei Krankheit der Abschluss einer Versicherung. Deshalb kann ein Produktionsmodell wie der Humankapitalansatz von Grossman das Verhalten auf Gesundheitsmärkten nicht erklären. Eine empirische Überprüfung scheitert auch daran, dass Einkommen und individueller Nutzen über den Lebenszyklus nicht beobachtet werden können, die Zeitpräferenzrate der Individuen, mit der künftige Einkommensströme abzudiskontieren sind, unbekannt ist und der Maßstab »gesund verbrachte Tage« ein sehr unvollkommenes Maß für die Beschreibung von Gesundheitszuständen ist.

Was bleibt, ist die wichtige Erkenntnis, dass Gesundheitsleistungen eine abgeleitete Nachfrage sind und Kapital und Arbeit eingesetzt werden müssen, um sie zu produzieren. Was eigentlich angestrebt und nachgefragt wird, ist Gesundheit. Gesundheit und Gesundheitsleistungen sind wie Produktionsfaktoren und Produktionsergebnis in Form einer Produktionsfunktion verknüpft. Im folgenden Abschnitt wird untersucht, welche sozialen und verhaltensbedingten Faktoren die Nachfrage nach Gesundheitsleistungen bestimmen. In Kapitel 3 werden die im engeren Sinne ökonomischen Einflussgrößen analysiert (▶ Kap. 3).

2.3 Soziale und persönliche Einflüsse auf den Gesundheitsstatus

2.3.1 Gesellschaftlicher Status

Im Marktmodell bestimmen Preise und Einkommen bei gegebenen Präferenzen die nachgefragte Menge. Dabei wird unterstellt, dass die Einkommensverteilung es zulässt, die gewünschten Gesundheitsdienstleistungen zu kaufen oder über Krankenversicherungen zu finanzieren (▶ Kap. 3). Unterschiede in der Inanspruchnahme von medizinischen Leistungen sind deshalb das Ergebnis einer Güterabwägung zwischen Konsumalternativen und nicht die Folge unterschiedlicher Chancen, medizinische Versorgung in Anspruch zu nehmen. Dahinter steht die Gerechtigkeitsvorstellung, dass die Behandlung von Krankheiten nicht vom Einkommen abhängig sein soll, weil Gesundheit ein elementares Bedürfnis ist, das auch verfassungsrechtlich durch den Sozialstaatsauftrag des Grundgesetzes abgesichert wird, die Unversehrtheit der Person als Teil der Menschenrechte zu wahren. Gute Gesundheit ist nicht nur die Basis für Lebensfreude, sondern auch für das Erzielen von Einkommen. Sie ist Voraussetzung, um sich überhaupt nach den Regeln der Marktökonomie verhalten zu können. Diese Vorstellung über eine gerechte Verteilung entspricht der Idee von Gerechtigkeit, wie sie der US-amerikanische Philosoph John Rawls (1921–2002) in seinem zentralen Werk »A Theory of Justice« entwickelt hat: Wenn die Individuen über Verteilungsregeln zu entscheiden haben, ohne dass sie ihre künftige Stellung in der Verteilungshierarchie kennen (Entscheidungen hinter dem »Schleier der Unwissenheit«), dann werden sie so entscheiden, dass die grundlegenden Bedürfnisse unabhängig von der Einkommensverteilung befriedigt werden (Rawls 1979, S. 159 ff.).

Mit Gerechtigkeit ist nicht gemeint, dass ein gleicher Gesundheitszustand für alle Menschen angestrebt wird. Das ist offensichtlich nicht möglich, denn die Biologie des einzelnen Menschen, seine genetische Prägung, sein Risikoverhalten und seine individuelle Entwicklung sind so unterschiedlich, dass jede Vorstellung von Gleichheit des Gesundheitszustandes ein unerreichbares Ziel wäre. Was aber gleich sein soll, ist der Zugang zu medizinischer Diagnose und Therapie: Bei gleicher Krankheit sollen unabhängig vom Einkommen die gleichen Mittel zur Verfügung stehen, um die Krankheit zu heilen (»horizontale Gerechtigkeit«). Wenn hingegen Gesundheit und Krankheit davon abhängen, wie der soziale Status einzelner Betroffener oder einer Bevölkerungsgruppe ist, dann kennzeichnet dies gesundheitliche Ungleichheit. Sie wird als ungerecht empfunden, weil eine höhere Morbidität und Mortalität aufgrund sozialer Faktoren im Unterschied zu den persönlichen Dispositionen als vermeidbar gelten (Mielck 1994, S. 14).

Der analytische Ansatz ist hier im Unterschied zum Referenzmodell des Marktes ein anderer. Im Marktmodell ist die Frage, wie das Verhalten auf Entscheidungen der Individuen zurückgeführt werden kann und ob der Preis seine Koordinationsfunktion beim Angebot und bei der Nachfrage nach Gesundheitsleistungen erfüllen kann. Es wird der Output analysiert, also wodurch Art und Menge von Gütern des Gesundheitssektors bestimmt werden. Hier wird im Sinne einer positiven Theorie gefragt, welche Faktoren als unabhängige Größen identifiziert werden können, von denen der Gesundheitsstatus abhängig ist, also der Outcome, das Ergebnis, und zwar gemessen als Gesundheitszustand nicht eines Individuums, sondern der Bevölkerung oder einer definierten Teilgruppe. Das ist eine sozialmedizinische Problemanalyse, die den Zusammenhang zwischen Krankheit und typischen Merkmalen einer Gruppe erforscht. Bezogen auf das Individuum kann dann nur von Risikofaktoren gesprochen werden. Medizinische Leistungen sind in diesem Zusammenhang lediglich ein Faktor unter vielen anderen, die den Gesundheitszustand beeinflussen. Im Vordergrund steht die Frage, wie die sozialen, ökonomischen und kulturellen Unterschiede auf den Gesundheitsstatus wirken und für gesundheitliche Ungleichheit verantwortlich gemacht werden können (Marmot 2004, S. 13 ff.). Die Brisanz der Fragestellung ergibt sich aus Ergebnissen verschiedener empirischer

Studien im nationalen und internationalen Rahmen: Die Lebenserwartung in unteren sozialen Schichten ist geringer als in höheren, obwohl die Inanspruchnahme von Gesundheitsleistungen nicht oder nur in geringem Maße vom Einkommen abhängig ist (Wilkinson und Pickett 2009, S. 11 ff.).

Die Ergebnisse stehen im Widerspruch zum Gerechtigkeitspostulat. Um sie nachvollziehen und bewerten zu können, sind methodisch zwei Fragen zu klären:

- Wie soll der Status von Bevölkerungsgruppen im Hinblick auf soziale, ökonomische und kulturelle Unterschiede abgegrenzt werden?
- Wie soll der Gesundheitszustand der Bevölkerung gemessen werden?

Der gesellschaftliche Status beschreibt die soziale Stellung in der Gesellschaft. Ein den Status abbildender Indikator soll möglichst trennscharf sein, um gesellschaftliche Position und Verhalten zu beschreiben, aber er soll auch einfach und kostengünstig zu erheben sein, weil nur so Vergleiche über längere Zeitabschnitte oder zwischen Ländern möglich sind. Sozialmedizinische Studien verwenden am häufigsten die Indikatoren Einkommen, Beruf oder Bildung, um die soziale Schichtung einer Gesellschaft zu beschreiben. Bezogen auf die Gesundheit führt die Wahl des Indikators zu keinen signifikanten Unterschieden, denn das Bildungsniveau gemessen an der Höhe des Schulabschlusses ist bestimmend für die beruflichen Entwicklungsmöglichkeiten. Der gewählte und ausgeübte Beruf entscheidet wiederum über die Art der Tätigkeit und damit die Form der Arbeitsbelastung und über die Höhe des Einkommens. Der berufliche Status und die damit verbundene Stellung in der beruflichen Hierarchie, die über die Autonomie in der Arbeit entscheidet, haben allerdings Vorteile, um die Ursachen zu erforschen, die den Weg vom Status zur Krankheit erklären können.

Der gesellschaftliche Status wird in entwickelten Industriegesellschaften in der Regel nicht durch Herkunft und Stand geerbt, sondern er wird durch den Beruf erworben. Hohes Bildungsniveau geht in aller Regel mit einer gut bezahlten Arbeit, die durch wenig körperliche Belastung geprägt ist, einher. Natürlich gibt es promovierte Taxifahrerinnen und Taxifahrer oder Rechtsanwältinnen und Rechtsanwälte mit einem Einkommen an der Grenze des Sozialhilfesatzes. Auch ohne Arbeit kann man auf der Basis eines geerbten Vermögens gut leben, aber der Regelfall ist die Statuskonsistenz, d. h. Bildungsabschluss, Beruf und Einkommen bilden die gleiche soziale Realität ab. Deshalb soll die Höhe des Einkommens die sozialen Schichten einer Gesellschaft abgrenzen und als unabhängige Variable die Unterschiede im Gesundheitsstatus erklären. Einkommen bedeutet auch die Fähigkeit, all das zu kaufen, was man mit Geld erwerben kann. Es bestimmt also, was konsumiert werden kann, welche Wahlmöglichkeiten in der Freizeit bestehen und wie die Wohnverhältnisse sind.

Einkommen und sozialer Status bilden einen Kranz von Faktoren, der auf den Gesundheitszustand einwirkt, ohne dass er, zumindest in der kurzen Frist, vom Individuum verändert werden kann. Neben diesen quasi objektiven Einflüssen wirkt aber auch das individuelle Verhalten auf die Gesundheit. Subjektive Verhaltensweisen wie Lebensstil, Ernährung und Suchtverhalten sind Faktoren, die den Gesundheitsstatus ebenfalls beeinflussen. Es gilt, ein soziales Milieu zu beschreiben, das durch eine Kultur im Sinne von gemeinsamen Überzeugungen und Werten geprägt ist, die das Verhalten steuern. Ansätze sind vorhanden, die die Gesellschaft nach kulturellen Milieus und Wertorientierungen differenzieren, z. B. materialistische versus postmaterialistische (Hradil 1994, S. 376 ff.). Aber letztlich führen sie auch wieder auf ein »Oben« und »Unten« der Gesellschaft zurück, das durch die Einkommensverhältnisse bestimmt wird.

Das Einkommen als Indikator für die soziale Schichtung einer Gesellschaft ist ein Kompromiss zwischen verschiedenen Anforderungen, die an ihn gestellt werden. Er ist sicherlich kein sehr differenziertes Kriterium, aber das Einkommen ist relativ einfach zu messen und im Zeitablauf oder zwischen Staaten zu vergleichen.

Ein verlässliches Maß für den Gesundheitszustand zu entwickeln, wirft noch schwierigere Fragen auf:

- Fragt man die Betroffenen, wie sie selbst ihren Gesundheitszustand einschätzen, sind die Ergebnisse sehr stark von der eigenen Wahrnehmungsfähigkeit abhängig oder von dem Ausmaß, mit dem Krankheit verdrängt und geleugnet wird. Gerade dies kann aber von der sozialen Schicht abhängen und ist damit nicht geeignet, den Zusammenhang von Schicht und Gesundheitszustand zu erklären. Untersuchungen zeigen, dass die Selbsteinschätzung und die Befunde von Expertinnen und Experten häufig weit auseinanderfallen. Was als Gesundheit und Krankheit empfunden wird, ist subjektiv geprägt und damit für Vergleiche wenig nützlich. Befragungen sind zudem sehr teuer, so dass auch aus diesem Grund die Selbsteinschätzung ein wenig geeignetes Instrument ist.
- Für eine Bewertung durch Expertinnen und Experten spricht, dass auf der Basis medizinischer Standards eher eine vergleichbare Bewertung des Gesundheitszustandes einer Bevölkerung oder einzelner Gruppen erreicht werden kann. Aber selbst ein fachkundiges Urteil auf der Basis einer gesonderten medizinischen Diagnose ist keine Garantie für die Vergleichbarkeit der Ergebnisse, weil sich Urteile über die Bewertung der Gesundheit im Zeitablauf oder zwischen Regionen durchaus ändern können. Wegen der hohen Kosten ist dies auch nur in Ausnahmefällen eine Methode, die von der Sozialmedizin gewählt werden kann.
- Ein häufig benutztes Maß für Morbidität ist die Anzahl der Tage, die krank verbracht wurden. Auch hier kommt die subjektive Bewertung stark zum Tragen, wenn die Befindlichkeit das Kriterium ist. Die Schwere einer Krankheit kann so nicht erfasst werden. Eine klarere Abgrenzung ergibt sich, wenn nach im Bett verbrachten Tagen gefragt wird, nach der Anzahl der im Krankenhaus verbrachten Tage oder nach Arbeitstagen, die durch Krankheit verlorengegangen sind. Die beiden letzten Faktoren haben den großen Vorteil, dass sie aus vorhandenen Routinedaten entnommen werden können und deshalb mit einem sehr viel geringeren Erhebungsaufwand verbunden sind.
- Am einfachsten zu erheben ist die Mortalität gemessen an der Lebenserwartung eines Neugeborenen. In der Regel liegt sie für alle Länder und für lange Zeiträume vor und erlaubt eine Verknüpfung mit Kriterien der sozialen Schichtung. Der Vorteil dieses Indikators ist seine Eindeutigkeit und Objektivität, weil er nur zwischen den beiden Zuständen »tot« und »lebendig« unterscheidet, was keine Bewertungsspielräume lässt. Dieser Vorteil ist gleichzeitig der größte Nachteil,

eben weil die verbrachten Lebensjahre keine Auskunft geben, wie die Lebensqualität dieser Jahre ist. Trotz dieser Relativierung ist die Lebenserwartung ein aussagefähiges Maß, um den Gesundheitszustand einer Gesellschaft in verschiedenen historischen Perioden, zwischen Staaten oder bezogen auf einzelne Schichten der Gesellschaft zu vergleichen. Ein Mehr an Lebensjahren ist eine Verbesserung und stellt einen gesellschaftlichen Erfolg dar, weil mehr Menschen eine Chance haben, ihre Lebenswünsche zu verwirklichen. Je reicher eine Gesellschaft und je höher die Lebenserwartung, desto mehr wird die Qualität der zusätzlich gewonnenen Jahre in den Mittelpunkt rücken. Für die Frage, ob es eine gesundheitliche Ungleichheit aufgrund ökonomischer und sozialer Ungleichheit gibt, ist die Lebenserwartung als Indikator für Gesundheit hinreichend genau.

Der Zusammenhang zwischen Wohlstand gemessen am Bruttoinlandsprodukt pro Kopf und der Gesundheit gemessen anhand der Lebenserwartung wird bei einem weltweiten Vergleich deutlich. Die höchste Lebenserwartung hatte Japan mit 84,3 Jahren (2019), die geringste Lebenserwartung haben mit 50,7 Jahren die Menschen im afrikanischen Königreich Lesotho. Deutschland hatte im Jahr 2019 eine Lebenserwartung von 81,7 Jahren (Frauen 84,4 Jahre; Männer 78,7 Jahre). Das Bruttoinlandsprodukt pro Kopf betrug im Jahr 2019 in Japan 40.778 US-Dollar, in Lesotho hingegen nur 1.113 US-Dollar und in Deutschland 46.795 US-Dollar. Reichtum und Lebenserwartung sind zwar nicht linear verknüpft, aber die Statistiken der WHO und der Weltbank zeigen einen deutlichen Zusammenhang: Je wohlhabender ein Staat, desto höher ist auch die Lebenserwartung zum Zeitpunkt der Geburt. Der Kampf gegen Armut und Kindersterblichkeit sind zwei Ansatzpunkte, um die Lebenserwartung zu erhöhen. Zwischen den Jahren 2000 und 2019 ist die Lebenserwartung weltweit um mehr als fünf Jahre gestiegen (World Health Organization 2022; World Bank 2021).

Der Querschnittsvergleich zwischen den Ländern wird durch einen Längsschnittvergleich, der die Entwicklung von Lebenserwartung und Einkommen in den entwickelten Ländern im Zeitablauf analysiert, bestätigt: Die Steigerung der Einkommen pro Kopf in den letzten hundert Jahren geht einher mit einer höheren Lebenserwartung. In jedem Jahrzehnt ist seit der Jahrhundertwende die Lebenserwartung um 2–3 Jahre gestiegen. Der wesentliche Faktor ist die dramatische Senkung der Säuglings- und Kleinkindsterblichkeit, weil sich diese auf die Lebenserwartung besonders stark auswirkt. Die geringfügig erhöhte Lebenserwartung von Menschen über 70 Jahren hatte in der Vergangenheit – im Unterschied zur gegenwärtigen Tendenz in entwickelten Staaten – so gut wie keine Auswirkung auf die gesamte Lebenserwartung. Je früher ein besserer Gesundheitsstatus erreicht wird, desto größer der messbare Erfolg in gewonnenen Lebensjahren (Wilkinson 1998, S. 29 ff.).

Eine Analyse der Weltbank für verschiedene Staaten für die Periode 1900 bis 1990 zeigt:

- Einkommen und Lebenserwartung steigen zusammen. Am deutlichsten war der Anstieg in der ersten Hälfte des letzten Jahrhunderts.

- Je höher das Einkommensniveau eines Landes, desto geringer ist der Anstieg der Lebenserwartung, die durch zusätzliches Einkommen erreicht wird.
- Bei Staaten mit hohem Einkommensniveau ist der Zusammenhang zwischen wachsendem Einkommen und steigender Lebenserwartung nur noch schwach nachweisbar (World Bank 1993, S. 34).

Als Gründe für diese Entwicklung lassen sich anführen:

1. Die großen Erfolge gegen Krankheit und Tod sind nicht von der Medizin erreicht worden, sondern sie vollzogen sich Mitte bis Ende des letzten Jahrhunderts durch eine kontinuierliche Verbesserung des Lebensstandards. Eine höhere Produktivität in der Landwirtschaft hat die Nahrungsgrundlage der Menschen verbessert und damit die Widerstandsfähigkeit gegen Krankheiten erhöht (McKeown 1982, S. 115 ff.).
2. Die häufigsten Todesursachen der Menschen im 19. Jahrhundert waren Infektionskrankheiten wie Typhus, Cholera, Diphtherie, Masern und Scharlach, die vor allem über die Luft, aber auch durch Wasser und Nahrungsaufnahme übertragen wurden. Die medizinische Forschung hat wesentlich dazu beigetragen, die Übertragungswege von Krankheitserregern zu verstehen, und damit Strategien ermöglicht, sie durch Maßnahmen des öffentlichen Gesundheitswesens zu beherrschen. Sauberes Trinkwasser, Abfall- und Abwasserbeseitigung, öffentliche Hygieneüberwachung und strenge Quarantänebestimmungen haben Infektionskrankheiten wirksam bekämpft. Es waren aber in erster Linie ingenieurstechnische Leistungen und der Ordnungsstaat, nicht die ärztliche Kunst, die das bewirkt haben. Die großen Entdeckungen der Medizin, die Viren und Bakterien durch Medikamente und Impfprogramme unmittelbar bekämpfen konnten, sind erst in den zwanziger und dreißiger Jahren des letzten Jahrhunderts flächendeckend zum Einsatz gekommen. Im letzten Jahrhundert ist ca. 40 % der Gesamtreduktion der Mortalitätsrate auf eine erfolgreiche Bekämpfung der Infektionskrankheiten zurückzuführen. Die Lebenserwartung hat sich im vergangenen Jahrhundert um 25 Jahre verlängert und die Medizin hat dazu fünf Jahre beigetragen (Wilkinson 1998, S. 31). Umgekehrt heißt das, die durch höhere Einkommen ermöglichte Steigerung des Lebensstandards, die sich in besserer Nahrung, besseren Wohnverhältnissen und besserer Kleidung niederschlägt, ist die wesentliche Ursache für eine längere Lebenserwartung. Die Widerstandskraft gegen ansteckende Krankheiten wird gerade im Säuglings- und Kleinkindalter durch einen höheren Lebensstandard gestärkt, so dass die Lebenserwartung insgesamt steigt. Ein höheres Einkommen ermöglicht ein gesünderes Leben. Zusätzlich ist mit steigendem Wohlstand einer Gesellschaft auch ein höheres Bildungsniveau verbunden. Die Zusammenhänge von Gesundheit und Krankheit werden besser verstanden und führen zu einem gesundheitsgerechteren Handeln.
3. Für die armen Länder dieser Erde gilt weiterhin, dass Einkommenssteigerungen die Lebenserwartung deutlich erhöhen. In diesen Ländern sind Infektionskrankheiten (einschließlich Malaria, Tuberkulose und HIV/AIDS) nach wie vor die häufigsten Todesursachen (World Health Organization 2022). In vielen

afrikanischen Ländern ist HIV/AIDS zu den »klassischen« Infektionskrankheiten hinzugekommen und macht einen erheblichen Teil der erzielten Gewinne an Lebenserwartung zunichte. Zwei Drittel der weltweit 37,2 Millionen HIV-Fälle im Jahr 2019 fanden sich in Afrika (World Health Organization 2022).

4. Ab einem Jahreseinkommen von ca. 5.000 $ wird durch weitere Einkommenssteigerungen nur noch ein geringer Zugewinn in der Lebenserwartung erreicht. Die betroffenen Länder haben die »epidemiologische Schwelle« überschritten, d. h. die Infektionskrankheiten haben ihre dominierende Rolle als Todesursache verloren (Wilkinson und Pickett 2009, S. 5 ff.). Die Grundbedürfnisse an gesunder Nahrung, sauberem Wasser, Hygiene, Wohnung und medizinischer Versorgung sind befriedigt. Für ein weiteres Jahr an gewonnener Lebenserwartung muss bei Überschreiten der epidemiologischen Schwelle ein sehr viel höheres Einkommen erzielt werden. Krankheitsbilder und die Todesursachen verlagern sich zu chronischen Krankheiten wie Herz-Kreislauf-Erkrankungen oder Diabetes, die auch als Wohlstandserkrankungen bezeichnet werden, weil sie häufig ihre Ursache in einer ungesunden Lebensweise haben, nämlich falsche Ernährung und zu wenig Bewegung.

5. Der geringe Anstieg der Lebenserwartung könnte auch ein Hinweis sein, dass die biologische Grenze des Alterns erreicht ist und der Tod weder durch eine Steigerung des Lebensstandards noch durch eine weitere Verbesserung der medizinischen Versorgung hinausgeschoben werden kann. Dagegen spricht erstens, dass es Länder mit einer höheren Lebenserwartung gibt. Im Jahr 2019 hatte Japan mit 84,3 Jahren weltweit die höchste Lebenserwartung, die USA hingegen lagen nur bei 78,5 Jahren, trotz eines deutlich höheren jährlichen Pro-Kopf-Einkommens (World Health Organization 2022; World Bank 2021).

Innerhalb der entwickelten Staaten gibt es eine eindeutige Abhängigkeit zwischen der Höhe des sozialen Status und der Lebenserwartung: Je geringer der Status, desto geringer die Lebenserwartung. Zwischen der niedrigsten und der höchsten Einkommensgruppe (gemessen in Quintilen auf der Basis des Sozio-oekonomischen Panels des Deutschen Instituts für Wirtschaftsforschung der Jahre 1995–2005) besteht hinsichtlich der mittleren Lebenserwartung bei Geburt bei Frauen ein Unterschied von 8,4 Jahren und bei Männern von 10,8 Jahren. Die Morbidität ist im unteren Fünftel der Bevölkerung am höchsten, insbesondere bei chronischen Erkrankungen. Der Lebensstil ist gesundheitsschädlicher als in den höheren Einkommensgruppen (Lampert et al. 2007, S. 11 ff.; Robert Koch-Institut 2015, S. 149 ff.). Weil das so ist, könnte die Lebenserwartung für die gesamte Bevölkerung steigen, wenn durch gezielte Maßnahmen die Lebenserwartung der unteren Einkommensklassen erhöht würde. Jedenfalls spricht wenig dafür, dass eine biologische Grenze einer weiteren Steigerung der Lebenserwartung bereits erreicht ist. Es ist allerdings erklärungsbedürftig, warum die Einkommensunterschiede *zwischen* entwickelten Ländern von geringer Bedeutung für den Gesundheitszustand sind, sehr wohl aber die Einkommensdifferenzen *innerhalb* eines Landes.

Der Zusammenhang zwischen Gesundheit und sozialem Status ist in vielen Studien untersucht worden. Die Enquête-Kommission »Demographischer Wandel – Herausforderungen unserer älter werdenden Gesellschaft an den Einzelnen und die

Politik« konstatiert, dass in der internationalen Forschung Einigkeit über den Zusammenhang von Lebenserwartung und sozialer Schicht besteht (Enquête-Kommission des Deutschen Bundestages 1998, S. 80). Mielck und Helmert berichten zusammenfassend über die deutschen Studien. Sie haben 65 Arbeiten zu Mortalität und Morbidität, 32 Arbeiten zur medizinischen Versorgung und 26 Arbeiten zu risikoreichem Verhalten ausgewertet. Das Ergebnis ist eindeutig: Personen mit niedrigem Status (gemessen am Einkommen, dem Beruf, der Ausbildung oder einem Index, der die drei Kriterien verbindet) haben eine höhere Morbidität und Mortalität. Sie suchen seltener Fachärztinnen und -ärzte auf und haben eher ein Verhalten, das der Gesundheit schadet (Mielck und Helmert 1994, S. 92 ff.). Die Mortalität von An- und Ungelernten ist etwa doppelt so hoch wie die von akademisch ausgebildeten Personen (Siegrist und Möller-Leimkühler 1998, S. 96). Auch wenn man die Indikatoren »Bildungsniveau« und »krank verbrachte Tage« wählt, zeigt sich der enge Zusammenhang zwischen gesellschaftlichem Status und Gesundheitsstatus. Im Rahmen der Deutschen Herz-Kreislauf-Präventionsstudie sind die Schulbildung und die Zahl der Tage mit gesundheitlichen Beeinträchtigungen erhoben worden. Die Krankheitstage waren bei den Untersuchten ohne Schulabschluss oder mit Hauptschulabschluss doppelt so hoch wie bei Personen, die über eine Hoch- oder Fachhochschulreife verfügten (Bormann und Schröder 1993, S. 210 ff.).

Wilkinson berichtet über Studien in den USA und in Großbritannien. Bei allen Unterschieden in der Abgrenzung der untersuchten Bevölkerungsteile oder des Kriteriums für den sozialen Status (Selbsteinschätzung der Einkommen durch Hinterbliebene, Daten der Rentenversicherung oder Einordnung nach der beruflichen Stellung durch den Arbeitgebenden) zeigt sich eine klare Korrelation zwischen sozialem Status und Lebenserwartung (Wilkinson 1998, S. 72 ff.). So kommen Untersuchungen in Nordengland zu dem Ergebnis, dass die unteren 10 % der Einkommensbeziehenden eine viermal so hohe Sterblichkeit wie die oberen 10 % aufweisen (Phillimore et al. 1994, S. 1125 ff.). In Großbritannien haben sich die schichtspezifischen Unterschiede in der Mortalität in den 1980er Jahren im Vergleich zu dem vorhergehenden Jahrzehnt sogar noch verstärkt (Siegrist und Möller-Leimkühler 1998, S. 96).

Neben der Differenzierung zwischen armen und reichen Bevölkerungsgruppen verändert sich die Lebenserwartung über die gesamte Breite der Einkommensbeziehenden: je höher das Einkommen, desto länger die Lebenserwartung (Wilkinson 1998, S. 73).

Bemerkenswert ist auch die »Whitehall Study«, die 17.530 Beschäftigte des Öffentlichen Dienstes in London, also eine im Hinblick auf Risiko und sozialen Status eher günstige Population, auf den Zusammenhang von Lebenserwartung und Einkommen untersucht hat. Die Sterblichkeitsrate in den niedrigen Besoldungsstufen war etwa dreimal so groß wie in den hohen (Smith et al. 1990, zit. bei Wilkinson 1998, S. 53). Für einen vergleichbaren Bevölkerungsteil kommen Klosterhuis und Müller-Fahrnow zu einem ähnlichen Ergebnis. Sie haben eine 20 %-Stichprobe der in der Angestelltenversicherung versicherten Männer zwischen 30 und 59 Jahren untersucht. Die Gruppe hat eine deutlich geringere Sterblichkeit als die Gesamtbevölkerung, was nicht überrascht, weil hier weder die Arbeiter mit einem höheren Risiko noch die wegen Krankheit aus dem Erwerbsleben Ausgeschiedenen erfasst sind. Aber auch hier liegt die Lebenserwartung der hohen Einkommensbezieher doppelt so hoch wie die der Beschäftigten mit niedrigem Einkommen (Klosterhuis und Müller-Fahrnow 1993, S. 319 ff.).

Der Zusammenhang zwischen sozialem Status und Gesundheitszustand ist in allen Studien deutlich. Diskutabel kann sein, ob die behauptete Richtung von Ursache und Wirkung nicht auch umgekehrt sein könnte, so dass der soziale Status aus dem Gesundheitszustand zu erklären ist. Wer krank ist, hätte danach weniger Chancen auf beruflichen Aufstieg und hohes Einkommen. Empirische Studien zeigen einen bestenfalls geringen Einfluss der Gesundheit auf den sozialen Aufstieg.

Untersuchungen über verheiratete Frauen, deren sozialer Status über den des Mannes zugeordnet wurde, so dass andere Einflüsse ausgeschaltet sind, haben bestätigt, dass die soziale Schicht die Gesundheit beeinflusst und nicht umgekehrt. Genetische Faktoren oder die Zugehörigkeit zu einer Rasse spielen für das Gesundheitsniveau ebenfalls eher keine Rolle. Selbst bei Krankheiten wie Tuberkulose, wo eine genetische Determiniertheit zu unterstellen ist, sind die sozialen Lebensverhältnisse entscheidend dafür, ob eine Krankheit zum Ausbruch kommt. Das vollständig veränderte Krankheitsbild von Infektionskrankheiten zu Herz-Kreislauf-Erkrankungen als dominierende Todesursache in entwickelten Ländern passt auch nicht zu einer genetischen Bestimmtheit der Lebenserwartung (Wilkinson 1998, S. 59 ff.).

Die Auswirkung der Inanspruchnahme medizinischer Versorgung auf die Lebenserwartung wird häufig überschätzt. Nur rund ein Fünftel der gewonnenen Jahre an Lebenserwartung, die im letzten Jahrhundert erreicht wurden, ist überhaupt auf Erfolge der Medizin zurückzuführen. Die sozialen und ökonomischen Faktoren prägen den Gesundheitszustand sehr viel mehr. Wilkinson formuliert anschaulich, dass die medizinische Versorgung lediglich die Rolle »to pick up the pieces« habe. Für die Lebensqualität kranker Menschen ist dieses »Zusammensuchen der Stücke« natürlich von großer Bedeutung und mindert in keiner Weise die Leistung medizinischer Versorgung, aber auf den rein quantitativen Indikator »Lebenserwartung« gibt es nur geringe Auswirkungen (Wilkinson 1998, S. 66 ff.).

Ein letzter Einwand gegen die soziale und ökonomische Prägung des Gesundheitszustandes könnte sein, dass individuelles Verhalten der Gesundheit nutzen oder schaden kann. Verhaltensbedingte Risikofaktoren sind dann sehr wichtig, wenn der Zusammenhang zwischen Krankheit und Verhalten eindeutig ist, wie z. B. zwischen Rauchen und Lungenkrebs. Aber so klare Zusammenhänge sind eher selten und widerlegen auch nicht den vorherrschenden Einfluss sozialer und ökonomischer Bedingungen, weil das Verhalten nicht von dem sozialen Kontext gelöst werden kann. Zumindest wird jede gesundheitsfördernde Handlungsstrategie nur dann erfolgreich sein, wenn sie das Individuum in seinen sozialen Bezügen sieht.

Es ist also nicht der Gesundheitsstatus, der die Menschen auf der sozialen Leiter nach oben bringt oder sie abstürzen lässt. Ihre Lebenserwartung wird vielmehr dadurch bestimmt, welchen Sozialstatus sie einnehmen. Diese in sozialen und ökonomischen Gründen wurzelnde Ungleichheit kann man als vermeidbare Ungleichheit in der Gesundheit bezeichnen, weil sie nicht durch biologische Unterschiede begründet ist, sondern durch soziale Beziehungen, die gestaltbar sind. Die gegenwärtige Lebenserwartung ist dann auch keine biologische Grenze, die bestenfalls mit noch mehr medizinischem Aufwand ein wenig verschoben werden kann. Vielmehr kommt es darauf an, die krankmachenden Faktoren, die mit einem sozialen Status verbunden sind, zu verstehen und gezielt zu verändern. Das Einkommen, der Beruf oder das Ausbildungsniveau sind für sich genommen ohne Einfluss auf die Gesundheit. Der Beruf ist aber entscheidend, um den Weg der konkreten Belastung von der Quelle zum Individuum zu verstehen und daraus ein unterschiedliches Gesundheitsniveau abzuleiten.

Wilkinson und Pickett zeigen in ihrer Studie zu den Auswirkungen sozialer Ungleichheit, dass die Einkommensunterschiede innerhalb einer Gesellschaft nicht nur den unterschiedlichen Gesundheitsstatus bestimmen, sondern insgesamt die Qualität einer Gesellschaft. Am Beispiel einer Vielzahl von Indikatoren der physischen und psychischen Gesundheit, des Bildungsstatus, der sozialen Mobilität bis hin zur Kriminalitätsrate legen sie empirische Belege aus entwickelten Ländern und den Einzelstaaten der USA vor, dass Gesellschaften mit geringeren Einkommensunterschieden bessere Ergebnisse zeigen. Sicherlich etwas frei, aber durchaus sinnreich, ist für die deutsche Ausgabe des Buches von Wilkinson und Pickett »The Spirit Level« der Titel »Gleichheit ist Glück« gewählt worden (Wilkinson und Pickett 2009).

2.3.2 Belastungen am Arbeitsplatz

Der Arbeitsplatz ist zunächst der unmittelbare Arbeitsort, der durch eine spezifische Belastung gekennzeichnet ist (Robert Koch-Institut 2015, S. 158 ff.). Auf die Beschäftigten wirken physikalische, chemische und biologische Faktoren wie Lärm, Erschütterungen, Schadstoffe in der Luft, Hitze und Kälte ein, die ihrer Gesundheit schaden können. Der Körper wird durch das Heben von Lasten, einseitige Bewegungen oder Zwangshaltungen belastet, was zu vorzeitiger Abnutzung des Bewegungsapparates führen kann, aber auch zu negativen Auswirkungen auf Herz, Kreislauf und Atemwege. Die körperliche Belastung bei der Arbeit ist die wesentliche Ursache der schichtspezifischen Unterschiede der Morbiditäts- und Mortalitätsraten. Gemessen an der Zahl der Arbeitsunfähigkeitstage stehen die Muskel-Skelett-Erkrankungen an der Spitze (Meyer et al. 2021, S. 476).

Arbeitsplätze mit hoher körperlicher Beanspruchung sind überdurchschnittlich häufig von Beschäftigten mit niedrigen Bildungsabschlüssen besetzt. Es sind gleichzeitig die Arbeitsplätze mit geringem Einkommen und wenig Möglichkeiten, eigenverantwortlich über Arbeitsinhalte und -tempo zu entscheiden. Sie haben nur geringes gesellschaftliches Ansehen. Der Anteil von Arbeitsunfällen und Frühinvalidität ist allerdings höher (Oppolzer 1993, S. 38). Belastungen und Unfallgefahren kumulieren bei den an- und ungelernten Arbeitskräften. Beziehende von Berufs- oder Erwerbsunfähigkeitsrenten haben eine um vier Jahre kürzere Lebenserwartung als die Beziehenden von Altersruhegeld. Die Krankheitsursachen für die Frühinvalidität verweisen auf die beruflichen Belastungen (Oppolzer 1993, S. 48 ff.). Die Selbsteinschätzung der Erwerbstätigen, wie der Arbeitsplatz ihre Gesundheit beeinflusst, wird regelmäßig erhoben. Im Jahr 2012 erklärten 19,1 % der Frauen und

21,4 % der Männer, dass ihre Arbeitsbedingungen »stark oder sehr stark gesundheitsgefährdend« seien (Robert Koch-Institut 2015, S. 161).

Es sind aber nicht nur die physischen und biochemischen Belastungen des Arbeitsortes, sondern auch psychische Belastungen des Arbeitsplatzes, die zu einer höheren Morbidität und Mortalität führen. Die Fehltage aufgrund psychischer Erkrankungen haben in den letzten Jahren stark zugenommen. So stieg die Anzahl der Arbeitsunfähigkeitsfälle (AU-Fälle) aufgrund von psychischen und Verhaltensstörungen (ICD-10-GM F00–F99) je 100 AOK-Mitglieder im Zeitraum von 2011 bis 2019 von 9,6 auf 11,6 Fälle ebenso wie die Anzahl der AU-Tage (von 23,1 auf 27,1 Tage) an (Meyer et al. 2021, S. 528). Über- oder Unterforderungen spielen dabei eine herausragende Rolle, aber auch das kollegiale Verhältnis und das »Betriebsklima« beeinflussen den Stress am Arbeitsplatz und die Häufigkeit von Herz-Kreislauf-Erkrankungen. Die Seele nimmt Schaden, wenn die Belastungen größer werden als die Fähigkeit, damit umzugehen. Der Arbeitsdruck ist in den letzten Jahren deutlich stärker geworden. Unter dem Druck des (globalen) Wettbewerbs wird Arbeit immer mehr verdichtet. Der Zeitdruck wird als hoch belastend empfunden, gleichzeitig bestehen in Dienstleistungsberufen häufig diffuse Leistungsanforderungen, so dass die Beschäftigten unter dem Gefühl leiden, nie fertig zu werden. Die neuen Kommunikationstechniken tragen auch dazu bei, jederzeit für die Vorgesetzten erreichbar zu sein, und es erfolgt eine Entgrenzung von Arbeits- und Freizeit, z. B. durch den zunehmenden Trend zur Arbeit im »Homeoffice«. Ein Drittel der Beschäftigten arbeitet mittlerweile unter prekären Arbeitsbedingungen, d. h. mit Zeitarbeitsverträgen oder in erzwungener Teilzeit. Die Angst um den Verlust des Arbeitsplatzes verstärkt die psychischen Anspannungen. Tritt Arbeitslosigkeit tatsächlich ein, ist das ein Faktor, der die Gesundheit ebenfalls stark belastet, weil sie in der Regel auch ein Verlust von sozialen Beziehungen bedeutet, die dabei helfen, Belastungen abzufedern (Oppolzer 2010, S. 76 ff.).

Herzinfarkt ist keine Krankheit der oberen Sozialschichten, wie die irreführende Kennzeichnung »Managerkrankheit« leicht suggeriert, sondern sie trifft untere Schichten häufiger. Der Gesundheit förderlich sind Arbeitsbedingungen, die ein hohes Maß an Einfluss und Kontrolle über Arbeitszeit und Arbeitsinhalte ermöglichen. Krankmachend sind umgekehrt Arbeitsplätze, die die Beschäftigten unter einen ständigen Zeitdruck setzen und inhaltlich überfordern, ihnen aber keine oder nur geringe Kontroll- und Einflussmöglichkeiten geben (Siegrist und Möller-Leimkühler 1998, S. 98 f.). Letztere sind wiederum die »bad jobs«, die von Menschen mit geringer Schulbildung wahrgenommen und in der Regel schlecht bezahlt werden. Die Stressfaktoren erklären auch die Hierarchie in Morbidität und Mortalität bei Angestellten, die in der Regel nicht das hohe Maß an körperlicher Beanspruchung wie Arbeiterinnen und Arbeiter aufweisen.

Die Arbeitszeit gehört ebenfalls zu den Faktoren, die Gesundheit und Krankheit beeinflussen. Oppolzer spricht von der »Ökologie der Arbeit«, die Arbeit als einen Kreislauf begreift, in dem der Mensch Kräfte für die Arbeit verausgabt, die er in seiner freien Zeit wieder erneuern muss (Oppolzer 1993, S. 17 f.). Wenn dauerhaft mehr verbraucht wird, führt dies zur Schädigung der Gesundheit. Die tägliche und wöchentliche Dauer der Arbeitszeit und ihre Verteilung im Zusammenhang mit Nacht- oder Schichtarbeit sind eine wichtige Einflussgröße, ob der Arbeitsplatz die

Entstehung von Krankheiten begünstigt oder hemmt. Beispielsweise sind die gesundheitsschädlichen Wirkungen von Nachtarbeit vielfach untersucht worden, mit dem eindeutigen Ergebnis, dass Nachtarbeit Krankheit begünstigt. Der gestörte Rhythmus zwischen Tag und Nacht führt zu Schlafdefiziten und beeinträchtigt die Fähigkeit des Körpers, sich wieder zu erholen. Von besonderer Bedeutung bei der Gestaltung gesundheitsfördernder Arbeitsplätze sind auch die Dauer und die zeitliche Verteilung von Pausen (Oppolzer 2010, S. 145 ff.).

Die bisher diskutierten Gründe für eine höhere Mortalität unterer Einkommensklassen gehen von einer traditionellen Erwerbsbiographie aus, bei der über Arbeit Einkommen und gesellschaftlicher Status vermittelt wird, aber eben auch die spezifischen Belastungen des Arbeitsplatzes. Angesichts von Arbeitslosigkeit und Teilzeitarbeit sind die Argumente zu ergänzen. Die Angst, den Arbeitsplatz oder den bisherigen beruflichen Status zu verlieren, ist ein zusätzlicher Faktor, der Stress erzeugt und die Entstehung von Krankheit begünstigt (WHO 2004, S. 25). Mit einem tatsächlichen Verlust der Arbeit sind Einkommensverluste verbunden, die den Druck noch erhöhen, weil der erreichte Lebensstandard nicht gehalten werden kann. Finanzielle Sorgen, der Verlust von sozialen Kontakten und ein beschädigtes Selbstwertgefühl bilden einen indirekten Pfad vom Arbeitsplatz in Krankheit. Die Betroffenen verlieren die Kontrolle über Einkommen, gesellschaftliche Wertschätzung und Selbstachtung und geraten in eine »Gratifikationskrise«, weil ihnen Anerkennung über geleistete Arbeit verweigert wird (Siegrist und Möller-Leimkühler 1998, S. 99 f.).

2.3.3 Sekundäre Belastungen

Das Bildungsniveau stellt die Weichen für die berufliche Entwicklung, der Beruf ist wiederum entscheidend für den gesellschaftlichen Status, die Belastungen am Arbeitsplatz und die Höhe des Einkommens. Das Einkommen entscheidet auch, welche Wohnung sich ein Haushalt leisten kann und welche Auswirkungen die Wohnsituation auf die Gesundheit hat. Der Zusammenhang von Wohnung und Krankheit ist mit dem Höhepunkt der Industrialisierung zum Ende des 19. Jahrhunderts in das öffentliche Bewusstsein getreten. Die Massenwohnquartiere der Industriearbeiterinnen und -arbeiter waren feucht und schlecht belüftet. Sie waren überbelegt und hatten schlechte hygienische Verhältnisse, so dass die »Mietskasernen« zu Brutstätten von Krankheit wurden. Tuberkulose wurde zur Krankheit der Armen in den Wohnquartieren der Industriestädte (Troschke et al. 1998, S. 82 f.).

Enge, Feuchtigkeit, Lichtmangel, Kälte und Belastung der Atemluft durch Verbrennungsrückstände, die Wohnungen zur Quelle von Krankheit machten, spielen heute nur eine geringe Rolle. Atemluftbelastungen der Innenräume sind allerdings von Bedeutung, wenn in Wohnungen toxische Materialien wie bestimmte Isolierstoffe, Holzschutzmittel oder Farben verwendet wurden, was in Beständen der 1960er und 1970er Jahre häufig der Fall war (Statistisches Bundesamt 1998, S. 114).

Heute bestimmt wesentlich die regionale Lage, welche gesundheitsschädlichen Wirkungen mit einer Wohnung verbunden sind. Luft und Lärm sind die entscheidenden Faktoren. Lärm beeinträchtigt den Schlaf und mindert die Erholung des Körpers. Schadstoffe in der Luft können zu Allergien führen oder die Ursache von Atemwegserkrankungen sein. So ist Asthma in Städten verbreiteter als auf dem Land. Besonders problematisch für den Menschen sind Stickstoffoxide und Feinstaub, weil sie für viele Krankheiten verantwortlich gemacht werden. Die Luftbelastung in Deutschland ist zwar insgesamt in den letzten Jahren zurückgegangen, aber in geringerem Ausmaß bei diesen beiden Problemstoffen (Troschke et al. 1998, S. 88; Robert Koch-Institut 2015, S. 185 ff.).

Nach den Erfolgen der Luftreinhaltepolitik in der Industrie ist heute der Verkehr die Hauptquelle schädlicher Emissionen. Niedriges Einkommen und schlechte Wohnlage gehen häufig zusammen, weil viele Menschen nur Wohnungen in einer Lage mit hoher Umwelt- und Verkehrsbelastung bezahlen können (Oppolzer 1993, S. 167 f.). Diejenigen, die schon am Arbeitsort höheren Belastungen ausgesetzt sind, leben häufig in einer ungesünderen Umgebung, wodurch die gesundheitlichen Risiken kumulieren. Die »Flucht« aus der Stadt in einen ländlichen Wohnort, wo niedrige Mieten eher mit einer gesünderen Umwelt zu verbinden sind, ist keine Lösung, um das erhöhte Risiko zu reduzieren, weil die Belastungen des Pendelns zusätzlichen Stress verursachen, die zu einer höheren Morbidität (insbesondere psychische Beschwerden) führen. Der Anteil der Berufspendlerinnen und -pendler nimmt kontinuierlich zu und liegt bei etwa der Hälfte aller Erwerbstätigen, die nicht in ihrem Wohnkreis arbeiten. Durch immer länger werdende Wege von und zur Arbeit ist ein »12-Stunden-Tag« keine Seltenheit, eine niedrigere Lebenszufriedenheit sowie ein höherer Krankenstand mit wachsender Entfernung des Wohnortes vom Arbeitsort die Folge (Techniker Krankenkasse 2018, S. 43 ff.).

Das Wissen über den Zusammenhang von Umweltbelastungen und Krankheit ist noch unvollkommen. Die in der Umweltepidemiologie ermittelten relativen Risiken sind meist sehr klein oder in der Nähe der Nachweisgrenze. Die Empfindlichkeit gegenüber Umwelteinwirkungen ist auch sehr unterschiedlich. Was für die Gesamtbevölkerung ohne Wirkung ist, kann für einzelne Risikogruppen wie Kranke, Schwangere, Kinder oder Immungeschwächte von großer Bedeutung sein, so dass bei präventiven Strategien das Vorsichtsprinzip gelten sollte. Um zu spezifischen Aussagen zu kommen, muss zunächst das Gefährdungspotential identifiziert werden, z. B. eine Schadstoffkonzentration in der Außenluft, dem Trinkwasser oder auch in der Nahrung. Dann muss abgeschätzt werden, wie stark welche Gruppe der Bevölkerung dem Schadstoff ausgesetzt und wie die Beziehung zwischen Dosis und Wirkung ist. Erst dann kann das Risiko für Morbidität und Mortalität beschrieben werden. Die Datenlage ist unbefriedigend und eine Isolierung einzelner Faktoren ist auch methodisch äußerst schwierig. Häufig sind die Ergebnisse aus Tierexperimenten oder den Schadstoffkonzentrationen am Arbeitsplatz auf die längere Expositionszeit der Menschen hochgerechnet, was aber wenig verlässlich ist.

Der Einfluss von Umweltfaktoren scheint im Vergleich zu verhaltensbedingten Faktoren eher gering zu sein (Krämer-Eis 1998, S. 61 ff.). Jeder vierte Todesfall ist beispielsweise auf eine Krebserkrankung zurückzuführen. Nach einer Studie von Dill und Peto aus dem Jahr 1981 für die USA sind 80 % der Erkrankungen auf externe Faktoren zurückzuführen, dabei dominieren verhaltensbedingte Einflüsse wie Rauchen, Alkoholkonsum, Ernährung oder soziale und berufliche Gründe. Die Folgen der allgemeinen Umweltbelastung werden hingegen nur auf 1–2 % geschätzt. Auch die in den letzten Jahren stark gestiegene Zahl von Allergien und Atemwegserkrankungen, für die häufig Umwelteinflüsse vermutet werden, ist wesentlich auf veränderte Lebensweisen zurückzuführen wie Stillverhalten, Impflücken in der Kindheit, die eine Auseinandersetzung des Körpers mit Störungen des Immunsystems verhindert haben, Belastungen durch Materialien in der Wohnung, aktives und passives Rauchen, falsche Ernährung und die Belastung durch Autoabgase (Krämer-Eis 1998, S. 69).

Im Unterschied zu den Schadstoffen in Luft und Nahrung ist Lärm in seinen Auswirkungen auf die Gesundheit relativ gut untersucht und eindeutig bewertbar. An der Spitze der Lärmquellen steht der Straßenlärm, gefolgt vom Flugverkehr. Jede fünfte Bürgerin bzw. jeder fünfte Bürger fühlt sich von Lärm beeinträchtigt. Der Schallpegel, die Frequenz und die Zeitdauer beeinflussen, wie der Lärm auf Körper und Psyche wirkt. Es kann durch Lärm zu erhöhten Stresssymptomen, zu Ängsten, Ärger und verminderter Konzentration kommen, die langfristig zu einem höheren Krankheitsrisiko bei Herz, Kreislauf und bei der Verdauung führen können (Statistisches Bundesamt 1998, S. 140f.). Besonders wichtig ist die Nachtruhe, wie Untersuchungen zum Risiko beim Herzinfarkt gezeigt haben: Das Infarktrisiko war bei Personen mit Wohnräumen zur Straße, die mit mehr als 65 Dezibel (Bewertungskurve A) belastet waren, rund 20 % höher als bei Personen in leisen Wohnquartieren; bei Störungen der Nachtruhe stieg der Anteil sogar auf 40 % (Statistisches Bundesamt 1998, S. 141).

In der öffentlichen Wahrnehmung haben Umweltbelastungen spätestens seit den 1980er Jahren eine hohe Aufmerksamkeit. Die ökologische Krise ist in Wissenschaft und Politik breit diskutiert worden und dem Grunde nach weitgehend unstreitig. Streitig sind allein Ausmaß und Tempo der Entwicklung und die Gegenmaßnahmen, die ergriffen werden müssen.

2.3.4 Altersstruktur

Der Gesundheitszustand der Bevölkerung wird auch durch die Altersstruktur bestimmt. Sie ist kurz- und mittelfristig nicht änderbar und deshalb wie soziale oder ökonomische Faktoren zu den Rahmenbedingungen zu zählen, die das Gesundheitsniveau der Bevölkerung bestimmen. Die Ausgaben für Gesundheit hängen von der Bevölkerungszahl und der Altersstruktur ab, weil ältere Menschen mehr medizinische Leistungen benötigen als jüngere. Die Altersstruktur in entwickelten Ländern ist durch einen Prozess des »Double-Aging« gekennzeichnet: Sinkende Geburtenraten und steigende Lebenserwartung führen dazu, dass der Anteil älterer Menschen steigt (Bundesinstitut für Bevölkerungsforschung 2021, S. 42 ff.). Ob »alt« mit 60, 65 oder 70 Jahren beginnt, ist nicht biologisch bestimmt, sondern das Ergebnis gesellschaftlicher Konvention. Durch die politisch gewollte und finanziell geförderte Frühverrentung lag das tatsächliche Renteneintrittsalter seit den 1990er Jahren bei knapp über 63 Jahren. Es hat sich trotz der Rentenreformen der letzten Jahre mit jetzt 64,2 Jahren (2020) der Regelaltersgrenze von 67 Jahren (für Geburtenjahrgänge ab 1964) nur langsam angenähert (Deutsche Rentenversicherung Bund 2021a, S. 131).

Die zukünftige Entwicklung hängt davon ab, wie sich die Geburtenrate, die Sterberate und die Migrationsquote (Saldo von Zu- und Abwanderung) entwickeln werden. Die Überlebenschancen der Neugeborenen werden im Wesentlichen unverändert bleiben, weil hier bereits große Erfolge erzielt wurden. Die Lebenserwartung der Menschen wird nach den Annahmen des Statistischen Bundesamtes hingegen in den nächsten Jahrzehnten weiter steigen (Männer bis 2060 auf 84,4 Jahre, Frauen auf 88,1 Jahre). In einem realistischen Szenario (moderate Entwicklung der Geburtenhäufigkeit, Lebenserwartung und Wanderung) der 14. Bevölkerungsvorausberechnung des Statistischen Bundesamtes basierend auf dem Bevölkerungsbestand des Jahres 2018 wird die Geburtenrate mit 1,6 Kindern pro Frau als annähernd konstant unterstellt. Die Bevölkerungszahl würde in diesem Szenario bis 2024 auf 83,7 Millionen Menschen ansteigen und dann bis 2060 auf 78,2 Millionen Personen sinken. Bei einem durchschnittlichen Netto-Zuwanderungssaldo von 221.000 Personen pro Jahr könnte sich der Anteil der Älteren (67 Jahre und mehr) bis 2060 von 19% auf 27% erhöhen (Statistisches Bundesamt 2019, S. 13 ff.).

Die ursprüngliche Bevölkerungspyramide mit einer nach oben zulaufenden Spitze ist auf den Kopf gestellt und wird sich erst langfristig immer mehr der Form einer Tonne (spöttische Stimmen sprechen gar von einer »Urne«) annähern. Von besonderem Interesse ist die zunehmende Zahl der sehr alten Menschen über 80 Jahre, weil für dieses »vierte Lebensalter« streitig diskutiert wird, ob der Gewinn an Lebensjahren mit einem Verlust an Lebensqualität durch Krankheit verbunden ist, der auch die Ausgaben in der Krankenversicherung ansteigen lässt. Höhere Ausgaben für mehr Ältere wären durch eine verhältnismäßig geringere Zahl von Erwerbstätigen zu finanzieren, was zu steigenden Beitragssätzen führen würde und die Angst vor einer »Kostenlawine« nährt, die das bestehende Finanzierungssystem der Krankenkassen unter sich begräbt. Für eine Abschätzung, wie sich in der Zukunft die Nachfrage nach Gesundheitsleistungen und ihre Finanzierung entwickeln wird, ist diese Analyse wichtig. Der demographische Wandel darf angesichts der Kosten aber nicht ausschließlich unter der Überschrift »Lasten« diskutiert werden.

Ein langes Leben in guter Gesundheit bleibt erstrebenswert und ist ein besseres Maß für Erfolg und Wohlstand einer Nation als das Bruttonationaleinkommen, das üblicherweise als Wohlstandsmaß (miss-)verstanden wird.

Ein weiterer Aspekt von gesellschaftlicher Bedeutung sollte nicht vernachlässigt werden. Mehr Ältere bedeuten nicht nur mehr Kosten für die medizinische Versorgung, sondern sie bedeuten gleichzeitig Einkommen und Beschäftigungsmöglichkeiten in einem Sektor, der sehr arbeitsintensiv ist und einen Teil der Arbeitsplatzverluste in der Industrie und im Dienstleistungssektor kompensieren kann, wie schon 1994 der »Sachverständigenrat für die Konzertierte Aktion im Gesundheitswesen« (Vorläufer des heutigen »Sachverständigenrates zur Begutachtung der Entwicklung im Gesundheitswesen«) konstatiert hat (Sachverständigenrat für die Konzertierte Aktion im Gesundheitswesen 1996, S. 211). Die längere Lebenserwartung verändert auch das Krankheitsspektrum und ist eine Herausforderung für die Medizin, neue Produkte und Prozesse zu entwickeln (Enquête-Kommission 1998, S. 409). Der Gewinn an Lebensjahren muss durch Lebensqualität ergänzt werden, wenn eine höhere Lebenserwartung als Fortschritt gewertet werden soll.

Mit einer Lebenserwartung von durchschnittlich 81,7 Jahren (2019) liegt Deutschland in Europa im oberen Mittelfeld (World Health Organization 2022). Es gibt also noch einen Spielraum, um die durchschnittliche Lebenserwartung zu erhöhen. Soziale, ökonomische und kulturelle Faktoren werden diesen Prozess bestimmen, aber auch die Medizin wird ihren Beitrag zu leisten haben. Die Finanzierungsprobleme entstehen durch das Tempo der Veränderung, in dem sich der Übergang von der »Bevölkerungs-Pyramide« zur »Bevölkerungs-Tonne« vollzieht.

Die Angst vor in der Zukunft nicht mehr finanzierbaren Ausgaben für Krankenversorgung knüpft an die mit steigendem Alter wachsenden Pro-Kopf-Ausgaben an, weil unterstellt wird, dass die gewonnenen Lebensjahre in schlechterer Gesundheit verbracht werden. Die bereits in jüngeren Jahren erworbenen Krankheiten werden nach dieser Hypothese chronisch, so dass mit einem höheren Anteil alter Menschen die Morbidität insgesamt steigt. Eine mit dem Lebensalter steigende Zahl der Krankenhaustage, die besonders teuer sind, beschleunigt die Kostensteigerung. Dieser »Extensionsthese« (in der Literatur auch als »Medikalisierungsthese« bezeichnet) steht die »Kompressionsthese« gegenüber. Danach ist nicht das höhere Lebensalter entscheidend, sondern die Entwicklung der Gesundheitsausgaben in den letzten zwei Jahren vor dem Tod. Diese Kosten wachsen steil an, weil der Behandlungsaufwand insbesondere durch lange Krankenhausaufenthalte steigt. Damit verschiebt sich durch eine längere Lebenserwartung das Ausgabenmaximum weiter nach hinten, die Ausgaben für die »Überlebenden« in dem jeweiligen Alterskollektiv bleiben hingegen relativ konstant. Je früher der Tod, desto länger und teurer der vorhergehende stationäre Aufenthalt. Bei einem Sterbealter von 50 Jahren werden 54 Tage in den zwei Jahren vor dem Tod im Krankenhaus verbracht, mit 70 Jahren sind es 48 Tage, bei den 90-Jährigen sinkt die Zahl auf 29 Tage (Sachverständigenrat für die Konzertierte Aktion im Gesundheitswesen 1996, S. 99). Untersuchungen von Monton in den USA zeigen, dass die Krankheitsanfälligkeit der über 65-Jährigen im Zeitablauf abnimmt; altersbedingte Krankheiten, die in der Vergangenheit mit 65 Jahren »normal« waren, stellen sich erst mit 75 Jahren und später ein, weil sich die Rahmenbedingungen für ein Altern in guter Gesundheit verbessert haben (Enquête-Kommission 1998, S. 411). Mit steigendem Lebensalter sinken die Ausgaben vor dem Tod und kompensieren so die Ausgabensteigerungen, die Resultat der Zunahme von chronischen Erkrankungen sind, die im Alter eine höhere Prävalenz haben, so dass die Kompressionsthese empirisch relativ gut abgesichert ist (Rürup 2007, S. 22 ff.).

Das im Durchschnitt »maximal« erreichbare Alter liegt bei ca. 90 Jahren. Es ist durch den natürlichen Prozess des Alterns bestimmt und wird in nur wenigen Fällen überschritten. Es hat sich im Zeitablauf auch nicht geändert, sondern was sich verbessert hat, ist die sehr viel größere Wahrscheinlichkeit, ein hohes Lebensalter zu erreichen. Vor hundert Jahren erlebte die Hälfte eines Jahrgangs das 50. Lebensjahr nicht mehr, heute sind es weniger als 10 %. Die größere Lebenserwartung bei einer unveränderten maximalen Lebensspanne bezeichnet man auch als die »Rektangularisierung der Überlebenskurve«. Während die Lebensspanne biologisch fixiert ist, kann die Lebenserwartung durch gezielte Maßnahmen gesteigert werden. Die »vermeidbare« Morbidität kann vor allem durch präventive Maßnahmen im Gesundheitsverhalten und bei den Gesundheitsverhältnissen gesenkt werden. Lungenkarzinome, Leberzirrhosen und Kraftfahrzeugunfälle sind für 38,5 % aller vermeidbaren Sterbefälle verantwortlich. Hier wird weniger die kurative Medizin, sondern die Prävention darüber entscheiden, ob die Lebenserwartung weiter gesteigert werden kann (Schwartz und Walter 1998, S. 131).

Die Empirie bestätigt die Kompressionsthese, so dass die bisherige Entwicklung wenig Anlass gibt, Horrorszenarien der künftigen Kostenentwicklung im Gesundheitssektor zu malen und pauschal von einer Fortschrittsfalle zu reden, weil moderne Medizin dazu führe, dass immer mehr Menschen bei schlechter Gesundheit älter würden. Das Krankheitsgeschehen verschiebt sich »nach hinten«, aber es bleibt dennoch ein ökonomisches Problem, dass die Älteren höhere Gesundheitsausgaben pro Kopf haben und damit aufgrund der absehbar veränderten Altersstruktur die Ausgaben wachsen.

Eine höhere Lebenserwartung ist in entwickelten Ländern durch eine gezielte Gesundheitspolitik für einkommensarme Bevölkerungsgruppen und in erster Linie durch eine Senkung der Sterberate bei den über 65-Jährigen zu erreichen. Für eine höhere Morbidität im Alter gibt es keine Automatik, sondern die Gesundheit der Älteren kann vor allem durch Prävention verbessert werden. Erst in zweiter Linie wird das Gesundheitsniveau durch Qualität und Quantität der medizinischen Versorgung beeinflusst. Prävention kann sich auf die oben beschriebenen Gesundheitsverhältnisse beziehen oder sie kann beim persönlichen Verhalten ansetzen, das der Gesundheit nutzen oder schaden kann.

2.3.5 Individuelles Verhalten

Heute sind nicht mehr Infektionskrankheiten die Hauptursache für Morbidität und Mortalität, sondern Herz-Kreislauf-Erkrankungen, onkologische Erkrankungen, Muskel-Skelett-Erkrankungen und Diabetes mellitus sind die wesentlichen Auslöser. Bei diesen Krankheiten gibt es häufig einen relativ klaren Zusammenhang zwischen dem persönlichen Verhalten und dem Auftreten der Krankheit, wobei unter gesundem Verhalten nicht nur ein gezieltes Handeln verstanden wird, sondern die Gesamtheit der Einstellungen und die Lebensweise im Sinne eines spezifischen Lifestyles. Das individuelle Handeln ist nicht unabhängig vom sozialen Umfeld, sondern es wird im Gegenteil stark durch Gesellschaft und Bezugsgruppen geprägt (Wilkinson 1998, S. 64). Ob und in welchem Umfang beispielsweise ein Missbrauch von Alkohol stattfindet, hängt davon ab, ob Alkoholkonsum gesellschaftlich diskriminiert wird oder ein verbreitetes Konsumgut ist. Eine erfolgreiche Präventionspolitik muss diesen sozialen Kontext individuellen Handelns berücksichtigen.

Die Vorstellung, wie eine gesunde Lebensführung aussehen sollte, ist seit der Antike relativ unverändert: gute Nahrung, Kleidung, Wohnung, ausreichender Schlaf, Bewegung und Verzicht auf ein Übermaß an Drogen. Der schlichten Regel der alten Griechen, in allen Dingen Maß zu halten, würden auch heute fast alle Menschen zustimmen und sie als Maxime einer gesunden Lebensführung akzeptieren.

Nur zwischen der verstandesmäßigen Zustimmung und dem tatsächlichen Verhalten klafft häufig eine große Lücke, weil schädliche Folgen des Lebensstils auf die

Gesundheit verdrängt werden. Jede rauchende Person weiß, dass es einen Zusammenhang zwischen Nikotinkonsum und Lungenkrebs gibt, aber die aktuelle Bedürfnisbefriedigung wird höher geschätzt als die Konsequenzen einer nur statistischen Eintrittswahrscheinlichkeit. Hoher Konsum von Tabakwaren, Alkohol und anderen Drogen sind die wichtigsten »Krankmacher«. Aber auch Bewegungsarmut und falsche Ernährung (Übergewicht) steigern das Krankheitsrisiko und können durch das persönliche Verhalten beeinflusst werden. Es geht dabei zwar um ein begrenztes Krankheitsspektrum, das aber für die Entwicklung der Lebenserwartung und der Morbidität relevant ist (Siegrist 1998, S. 81 ff. und S. 112 ff.; WHO 2004; Robert Koch-Institut 2015, S. 189 ff.).

Neben den stofflich definierten Risikofaktoren haben auch Faktoren wie Stress eine spürbare Auswirkung auf die Wahrscheinlichkeit zu erkranken. Bedeutsam ist nicht nur die Struktur und Zahl der verhaltens- oder statusbedingten Risiken, sondern die Fähigkeit der Individuen, sich vor krankmachenden Einflüssen zu schützen, beispielsweise mit Stress umzugehen. Dazu tragen eine positive Lebenseinstellung und ein hohes Selbstwertgefühl bei. Je mehr ein Mensch seine Umwelt versteht und sich in der Lage sieht, sein Leben selbstbestimmt zu gestalten, desto eher entwickelt er Widerstandskraft gegen Krankheit (Antonovsky 1997, S. 123 ff.). Soziale Unsicherheit wie die Angst vor dem Verlust von Arbeit und Wohnung, Schulden oder das Fehlen von sozialen Kontakten, die das Selbstwertgefühl bestätigen, können ein Weg in die Krankheit sein. Diese psychosozialen Risikofaktoren haben alle einen sehr realen Hintergrund, nämlich fehlendes Einkommen, um überhaupt autonom entscheiden zu können.

In dieser Fähigkeit zu selbstbestimmtem Verhalten und in den Formen von sozialem Stress kann auch eine Erklärung für das in Kapitel 2.3.1 beschriebene Paradoxon liegen, dass im Vergleich entwickelter Staaten die Höhe des Volkseinkommens wenig Einfluss auf das Gesundheitsniveau hat, sehr wohl aber die Zugehörigkeit zu Einkommensklassen innerhalb eines Landes (▶ Kap. 2.3.1). Die relative Stellung in der Einkommenshierarchie bestimmt den sozialen Status und die Fähigkeit, das eigene Leben zu kontrollieren. Länder mit geringen Einkommensunterschieden wie die skandinavischen Staaten stehen danach für eine größere soziale Kohärenz, die eine höhere Lebenserwartung ermöglicht als Deutschland oder noch ausgeprägter die USA und Großbritannien, die durch eine große Spreizung der Einkommen und im Verhältnis zur Höhe der Pro-Kopf-Einkommen eine nur durchschnittliche oder niedrige Lebenserwartung aufweisen (Wilkinson 1998, S. 75 ff.). Die Einkommen in Deutschland sind in den letzten Jahren gestiegen, aber die Spreizung der Einkommen hat erheblich zugenommen. Die Verfestigung eines großen Niedriglohnsektors und prekärer Beschäftigung trägt zur Ungleichverteilung der Gesundheitschancen bei (Fratzscher 2016, S. 51 ff. und S. 107 ff.). Gesellschaften mit größerer Gleichverteilung haben ein höheres soziales Kapital, was dem Einzelnen die Gewissheit vermittelt, dass ihm in persönlichen Krisen geholfen wird. Das eigene Verhalten ist weniger durch Ängste geprägt, was die Widerstandsfähigkeit gegenüber Krankheit begünstigt.

2.3.6 Gender

Die Differenz in der Lebenserwartung zwischen Männern und Frauen betrug in den Ländern der Europäischen Union (EU-28) im Jahr 2018 durchschnittlich etwas mehr als fünf Jahre. In den Niederlanden war die Differenz mit 3,1 Jahren am geringsten, in Litauen mit 9,8 Jahren am höchsten. In Deutschland hat sie sich wie in anderen Ländern verringert, liegt aber immer noch bei 4,7 Jahren (Eurostat 2022). Unterschiede in der Biologie von Männern und Frauen erklären nur einen kleinen Teil dieser Differenz. Das illustriert eindrucksvoll eine Studie der Lebenserwartung von Nonnen und Mönchen, die sich nur um ein bis drei Jahre unterscheidet. Ihre Lebensverhältnisse sind nahezu identisch, so dass die Differenz zur Gesamtbevölkerung überwiegend auf Unterschiede im Verhalten und den Verhältnissen zurückgeführt werden kann (»Klosterstudie« von Luy 2011, zitiert bei Kolip und Lange 2016, S. 138). Jungen haben als Säuglinge eine höhere Sterblichkeit, was durch Biologie zu erklären ist. In der Altersgruppe 10 bis 35 Jahre ist die Sterblichkeit bei jungen Männern ebenfalls deutlich höher, was aber durch Verhalten und Verhältnisse zu erklären ist. Die Häufigkeit von Unfällen, Vergiftungen und Suiziden ist deutlich höher als bei jungen Frauen, was einem riskanteren Lebensstil zuzuordnen ist. Je früher die Übersterblichkeit eintritt, desto stärker ist die Auswirkung auf die durchschnittliche Lebenserwartung. Im weiteren Verlauf des Lebens kommt hinzu, dass Männer im Beruf stärker durch äußere Einflüsse wie Schadstoffe, Lärm etc. belastet sind. Dafür spricht schon allein die Tatsache, dass knapp jede zweite Frau teilzeitbeschäftigt ist, aber nur etwa jeder zehnte Mann. Gender und Gesundheit, also die gesellschaftliche Rolle des Geschlechts im Gegensatz zum biologischen Geschlecht, ist von den sozioökonomischen Faktoren geprägt. In der Vergangenheit war zudem die Berufstätigkeit der Frau nicht der Normalfall. Die deutlich geringere Differenz in der Lebenserwartung von Männern und Frauen in Schweden und den Niederlanden weist auch darauf hin, dass Verhalten und Verhältnisse als Determinanten beeinflussbar sind (Kolip und Lange 2016, S. 136 ff.). In der Diagnose und Therapie von Krankheiten spielt das Geschlecht aber sehr wohl eine Rolle. Mit der Angleichung der Lebensverhältnisse zwischen Männern und Frauen im Hinblick auf Berufstätigkeit und insbesondere Tabakkonsum wird sich die Differenz in der Lebenserwartung weiter verringern.

3 Markt und Wettbewerb im Gesundheitswesen

3.1 Markt und Wettbewerb

Im Gesundheitswesen geht es – wie in anderen Bereichen der Wirtschaft auch – um die Produktion, den Konsum und den Austausch von Gütern. Dabei entsteht die Frage, wie der Austausch von Gesundheitsgütern in einer Gesellschaft zu organisieren ist, wie dafür zu sorgen ist, welche Leistungen wann an welche Patientinnen und Patienten kommen und wie hoch der dafür zu zahlende Preis sein sollte. Die naheliegende Antwort ist, wie in anderen Wirtschaftsbereichen auch, auf Markt und Wettbewerb als Steuerungsmechanismus zurückzugreifen. Erstaunlicherweise geschieht das in den meisten entwickelten Industrienationen nicht oder wenigstens nicht uneingeschränkt, so dass sich die Frage stellt, warum dies nicht der Fall ist. Existieren im Gesundheitswesen möglicherweise Besonderheiten, die es erschweren oder verbieten, Markt und Wettbewerb als Steuerungsprinzip einzusetzen, oder wird es Zeit, die alten Strukturen einer staatsinterventionistischen Regulierung des Gesundheitswesens endlich aufzulösen?

Diesen Fragen soll in diesem Kapitel nachgegangen werden. Zu Beginn werden die wesentlichen Grundprinzipien eines Marktes erklärt, um nachvollziehen zu können, warum so viele Vertreterinnen und Vertreter aus Wissenschaft und Politik auf den Markt vertrauen und wo – ganz allgemein – die Grenzen eines solchen Steuerungsverfahrens liegen. Danach wird analysiert, ob im Gesundheitswesen die Gefahr besteht, diese Grenzen zu überschreiten, Markt und Wettbewerb also auch dort einzusetzen, wo die Leistungsfähigkeit fraglich ist und das in vielen Bereichen sehr erfolgreiche Instrument der Marktsteuerung zu schlechten Ergebnissen führt. Ernst Ulrich von Weizsäcker hat einst seine Studie im Auftrag des »Club of Rome« (einer im Jahr 1968 gegründeten gemeinnützigen Organisation von Expertinnen und Experten aus mehr als 30 Ländern) über die Erfolge und Misserfolge von Privatisierung unter die programmatische Überschrift gestellt, wie man verhindern könne, zu viel von einer guten Sache zu bekommen (»Limits to Privatization: How to Avoid too Much of a Good Thing«) (von Weizsäcker et al. 2005). Das gilt auch für Marktsteuerung im Gesundheitssektor.

3.1.1 Produktionsmöglichkeiten und gesamtwirtschaftliche Effizienz

Die schönste aller Welten ist das Schlaraffenland. Alles, was ein Mensch begehrt, ist vorhanden und fällt auf Wunsch vom Himmel. Es bedarf keiner Anstrengung, um den individuellen Konsum zu befriedigen. Kein Gedanke muss darauf verschwendet werden, ob und wie Arbeit und Kapital eingesetzt werden sollen, um Güter zu erzeugen. Eine Entscheidung zwischen den Gütern erübrigt sich, weil man den Pudding essen und ihn gleichzeitig behalten kann. Nur für Ökonominnen und Ökonomen ist in dieser Welt kein Platz, denn ihre Frage, auf was verzichtet werden muss, wenn man Gut A statt Gut B produziert und konsumiert, erübrigt sich. Alles ist reichlich vorhanden, Knappheit existiert nicht, der Mensch muss sich nicht zwischen den beiden Alternativen A und B entscheiden.

Doch die reale Welt ist deutlich komplexer und von zahlreichen Einflussfaktoren geprägt. In ihr leuchtet am Himmel nur der auf den deutschen Ökonomen Erich Schneider (1900–1970) zurückgehende »kalte Stern der Knappheit« (Güth und Kliemt 2003), denn Güter müssen produziert werden. Dazu wird Kapital in Form von z. B. Maschinen, Gebäuden und arbeitenden Menschen benötigt. Das Ergebnis ihrer Arbeit wird wesentlich durch die Produktivität von Arbeit und Kapital bestimmt, also den Stand der technologischen Entwicklung. Was für die Produktion von Gut A verwendet wird, kann nicht mehr für die Produktion von Gut B verwendet werden.

Wird A für die Summe aller Güter gesetzt, die dem Erhalt oder der Wiederherstellung der Gesundheit dienen (Ärztinnen und Ärzte, Krankenhäuser, Apotheken usw.) und B für alle anderen Güter, so wird in diesem einfachen Modell deutlich, wie mit ökonomischen Methoden die Nachfrage nach Gesundheitsleistungen, aus deren Konsum sich ein angestrebtes Gesundheitsniveau ergibt, analysiert wird. In Abbildung 3.1 ist auf der Ordinate der Konsum von Gesundheitsgütern A und auf der Abszisse der Konsum von allen anderen Gütern B dargestellt (▶ Abb. 3.1). Die zum Ursprung konvexe Kurve P bezeichnet als Produktionsmöglichkeitenkurve alle mit gegebenem Faktorbestand maximal möglichen Kombinationen von A und B.

Am Punkt A_1, dem Schnittpunkt der Produktionsmöglichkeitenkurve mit der Ordinate, würden nur Gesundheitsgüter konsumiert, am Punkt B_1, dem Schnittpunkt der Produktionsmöglichkeitenkurve mit der Abszisse, würden umgekehrt nur andere Güter produziert, für Gesundheitsgüter wäre kein Platz. Tatsächlich wird eine Kombination von A und B umgesetzt, denn keine Gesellschaft wird vollständig private Güter durch Gesundheitsgüter ersetzen wollen und umgekehrt, sondern in Abhängigkeit von den Präferenzen wird eine Mischung beider Güterbündel realisiert werden.

In der betreffenden Graphik lässt sich zeigen, dass es darauf ankommt, die Produktionsfaktoren effizient zu organisieren. Jeder Punkt innerhalb der Produktionsmöglichkeitenkurve, hier z. B. Punkt D, wäre ineffizient, d. h. es könnte durch eine Neuorganisation der Produktionsfaktoren mehr von A oder B produziert werden, ohne dass von dem anderen Gut weniger hergestellt werden müsste. Dieser Prozess, durch eine Reallokation von Ressourcen ein höheres Ergebnis zu erzielen, ist die eigentliche »unternehmerische« Aufgabe. Die Vermutung, im Gesundheitssektor existierten Rationalisierungsreserven, die noch realisiert werden könnten, ohne dass es andererseits zu Leistungseinschränkungen kommt, gründet sich auf der Annahme, dass die Ressourcen eben nicht so organisiert sind, dass sie exakt auf der Kurve der Produktionsmöglichkeiten liegen. Unter Rationalisierungsmaßnahmen sind also Handlungen zu verstehen, »[...] *die darauf abzielen, bei gleichbleibendem finanziellem Aufwand das Versorgungsniveau zu erhöhen oder bei geringerem finanziellem Aufwand das Versorgungsniveau zu halten*« (Fuchs et al. 2009, S. 554).

Der Punkt E hingegen liegt außerhalb der Produktionsmöglichkeitenkurve. Er mag erstrebenswert sein, ist aber mit der bestehenden Ausstattung an Produktionsfaktoren nicht zu realisieren. Hier stoßen sich Wunsch und Machbarkeit an der ökonomischen Realität. Nur eine Produktivitätssteigerung könnte bei einer gegebenen Faktorausstattung dazu führen, dass ein höheres Nutzenniveau erreicht wird. Dies würde graphisch als eine Rechtsverschiebung der Produktionsmöglichkeitenkurve dargestellt.

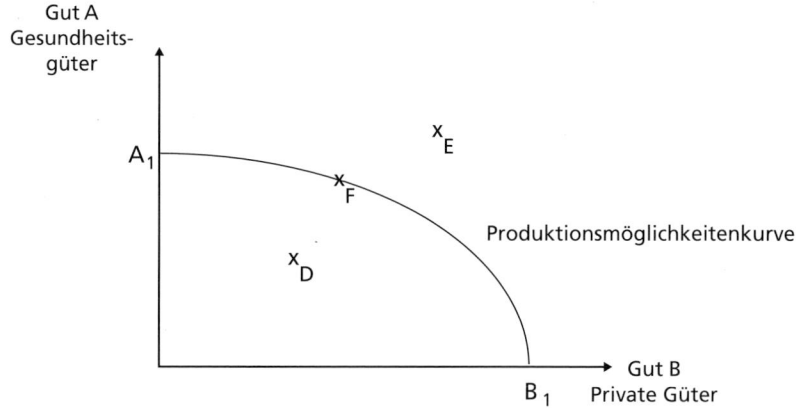

Abb. 3.1: Produktionsmöglichkeitenkurve

Alle Punkte auf der Produktionsmöglichkeitenkurve sind realisierbar. Bei einem dieser Punkte, hier mit F bezeichnet, wird der Nutzen der Gesellschaft maximiert. Wo genau dieser Punkt liegt, lässt sich theoretisch nur ermitteln, wenn man die Nutzenvorstellungen aller Menschen hinsichtlich der beiden Güter(-arten) nicht nur kennt, sondern auch zu einer Art gesellschaftlichen Wohlfahrtsfunktion zusammenfasst, die für jede der möglichen und denkbaren Kombinationen der Güter A und B angibt, wie hoch der gesamte Nutzen ist. Unnötig zu sagen, dass dies faktisch unmöglich ist, denn erstens ist der Nutzen schon bei einer einzelnen Person nicht direkt messbar und zweitens lassen sich die Nutzenvorstellungen der einzelnen Individuen im Allgemeinen nicht widerspruchsfrei zu einer gesellschaftlichen Gesamtfunktion aggregieren (Arrow 1951). Außerdem hängt die Lage des Punktes F wesentlich davon ab, wie in einer Gesellschaft die produktiven Ressourcen, also die Arbeitskraft, das Kapital, die Bodenschätze etc. verteilt sind. Je mehr eine Person davon besitzt und zur Produktion oder zum Tausch einsetzen kann, desto stärker prägen die individuellen Nutzenvorstellungen und Präferenzen die Lage des gesellschaftlichen Optimums. Es gibt also für jede anfängliche Verteilung an produktiven Ressourcen ein dazugehöriges relatives Optimum.

Eine wichtige Eigenschaft dieses Optimums ist die »Pareto-Effizienz«. Darunter ist ein Zustand zu verstehen, in dem es nicht mehr möglich ist, durch Umstrukturieren der Wirtschaft mindestens eine Person besser zu stellen, ohne eine andere Person gleichzeitig schlechter zu stellen. Zwar werden alle Ressourcen genutzt, es werden die effizienten technischen Verfahren verwendet, die Ressourcen werden in die Verwendungen gelenkt, in denen sie den Nutzen der Menschen – gemessen an deren Kaufkraft – am besten dienen. Aber es bleibt unbeachtet, ob man nicht dadurch den gesellschaftlichen Nutzen noch steigern kann, indem man z. B. den Reichen etwas nimmt und den Armen gibt. Der Grund dafür, diese Optionen gar nicht erst in Betracht zu ziehen, liegt in der mangelnden Messbarkeit des Nutzens. Wenn nämlich der Nutzen nicht messbar ist, kann er auch nicht interpersonell verglichen werden und es ist daher unbekannt, ob eine Umverteilung auf der einen Seite mehr Nutzen bringt als sie auf der anderen Seite fortnimmt. Dies ist logisch konsequent, bleibt aber vor allem unter Gerechtigkeitsaspekten unbefriedigend. Zwar hat es auch Versuche gegeben, dieses Dilemma zu lösen. Die Pareto-Effizienz ist gleichwohl in der Ökonomie ein wichtiges Kriterium zur Beurteilung von Wirtschaftssystemen geblieben. Auch dies hat einen Grund: Im theoretischen Modell lässt sich nachweisen, dass eine perfekte Marktwirtschaft stets zu einem paretoeffizienten Gleichgewicht strebt. Dieser Zusammenhang wird auch als Dualitätstheorem (»Duality Theorem«) bezeichnet, weil sich die beiden theoretischen Konzepte, vollkommene Konkurrenz und Pareto-Effizienz, gewissermaßen gegenseitig stützen und deswegen trotz vieler Kritikpunkte die ökonomische Theorie bis heute weitgehend prägen. Sehr viel realitätsnäher ist der von internationalen Organisationen wie den Vereinten Nationen (UN), der Weltgesundheitsorganisation (WHO) oder der Organisation für wirtschaftliche Zusammenarbeit und Entwicklung (OECD) verwendete Ansatz, die Qualität einer Gesellschaft über einen Satz von Indikatoren zu vergleichen, beispielsweise die Lebenserwartung, Klimakennziffern oder die Alphabetisierungsquote (vgl. hierzu United Nations 2021 und die Quellen in ▶ Kap. 10).

3.1.2 Vollkommener Markt

Grundsätzlich treffen auf einem Markt zunächst Angebot und Nachfrage zusammen, um im Falle des Zustandekommens von Tauschbeziehungen einen Preis zu ermitteln. Die Anbietenden (Produzierenden) verfolgen dabei das Ziel der Gewinnmaximierung und die Nachfragenden (Konsumierenden) das Ziel der Nutzenmaximierung. Auf Märkten können neben Gütern und Dienstleistungen auch Verfügungsrechte (»Property Rights«) gehandelt werden (Picot et al. 2005, S. 46 ff.). Ökonominnen und Ökonomen gehen heute überwiegend von der generellen Überlegenheit der Marktsteuerung gegenüber jeder Form staatlicher Lenkung aus, da von ihr unter Wahrung der individuellen Handlungsfreiheit ein Effizienzoptimum erreicht wird. Der Markt steht dabei für Eigenschaften wie Effizienz, Innovation und Wachstum, wohingegen mit dem Staat Aspekte wie Ineffizienz, Verschwendung und Stillstand verbunden werden (Binswanger 2010, S. 23).

Das Referenzmodell, anhand dessen die Effizienzüberlegenheit üblicherweise gezeigt wird und an dem bestehende oder geplante Allokations- und Verteilungssysteme im Gesundheitssektor gemessen und beurteilt werden können, ist die vollkommene Konkurrenz oder der vollkommene Markt. Dort sind die Nachfragenden souverän entscheidende Individuen. Sie sind über alles informiert und für den Informationserwerb und die Transaktionen fallen keine Kosten an. Unter den homogenen (d. h. gleichartigen) Gütern wird das Angebot mit dem geringsten Preis gewählt. Also werden alle Produzierenden zu diesem Preis anbieten, wenn sie nicht aus dem Markt verdrängt werden wollen. Ihr Angebot wird mit steigenden Preisen zunehmen, wenn sie als Ziel die Gewinnmaximierung verfolgen.

Es müssen jedoch die folgenden – bereits auf den englischen Ökonomen Adam Smith (1723–1790; »The Wealth of Nations«) zurückgehenden – unabdingbaren Voraussetzungen erfüllt sein, damit Märkte die ihnen zugeschriebenen Erfolge erreichen können:

- Anbietende und Nachfragende handeln unabhängig voneinander, denn nur aus dem Wettbewerbsverhalten von Anbietenden und Nachfragenden entsteht ein Gleichgewicht, bei dem die Wünsche der Konsumierenden und der Produzierenden übereinstimmen und der Preis seine Informationsfunktion perfekt erfüllt.
- Nachfragende sind vollständig informiert und handeln rational, d. h. sie kennen die Preise und die Qualität aller Produkte, sie können bewerten, welchen Nutzen sie aus dem Konsum eines Gutes ziehen und sie entscheiden immer so, dass sie ihren Nutzen maximieren. Transaktionskosten, also Kosten für die Anbahnung, Vereinbarung, Abwicklung, Kontrolle und Anpassung von Verträgen (Picot et al. 2005, S. 56 ff.), entstehen dabei nicht. Streng betrachtet muss auch angenommen werden, dass alle Marktteilnehmerinnen und -teilnehmer eine perfekte Kenntnis über die Zukunft haben.
- Kosten und Nutzen fallen nur bei den jeweiligen Kaufenden und Verkaufenden an und nicht bei Dritten (keine Externalitäten).
- Anbietende und Nachfragende sind so zahlreich, dass niemand von ihnen den Marktpreis beeinflussen kann.
- Der Zugang zum Markt für neue Anbietende und Nachfragende ist frei, es existieren also keine Markteintrittsbarrieren. Ebenso gibt es auch keine Hindernisse für das Verlassen des Marktes bzw. staatliche Marktschranken.

Wenn alle diese Bedingungen erfüllt sind, würde durch den Wettbewerb ein Preis realisiert, bei dem der Markt vollständig geräumt wäre, d. h. die Angebotsmenge stimmt mit der Nachfragemenge überein. Man spricht in diesem Fall von einem sogenannten Marktgleichgewicht. Der Preis hat aus der Sicht von Ökonominnen und Ökonomen somit eine zentrale Funktion, da er die Knappheit der auf dem Markt gehandelten Güter sowie deren Nutzen widerspiegelt. Abbildung 3.2 stellt diesen simplen mikroökonomischen Zusammenhang graphisch dar (▶ Abb. 3.2).

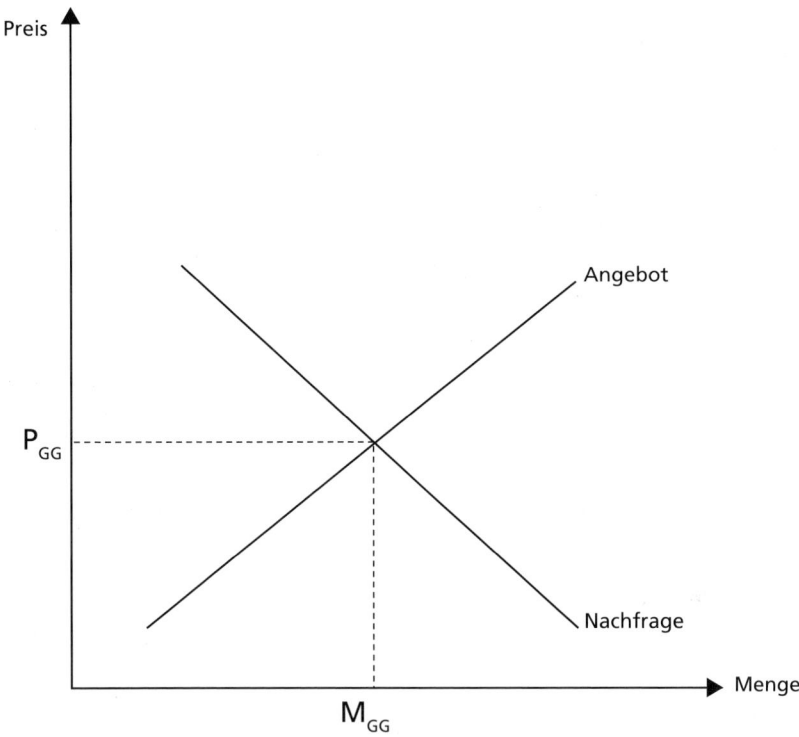

Abb. 3.2: Angebot und Nachfrage im vollkommenen Markt

Beim Gleichgewichtspreis P_{GG} wird die Gleichgewichtsmenge M_{GG} angeboten. Die Konsumierenden realisieren zu diesem Preis die gewünschte Nachfrage. Die Anbietenden produzieren die Menge, die sie zu diesem Preis absetzen wollen.

Die Nachfrage wird bestimmt durch:

- Preis des Gutes: Je höher der Preis, desto geringer die Nachfrage (Bewegung auf der Nachfragekurve).
- Höhe des Einkommens: Je höher das Einkommen, desto höher die Nachfrage bei unverändertem Preis (Nachfragekurve verschiebt sich nach rechts).
- Preise von Substituten: Je billiger konkurrierende Produkte, desto geringer die Nachfrage (Nachfragekurve verschiebt sich nach links).
- Präferenzen der Individuen: Bei veränderten Präferenzen werden z. B. bei gleichem Preis mehr oder weniger Güter gekauft (Lage der Nachfragekurve verschiebt sich nach links (bei sinkenden Präferenzen) oder nach rechts (bei steigenden Präferenzen)).

Das Angebot wird bestimmt durch:

- Preis des Gutes: Je höher der Preis, desto mehr wollen die Produzierenden auch anbieten (Bewegung auf der Angebotskurve).

- Preise der Einsatzfaktoren: Je höher die Kosten bei gegebenem Preis, desto geringer die Angebotsmenge und umgekehrt (Verschiebung der Angebotskurve nach links (bei steigenden Preisen der Inputfaktoren) bzw. nach rechts (bei sinkenden Preisen der Inputfaktoren)).
- Stand der Technologie: Bei höherer Produktivität durch technologischen Fortschritt würde bei gleichem Preis mehr angeboten (Verschiebung der Angebotskurve nach rechts).

Der Preis des Gutes, die Höhe des Einkommens, die Preise von Substituten (Güter mit demselben oder ähnlichem Verwendungszweck), die Produktivität als Maß für die Qualität der verwendeten Produktionstechniken, die Produktionskosten und die Präferenzen der Individuen bestimmen im Zusammenspiel von Angebot und Nachfrage, welche Menge nachgefragt und angeboten wird. Sie geben die Richtung an, in die sich Angebot und Nachfrage verändern, wenn sich einer dieser Faktoren bei Konstanz aller anderen (»ceteris paribus«) ändert.

Die Elastizität misst, wie stark Angebot und Nachfrage auf Veränderungen dieser Größen reagieren. Von besonderer Bedeutung sind die Preiselastizität und die Einkommenselastizität der Nachfrage. Diese können wie folgt berechnet werden:

Preiselastizität der Nachfrage =

$$\frac{\textit{Prozentuale Veränderung der Nachfragemenge}}{\textit{Prozentuale Veränderung des Preises}}$$

Einkommenselastizität der Nachfrage =

$$\frac{\textit{Prozentuale Veränderung der Nachfragemenge}}{\textit{Prozentuale Veränderung des Einkommens}}$$

Steigt die Nachfrage prozentual stärker als die den Anpassungsprozess auslösende Veränderung des Preises oder des Einkommens, spricht man von einem elastischen Verlauf, umgekehrt von einem unelastischen.

Nachfrageelastizitäten sind nicht nur durch Eigenschaften der Güter bestimmt, sondern durch Präferenzen der Individuen. Sie können sich im Zeitablauf ändern, was gerade bei Gesundheitsgütern der Regelfall ist. Ein gesunder Mensch wird seine Präferenzen radikal ändern, wenn der Krankheitsfall eintritt. Die individuelle Einschätzung, was als ein notwendiges Gut (unelastische Nachfrage mit einer Elastizität kleiner als 1) und was als ein Luxusgut (elastische Nachfrage mit einer Elastizität größer als 1) anzusehen ist, ändert sich mit dem Gesundheitsstatus.

Die Verfügbarkeit von Substituten beeinflusst die Elastizität: Je leichter auf andere Güter ausgewichen werden kann, desto elastischer reagiert die Nachfrage auf Preisänderungen. In die gleiche Richtung wirkt auch, ob der relevante Markt eng oder weit definiert wird. Je weiter, desto unelastischer ist die Nachfrage. Die Nachfrage nach lebensnotwendigen Medikamenten ist im Vergleich zur Nachfrage nach kosmetischen Operationen weniger elastisch. Auch der betrachtete Zeithori-

3.1 Markt und Wettbewerb

zont bestimmt die Elastizität. In der kurzen Frist fallen Anpassungen schwerer als mittel- oder langfristig (Mankiw und Taylor 2018, S. 95 ff.).

Analog zur Preiselastizität der Nachfrage lässt sich nun auch die Preiselastizität des Angebots ermitteln:

Preiselastizität des Angebots =
$$\frac{\textit{Prozentuale Veränderung der Angebotsmenge}}{\textit{Prozentuale Veränderung des Angebotspreises}}$$

Der betrachtete Zeitraum ist bei der prozentualen Veränderung der Angebotsmenge als Reaktion auf eine Veränderung der Preise von entscheidender Bedeutung. In der kurzen Frist ist eine Änderung der Angebotsmenge nur möglich, wenn noch freie Produktionskapazitäten vorhanden sind. Mittel- und langfristig können hohe Preise neue Anbieterinnen und Anbieter in den Markt locken und/oder die Produktionskapazität wird durch zusätzliche Einstellungen und Ausbau der verwendeten Anlagen erhöht. In der kurzen Frist reagiert das Angebot immer unelastischer auf Preisänderungen als in der mittleren oder langen Frist (▶ Abb. 3.3).

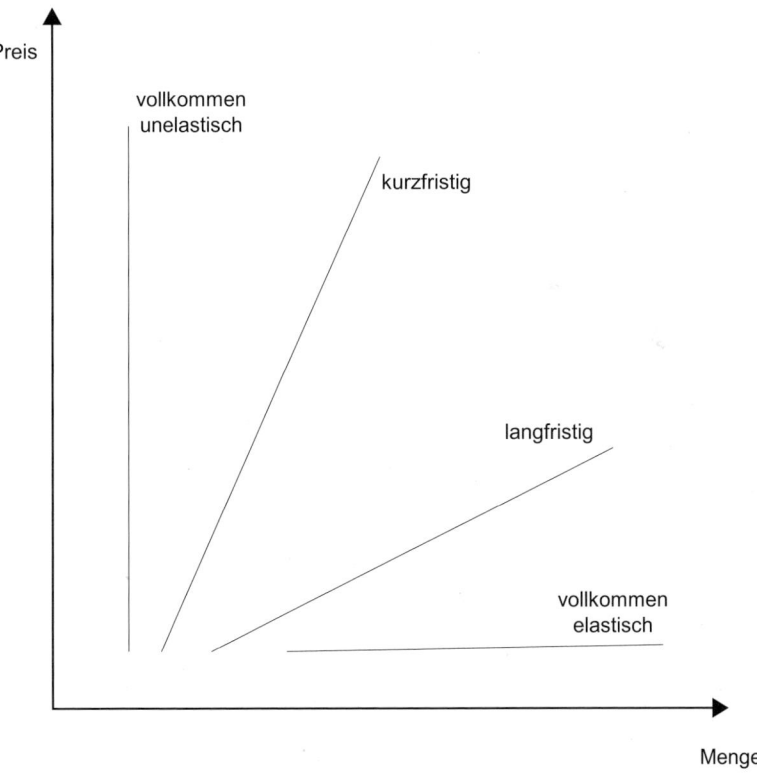

Abb. 3.3: Preiselastizitäten des Angebots

3.1.3 Effizienz von Wettbewerbsmärkten

Im Ergebnis kommt es auf dem Markt zu einem Marktgleichgewicht, einer vollständigen Markträumung, bei der die Menge, die von den Konsumierenden nachgefragt wird, identisch mit der Angebotsmenge ist. Darüber hinaus lassen sich noch weitere Eigenschaften des Marktgleichgewichts nachweisen, die für die Beurteilung der Effizienz der Marktsteuerung von Bedeutung sind:

- Es wird mit den geringsten Stückkosten produziert.
- Die Gewinne decken nur gerade die Verzinsung des Eigenkapitals und den Unternehmerinnen- und Unternehmerlohn ab. Es gibt also keine funktionslosen Gewinne, die allein auf Marktmacht zurückzuführen wären.
- Der Preis entspricht im Gleichgewicht genau den Grenzkosten. Unter Grenzkosten versteht man die zusätzlichen Kosten, die entstehen, wenn eine weitere Mengeneinheit (pro Zeiteinheit) hergestellt wird. Der Preis ist ein Indikator für die Zahlungsbereitschaft der Nachfragenden und damit für den Nutzen, den diese aus dem Konsum des Gutes ziehen. Meistens ist davon auszugehen, dass sich der Kostenzuwachs beschleunigt, die Grenzkosten also ansteigen, je mehr man produziert. Nur so lange die Grenzkosten noch unter dem Preis liegen, übersteigt der Nutzen aus der Produktion einer weiteren Einheit den Kostenzuwachs und es lohnt sich, mehr zu produzieren. Wenn die Grenzkosten gerade den Preis erreicht haben, kann man keine weiteren Vorteile mehr gewinnen.

Im Ergebnis erhält man ein optimales Marktergebnis, genau genommen ein partielles, statisches Allokationsoptimum,

- partiell, weil es nur um einen einzelnen Markt geht,
- statisch, weil sich der Markt an bestimmte gegebene Bedingungen, vorhandene Produktionstechnik, bestehende Präferenzen anpasst und einen Gleichgewichtszustand erreicht.
- Allokation steht für die Art und Weise, in der die vorhandenen Ressourcen für die Zwecke der Menschen eingesetzt werden.

Andere Autorinnen und Autoren sehen die Vorzüge einer Marktwirtschaft vor allem in der dynamischen Effizienz des Wettbewerbs. Wettbewerb ist demzufolge in erster Linie ein Such- und Entdeckungsprozess, in dem alle Beteiligten versuchen, sich im Markt selbst Vorteile dadurch zu verschaffen, dass sie der Marktgegenseite Angebote machen, die denjenigen der Konkurrenz überlegen sind. Dazu passen sie sich nicht einfach an gegebene Rahmenbedingungen an, sondern verändern sie, u. a. indem sie Innovationen im weitesten Sinne realisieren, also neue Produkte entwickeln, überlegene Produktionsverfahren einführen, billigere Bezugsquellen und Transportwege suchen, wirkungsvollere Marketingstrategien entwerfen und einfallsreicher die politischen Institutionen für ihre Zwecke einspannen. Sie verändern also die Rahmenbedingungen, ersetzen Altes durch Neues und sorgen so für eine »schöpferische Zerstörung« (Joseph Schumpeter). Dabei können innovative Unternehmen kurzfristig Monopolpositionen einnehmen, die aber rasch von den

Konkurrenzunternehmen beseitigt werden, da diese ihrerseits Alternativ- oder Parallelinnovationen durchsetzen oder die der vormaligen Pioniere kopieren. Wettbewerb ist folglich ein beständiger Strom von Vorpreschen und Nachfolgen und damit von Differenzieren und Nivellieren.

Anders als beim statischen Wettbewerb fehlt für den dynamischen ein eindeutiges Effizienzkriterium. Dies scheint logisch, denn um die Qualität des Wettbewerbsergebnisses zu beurteilen, bräuchte man einen Referenzmaßstab, den es aber nicht geben kann, bevor er nicht erst von einem Such- und Entdeckungsprozess herausgefunden worden ist. Die Qualität des Ergebnisses rechtfertigt sich aus dieser Sicht vielmehr dadurch, dass es die Folge eines freiheitlichen, d. h. vor allem nicht durch staatliche Reglementierung beschränkten Wettbewerbsprozesses ist. Auch lassen sich keine Aussagen darüber machen, welche Marktformen für Innovationsdynamik besonders günstig sind.

In dieser Konsequenz ist die These von der dynamischen Effizienz von Wettbewerbsprozessen sicher überzogen und letztlich tautologisch. Es verweist aber auf drei wichtige Umstände. Zum einen zeigen Untersuchungen, dass das Innovationstempo auf Märkten keineswegs beim oben beschriebenen vollkommenen Wettbewerb am höchsten ist (Blattner 1983, S. 505 ff.; Herrmann et al. 1996, S. 186 ff.). Vielmehr finden sich oft gerade in Märkten mit wenigen großen Anbietenden sowohl besondere Anreize als auch die größeren finanziellen Ressourcen für innovativen Wettbewerb. Zweitens darf man den Stellenwert eines freien Marktzugangs nicht unterschätzen und drittens muss die Rolle des Staates bei der Steuerung von Märkten gesehen werden, denn ohne einen Ordnungsrahmen funktionieren Märkte nicht, wie die weltweiten Finanzkrisen nachdrücklich demonstrieren.

Aber Märkte werden nicht nur wegen ihrer allokativen Leistungsfähigkeit gewünscht. Das hängt damit zusammen, dass Märkte auch eine Selektionsfunktion haben. Mit ihnen wird entschieden, wer in den Genuss eines Gutes kommt und wer nicht, wer Kundinnen und Kunden beliefern kann und wer nicht – und dies auf eine höchst ungleiche Weise. Zum Zuge kommen die leistungsstärkeren Anbietenden und Nachfragenden, die erfindungsreichen, die gescheiten, die schnellen, die anpassungsfähigen und die zahlungskräftigeren, während die leistungsschwächeren, die unflexiblen und behinderten, die einkommensschwächeren Nachfragerinnen und Nachfrager hintanstehen müssen. Der Markt rationiert, das ist seine gewollte Funktion: Wer für eine medizinische Behandlung nicht zahlen kann oder will, wird sie nicht bekommen, jedenfalls nicht über den Markt.

Der Markt differenziert also, er verteilt Lebenschancen ungleich und neigt generell dazu, Ungleichheiten zu verstärken. Man mag dies als leistungsgerecht oder sozial ungerecht bewerten, an der Diagnose kommt man nicht vorbei. Daher liegt der Schluss nahe, dass es gerade die Stärkeren, die Einflussreicheren und Reicheren sind, die sich vehement dafür einsetzen, Marktprozesse in allen Lebensbereichen, also auch z. B. im Gesundheitswesen, einzurichten.

3.1.4 Marktversagen und staatlicher Handlungsbedarf

Folgt man der Annahme von der Überlegenheit der marktgesteuerten Allokation, so muss man staatliche Eingriffe zwangsläufig auf das Unabwendbare begrenzen. Dazu gehören zum einen zweifellos bestimmte allgemeine Rahmenbedingungen für das Funktionieren von Märkten, also beispielsweise ein Rechtssystem zur Sicherung von Eigentumsrechten und der Durchsetzung von Verträgen sowie innere und äußere Sicherheit. Darüber hinaus müssen sich staatliche Regulierungen auf solche Fälle beschränken, in denen der Markt oder der Wettbewerb nicht funktionieren kann, mithin Marktversagen vorliegt und insofern kollektiver Handlungsbedarf entsteht. Aber wann genau liegt Marktversagen vor? Im Grunde immer dann, wenn eine der oben angeführten Voraussetzungen für den vollkommenen Markt nicht erfüllt ist. Es gibt auch zahllose Kataloge möglicher Marktfehler, aber wirklich wichtig sind die folgenden vier:

- öffentliche Güter und Externalitäten (»externe Effekte«), wenn Nutzen oder Kosten auf Personen entfallen, die mit dem eigentlichen Kauf/Verkauf nichts zu tun haben,
- Informationsdefizite und -asymmetrien, wenn Marktteilnehmerinnen und Marktteilnehmer nicht hinreichend und nicht in gleichem Maße informiert sind,
- Marktmacht, wenn eine Marktseite der anderen ihre Bedingungen aufzwingen kann,
- Verteilungsungerechtigkeit, wenn der Markt Personen inakzeptabel benachteiligt oder bevorzugt.

Das Gesundheitswesen steckt voller solcher Marktfehler, die oftmals miteinander verknüpft sind, nicht zuletzt, weil sich hier mehrere Ebenen überlagern.

- Einige Marktfehler sind typisch für Gesundheitsgüter, egal wer sie anbietet und von wem sie finanziert werden. Beispielsweise könnte die Entscheidung, eine Infektion nicht behandeln zu lassen, zur Ansteckung Dritter und damit zu Externalitäten führen.
- Andere Marktfehler treten meist bei Versicherungsmärkten auf, z. B. bei Pflichtversicherungen und anderen Formen gesellschaftlicher (sozialer) Finanzierung von Gesundheitsleistungen. Bei einer privaten Versicherung wissen die Versicherten beispielsweise nicht, ob ihre Versicherung noch zahlungsfähig sein wird, wenn sie in der Zukunft in Anspruch genommen werden soll.
- Schließlich gibt es Marktfehler, die spezifisch für einzelne Märkte im Gesundheitswesen sind. Die Marktmacht der pharmazeutischen Industrie etwa hängt mit den Gegebenheiten auf diesem Markt zusammen und besteht unabhängig von der Tatsache, dass Arzneimittel der Gesundheit dienen und normalerweise über eine Versicherung bezahlt werden.

3.2 Externalitäten und öffentliche Güter

Externe Effekte (»Externalitäten«) entstehen, wenn mit der Produktion oder der Konsumption eines Gutes Nachteile oder Vorteile für Dritte verbunden sind, die nicht in den Kauf-, Produktions- und Verkaufsentscheidungen der unmittelbar Beteiligten berücksichtigt werden und deshalb Preisbildung und Marktgleichgewicht nicht beeinflussen. Es gibt negative und positive externe Effekte. Im ersten Fall gehen bestimmte Kosten nicht in die Marktbeziehungen ein, im zweiten Fall bestimmte Erträge bzw. Nutzen.

Typisches Beispiel für negative externe Effekte sind Umweltschädigungen oder Lärmemissionen, die sich auch auf die Gesundheit von Betroffenen auswirken können. Positive externe Effekte finden sich z. B. bei der Nutzung frei veröffentlichter wissenschaftlicher Erkenntnisse und bei Schutzimpfungen. Strenggenommen gibt es keine Produktion und keinen Konsum ohne externe Effekte. Es geht immer nur eine begrenzte Anzahl von Kosten und Nutzen in die individuellen Kalkulationen ein.

Liegen externe Effekte vor, so orientiert sich die wettbewerbliche Preisbildung an individuellen Kosten und Nutzen, die mit den volkswirtschaftlichen nicht übereinstimmen. Es entstehen verzerrte Anreize. Der Konsum orientiert sich nicht an der tatsächlichen Knappheit, weil diese in den Kosten bzw. in den Preisen nicht sichtbar wird.

Bei negativen externen Effekten (»externe Kosten«) wird vom betroffenen Gut mehr hergestellt und konsumiert als bei Berücksichtigung dieser Kosten. Die Konsumentinnen und Konsumenten können einen Teil der tatsächlichen Kosten auf die Gesellschaft abwälzen. Bei positiven Externalitäten (»externer Nutzen«) wird zu wenig nachgefragt, weil nur der individuelle Nutzen, nicht aber der Nutzen Dritter berücksichtigt wird. Im Extremfall, bei sogenannten öffentlichen Gütern, kann niemand davon ausgeschlossen werden, von einem Gut zu profitieren, wenn es erst einmal produziert ist. So ist von einem Deich jeder geschützt, der hinter ihm wohnt, auch wenn er sich an den Kosten nicht beteiligt hat. Daher lohnt sich Trittbrettfahren (»free-rider problem«) und die individuellen Zahlungsbereitschaften sind in der Summe zu gering. Die Produktion würde also völlig unterbleiben, wenn man sich auf den Markt verlässt.

Zwar könnte ein effizientes Gleichgewicht unter bestimmten Bedingungen auch erreicht werden, wenn Verursachende und Empfangende externer Effekte miteinander verhandeln würden (»Coase-Theorem«) (Coase 1960, S. 1 ff.). Aber diese Bedingungen sind in der Realität selten erfüllt. Es dürfte meist schon nicht gelingen, den Kreis der Betroffenen exakt einzugrenzen oder auf gemeinsame Ziele zu verpflichten. Die Transaktionskosten für die Anbahnung und Durchsetzung einer Verhandlungslösung können prohibitiv hoch sein.

Daher sind in den meisten Fällen staatliche Regelungen erforderlich, entweder in Form von Ver- und Geboten oder durch spezielle Abgaben und Steuern, mit denen die externen Kosten den Verursachenden auferlegt werden. Bei positiven Externalitäten, gerade bei öffentlichen Gütern, kann auch der Staat selbst die Produktion vornehmen oder durch Subventionen fördern.

3.2.1 Externalitäten und öffentliche Güter bei Gesundheitsgütern

Nach Paul A. Samuelson (1915–2009) zeichnen sich öffentliche Güter durch die beiden Eigenschaften der Nicht-Rivalität im Konsum (d. h. Konsum eines Gutes durch ein Individuum beeinflusst nicht den Konsum des Gutes durch ein anderes Individuum) sowie der Nicht-Ausschließbarkeit (d. h. kein Individuum kann vom Konsum ausgeschlossen werden) aus (Samuelson 1954, S. 387 ff.). In Anbetracht dieser Definition können Gesundheitsleistungen streng genommen nicht als öffentliche Güter bezeichnet werden, denn es existieren sowohl Beispiele für Rivalität im Konsum (z. B. Belegung von Krankenhausbetten) als auch für Ausschließbarkeit vom Konsum (z. B. können Patientinnen und Patienten von ärztlichen Konsultationen ausgeschlossen sein) (Fricke 2008, S. 49 f.). Ungeachtet dieser sehr theoretischen Betrachtungsperspektive weisen Gesundheitsleistungen aber dennoch spezielle Charakteristika auf, die im Folgenden genauer überprüft werden sollen.

Gesundheitsleistungen können zahlreiche positive externe Effekte aufweisen, die sie insofern in die Nähe von öffentlichen Gütern bringen, als diese Effekte nahezu nicht-ausschließbar sind. Umgekehrt formuliert kann die Krankheit Einzelner auch Folgen für unmittelbar nicht betroffene Mitglieder der Gesellschaft oder für gesellschaftliche Institutionen haben, die die Gesellschaft nicht hinzunehmen bereit ist.

- Impfungen und Behandlung von Infektionskrankheiten schützen im Allgemeinen auch diejenigen Personen vor einer Infektion, die selbst nicht an einer Impfung oder an einer Behandlung teilgenommen haben (»Herdenimmunität«). Diese Vorteile werden bei der individuellen Entscheidung über die Inanspruchnahme einer solchen Gesundheitsleistung nicht berücksichtigt.
- Das Bewusstsein von der Existenz bzw. der Anblick von leidenden und hilfsbedürftigen Menschen löst bei den meisten Personen unterschiedlich intensive Mitleids-, Angst- oder Abscheureaktionen hervor, die schwer zu ertragen oder zu verdrängen sind (zum Altruismus als psychischer externer Vorteil vgl. Breyer et al. 2013, S. 181 f.). Nicht zuletzt die Verwurzelung in christlich-abendländischen oder vergleichbaren Wertesystemen bewirkt, dass solche Reaktionen nicht durch gegenläufige Emotionen und Vorstellungen aufgewogen werden, die etwa Krankheit als selbstverschuldet, als Gottesstrafe etc. interpretieren oder die Differenz zwischen Krankheit anderer und eigener Gesundheit als positiv erleben oder sozialdarwinistisch bewerten.
- Ein entsprechendes Wertesystem (»Solidarprinzip«) vorausgesetzt, kann die Gesellschaft die Übernahme der Kosten von Krankheit nicht abweisen, sofern sie nicht individuell beglichen werden können. Krankheit kann insofern zu externen Effekten in Form von unvermeidlichen Einkommenstransfers führen, unabhängig davon, ob diese durch geeignete (Pflicht-)Versicherungssysteme, durch Solidaritätsstrukturen von Familien, Nachbarschaften bzw. Berufsständen oder etwa durch Mildtätigkeit organisiert werden. Krankheit führt daher zu einer erhebli-

chen Umlenkung von Einkommensströmen in Form von unmittelbaren Therapiekosten, aber auch von Lohnfortzahlung, Renten etc.
- Da die Medizin zu einem erheblichen Teil eine »Erfahrungswissenschaft« ist (Flintrop und Gerst 2008, S. 925), führt die Behandlung einer jeden Krankheit zur Erweiterung des medizinischen Erfahrungsschatzes und damit zur Fortentwicklung der Medizin. Dadurch entstehen positive Effekte zugunsten zukünftiger Patientinnen und Patienten bzw. zukünftiger Generationen.
- Die Krankheit von Einzelnen ist immer auch eine Minderung menschlichen Humankapitals, d. h. der Verfügbarkeit von Arbeitskraft. Sie kann zur kostenintensiven Störung von Betriebsabläufen, zu verringerter Wettbewerbsfähigkeit sowohl einzelner Betriebe als auch der Wirtschaft insgesamt, zu Steuerausfällen, Lohnfortzahlungen und überhaupt zur Minderung der wirtschaftlichen Leistungsfähigkeit der Gesellschaft insgesamt und damit zu Einbußen auch für Gesunde führen.
- Zunehmende Inzidenz von Krankheiten, etwa in Form von Epidemien oder wachsenden Risiken für umwelt- oder arbeitsplatzbedingte Krankheiten, kann das Vertrauen in die Leistungsfähigkeit der Politik unterminieren und zu Loyalitäts- und Legitimitätskonflikten führen.
- Die Produktion von Gesundheitsleistungen ist relativ konjunkturunabhängig, wegen des hohen Dienstleistungsanteils beschäftigungsintensiv und aufgrund des Innovationsanteils insbesondere bei Arzneimitteln und Medizintechnik exportintensiv.
- Ein guter Gesundheitszustand der Bevölkerung ist auch ein Standortfaktor, weil er Teil des Humankapitals der Erwerbstätigen ist.

Im Ergebnis kann festgehalten werden, dass für Gesundheitsgüter wegen zahlreicher externer Effekte nicht nur individuell, sondern auch gesellschaftlich hohe Präferenzen anzunehmen sind. Betont werden sollte an dieser Stelle, dass dies unabhängig vom jeweiligen Finanzierungs- bzw. Versicherungssystem der Fall ist und insofern einen eigenständigen Regulierungsgrund darstellt, der auch bei geänderten Finanzierungsverfahren greifen würde.

3.2.2 Externalitäten bei Versicherungen

Externe Effekte treten in Form von Risikostreuung bei jedem einzelnen Versicherungsvertrag zugunsten der übrigen Versicherten auf. Dies ist geradezu der Zweck von Versicherungen und insofern zunächst nicht regulierungsbedürftig. Aufgrund der externen Effekte von Gesundheitsleistungen ist die Krankenversicherung in Deutschland als Pflichtversicherung ausgestaltet.

Derartige Pflichtfinanzierungssysteme (welcher Form auch immer) reflektieren letztlich das politisch definierte Ziel, jedem Mitglied der Gesellschaft eine Gesundheitsmindest- oder auch -vollversorgung unabhängig vom individuellen Einkommen zu sichern. Den einzelnen Bürgerinnen und Bürgern ist insofern der Weg zu alternativen und u. U. individuell wirtschaftlicheren Finanzierungs- und Versicherungsformen versperrt. Sie müssen die Risiken aller Mitversicherten mittragen und insofern externe Effekte zu eigenen Lasten auch dann in Kauf nehmen, wenn dies für sie individuell irrational ist. Wahlmöglichkeiten, in denen die Einzelnen das im Rahmen der Versicherung gewählte Maß an solchen versicherungstypischen externen Effekten bestimmen, sind ausgeschlossen. Es wird also politisch bewusst auf marktmäßige Anreize zur Begrenzung von Versicherungsleistungen verzichtet, so dass eine Regulierung des Leistungsumfangs aller versicherten Leistungsbereiche erforderlich ist.

3.3 Informationsasymmetrien

Eine der Grundannahmen moderner Ökonomie ist, dass die Marktteilnehmerinnen und Marktteilnehmer unvollkommen informiert sind. Hier besteht somit ein zentraler Unterschied zum Modell des vollkommenen Wettbewerbsmarktes und dem »Homo oeconomicus«. Das ist keine Besonderheit des Gesundheitssektors, sondern kennzeichnet alle realen Märkte, weil dort die idealen Annahmen eines perfekten Marktes, dass alle Produzierenden und Konsumierenden zum Nulltarif über alle marktrelevanten Parameter informiert sind und keine Transaktionskosten anfallen, nicht gelten. In der Realität müssen erhebliche Kosten der Geschäftsanbahnung, Verhandlungs- und Entscheidungskosten und Kosten der Durchsetzung und Überwachung von Verträgen aufgewendet werden (Picot et al. 2005, S. 56 ff.). Um eine Dimension der Größenordnung von Transaktionskosten zu vermitteln: Wallis und North schätzen sie für die US-Wirtschaft auf über 50 % des Bruttosozialproduktes, wobei die Transaktionskosten sowohl die betrieblichen Management- und Logistikkosten als auch die Kosten der Staatsaktivität umfassen, also alle Kosten, die nicht der unmittelbaren Waren- oder Dienstleistungsproduktion zuzuordnen sind (Richter und Furubotn 1996, S. 45 ff.).

In vielen Fällen sind die Informationen darüber hinaus asymmetrisch zwischen den Vertragsparteien verteilt. Dies ist z. B. beim Gebrauchtwagenkauf der Fall, wo vor Vertragsabschluss zwar die Verkaufsseite, nicht aber die Käuferinnen und Käufer verdeckte Mängel (z. B. übermäßige Abnutzung, Unfallschäden etc.) kennen. Bei sogenannten Inspektionsgütern (»search goods«) können Kaufende deren wesentliche Eigenschaften vor dem Kauf durch unmittelbare Anschauung erschließen bzw. sie sind ex ante bekannt (z. B. Compact Discs, Heftpflaster etc.). Bei Erfahrungsgütern (»experience goods«) können Erwerbende die Eigenschaften nach dem Kauf durch Erfahrung feststellen (z. B. Antibiotika etc.), so dass bei Wiederholungskäufen die Informationsdefizite abnehmen. Bei Vertrauensgütern (»credence goods«) wirkt sich asymmetrische Informationsverteilung besonders gravierend aus, weil ihre Qualität nicht bzw. nicht vollständig oder erst lange nach dem Kauf ermittelt werden kann. Der Käufer muss auf die zugesicherten Eigenschaften vertrauen (Nahrungsergänzungsmittel, Operationen) (Donaldson und Gerard 1993, S. 43).

Einen Marktfehler stellt die asymmetrische Information vor allem dann dar, wenn ihr Ausmaß und ihre Bedeutung hoch ist und es keine Maßnahmen gibt, mit denen sie hinreichend ausgeglichen werden kann. Staatliche Regulierung kann u. U. Informationsdefizite durch die Förderung der Markttransparenz oder durch das Vorschreiben bestimmter Anforderungen an die Qualität, Menge und Art der Marktleistungen, deren Informationsgrundlage der Staat mit geringeren Transaktionskosten beschaffen kann als die Summe der Nachfragenden, ausgleichen.

3.3.1 Principal-Agent-Beziehungen

Informationsasymmetrien prägen auch sogenannte Principal-Agent-Beziehungen (»Sachwalterbeziehungen«), bei denen eine Auftraggeberin oder ein Auftraggeber (»Principal«) eine Auftragnehmerin bzw. einen Auftragnehmer (»Agent«) mit der Wahrnehmung bestimmter Aufgaben beauftragt, aber nicht genau kontrollieren kann, mit welcher Energie und Zielstrebigkeit diese die auftraggebenden Interessen vertreten. Realistischerweise muss man unterstellen, dass die Agents eigene Interessen haben, die nicht mit den Interessen der Principals identisch sein müssen und die u. U. durch verdeckte Aktionen zu Lasten der Principals durchgesetzt werden, indem ein opportunistisches Verhalten offenbart wird. Dies fängt schon damit an, dass Arbeitnehmende (»Agents«) während ihrer Arbeitszeit heimlich Computerspiele spielen, und wird umso gravierender, je mehr Arbeitgebende (»Principals«) auf besondere Kompetenzen und Fähigkeiten der Agents angewiesen sind, über die sie selbst nicht verfügen. Deshalb müssen Principals ein Anreiz- und Kontrollsystem etablieren, das die Agents auf ihre Ziele verpflichtet (Richter und Furubotn 1996, S. 163 ff.).

Ein klassisches Beispiel ist das Management eines Unternehmens, das von den Eigentümerinnen und Eigentümern mit der Führung beauftragt wird. Zwischen den Zielen der Eigentümerinnen und Eigentümer und des Managements können Unterschiede bestehen (z. B. hohe Gewinnausschüttung oder Thesaurierung im Betrieb). Die Eigentümerinnen und Eigentümer sind aber in der Lage, durch Entgeltverträge mit dem Management (z. B. Gewinnbeteiligung) oder eine Kontrolle durch beauftragte Dritte (z. B. Wirtschaftsprüfungsgesellschaften) ihre Interessen durchzusetzen und die Handlungen der Agents zu überwachen und zu bewerten, auch wenn unterstellt wird, dass sie sich opportunistisch verhalten, also eigene Interessen höher gewichten als die Interessen der Auftraggeberinnen und Auftraggeber.

Die Sachwalterbeziehung zwischen Principal und Agent wird dadurch ausgefüllt, dass ein »relationaler Vertrag« geschlossen wird. Darunter ist nicht ein klassischer Vertrag im Rechtssinne zu verstehen, sondern das soziale Verhältnis einer Principal-Agent-Beziehung. Sie ist dadurch gekennzeichnet, dass asymmetrische Information besteht und nicht alle zukünftigen Entwicklungen (»Unsicherheit«) bekannt sind und dementsprechend auch keine vertraglichen Absprachen für alle Eventualitäten getroffen werden können. Vielmehr wird eine Vertrauensbeziehung begründet, die durch ökonomische Anreize, vereinbarte Schiedsverfahren und ähnliche Vorkehrungen dafür sorgt, dass die Agents die Principals so beraten oder so in ihrem Sinne handeln, dass der Vorteil der Principals maximiert wird. Dazu müssen die Principals ihre Präferenzen hinreichend offenlegen, so dass die Agents entsprechend handeln können. Die Vertrauensbeziehung zwischen Agents und Principals im Sinne einer dauerhaften Geschäftsbeziehung wird auch dadurch geprägt, dass die Agents gegenüber den Principals glaubhaft den Eindruck vermitteln können, dass sie sich bei Konflikten zwischen den eigenen Zielen und den Zielen der Principals zugunsten der Auftraggebenden entscheiden.

3.3.2 Informationsasymmetrien im Gesundheitswesen

Die meisten Vertragsbeziehungen im Gesundheitswesen, darunter auch das Ärztin/Arzt-Patientin/Patienten-Verhältnis, lassen sich gut als Principal-Agent-Beziehungen mit erheblichen Informationsasymmetrien beschreiben. Die Informations- und Transaktionskosten sind hoch. Selbst wenn die Patientinnen und Patienten alle Informationen über ihren Gesundheitszustand und einschlägige medizinische Therapien hätten, gäbe es kognitive Grenzen, zu konsistenten Entscheidungen zu kommen. Andererseits verfügen Ärztinnen und Ärzte, wenn sie die professionellen Standards erfüllen, über einen systematischen Informationsvorsprung (Arrow 1963, S. 951 f.). Vielfach gehören die ärztlichen Leistungen zu den Vertrauensgütern (»credence goods«), also zu den Gütern, deren Qualität und Nutzen für Patientinnen und Patienten auch durch Erfahrung nicht sicher bzw. erst sehr spät zu ermitteln sind. Dies gilt vor allem, wenn

- es sich um Krankheiten handelt, die aus der Sicht der Patientinnen oder Patienten einmalig, erstmalig oder nur gelegentlich auftreten, da diese dann keine Möglichkeit haben, eigene Erfahrungen zu sammeln,
- sich die medizinischen Zusammenhänge selbst informierten Laien nicht ohne Weiteres erschließen,
- Therapien auf individuelle Verhältnisse bei Patientinnen und Patienten abgestimmt werden müssen (z. B. personalisierte Medizin in der Onkologie), so dass Erfahrungen anderer Personen nur begrenzt genutzt werden können (McGuire et al. 1995, S. 155),
- Leistungen von Leistungsanbietenden erbracht werden, zu denen (noch) keine langjährige Vertrauensbeziehung aufgebaut werden konnte oder bei denen wegen bestehender Vertrauensverhältnisse und des Intimitätscharakters von Gesundheitsleistungen eine Suche nach Alternativen (Wechsel der Ärztin oder des Arztes) erschwert ist,
- sich der Erfolg der ärztlichen Leistungen erst nach langer Zeit zeigt, so dass es keine Möglichkeit gibt, Angebote a priori zu vergleichen, und es schwierig ist, späte Erfolge und Misserfolge einer Behandlung eindeutig kausal zuzurechnen,
- Nebenwirkungen nicht unmittelbar spürbar sind,
- neue oder wechselnde Therapiekonzepte verwendet werden.

Im Normalfall werden Patientinnen und Patienten den behandelnden Ärztinnen und Ärzten nicht alle Informationen über sich offenbaren und ihnen mitteilen, welche Behandlung erforderlich ist, sondern umgekehrt werden in einem Anamnesegespräch alle relevanten Informationen erhoben, die benötigt werden, um eine

Diagnose- und Therapieentscheidung zu treffen (Donaldson und Gerard 1993, S. 43 f.). Die Patientinnen und Patienten sind in der Regel nicht die Entscheidenden, sondern im Gegenteil, sie bekommen gesagt, was zu tun ist, um die Krankheit zu behandeln. Daran ändert auch wenig, dass im rechtlichen Sinne die Patientinnen und Patienten die letzte Entscheidung haben und jeder Eingriff gegen ihren Willen als Körperverletzung zu werten ist.

Die Delegation der Entscheidung von Patientinnen und Patienten auf das ärztliche Personal ist mit rationalem Verhalten vereinbar, weil – im Gegensatz zu vielen anderen Marktgütern, wo ein »Trial and Error«-Ansatz auch Lernprozesse erlaubt – eine Fehlentscheidung bei medizinischen Leistungen schwerwiegende Folgen haben kann, die die Lebensqualität und Arbeitsfähigkeit des Individuums vorübergehend oder auf Dauer einschränken. Viele Patientinnen und Patienten verzichten auf eine vollständige Information und eigene Entscheidungen, weil sie Angst vor Fehlentscheidungen haben. Auch die Konsultation weiterer Ärztinnen und Ärzte, um eine ärztliche Zweitmeinung (»second opinion«) einzuholen, kann diese Konfliktsituation nicht auflösen, sondern zusätzlich verstärken, wenn unterschiedliche Empfehlungen ausgesprochen werden. Die Ärztinnen und Ärzte haben also eine hohe Entscheidungsmacht, die auch dazu genutzt werden kann, die Zahlungsbereitschaft der Patientinnen und Patienten »auszubeuten«, d. h. sie zu größeren Ausgaben für Gesundheit zu veranlassen, als sie bei perfekter Information tätigen würden (McGuire et al. 1995, S. 156 ff.).

Informationsasymmetrien bestehen aber auch zu Lasten des ärztlichen Personals u. a. gegenüber ambulanten Patientinnen und Patienten, da sie oft nicht überwachen können, inwieweit die Patientinnen und Patienten ihren Mitwirkungs- und Sorgfaltspflichten nachkommen und den ärztlichen Anweisungen folgen (»Compliance«). Gerade wenn der subjektive Leidensdruck gering ist, wenn die Mitwirkung für die Patientinnen und Patienten belastend ist (z. B. Krankengymnastik, Diät etc.) und wenn zwischen schadensminimierender Eigenleistung der Nachfragenden und Erfolg eine große Zeitdifferenz besteht (z. B. Zahnpflege und Karieshäufigkeit), dürfte die Compliance der Patientinnen und Patienten gering sein. Es ist dies eine Form von Moral-Hazard-Verhalten im weitesten Sinn, auf das unten noch einzugehen sein wird (▶ Kap. 3.3.6).

Ärztinnen und Ärzte können die Compliance nur bedingt überwachen. Dies gilt insbesondere bei akuten Erkrankungen, nach deren Abklingen die Patientinnen und Patienten im Allgemeinen nicht wieder in der ärztlichen Praxis erscheinen, so dass ein Feedback unterbleibt. Ein Misserfolg bleibt für die Ärztinnen und Ärzte unter Umständen auch dann unbemerkt, wenn es zu einem Wechsel der behandelnden Praxis, zum Tod der Patientinnen und Patienten oder infolge von Komplikationen zu einer Notfalleinweisung in ein Krankenhaus kommt. Es ist offensichtlich, dass Informationsasymmetrien dieser Art durch verbesserte Informationssysteme nur wenig, allenfalls bei chronischen Erkrankungen, vermieden werden können.

Informationsasymmetrien finden sich auch bei anderen gesundheitsbezogenen Gütern und Dienstleistungen etwa bei Arzneimitteln, deren Wirkungen und Nebenwirkungen zwar dem pharmazeutischen Unternehmen, vielleicht noch den Ärztinnen und Ärzten, am wenigsten jedoch den Patientinnen und Patienten im

Detail bekannt sind. Beide Parteien sind auf das Vertrauen zu den pharmazeutischen Unternehmen angewiesen oder nehmen den Preis als Qualitätsindikator – eine Situation, die die Angebotsseite leicht opportunistisch zur Durchsetzung ihrer Einkommens- und Gewinnziele nutzen kann (auch ▶ Kap. 9).

Asymmetrische Information ist auch typisch für Versicherungsmärkte, und zwar sowohl zuungunsten der Versicherungsunternehmen als auch der Versicherungsnehmerinnen und -nehmer. Das Versicherungsunternehmen hat in der Regel nur unzureichende Kenntnis über risikobeeinflussende Verhaltensweisen und Umstände der versicherten Personen (Risikosportarten, Vorerkrankungen, riskanter Fahrstil, gesundheitsgefährdende Berufe, Rauchen, Überbeanspruchung, ungesunder Lebensstil etc.). Individuelle Risikofaktoren lassen sich nur teilweise durch Offenbarungspflichten seitens der Versicherungsnehmerinnen und -nehmer ex ante ermitteln. Dies gilt gerade für den Gesundheitsbereich, weil sich die Folgen eines wenig gesundheitsbewussten Verhaltens oft erst nach vielen Jahren in höherer Morbidität niederschlagen. Ein hoher Anteil unerkannter schlechter Risiken kann die Versicherungsprämie auf ein Niveau treiben, das für die guten Risiken nicht akzeptabel ist. Unter diesen Umständen versagt der Markt insofern, als der Umfang des Versicherungsangebots hinter den Wünschen sowohl der Versicherungsunternehmen als auch der versicherten Personen zurückbleibt.

Informationsdefizite bei den Versicherungsnehmerinnen und -nehmern bestehen u.a. in der Unkenntnis über die Solvenz und Leistungsbereitschaft der Versicherung im Schadensfall und die Seriosität ihrer Beitragskalkulationen, sofern hierfür keine zwingenden staatlichen Regelungen bestehen. Bei den US-amerikanischen »Health Maintenance Organizations«, die Versicherung und Leistungsanbieter in einem Unternehmen verbinden (▶ Kap. 10), kumulieren sich die Informationsdefizite der Patientinnen und Patienten gegenüber der Versicherung und gegenüber den Ärztinnen und Ärzten. Sie können nie sicher sein, ob Leistungen aufgrund rein betriebswirtschaftlich determinierter Behandlungsrichtlinien oder deswegen verweigert werden, weil sie medizinisch unnötig sind.

3.3.3 Relativierende Faktoren

Die zuverlässigste Methode, die Agents auf die Präferenzen der Principals zu verpflichten, besteht darin, sie am Erfolg finanziell zu beteiligen. Eine erfolgsgebundene Entlohnung ärztlicher Leistungen ist jedoch schwierig, weil der Erfolg schwer messbar und quantifizierbar ist (auch ▶ Kap. 7). Wenn die Bezahlung an das Ergebnis der Behandlung gebunden ist (und keine Krankenvollversicherung die Kosten trägt), werden sich Patientinnen und Patienten absehbar strategisch verhalten und ihren Gesundheitszustand schlechter bewerten, als er tatsächlich ist. Andererseits unterliegen auch Ärztinnen und Ärzte der Versuchung, den Beitrag ihrer medizinischen Kunst zu übertreiben. Die Einigungs- und Kontrollkosten wären jedenfalls unverhältnismäßig hoch.

Meist lassen sich die Informationsdefizite auch durch informationsfördernde Maßnahmen kaum überwinden. Gerade für singuläre Krankheiten und bei begrenztem Bildungsgrad der Patientinnen und Patienten ist es unrealistisch, für eine kompetente Entscheidung und Bewertung medizinischer Leistungen genügend Fachinformationen einzuholen. Dass in diesem Kontext die Bereitstellung von Informationen in Form von Informationsblättern, Videos, Audioaufnahmen etc. oftmals mangelhaft ist, wurde z. B. durch eine Studie im Auftrag des britischen The King's Fund nachgewiesen (Coulter et al. 1998). Ein anderes Bild mag sich für chronisch erkrankte Patientinnen und Patienten ergeben, die – über Fachkliniken geschult oder in Selbsthilfegruppen eingebunden – eine spezielle Fachkompetenz erwerben können, die über die Expertise des ärztlichen Personals möglicherweise sogar hinausgeht.

Die Informationsdefizite lassen sich durch den Erwerb von Expertise (Einholen einer Zweitmeinung, Informationen durch Patientinnen- und Patientenorganisationen, Beratung durch Krankenkassen, Beratungsliteratur, Informationen aus dem Internet) zwar grundsätzlich verringern, aber nicht beseitigen, da es vielmehr nur zu einer Verschiebung auf die Beurteilung der Kompetenz der Gutachterinnen und Gutachter, der Literatur usw. kommt. Teilweise sind die erforderlichen Informationen auch den Sachverständigen nicht oder nur zu unvertretbaren Kosten/Belastungen zugänglich. Dies gilt gerade bei auf individuelle Verhältnisse zugeschnittenen Therapieansätzen oder z.B. für den Fall, dass eine korrekte Diagnose einen chirurgischen Eingriff oder andere belastende Maßnahmen erfordert. In Fällen, in denen die benötigte Information selbst ein öffentliches Gut darstellt, deren Nutzung durch eine weitere Person keine nennenswerten Grenzkosten verursacht, ist kaum zu erwarten, dass sie über den Markt angeboten wird. Sind die Grenzkosten gleich Null, so kann sich auf einem Wettbewerbsmarkt kein Preis größer Null, also kein kostendeckender Preis, einstellen. Außerdem können auch die verfügbaren Expertinnen und Experten bei der Beratung ihre eigenen (Einkommens-)Interessen verfolgen, so dass sich auch insofern das Principal-Agent-Problem nur verlagert und im Extremfall die Informationsasymmetrien noch verstärkt.

Hinzu kommt, dass Patientinnen und Patienten durch die Krankheit selbst in ihrer Informations- und Entscheidungsfähigkeit beschränkt sein können, etwa weil sie immobil (bettlägerig) sind, von eingeschränktem Bewusstsein oder durch Symptome belastet sind oder weil die Behandlung eilbedürftig ist, die Krankheit angsteinflößende Folgen befürchten lässt und die Patientinnen und Patienten sich aus diesen Gründen nicht ausreichend informieren, Therapieoptionen abwägen und bevorzugte Alternativen in Anspruch nehmen können. Auf der anderen Seite gibt es auch Gründe dafür, dass Ärztinnen und Ärzte opportunistisches Verhalten nicht zu weit treiben können:

- Erstens besteht im Sinne der »relationalen Verträge« in einer Principal-Agent-Beziehung ein Interesse der Ärztinnen und Ärzte an einer langfristigen »Geschäftsbeziehung« zu ihren Patientinnen und Patienten. Dies sichert dauerhaft Einkommen und reduziert den Aufwand bei einer Konsultation, weil die Krankengeschichte bekannt ist. Auch für die Patientinnen und Patienten vermindert eine stabile Beziehung zum ärztlichen Fachpersonal die Informationskosten, wenn sie dessen Professionalität vertrauen. Allerdings ist oft die Qualität medizinischer Leistungen für die Treue der Patientinnen und Patienten längst nicht so bedeutend wie leichtfertige Wunschverordnungen, Zurückhaltung bei Über-

weisungen an Fachkolleginnen und -kollegen, angenehme Praxisatmosphäre und ein effizientes »Wiedereinbestellsystem«.
- Zweitens haben beide Seiten ein gleichgerichtetes Interesse, eine Krankheit zu heilen. Bei den Patientinnen und Patienten liegt das auf der Hand, aber auch die Ärztinnen und Ärzte möchten professionelle Standards erfüllen. Das gebietet allein schon die ökonomische Vernunft. Denn gerade dann, wenn die Erfolgskriterien für ärztliches Handeln schwieriger in objektiven Daten zu bestimmen, zu messen und zu kommunizieren sind als bei alltäglichen Konsumgütern, kommt der Bildung einer Vertrauensbeziehung besondere Bedeutung zu (Folland et al. 1997, S. 161). Nichts ist dabei erfolgreicher als der Erfolg, um Patientinnen und Patienten zu halten oder neue zu gewinnen. Das gilt allemal unter den Bedingungen in Deutschland, wo das Berufsrecht eine Werbung weitgehend einschränkt und die »Mund-zu-Mund-Propaganda« zu einem guten Teil bestimmt, wie voll das ärztliche Wartezimmer ist.
- Drittens regeln staatliche Studienordnungen und Zulassungsregeln in Form einer staatlichen Approbationsordnung die Qualifikation der Ärztinnen und Ärzte, so dass auf diesem Weg ein gesetzlicher »Verbraucherschutz« besteht, der dem Interesse der Patientinnen und Patienten dient und ihre Rolle im Principal-Agent-Verhältnis stärkt. Einerseits werden Informationskosten gesenkt, andererseits sichern diese Verfahren einen professionellen Standard. Problematisch ist dabei, ob die erworbene Qualifikation laufend überprüft und entsprechend zertifiziert wird oder ob, wie bisher in Deutschland, die Qualität nur beim Berufseinstieg geprüft wird (Sachverständigenrat für die Konzertierte Aktion im Gesundheitswesen 2001, S. 53 ff.). Die Verpflichtung zur Weiterbildung, die in den Berufsordnungen der Ärztekammern allen Ärztinnen und Ärzten auferlegt wird, ist nur ein unbefriedigender Ersatz, weil die Einhaltung schlecht kontrolliert wird. Der Gesetzgeber ist im Hinblick auf diese Formen der Qualitätssicherung aus der Sicht der Patientinnen und Patienten ebenfalls ein Agent, auf den sie Entscheidungen delegiert haben.
- Viertens könnten alle anderen Formen der Qualitätssicherung im ambulanten und stationären Bereich dazu beitragen, dass die Ärztinnen und Ärzte nicht ihre eigenen, sondern die Interessen der Patientinnen und Patienten verfolgen. Strukturen, Prozesse und Ergebnisse müssten durch interne und externe Prüfungen daraufhin analysiert werden, ob sie professionellen Standards entsprechen. Tatsächlich gibt es bisher weder innerhalb der ärztlichen Standesorganisationen noch durch Kassen oder staatliche Stellen eine wirksame Qualitätssicherung. Der Gesetzgeber hat das seit 2007 gefordert und die Konkretisierung für den Krankenhausbereich dem Gemeinsamen Bundesausschuss (G-BA) übertragen, aber die Anforderungen waren zu ehrgeizig, so dass es nur bei wenigen, operativen Eingriffen zu »harten« Qualitätsindikatoren kam. Da die Verweildauer im Krankenhaus immer kürzer geworden ist, verlieren stationäre Qualitätskennziffern auch an Aussagekraft. Das Krankenhausstrukturgesetz (KHSG) vom Dezember 2015 legt die Priorität auf Qualitätssicherung und verfolgt einen neuen Ansatz, indem es eine sektorenübergreifende Qualitätsmessung verlangt. Auch das ist sehr anspruchsvoll, weil die Datengrundlage zum Teil erst entwickelt werden muss, und wird sich nur in einem längeren Prozess für aus-

gewählte Indikationen umsetzen lassen. Zur Unterstützung des G-BA wurde im Jahr 2014 das wissenschaftlich unabhängige Institut für Qualitätssicherung und Transparenz im Gesundheitswesen (IQTIG) mit Sitz in Berlin zur Entwicklung von Qualitätssicherungsverfahren (§§ 136 ff. SGB V) gegründet (§ 137a SGB V). Auch die in besonderen Fällen oder stichprobenmäßig angesetzten Wirtschaftlichkeitsprüfungen durch die Kassenärztlichen Vereinigungen und die Krankenkassen (§§ 106, 106a, 106b SGB V) bleiben meist folgenlos, wenn man von angedrohten Regressen einmal absieht. Viele Skandale belegen, dass selbst in den hierarchisch organisierten, durch Konkurrenz geprägten und streng in Abteilungen geteilten Krankenhäusern eine gegenseitige Qualitätskontrolle unter ärztlichen Kolleginnen und Kollegen versagen kann. Eine vergleichsweise Qualitätskontrolle im ambulanten Sektor ist das Überweisungssystem von hausärztlichen zu fachärztlichen Praxen, weil sich damit die Beteiligten der Bewertung und Kritik von Kolleginnen und Kollegen stellen müssen, so dass das Wissensmonopol der Ärztinnen und Ärzte gegenüber den Patientinnen und Patienten relativiert wird und ein Druck besteht, sich wie »perfekte Agents« zu verhalten, also die Interessen der Patientinnen und Patienten an die erste Stelle zu rücken.

- Fünftens bewirkt das Haftungsrecht, dass Ärztinnen und Ärzte ein erhebliches Risiko eingehen, wenn sie ihre eigenen Interessen über die der Patientinnen und Patienten stellen. Sobald dabei gegen die Regeln der ärztlichen Kunst verstoßen wird, haften sie für den daraus resultierenden Schaden. Die Rechtsprechung geht in Deutschland zunehmend in die Richtung des Produkthaftungsrechts, so dass den Ärztinnen und Ärzten auch die Beweislast obliegt, dass ihre Tätigkeit nicht schädlich für die Patientinnen und Patienten war. Zurzeit ist es allerdings außerordentlich schwierig, in Behandlungsfehlerprozessen Schadensersatzansprüche gegen Ärztinnen und Ärzte durchzusetzen, allein, weil sich kaum geeignete und unabhängige Gutachterinnen und Gutachter finden.
- Sechstens (»last but not least«) sind Ärztinnen und Ärzte durch ihre Berufsordnung dem Interesse der Patientinnen und Patienten verpflichtet. Es entspricht der Ethik ärztlichen Handelns, den Patientinnen und Patienten nicht zu schaden, sondern diese zu heilen. Vom Eid des Hippokrates über die Beschlüsse der Weltgesundheitsorganisation (WHO) bis zu den Statuten der einzelnen Ärztekammern ist das die erste Pflicht des ärztlichen Fachpersonals. Im Zusammenhang mit einer ökonomischen Analyse wird die ärztliche Ethik von Nobelpreisträger Kenneth J. Arrow (1921–2017) als die entscheidende Größe bezeichnet. Arrow argumentiert, dass normalerweise der Markt die Qualität sichert, im Gesundheitssektor dieser wirksame Mechanismus des Wettbewerbs aber fehlt und durch die Werthaltung der Ärztinnen und Ärzte ersetzt werden muss. »It is for this reason that the ethical indoctrination of physicians is of such crucial importance. The control that is exercised ordinarily by informed buyers is replaced by internalized values« (Arrow 1974, S. 37).

Wegen der spezifischen Informationsdefizite im Verhältnis zwischen Ärztinnen und Ärzten und Patientinnen und Patienten und der Besonderheiten des Gutes Gesundheit können Ärztinnen und Ärzte nicht als perfekte Agents der Patientinnen und Patienten handeln. Aber durch gleichgerichtete Interessen, Eingangskontrollen zum Beruf, Qualitätssicherung, zivilrechtliche Haftung und ethisch geprägtes Handeln der Ärztinnen und Ärzte gibt es akzeptierte Regeln, die den Interessen der Patientinnen und Patienten den Vorrang vor dem Eigeninteresse geben. Natürlich kann es trotzdem im Einzelfall Abweichungen geben, in denen das Interesse der Patientinnen und Patienten durch ärztliches Handeln eklatant verletzt wird, aber das Verhalten der Gruppe wird damit nicht erklärt.

Das Verhältnis zwischen beiden Parteien ist als eine Principal-Agent-Beziehung, die durch Konventionen und Regeln geprägt ist, sehr viel besser erklärt als durch eine Marktbeziehung zwischen Anbietenden und Nachfragenden, die über Preise gesteuert wird. Eben weil die Marktanalogie ein sehr eingeschränktes Erklärungsmodell ist, haben auch manche Auseinandersetzungen in der Gesundheitspolitik, wie durch mehr Wettbewerb eine höhere Effizienz erreicht werden kann, die Form einer ideologisch überlagerten Diskussion. Auf der einen Seite stehen diejenigen, die durch mehr Eigenverantwortung und finanzielle Selbstbeteiligung die Patientinnen und Patienten in ihrer Rolle als Nachfragende zur Schlüsselgröße für alle Reformen machen wollen, während die andere Seite die Patientinnen und Patienten lediglich als Objekte von Entscheidungen der Anbietenden medizinischer Leistungen sieht. Volumen und Qualität von Gesundheitsleistungen können danach also nur durch eine Regulierung des Angebotes beeinflusst werden. Die Nachfrage ist in dieser Sicht von den Anbietenden bestimmt (induziert).

3.3.4 Angebotsinduzierte Nachfrage

Ärztinnen und Ärzte sowie andere Leistungserbringende im Gesundheitswesen haben angesichts der bestehenden Informationsasymmetrien die Möglichkeit, Art und Umfang ihrer Leistungen selbst zu definieren. Damit besteht das Risiko, dass sie ihre Informationsvorsprünge »opportunistisch« zur Förderung ihrer Einkommensinteressen nutzen, indem sie ggf. auch gegen die medizinische Vernunft ihre Leistungen ausweiten (»angebotsinduzierte Nachfrage«).

Dabei nutzen Ärztinnen und Ärzte aufgrund der asymmetrischen Information ihre einflussreiche Stellung, die Patientinnen und Patienten gezielt so zu informieren, dass die Nachfrage nach ärztlichen Leistungen erhöht wird, und zwar nicht, weil es den Patientinnen und Patienten nützt, sondern weil ihr Einkommen dadurch erhöht wird. Dafür sprechen u.a. zahlreiche Einzelbelege wie auch globale Daten über die Entwicklung des ärztlichen Leistungsvolumens im Vergleich zur demographischen und zur epidemiologischen Entwicklung:

- Die Anzahl der pro Patientin bzw. Patient erbrachten Leistungen korreliert positiv mit der ärztlichen Versorgungsdichte (McGuire et al. 1995, S. 160; Breyer et al. 2013, S. 356ff.).
- Die Verweildauer in Krankenhäusern korreliert positiv mit der Krankenhausbettenzahl pro Einwohnerin bzw. Einwohner (Roemer-Effekt: »a built bed is a filled bed«; Roemer 1961, S. 36ff.). Dieser Effekt kann in vielen Ländern in Quer- und Längsschnittanalysen nachgewiesen werden, u.a. im Vergleich zwischen Ländern in Deutschland, und gilt auch dann, wenn man Besonderheiten der

Stadtstaaten, Verteilung von Schwerpunktkliniken etc. sowie den Umstand beachtet, dass mangelnde Bettenkapazitäten auch zu Unterversorgung führen können.
- Eine Studie von Cromwell und Mitchell zeigte, dass chirurgische Leistungen sowohl deutlich mit der Anzahl von Chirurginnen und Chirurgen als auch mit deren Gehaltsniveau zunehmen (Elastizitäten um 0,9 für beide Variablen) (Cromwell und Mitchell 1986, S. 293 ff.).
- Das Leistungsvolumen der Ärztinnen und Ärzte hängt deutlich von finanziellen Anreizen ab. Die Gefahr etwa, bei Überschreiten des Arzneimittelbudgets mit dem eigenen Honorar haften zu müssen, hat wenigstens kurzfristig zu einem drastischen Verordnungsrückgang geführt, und zwar ohne erkennbare medizinische Nachteile. Die Einzelleistungshonorierung für ärztliche Leistungen führt zu einem höheren Leistungsumfang als Kopfpauschalen (▶ Kap. 7).
- Zahllose Fälle vor allem von diagnostischen Leistungen ohne spezifischen Anlass (Beispiel für ausuferndes Screening: Knochendichtemessung zur Osteoporose-Früherkennung, Lange et al. 1994, S. 56 ff.) und sogar strafrechtlich relevanten unnötigen therapeutischen Leistungen mit iatrogenen (arztbedingten) Folgeschäden.
- Ärztinnen und Ärzte sind meist nur begrenzt bereit, Standardoperationen, die sie bei bestimmten Indikationen ihren Patientinnen und Patienten normalerweise empfehlen, auch für sich selbst zu akzeptieren (Sachverständigenrat für die Konzertierte Aktion im Gesundheitswesen 1996, S. 183 f.; Gegenposition: Meyer 1993, S. 6).

Andere empirische Studien kommen je nach definierter Population, Datenquelle und den verwendeten Maßkonzepten zu sehr unterschiedlichen Ergebnissen (Folland et al. 1997, S. 132 ff.; Donaldson und Gerard 1993, S. 104 ff.; Breyer et al. 2013, S. 368 f.). Analysiert wurden Vergleiche zwischen einzelnen Staaten, wobei auf der Basis von Einzelleistungsentgelten eine höhere Nachfrage pro Kopf bei größerer ärztlicher Dichte festgestellt wurde. Auch Studien innerhalb eines Landes zeigen bei größerer Dichte an Ärztinnen und Ärzten in einer Region höhere Ausgaben pro Einwohnerin bzw. Einwohner. Zu einem gleichen Bild kommen Quasi-Experimente, die die Nachfrageentwicklung vor und nach einer Erhöhung bzw. Senkung der Entgelte (auf der Basis von Einzelleistungshonorierung) verglichen haben. Die Nachfrage reagiert nach den zitierten Studien auf die Preise, aber im Vergleich zu anderen Gütern mit Werten zwischen 0 und 1 relativ unelastisch (Folland et al. 1997, S. 137).

Die Aussagefähigkeit dieser Studien leidet jedoch unter einigen grundsätzlichen methodischen Problemen:

- Es fehlt meist ein geeigneter Referenzmaßstab, anhand dessen beurteilt werden kann, ob ärztlich determinierte Leistungsausweitung tatsächlich zum Übermaß führt oder nur zur Überwindung einer möglicherweise bestehenden Unterversorgung.
- Es ist nicht auszuschließen, dass Ärztinnen und Ärzte gerade dort ihren Praxissitz gewählt haben, wo sie aufgrund des Gesundheitsstatus der Bevölkerung steigende

Umsätze erwarten. Eine hohe Korrelation zwischen ärztlicher Dichte und Ausgaben ist dann kein Beleg für angebotsinduzierte Nachfrage (Breyer et al. 2013, S. 354 f.).

Der Einwand gegen angebotsinduzierte Nachfrageausweitung, dass bei freier Wahl der Ärztinnen und Ärzte sowohl die ärztlich nicht beeinflussten Erstkontakte als auch Folgekonsultationen auf autonomen Entscheidungen der Konsumierenden beruhen und auch jede Behandlung der Zustimmung der Patientinnen und Patienten bedarf (Meyer 1993, S. 6), unterschätzt das Ausmaß der Informationsasymmetrien und -kosten auch bei der Wahl von ärztlichen Leistungserbringerinnen und -erbringern und den hohen psychischen und medizinischen Kosten eines Wechsels von behandelnden Ärztinnen und Ärzten. Es geht auch von der nicht nachweisbaren Vermutung aus, Erstkontakte seien stets durch eine rationale Entscheidung motiviert. Zum einen scheinen diffuse Krankheitsvermutungen und -ängste – etwa aufgrund von Medienberichten oder Informationen im Internet – mindestens im gleichen Maße ärztliche Konsultationen auszulösen wie konkrete Symptome (Andersen und von der Schulenburg 1990, S. 100, wenngleich in dieser Studie nicht das Verhalten der Patientinnen und Patienten direkt, sondern in der Einschätzung der Ärztinnen und Ärzte gemessen wird). Zum anderen steht hinter der Inanspruchnahme einer Ärztin oder eines Arztes mindestens auch die Suche nach professioneller Diagnose und damit das subjektive Eingeständnis begrenzter Rationalität.

Begünstigt wird die angebotsinduzierte Nachfrage durch die für Gesundheitsmärkte typischerweise geringe Preiselastizität der Nachfrage, weil die Anbietenden nicht damit rechnen müssen, dass infolge der Mengenausweitung die Preise verfallen.

Aber die Möglichkeit der Anbietenden von Gesundheitsleistungen, das Maß der Nachfrage selbst zu bestimmen, findet auch Grenzen, zum Beispiel in der begrenzten Bereitschaft der Patientinnen und Patienten, die Belastungen durch therapeutische und diagnostische Leistungen hinzunehmen, in haftungs- und strafrechtlichen Risiken, in Wirtschaftlichkeitsprüfungen durch Versicherungen und berufsständische Organisationen und in den wachsenden Informationsmöglichkeiten für Patientinnen und Patienten.

Die Existenz asymmetrischer Informationsverteilung und weitgehender Verfügungsrechte der Ärztinnen und Ärzte wird ferner durch Konventionen von angemessener Behandlung nach den vorherrschenden Qualitätsstandards und »üblichen« Preisen begrenzt (Donaldson und Gerard 1993, S. 163). Wer dagegen verstößt, riskiert den Wechsel der Patientinnen und Patienten in eine andere Praxis, weil sich auch auf Seiten der Patientinnen und Patienten Erwartungen auf der Basis von vergleichenden Informationen gebildet haben, die sie nicht völlig in Abhängigkeit von ihren Ärztinnen und Ärzten geraten lassen. Die Ärztinnen und Ärzte werden also kalkulieren, ob der Vorteil aus einer Nachfrageausdehnung und dem daraus resultierenden Einkommenszuwachs größer ist als das Risiko, die Patientinnen und Patienten zu verlieren und möglicherweise das Ansehen in der eigenen Zunft zu beschädigen, was durch Überweisungsverhalten zu spürbaren ökonomischen Konsequenzen führen kann.

3.3.5 Adverse Selektion

Eine weitere häufige Folge asymmetrischer Information ist die adverse Selektion (negative Qualitätskonkurrenz). Wenn die Käuferinnen und Käufer sich nicht ausreichend über die Qualität der Ware informieren können und folglich qualitativ wertvolle Angebote, die einen hohen Preis wert sind, nicht sicher identifizieren können, neigen sie zum Kauf niedrigpreisiger Waren, um der Gefahr zu entgehen, zu viel für schlechte Qualität zu zahlen. Für die Verkäuferinnen und Verkäufer lohnt es sich dann nicht, Produkte mit guter Qualität anzubieten. Sie werden vielmehr Waren geringer Qualität mit entsprechend niedrigen Kosten und Preisen anbieten, so dass gute Qualitäten verdrängt werden (Akerlof 1970, S. 488 ff.). Im Endeffekt bleiben nur minderwertige Waren auf dem Markt übrig, obwohl es sowohl Nachfragende als auch Anbietende gibt, die an guten Qualitäten interessiert wären.

Auch bei Gesundheitsgütern ist adverse Selektion grundsätzlich denkbar. Möglicherweise sind Patientinnen und Patienten kaum bereit, hohe ärztliche Honorare und teurere Arzneimittel zu bezahlen, wenn sie deren Qualität nicht sicher kennen. Anzeichen dafür gibt es, aber gleichzeitig spielen zahlreiche gegenwirkende Faktoren eine Rolle, so dass adverse Selektion für Gesundheitsgüter im Allgemeinen nur schwer nachweisbar ist. Zu diesen Faktoren gehören:

- Ein generelles Vertrauen auf ein hohes Qualitätsniveau bei den medizinischen Leistungserbringerinnen und -erbringern.
- Patientinnen und Patienten halten hohe Preise mangels anderer Kenntnisse für einen Qualitätsindikator (▶ Kap. 3.4).
- Hohe Erstattungspreise werden im Allgemeinen von solidarischen Finanzierungssystemen getragen, so dass den Versicherten keine direkt wahrnehmbaren Mehrkosten entstehen.
- Es bestehen hohe Präferenzen für Gesundheitsgüter, die dem Preis weniger Bedeutung zumessen.
- Manche Patientinnen und Patienten hängen eher magischen Vorstellungen an, die den Preis als eine Art »Opfergabe« interpretieren, an der sie nicht sparen wollen.

Ganz anders sieht es bei der privaten Versicherung des Gesundheitsrisikos aus. Da die Versicherungen, wie gezeigt, im Allgemeinen nur unzureichend wissen können, wie hoch das individuelle Gesundheitsrisiko der einzelnen Versicherten ist, werden sie von allen die gleiche Versicherungsprämie verlangen. Allerdings wäre diese Prämie aus der Sicht derjenigen Versicherten zu hoch, die von sich selbst wissen, dass sie ein geringes Risiko darstellen, so dass sie eher dazu neigen, keine Versicherung abzuschließen. Die schlechten Risiken werden ihre Verträge behalten, so dass sich die Risikostruktur für die Versicherung verschlechtert und die Beiträge in der Folge steigen müssen. Dann werden weitere relativ gute Risiken ihre Verträge aufgeben, und der Prozess setzt sich fort, bis nur noch schlechte Risiken übrigbleiben, die dann möglicherweise die gestiegene Prämie nicht mehr zahlen können.

Der Effekt kann in dem Maße relativiert werden, in dem es gelingt, Risiken auszuschließen, ähnlich wie bei der Kraftfahrzeug-Haftpflichtversicherung entsprechende Risikozuschläge aufgrund der Schadenshäufigkeit der jeweiligen Versicherten zu erheben oder die Prämien nach Risikogruppen so zu staffeln, dass gute Risiken noch in der Versicherung bleiben, obwohl die Beiträge ein wenig über dem selbsteingeschätzten Gesundheitsrisiko liegen (Breyer et al. 2013, S. 305 ff.). Damit würde allerdings das Ziel einer solidarischen Krankenversicherung verletzt und die Gefahr anderer Arten von Marktfehlern heraufbeschworen (▶ Kap. 5).

Ob es auf rein nach Marktgesetzen organisierten Krankenversicherungsmärkten tatsächlich zu dem in der Theorie befürchteten Untergang des gesamten Marktes aufgrund von adverser Selektion kommen würde, ist fraglich. Empirische Nachweise hierfür gibt es nicht, auch hier vor allem deswegen, weil in den realen Gesellschaften die Krankenversicherungen meist hochgradig durch Kontrahierungszwang, Versicherungspflicht etc. reguliert sind. Aber es gibt Hinweise: Es sind in der Tat gerade die jungen, gutverdienenden Menschen in Berufen mit einem geringen Gesundheitsrisiko, die wegen der niedrigeren Beitragssätze zu privaten Krankenversicherungen oder gesetzlichen Krankenversicherungen mit einem niedrigeren Zusatzbeitrag wechseln mit der Folge, dass bei ihren ehemaligen Kassen, in denen die schlechteren Risiken (oftmals ältere und/oder multimorbide Versicherte, deren Wechselbereitschaft nicht so stark ausgeprägt ist) verbleiben, die Beitragssätze steigen (▶ Kap. 5.1).

3.3.6 Moral Hazard

Ebenfalls als Folge asymmetrischer Informationsverteilung und vorwiegend als ein Problem der Versicherungsmärkte wird das Phänomen des »Moral Hazard« diskutiert, was mit »Moralischem Risiko« nur unbefriedigend zu übersetzen ist. Eine treffendere – wenn auch etwas freiere Übersetzung – wäre »Verführung zum Risiko«. Im Folgenden wird deshalb der englische Ausdruck als Fachterminus verwendet. Moral Hazard erhöht die Neigung zu riskantem Verhalten, weil das Verhalten mit Versicherung anders ist als ohne.

Moral Hazard tritt auf, wenn

- der Umfang der Leistung einer Vertragspartei auch von der Mitwirkung der anderen Vertragspartei abhängt, etwa durch Beachtung von Sorgfaltspflichten oder durch Risikominimierung (z. B. Gurtpflicht im Auto),
- das Ausmaß dieser Mitwirkung der Vertragsparteien nicht bekannt ist und
- der Preis für die Leistung nicht von der Mitwirkung abhängt.

In dieser Situation gibt es keine Anreize, der Mitwirkungspflicht besonders intensiv nachzukommen. Das Marktgleichgewicht entspricht nicht den Präferenzen aller Beteiligten. Bei Mietwagenverträgen wären beispielsweise manche Mietende zu defensivem Fahrverhalten bereit, wenn dies zu geringeren Mietpreisen führen würde. Die Vermietenden können diese aber nicht einräumen, da für sie nicht erkennbar ist, ob bzw. bei welchen Kundinnen und Kunden es wirklich zu defensivem Fahrverhalten kommt. Im Ergebnis findet das ökonomisch sinnvolle und den Präferenzen einiger Betroffener entsprechende Fahrverhalten nicht statt.

Bei Krankenversicherungen gestaltet sich der geschilderte Sachverhalt ähnlich: Die Versicherten zahlen für ihren Schutz einen gegebenen Preis in Höhe der Versicherungsprämie oder – in staatlich finanzierten Systemen der Gesundheitssicherung – nicht einmal diesen (hier erfolgt eine Finanzierung der Sozialversicherungen primär über Steuermittel). Sofern die Versicherung keine Selbstbeteiligung (z. B. in Form von Zuzahlungen oder Selbstbehalten) vorsieht, kostet die Gesundheitsleistung selbst darüber hinaus nichts. Daher werden von den Versicherten mehr Leistungen nachgefragt, als wenn sie die gesamten Krankheitskosten direkt bezahlen müssten. Außerdem bemühen sie sich weniger, Erkrankungen zu vermeiden (z. B. durch Prävention oder risikoaverses Verhalten) und fordern im Versicherungsfall die jeweils maximale Behandlung bzw. die beste Qualität ein (Leidl 1998, S. 248). Mehr noch: Halten sie sich bei der Inanspruchnahme zurück, laufen sie Gefahr, nur die Übernachfrage anderer Versicherter zu finanzieren, ohne selbst einen Vorteil zu haben. Bei einem positiven Preis in Form in Form eines Selbstbehaltes, einer Zuzahlung oder einer Beitragsrückerstattung, die nur eine andere Form der Selbstbeteiligung ist, wird eine geringere Menge nachgefragt.

Manche Vertreterinnen und Vertreter aus Wissenschaft und Politik halten Moral Hazard und Null-Kosten-Mentalität, wenn nicht für die einzige, so doch für die herausragende Ursache aller Steuerungsprobleme im Gesundheitswesen (Breyer et al. 2013, S. 247 ff.). Wenn die Patientinnen und Patienten im Krankheitsfall angemessen an den Kosten beteiligt würden, könnten sie

- sorgsamer mit der eigenen Gesundheit umgehen,
- nicht mehr Gesundheitsleistungen fordern, als für die Genesung wirklich erforderlich sind,
- die erhaltenen Leistungen optimal nutzen, keine Arzneimittel verschwenden und ihren Beitrag zu einer schnellen Genesung leisten,
- selbst darauf achten, dass im Zweifel die wirtschaftlichere Therapie gewählt wird, so dass im Ergebnis auch ein Druck auf das Preisniveau für Gesundheitsleistungen ausgeübt wird.

Die verhaltenslenkende Wirkung von Selbstbeteiligungen ist jedoch eher als gering einzuschätzen. Wenn überhaupt, dann ist eher bei Bagatelltherapien eine Wirkung zu erwarten, da die Höhe der Wege- und Wartekosten sowie Zuzahlungen von ärztlichen Konsultationen abhalten könnten. Ob das medizinisch immer effektiv ist, wird damit nicht beantwortet. Zu spät erkannte oder behandelte Krankheiten können durchaus höhere Folgekosten verursachen, die durch rechtzeitige Behandlung vermieden worden wären. Die kostenintensiveren Fälle, die durch chronische Erkrankungen oder lange Klinikaufenthalte gekennzeichnet sind, stehen ohnehin nicht unter dem Verdacht von Moral-Hazard-Verhalten, denn niemand wird sich gerne dem Risiko von Operationen oder aufwendigen Therapien aussetzen, nur weil sie zum Nulltarif verfügbar sind. Aber auch bei alltäglicheren Beschwerden können Therapien mit Nebenwirkungen, Beschränkungen des gewohnten Tagesablaufs oder psychischen Belastungen verbunden sein. Nicht zuletzt erscheinen Selbstbeteiligungsregelungen für die Anbietenden als eine zusätzliche Erlösquelle neben den Versicherungszahlungen und können als Anreiz für Preissteigerungen wirken

(Braun et al. 1998, S. 144). Schließlich enthält die These vom Moral-Hazard-Verhalten immer auch eine implizite Wertung darüber, welche Gesundheitsleistungen den Patientinnen und Patienten zustehen und welche nicht.

In den USA ist im Rahmen des »Health Insurance Experiments« der RAND Corporation ein Versuch durchgeführt worden, der Versicherte nach dem Zufallsprinzip eine Versicherung mit einer Selbstbeteiligung zwischen Null und 75 % zuwies (ausführlich zu dieser Studie vgl. Donaldson und Gerard 1993). Die Ergebnisse zeigen, dass die Nachfrage preiselastisch ist, aber nur sehr gering: Bei einer Steigerung der Selbstbeteiligung um 10 % sank die Nachfrage nur um 1–2 %. Auch andere Untersuchungen weisen in die gleiche Richtung. Die Selbstbeteiligung hat einen, allerdings nur geringen, Einfluss auf die Nachfrage.

Empirische Untersuchungen zu Moral Hazard zeigen, dass der Effekt von Selbstbeteiligung umso größer ist, je höher die Zuzahlung angesetzt ist. Das überrascht nicht, unterstreicht aber den Konflikt mit den sozialen Zielen der Krankenversicherung, die gerade vermeiden sollen, dass Krankheit mit Einkommenseinbußen verbunden wird. Donaldson und Gerard referieren Untersuchungen aus den USA und Kanada, die die problematische Verteilungswirkung von Zuzahlungen als Instrument zur Vermeidung von Moral Hazard zeigen. Die Selbstbeteiligung zeigte danach eine sehr viel größere Wirkung auf die Beziehenden niedriger Einkommen als auf die Beziehenden von durchschnittlichen Einkommen. Insbesondere bei Kindern war ein deutlicher Rückgang der ärztlichen Konsultationen zu verzeichnen (Donaldson und Gerard 1993, S. 90 f.). In der Tendenz wird das auch durch die Untersuchungen der Bertelsmann Stiftung zu den Folgen der Einführung einer Praxisgebühr in Deutschland im Jahr 2004 unterstützt. Danach haben kranke Menschen ihre Besuche von Ärztinnen und Ärzten reduziert, was im Zweifelsfall nicht dem entspricht, was medizinisch sinnvoll ist (Amhof 2006, S. 2).

Moral-Hazard-Verhalten kann also wie bei jeder anderen Versicherung auch bei einer Krankenversicherung nicht ausgeschlossen werden, ist aber empirisch wenig belegt. Zuzahlungen wirken stark, wenn sie hoch sind und das Einkommen der Versicherten gering. Die daraus resultierenden Folgen sind eher unerwünscht.

3.4 Marktmacht

Marktmacht besteht, wenn der Wettbewerb auf einer Marktseite erheblich eingeschränkt ist und sich daher für die andere Marktseite keine Auswahlalternativen bieten. Unter diesen Bedingungen kann eine Seite der anderen die Konditionen für einen Vertrag, vor allem die Preise, weitgehend diktieren und damit Gewinnsteigerungen durchsetzen, die nicht auf besonderer Marktleistung beruhen. Vielmehr erlaubt es Marktmacht der einen Marktseite, sich auf Kosten der anderen zu bereichern. Aber es ist nicht allein diese Verteilungsungerechtigkeit, die Marktmacht so bedenklich macht. Es wird auch das Allokationsoptimum verfehlt, das sich auf dem vollkommenen Markt einstellt. Im Fall eines perfekten Monopols, wenn nur eine

Anbieterin oder ein Anbieter auf dem Markt ist und wenn Marktzutrittsbarrieren das Auftreten neuer Konkurrentinnen und Konkurrenten verhindern (»Cournot'sches Monopol«), wird weniger hergestellt als unter Konkurrenz, die Preise sind höher und meist liegen auch die Stückkosten höher, d.h. der Ressourcenverzehr für jede produzierte Einheit ist höher als im Referenzmodell für vollkommene Märkte.

Vieles spricht dafür, dass Monopolisten auch den technischen Fortschritt vernachlässigen, weil sie geringerem Konkurrenzdruck ausgesetzt sind. Aber das ist umstritten, im Wesentlichen aus den Gründen, die oben schon angesprochen wurden:

- Nur im perfekten Monopol fehlt die Konkurrenz durch vorhandene oder möglicherweise in den Markt eintretende Mitbewerberinnen und Mitbewerber völlig, auf Märkten mit wenigen Anbietenden kann der Wettbewerb besonders intensiv sein, u.a. weil jede bahnbrechende Neuerung die Gewinne oder sogar die Überlebenschancen der Konkurrentinnen und Konkurrenten unmittelbar gefährdet.
- Es sind oft die großen, marktstarken Unternehmen, die kostensparende Innovationen aber auch Produktverbesserungen und -neuigkeiten auf dem Markt durchsetzen, nicht zuletzt, weil sie groß genug sind, um dafür die finanziellen Mittel bereitstellen zu können.
- Monopolpositionen bestehen oft nur temporär. Sie entstehen aufgrund einzigartiger Innovationen und werden erodiert, sobald die Konkurrenz diese entweder kopiert oder durch eigene Neuentwicklungen überholt hat. Temporäre und wechselnde Monopolpositionen können geradezu ein Beweis für lebendigen dynamischen Wettbewerb sein.

Als Marktversagen kann Marktmacht überdies nur dann gewertet werden, wenn sie weder durch Wettbewerbsprozesse noch durch staatliche Maßnahmen beseitigt werden kann und daher fortdauernd besteht. Unbestreitbar ist dies zwingend der Fall bei sogenannten natürlichen Monopolen, also auf Märkten, auf denen aufgrund der Effizienzüberlegenheit großer Unternehmen die Produktion der nachgefragten Mengen durch mehr als einen Anbietenden zur Folge hat, dass die Anbietenden ineffizient produzieren, entweder weil sie zu klein sind oder weil sie ihre Kapazität nicht auslasten.

Dauerhafte Marktmacht kann aber auch durch staatlich gesetzte Monopolrechte (z.B. Patente) als Folge von Konzentration oder Kooperation zwischen Unternehmen in Verbindung mit beschränktem Marktzutritt entstehen. Höhere marktmachtbedingte Gewinne erleichtern auch die Verteidigung der erreichten Position, sei es durch Abwehrkämpfe gegenüber neuen und aktuellen Konkurrentinnen und Konkurrenten, durch aufwendige Marketingstrategien oder durch beschleunigte Innovationen. Daher verwundert es wenig, wenn Marktmacht die Tendenz hat, zu kumulieren und sich zu verstärken.

Im Gesundheitswesen tritt Marktmacht auf vielfältige Weise auf. Allein die oben schon besprochene angebotsinduzierte Nachfrage lässt sich als eine Form von Marktmacht interpretieren, da die Patientinnen und Patienten als eigentliche Nachfragende nicht die Möglichkeit haben, zwischen Alternativen zu wählen. Die hohe Bedeutung des persönlichen Vertrauensverhältnisses und der räumlichen Nähe zu den Leistungsanbietenden führt zu einem hohen Maß an Produktdifferenzierung, das den Wechsel zu alternativen Anbietenden eher erschwert und insofern partielle Marktmachtpositionen schafft.

Ebenfalls keine Wahl haben Krankenversicherte in privaten Krankenversicherungen, deren Prämien in jungen Jahren eine Altersrückstellung enthalten, die sie aber bei einem Versicherungswechsel in höherem Lebensalter nur anteilig und in geringem Ausmaß mitnehmen können. Vielmehr müssten sie nach einem solchen Wechsel die prohibitiv hohen altersspezifischen Prämien zahlen und sind folglich – ohne eine staatliche Regulierung (Übertragung der Altersrückstellung, Kontrahierungszwang) – an ihre ursprünglich gewählte Versicherung gebunden. Dies wird auch als »Lock-in-Effekt« bezeichnet, bei dem die Versicherten zu den Versicherungsunternehmen in einem Abhängigkeitsverhältnis stehen. Ein Wechsel der Versicherten zu einem anderen privaten Krankenversicherungsunternehmen ist mit hohen Wechselkosten assoziiert und somit unwirtschaftlich.

Mit der Gesundheitsreform 2007 hat der Gesetzgeber zumindest einen halben Schritt getan, um die Portabilität von Altersrückstellungen zu ermöglichen. Für Verträge, die ab 01.01.2009 geschlossen werden, müssen die Altersrückstellungen individuell kalkuliert werden und können bei einem Wechsel der Versicherung mitgenommen werden. Versicherte mit Altverträgen konnten im ersten Halbjahr 2009 Altersrückstellungen auf der Grundlage des Basistarifes in ein neues Versicherungsverhältnis mitnehmen. Das mildert den fehlenden Wettbewerb bei Altverträgen, aber es beseitigt ihn nicht. Im Wesentlichen hat Marktmacht im Gesundheitswesen folgende Gründe:

- Konzentration und Kooperation bei Anbietenden oder Nachfragenden,
- geringe Preiselastizität der Nachfragenden,
- strukturelle Nachfrageschwäche.

3.4.1 Konzentration und Kooperation von Angebot oder Nachfrage im Gesundheitswesen

Das Gesundheitswesen weist ein breites Spektrum an Angebotsstrukturen in den einzelnen Sektoren auf. Es reicht von geradezu atomistischen Strukturen in der ambulanten ärztlichen Versorgung, der Physiotherapie, der Augenoptik und anderen Gesundheitsberufen bis zu hochgradiger Konzentration und massiven Marktzutrittsbeschränkungen in bestimmten Bereichen des Arzneimittelmarktes (▶ Kap. 9). Beachtet man auch die räumliche Marktabgrenzung, haben manche Sanitätshäuser, fachärztliche Praxen und Kliniken eine geradezu lehrbuchmäßige Monopolposition.

Überdies spielen in allen Sektoren die Fachverbände, Kammern, Innungen und Industrieverbände eine herausragende Rolle, indem sie einerseits einen institutionellen Rahmen für wettbewerbsbeschränkende Verhaltenskoordination bieten und andererseits, wie bei Handwerksinnungen seit jeher, auch den Marktzutritt vor allem über eine mehr oder minder restriktive Steuerung des Ausbildungswesens begrenzen. In vielen Gesundheitsberufen müssen Betriebe nicht nur durch Personen mit einer abgeschlossenen Meisterprüfung geführt werden, es gilt für diese auch eine Präsenzpflicht, so dass über die wechselnden Ausbildungskonditionen auch die Anzahl der Betriebe determiniert werden kann. Ähnliches gilt für die ambulante ärztliche Versorgung (▶ Kap. 7) und den Krankenhausbereich (▶ Kap. 8).

Entscheidend ist jedoch, dass die Politik den Verbänden wichtige Aufgaben bei der Regulierung des Gesundheitswesens übertragen hat, die diesen nicht nur erlauben, sondern sie praktisch dazu zwingen, in wesentlichen Fragen als Monopolist aufzutreten. Beispielsweise sorgt der Sicherstellungsauftrag für die ambulante Versorgung, den die Kassenärztlichen Vereinigungen haben (§ 72 SGB V), für eine monopolistische Position der Ärzteschaft gegenüber dem wettbewerblich organisierten System der Krankenkassen. In der Gesundheitsreformdiskussion wird deshalb auch eine Auflösung oder zumindest Einschränkung der ärztlichen Verbandsmonopole gefordert.

Die Beschränkung des Marktzutritts über die Steuerung der Ausbildung war in der Vergangenheit nicht sonderlich erfolgreich, die gegenüber anderen Heilberufen schon. In kaum einem anderen entwickelten Land ist der Anteil der Ärztinnen und Ärzte unter den Beschäftigten des Gesundheitswesens so hoch wie in Deutschland. Es gibt auch in Deutschland eine Diskussion, die Aufgabenbereiche der Heilberufe neu abzugrenzen und insbesondere den Pflegefachkräften mehr Aufgaben zu übertragen, die bisher von ärztlich tätigen Personen wahrgenommen wurden (Sachverständigenrat 2007, S. 41 ff.).

Die gesetzlichen Krankenkassen unterliegen in vielen Fragen dem Gebot, *gemeinsam und einheitlich* gewissermaßen als Vertragspartner und Konterpart gegenüber Leistungsanbietenden und Versicherten zu agieren. Bei der Festsetzung von Festbeträgen für Arzneimittel sind sie vom Gesetzgeber gar ermächtigt, sich faktisch wie ein Nachfragemonopolist zu verhalten und Arzneimittelpreise zu diktieren (▶ Kap. 9). Ansonsten entstehen bilaterale Monopole, in denen die Marktmacht keineswegs gleichgewichtig aufgehoben ist, sondern durch die konkreten gesetzlichen Regelungen, insbesondere über Schiedsverfahren bei Uneinigkeit, auch sehr ungleich verteilt sein kann.

Diese Marktmachtposition ist politisch gewollt und hängt mit der Natur von Pflichtversicherungssystemen zusammen. Zwar sind die Kassen in ihrer Gesamtheit, die Allgemeinen Ortskrankenkassen (AOKs) teilweise in einzelnen Regionen, für sich marktbeherrschend im Sinne des Kartellrechts und unterliegen insofern dem Wettbewerbsrecht, insbesondere dem Diskriminierungsverbot des § 26 GWB. Auch ist durch die zahlreichen Novellen des SGB V der Wettbewerb zwischen den Kassen gestärkt worden und ein koordiniertes Vorgehen wird nicht selten durch Interessengegensätze zwischen den Kassenarten erschwert. Aber insgesamt ist die Fähigkeit bzw. die Möglichkeit der Kassen, als Verband und insofern marktbeherrschend zu agieren, rechtlich abgesichert und gestärkt (Bieback 1993, S. 204). Auch auf europäischer Ebene erkennt die Rechtsprechung an, dass die Kassen nicht Unternehmen im üblichen Sinne sind, sondern einen politischen Auftrag erfüllen, der eine Ausnahme vom Wettbewerbsrecht begründet.

Da es die konkreten bestehenden Regulierungsnormen selbst sind, die die Marktmacht erst konstituieren, fällt es nicht leicht, ohne Zirkelschluss den Regulierungsbedarf aus der Marktmacht der Kassen abzuleiten. Tatsächlich wird durch die entsprechenden Normen jeweils zweierlei bestimmt: Einerseits enthalten sie die Pflicht zu einem gemeinsamen und einheitlichen Vorgehen und drücken insofern den Willen des Gesetzgebers aus, in dem betreffenden Bereich Wettbewerb zwischen den Kassen auszuschließen. Andererseits regeln sie die Kompetenzen und Pflichten der Kassen (bzw. der Selbstverwaltung) und füllen insofern den durch den Wettbewerbsausschluss entstandenen Regulierungsbedarf zugleich aus.

3.4.2 Geringe Preiselastizität bei Gesundheitsgütern

Die Preiselastizitäten für Gesundheitsgüter sind überwiegend gering, d. h. die Menschen reagieren auf Preiserhöhungen kaum mit einem Nachfragerückgang (»direkte Preiselastizität«) und der Preis ist auch nicht das entscheidende Auswahlkriterium bei der Wahl zwischen konkurrierenden Angeboten (»Kreuzpreiselastizität«). Dafür sprechen zahlreiche empirische Studien, aber auch indirekte Belege (Folland et al. 1997, S. 136 für die USA).

So ergibt sich aus den Veränderungen der Verordnungsweise nach Inkrafttreten von Regulierungen, die unmittelbar Anreize zu preisorientiertem Verordnungsverhalten setzen, im Umkehrschluss die mangelnde Preiselastizität. In Ländern wie Japan, in denen Ärztinnen und Ärzte das Dispensierrecht (d. h. die gesetzliche Erlaubnis zur Herstellung, Mischung, Lagerung und zum Verkauf von apotheken- und verschreibungspflichtigen Medikamenten) haben und ihr Einkommen durch preisgünstiges Beschaffungsverhalten steigern können, gibt es erwartungsgemäß eine spürbare Elastizität. Der oft beklagte, hohe Anteil an Verordnungen zweifelhafter Arzneimittel spricht ebenfalls gegen eine gewissenhafte Preis-Nutzen-Abwägung.

Das niedrigere durchschnittliche Preisniveau bei OTC-Präparaten (»Over-the-Counter«, Selbstmedikation) könnte als Indiz für eine höhere Preiselastizität in diesem Bereich interpretiert werden. Allerdings dürfte dies weniger auf einen höheren Preiswiderstand als auf den hohen Anteil von per se preisgünstigeren Arzneimitteln für Bagatellerkrankungen zurückzuführen sein. Allenfalls ist zu erwarten, dass Patientinnen und Patienten bei zu hohen Preisen auf den Verschreibungsmarkt ausweichen. Ansonsten wirkt mangels medizinischer Kriterien das Qualitätsversprechen eines hohen Preises als wesentliche Determinante der OTC-Medikamentenauswahl.

Bei Gesundheitsgütern, deren Preiselastizität gegen Null geht oder invers wird, versagt der Preismechanismus u. a. dann, wenn zugleich monopolartige Angebotspositionen bestehen. In diesem Fall unterbleibt nämlich auch der selbst im Monopol normalerweise noch vorhandene Wettbewerb durch Güter, die auf anderen Märkten angeboten werden. Insofern ist die geringe Preiselastizität für sich kein Grund für Marktmacht, kann aber die Wirkung bestehender Marktmacht erheblich verstärken. Die geringe Preiselastizität lässt sich im Wesentlichen auf drei Faktoren zurückführen:

- den hohen Stellenwert von Gesundheitsgütern,
- die Funktion der Preise als Qualitätsindikator und
- die strukturelle Nachfrageschwäche (▶ Kap. 3.4.3).

Die Nachfrage nach medizinischen Leistungen ist eine abgeleitete Nachfrage. Der Stellenwert dieser Leistungen wird je nach Gesundheitsstand der Menschen variieren. Bei relativ gesunden Personen ist die Präferenz für und Nachfrage nach Gesundheitsleistungen eher gering, so dass dort keine nennenswerten, preisabhängigen Substitutionsprozesse erwartet werden können (Zweifel 1992, S. 9 ff.).

Bei kranken Personen tritt dagegen die Schlüsselposition von Gesundheit für zahlreiche Dimensionen der Lebensqualität in den Vordergrund. Gesundheit ist u. a. Voraussetzung

- für das allgemeine körperliche, geistige und psychische Wohlbefinden,
- für die Lebenserwartung,
- für unbeschwerten Genuss zahlreicher Konsumgüter, Dienstleistungen und Freizeitaktivitäten,
- für das Einkommensniveau aus Erwerbstätigkeit,
- für den sozialen Status, vor allem sofern dieser durch berufliche Leistungsfähigkeit und Einsetzbarkeit definiert wird, aber auch insoweit als Krankheitsfolgen stigmatisieren und isolieren können und Konfliktpotentiale z. B. mit Familienangehörigen schaffen können.

Daraus folgt ebenfalls eine niedrige Preiselastizität (wenn auch abgestuft, z. B. nach Konsumnähe der Gesundheitsleistungen (Wellness-Clubs, Ergänzungsnahrung und Aufbaustoffe für Sportlerinnen und Sportler etc.)) bei den Konsumierenden und zwar unabhängig davon, ob die Leistungen aus eigener Tasche oder durch Versicherungen finanziert werden. Hinzu kommt, dass

- Patientinnen und Patienten mangels medizinischer Kriterien sich oft auf das Qualitätsversprechen des hohen Preises und die Vertrautheit mit in der Vergangenheit gebrauchten Arzneimittel verlassen,
- die Beratung durch Leistungserbringende, z. B. Apothekerinnen und Apotheker, von einer genau gegenläufigen Preiselastizität geprägt ist,
- nicht immer akzeptierte Substitute für bestimmte Therapien zur Auswahl stehen.

Die Preiselastizität der Nachfrage durch Ärztinnen und Ärzte ist zum einen durch den Stand der medizinischen Wissenschaft begrenzt. In vielen Indikationsbereichen sind Auswahl und Menge der therapeutischen Konzepte medizinisch determiniert, so dass praktisch keine Entscheidungsspielräume verbleiben. Ein Abweichen von den medizinischen Anforderungen aufgrund unterschiedlicher Preise ist kaum zu erwarten, weil ein derartiges Verhalten

- gegen die ärztliche Pflicht zur ausreichenden Versorgung auf dem Stand der medizinischen Wissenschaft verstoßen kann und
- das Vertrauensverhältnis zu Patientinnen und Patienten gefährdet.

Auf der anderen Seite ist das ärztliche Leistungs- und Verordnungsverhalten in vielen Indikationsbereichen nicht medizinisch determiniert, sondern variabel und insbesondere durch kulturelle Rahmenbedingungen, Wünsche von Patientinnen und Patienten sowie Pharmamarketing beeinflussbar. In diesen Bereichen ist eine fühlbare Preiselastizität denkbar, vorausgesetzt, dass das Regulierungssystem entsprechende Wirtschaftlichkeitsanreize setzt. Darüber hinaus wird die Notwendigkeit einer preisgünstigen und damit wirtschaftlichen Behandlungsweise von einem Teil der Ärzteschaft als professionelle Norm akzeptiert und auch praktisch berücksichtigt.

3.4.3 Strukturelle Nachfrageschwäche

Normalerweise üben Nachfragende drei Funktionen zugleich aus: Als *Konsumierende* sind sie die unmittelbaren oder mittelbaren Nutzerinnen und Nutzer eines Gutes, als *Disponierende* treffen sie die Entscheidung über den Kauf und als *Finanzierende* tragen sie die Verantwortung für die Kaufentscheidung, indem sie aus ihrem Einkommen oder Vermögen den Kaufpreis entrichten. Diese Koinzidenz der drei Nachfragefunktionen ist im Allgemeinen für effizientes Marktgeschehen unabdingbar, weil dadurch Entscheidung und Verantwortung zusammengekoppelt werden, so dass die individuellen Präferenzen und Wünsche der Nachfragenden unter Berücksichtigung der Kosten mehr oder minder rational abgewogen werden können. Fallen die Funktionen auseinander, ist die Nachfrageseite gegenüber dem Angebot entscheidend geschwächt und kann ihre Kontrollfunktionen nicht mehr angemessen wahrnehmen. Dies kann die Angebotsmacht zumindest stärken, wenn nicht verursachen. Im Gesundheitswesen, in dem die Patientinnen und Patienten die Leistungen konsumieren, die Ärztinnen und Ärzte disponieren und die Krankenversicherung finanziert, ist die »gespaltene Nachfrage« geradezu typisch, wenn auch nicht zwingend. Sie ist vielmehr zum einen Folge der Existenz solidarischer Finanzierungsträger als gesellschaftlicher Institution und zum anderen der Rolle der Ärztinnen und Ärzte als Agents der Patientinnen und Patienten und entfällt etwa bei Selbstmedikation oder bei der Verwendung von Hausmitteln.

Wie die Spaltung der Nachfragefunktionen wirkt, lässt sich gut an der Preisbildung in der gesetzlichen Krankenversicherung (GKV) verdeutlichen. Weder Ärztinnen und Ärzte noch Patientinnen und Patienten müssen z. B. für Arzneimittel selbst direkt bezahlen, haben also kein Interesse an preisbewusster Medikamentenauswahl – eher im Gegenteil. Die Versicherung, die an einer Ausgabendämpfung interessiert sein könnte, hat wiederum keinen Einfluss auf die Verordnung, so dass im Ergebnis die Nachfrage nach Arzneimitteln preisunelastisch ist.

Allerdings gibt es auch eine Reihe relativierender Faktoren, darunter

- Zuzahlungen der Patientinnen und Patienten, allerdings mit fraglicher Wirksamkeit,
- Verpflichtung zu wirtschaftlichem Verhalten durch das Wirtschaftlichkeitsgebot im Sozialrecht (»Leistungen, die nicht notwendig oder unwirtschaftlich sind, können Versicherte nicht beanspruchen, dürfen die Leistungserbringer nicht

bewirken und die Krankenkassen nicht bewilligen«, § 12 Abs. 1 SGB V) und berufsständische Regelungen,
- Koppelung des ärztlichen Einkommens an wirtschaftliche Verordnungsweise und andere Regulierungen.

3.5 Verteilungsgerechtigkeit und Risikoselektion

Der Markt verteilt nach wirtschaftlicher Leistungsfähigkeit im weitesten Sinn. Akzeptiert man dies, so gibt es insofern keine Marktfehler. Im Gesundheitswesen würde das bedeuten, dass alle Personen im Krankheitsfall genau die Therapie erhalten, die sie bezahlen können. Aber dies widerspricht in allen Gesellschaften der Welt fundamentalen ethischen Normen. Der hohe individuelle und soziale Stellenwert der Gesundheit hat in allen entwickelten Gesellschaften zur allgemein akzeptierten Norm geführt, die zur Behandlung von Krankheiten erforderliche Finanzierung mehr oder minder weitgehend unabhängig von der individuellen wirtschaftlichen Leistungsfähigkeit, ggf. mithilfe von Transfers, zu sichern und dafür geeignete Finanzierungs- und Umverteilungsformen und -institutionen bereitzustellen. Damit ist ein weitgehender Verzicht auf einkommensorientierte Rationierung von Gesundheitsleistungen, sei es über den Markt oder über andere Ausschlussverfahren, verbunden. Gesundheitsleistungen erhalten so einen Status, der mit öffentlichen Gütern vergleichbar ist. In Deutschland wird dieser gesellschaftliche Konsens von allen relevanten Gruppen der Gesellschaft getragen und ist auch verfassungsrechtlich abgesichert (bereits in Art. 161 der Weimarer Verfassung, für die Bundesrepublik in Art. 20, 28 GG; Bogs 1982, S. 441). Gleichwohl ist er historisch entstanden, gilt nicht zwingend für alle Zeiten und unbeschränkt. Er ist nicht zwangsläufig mit Gesundheitsgütern verknüpft und stellt daher eine eigenständige Ursache von Regulierungsgründen dar. Seine Gefährdung ist allerdings zurzeit nur in Randbereichen auszumachen:

- Eine Gefährdung eines solchen Konsenses etwa durch dramatische Kostensteigerungen für medizinische Leistungen oder durch gesellschaftliche Entsolidarisierungsprozesse ist prinzipiell denkbar, in westlichen Industrienationen zwar oft beschworen, aber derzeit nicht wirklich aktuell.
- Die immer wieder diskutierten Vorschläge für eine Reduzierung des Leistungskataloges der GKV bzw. für eine Differenzierung von kollektiv finanzierten Pflicht- und individuell zu bezahlenden Wahlleistungen lassen sich zwar einerseits als eine partielle Aufkündigung des Solidarprinzips interpretieren und damit in eine Reihe von Maßnahmen zum Abbau des Sozialstaates einordnen. Sie laufen aber andererseits lediglich auf eine differenziertere Belastung der Einkommen von Versicherten bzw. Patientinnen und Patienten bzw. auf eine Entlastung der Arbeitgebendenanteile hinaus. Sie stellen die Unabhängigkeit notwendiger medizinischer Leistungen von der individuellen Zahlungsfähigkeit nicht in Frage.

- Rationierungen, die etwa als Folge unzureichender Geräteausstattung, mangelnder Verfügbarkeit von Organspenden oder begrenzten medizinisch-technischen Fortschritts notwendig sind, scheinen in praxi auch nach sozialen, d. h. einkommensmäßigen, Kriterien vorgenommen zu werden.
- Einkommensabhängige Differenzierungen zwischen einfacher Grund- und luxuriöser Komfortversorgung werden allenthalben praktiziert, sind gesellschaftlich akzeptiert und lassen sich nur bedingt von medizinisch-pflegerischen Differenzierungen trennen.
- Der Umfang der Leistungspflicht streut zwischen Ländern und Versicherungs- bzw. Finanzierungstypen. Hier lässt sich das Beispiel der USA heranziehen, wo bis zu der Gesundheitsreform 2010 (»Patient Protection and Affordable Care Act«) nur die stationäre Behandlung ausreichend versichert war, nicht aber die ambulanten Leistungen und die Arzneimittelversorgung (Hajen 2014, S. 24–32).

Das Prinzip des gleichen Zugangs zu medizinischer Versorgung und die Solidarität der Reichen mit den Armen, der Gesunden mit den Kranken, der Versicherten mit und ohne Kinder und der Jüngeren mit den Älteren entspricht anderen Vorstellungen. Es setzt sich bewusst von den Marktprinzipien ab und provoziert dadurch neue Marktfehler. Versicherungen wird ein Anreiz gesetzt, Risikoselektion zu treiben, d. h. sich vor allem um zahlungskräftige Versicherte und weniger um kostenintensive Patientinnen und Patienten zu kümmern. Dadurch würde das Solidarprinzip aber wieder unterlaufen. Eine solidarische Krankenversorgung ist also nur dann mit Wettbewerb und Marktprinzipien vereinbar, wenn zusätzliche Regulierungen greifen.

3.6 Vom Marktversagen zum Staatsversagen

Das Gesundheitswesen ist durch zahlreiche Besonderheiten geprägt, die die Funktionsfähigkeit von Markt- und Wettbewerbsprozessen erheblich beeinträchtigen (kritisch zur Wettbewerbsorientierung im Gesundheitswesen auch Glaeske et al. 1994; Rosenbrock 1994). Im Vordergrund stehen dabei Informationsasymmetrien und damit verbundene Verhaltensmuster wie angebotsinduzierte Nachfrage, adverse Selektion und Moral Hazard, hinzu kommen Marktmacht, Externalitäten und andere Marktfehler. Daher sind Markt- und Wettbewerbsprinzipien im Gesundheitswesen nur eingeschränkt einsetzbar, zumal die diversen Marktfehler auf verschiedenen Ebenen auftreten und miteinander interagieren. Es reicht nicht, den Wettbewerb auf dem Arzneimittelmarkt zu fördern, indem man Marktzutrittsschranken abbaut, weil der Arzneimittelkonsum auch durch die Besonderheiten des Principal-Agent-Verhältnisses zwischen Ärztinnen und Ärzten sowie Patientinnen und Patienten bestimmt wird. Und der hohe Stellenwert der Gesundheitsgüter sorgt im Zusammenhang mit Informationsasymmetrien auch dann für unelastische

Nachfrage, wenn einer der Gründe, Moral Hazard, durch hohe Selbstbeteiligungen gemildert wird.

Wettbewerb kann ein belebendes Element sein und den Druck auf die Wirtschaftlichkeit der Versorgung erhöhen, vorausgesetzt, er ist in einen klaren Rahmen staatlicher Regulierungen eingebettet. Aber da beginnen neue Probleme. Staatliche Eingriffe führen nicht per se zu effizienter Produktion, auch dafür lassen sich eine Reihe wichtiger Gründe identifizieren. Vor allem marktradikale Autorinnen und Autoren postulieren, der Staat sei grundsätzlich

- nicht legitimiert, eigene Zielfunktionen an die Stelle der individuellen zu setzen,
- ignorant, d. h. könne nicht besser wissen, was den Menschen nutzt als diese selbst,
- weniger effizient im Umgang mit Ressourcen im kollektiven Eigentum als die einzelnen Wirtschaftssubjekte bei der Suche nach der optimalen Verwertung der ihnen individuell zur Verfügung stehenden Ressourcen.

Marktversagen wird zudem nur als notwendige, nicht aber als hinreichende Bedingung für eine Regulierungsnotwendigkeit angesehen. Eine hinreichende Begründung erfordert vielmehr, dass es auch ein Regulierungsverfahren gibt, das systematisch bessere Ergebnisse erzielt als ein nicht perfekter Markt mit all seinen Mängeln – auch unter Berücksichtigung der Kosten der Regulierung. Außerdem ist erforderlich, dass staatliche Aktivitäten geeignet sind, den kollektiven Handlungsbedarf auszufüllen. Erst dann ist – bei streng marktorientierter Betrachtungsweise – von einem Regulierungsbedarf zu sprechen. Das heißt, im Zweifel ist z. B. die Verbesserung der Marktsteuerung durch Verbände der durch staatliche Eingriffe vorzuziehen. Unter Umständen kann der staatliche Handlungsbedarf lediglich darin bestehen, ein Rahmenrecht zur Steuerung des Marktgeschehens durch Verbände zu schaffen – eine im Gesundheitswesen oft anzutreffende Form.

Gründe für diese korporatistische Form der Regulierung liegen auf der Hand. Eine Beteiligung der Betroffenen fördert die »Compliance« gegenüber den Regulierungen, es wird der Sachverstand und Ideenreichtum der jeweiligen Fachleute mobilisiert und der Staat wird vom Legitimationsdruck bei Regulierungen mit unpopulären Folgen für die Patientinnen und Patienten entlastet: Nicht der Staat hat beispielsweise die Erstattungsfähigkeit des Wirkstoffs Sildenafil gemäß § 34 Abs. 1 Satz 7 SGB V für Patienten mit erektiler Dysfunktion als »Lifestyle Arzneimittel« ausgeschlossen, sondern der von Ärzte- und Kassenverbänden besetzte G-BA (Gemeinsamer Bundesausschuss 2022). Aber nicht immer lassen sich die Verbände zur Wahrnehmung staatlicher Regulierungsaufgaben instrumentalisieren, z. B. weil sie in sich zu zerstritten sind oder weil ihre Ziele den politischen Vorgaben diametral entgegenstehen. Zuweilen kommen sie den gesetzlichen Verpflichtungen einfach nicht nach.

Aber auch staatliche Eingriffe haben ihre Probleme. Sie schalten die Kontrolle durch den Wettbewerb aus. Sie sind oft schwerfällig, da sie stärker an Rechtsnormen gebunden sind und langwierige behördliche oder parlamentarische Entscheidungs- und Abstimmungsverfahren voraussetzen. Auch sind sie keineswegs automatisch und ungebrochen neutral am Gemeinwohl orientiert.

Vielmehr sind auch die regulierenden Instanzen meist in ein Geflecht von sozialen, persönlichen, funktionalen und ökonomischen Abhängigkeiten eingebunden. Im Extremfall nehmen sie wenigstens teilweise die Interessen der zu regulierenden Branche wahr, die englische Sprache verwendet dafür den bildhaften Ausdruck des »Capturing«, d. h. der Staat wird »gekapert« und zur Beute privater Interessen.

Gründe für dieses »Capturing« können vielfältig sein:

- Einflussnahme auf die Behörden durch Lobbytätigkeit, Medienkampagnen, persönliche Bekanntschaft mit zuständigen Beamtinnen und Beamten oder auch schlimmstenfalls durch Drohung, Erpressung und Bestechung.
- Interesse der regulierenden Behörde an der Funktionsfähigkeit und dem Erfolg »ihrer« Branche.
- Wachsendes »Verständnis« für die Probleme der Branche und ihrer im Laufe der Zeit persönlich bekannt gewordenen Vertreterinnen und Vertreter.
- Objektive (partielle) Identität zwischen Brancheninteresse und politischen Zielen (z. B. in forschungs- und exportintensiven Branchen).
- Staatliche Beteiligung an Unternehmen.
- Integration staatlicher und privatwirtschaftlicher Entscheidungsstrukturen.

Unter »Capturing« versteht man ferner, wenn Regulierungen zustande kommen bzw. beibehalten werden, weil die Branchen selbst eine Regulierung in ihrem Sinne anstreben und sie deswegen auch gegen die diffusen Interessen der Allgemeinheit durchsetzen können, weil ihre Partikularinteressen sich viel leichter bündeln, kanalisieren und gegenüber den politischen Entscheidungsträgerinnen und -trägern durchsetzen lassen. Es sind viele Motive für eine Branche denkbar, von sich aus Regulierungen durchzusetzen, darunter:

- Dämpfung des aktuellen Wettbewerbs: So verteidigen die Kassenärztlichen Vereinigungen ihr durch den Sicherstellungsauftrag begründetes Vertragsmonopol gegen den aufkeimenden Wettbewerb durch Ärzteverbände und Praxisnetze, die Einzelverträge mit den Kassen abschließen wollen.
- Ausschluss potentieller Konkurrenz, z. B. bei der Krankenhausplanung (▶ Kap. 8.1.2).
- Preiskoordination: So sichert etwa die Apothekenpreisverordnung die »Einheitlichkeit des Apothekenabgabepreises«, ökonomisch nichts anderes als ein wettbewerbswidriges Kartell.
- Sicherung staatlicher Unterstützung.
- Vermeidung schärferer Regulierungen.

Regulierung ist schließlich nicht kostenlos zu haben. Die staatlichen Stellen müssen Informationen beschaffen, Entscheidungsprozesse managen, rechtliche Vorgaben durch entsprechende Verordnungen und organisatorische bzw. institutionelle Vorkehrungen umsetzen und die Umsetzung überwachen und mit Hilfe von Sanktionen durchsetzen.

Hinzu kommen Folgekosten in den Unternehmen und Verbänden der regulierten Branche, darunter z. B.

- Aus- und Fortbildungskosten für das Personal,
- Kosten für technische Einrichtungen, betriebsinterne Überwachung und Berichterstattung,
- Kosten für spezialisiertes Personal (Juristinnen und Juristen, Chemikerinnen und Chemiker, Medizinerinnen und Mediziner, Ökonominnen und Ökonomen),
- Sanktionen bei Verstößen samt rechtlicher Abwehrschritte,
- Anpassung von Verträgen, Preislisten, Spezifikationen, Prospekten, innerbetrieblicher Organisation, bzw. Erschwerung bei Neufassung,
- Kosten der Lobbytätigkeit zur Einflussnahme auf den Gesetzgebungs- bzw. Umsetzungsprozess.

Kosten der Regulierung können auch indirekt dadurch entstehen, dass durch restriktive Regulierung sozial wünschenswerte Entwicklungen nicht oder nur verzögert ablaufen.

Die Probleme staatlicher Regulierung im Gesundheitswesen werden in den folgenden Kapiteln noch vertieft. Im Ergebnis überwiegen die Argumente dafür, mit Markt- und Wettbewerbselementen im Gesundheitswesen zurückhaltend umzugehen, weil die Annahmen eines vollkommenen Marktes bei Gesundheitsgütern nicht erfüllbar sind.

4 Ausgaben, Einnahmen und Beschäftigung im Gesundheitssektor

4.1 Ausgabenentwicklung und Krankenkassenbeiträge

4.1.1 Entwicklung der Gesundheitsausgaben

Zwischen den Jahren 2000 und 2019 sind die Gesundheitsausgaben in Deutschland von 214,7 Mrd. € auf 410,9 Mrd. €, d. h. um 91,4 % gestiegen. Pro Einwohnerin oder Einwohner haben sich die die Ausgaben von 2.635 € auf 4.944 € annähernd verdoppelt (Statistisches Bundesamt 2022a). Diese Entwicklung der absoluten Ausgaben wird in der öffentlichen Diskussion häufig als »Kostenexplosion im Gesundheitswesen« bezeichnet, was aber durch die Fakten nicht gedeckt ist. Es werden zwei Faktoren außer Acht gelassen

- Die nominalen Werte (zu jeweiligen Preisen) sind durch die inflationäre Entwicklung des Preisniveaus verzerrt. Preise und Lohnsätze bzw. Umsätze und Einkommen sind während dieser Zeit generell gestiegen, ohne dass dahinter eine reale Expansion in gleichem Umfang stand. Es wurden die Güter einfach nur teurer bezahlt und die Inputleistungen durch Arbeitskräfte und Kapitalgebende entsprechend höher entlohnt. Davon war das Gesundheitswesen sogar überproportional betroffen, weil die Preissteigerungsrate in diesem Bereich regelmäßig höher ist (»negativer Preisstruktureffekt«). Ursache ist – wie im gesamten Dienstleistungsbereich – die geringere Rationalisierungsmöglichkeit im Vergleich zur Industrie, weil der Arbeitsanteil wegen der Besonderheiten der Dienstleistungsproduktion (Verbrauch und Produktion zeitgleich; keine Lagermöglichkeit; »Uno-actu-Prinzip«) höher ist. Nach aktuellen Berechnungen lag die »medizinische Inflation« in den letzten Jahren bei ca. 2,5 Prozent pro Jahr. Als »[...] Treiber dieser Inflation sind die Zunahme der Behandlungskosten sowohl im ambulanten als auch im stationären Bereich sowie die Kosten für Medikamente und Behandlungsmaterialien« zu nennen. Somit liegt die medizinische Inflation in der Regel über der allgemeinen Inflation (Deutsche Aktuarvereinigung 2019, S. 8f.). Real, also in Outputmengen gemessen, sind die Gesundheitsleistungen somit weniger gestiegen, wenngleich es in den letzten beiden Dekaden beispielsweise eine nennenswerte Zunahme der stationären Behandlungsfälle gegeben hat.

- Parallel zum realen Anstieg der Gesundheitsleistungen sind auch die realen Einkommen der Erwerbstätigen gewachsen. Infolgedessen wuchs der Anteil, den die Gesundheitsausgaben am Budget eines Haushalts im Durchschnitt haben, nicht wesentlich. Dies ist wegen des hohen Stellenwerts von Gesundheitsgütern durchaus erstaunlich. Im Allgemeinen verändern sich mit wachsendem Einkommen die Ausgabenanteile der verschiedenen Gütergruppen, je nachdem, ob es sich um inferiore, superiore oder neutrale Güter handelt (»Engel'sche Gesetze«). Bei inferioren Gütern sinkt der Ausgabenanteil. Dabei handelt es sich meistens um geringwertige Waren, um solche, die mit niedrigen Einkommen verbunden werden oder um Güter des Grundbedarfs (Wohnen, Essen). Für superiore Güter, zu denen Luxusgüter, Komfortgüter und Waren des gehobenen Bedarfs zählen und die meist erst ab einem bestimmten Einkommensniveau nachgefragt werden, wird mit steigendem Einkommen relativ immer mehr ausgegeben. Gesundheitsgüter scheinen zwischen diesen beiden Kategorien zu liegen.

Aus diesen Gründen lässt sich die Ausgabenentwicklung im Gesundheitswesen viel besser anhand von Gesundheitsquoten darstellen, die den Anteil der Gesundheitsausgaben am Bruttoinlandsprodukt zu Marktpreisen (BIP) wiedergeben oder an einem anderen vergleichbaren Indikator für die Wirtschaftsleistung. Im Jahr 2000 betrug der Anteil der Gesundheitsausgaben am deutschen Bruttoinlandsprodukt 9,8 %, 2015 bereits 11,1 % und 2019 letztendlich 11,7 %. Seit der Jahrtausendwende schwankt der Wert um 11 %, ist also relativ stabil und rechtfertigt in keiner Weise, bezogen auf die Gesamtausgaben von einer übermäßigen Ausgabensteigerung zu sprechen (▶ Tab. 4.1).

In der OECD sind weltweit 38 Staaten zusammengeschlossen, die ein vergleichbares ökonomisches Niveau aufweisen. Das ist gerade für die vergleichende Betrachtung von Gesundheitssystemen von zentraler Bedeutung, weil ein reiches Land absolut gesehen mehr Geld für Gesundheit ausgeben kann als ein armes. In ▶ Tab. 4.1 sind zehn Mitgliedsländer ausgewählt worden, die bis auf die Vereinigten Staaten von Amerika alle Mitglieder in der Europäischen Union (EU) sind. Die Gesundheitssysteme sind jeweils sehr unterschiedlich: staatliche Versorgungssysteme, wie das Vereinigte Königreich, Schweden, aber auch Spanien; Sozialversicherungssysteme wie in Deutschland, Frankreich oder den Niederlanden, aber auch Polen und die Tschechische Republik, die wiederum noch stark durch historische Strukturen des Gesundheitssystems in der Planwirtschaft geprägt sind (▶ Kap. 10.1). Innerhalb der EU kann man auch nach dem Beitrittsdatum differenzieren. Die ersten vier Länder der Tabelle waren 1957 Gründungsmitglieder der Europäischen Wirtschaftsgemeinschaft, die Erweiterung nach Westen (Vereinigtes Königreich), Norden (Skandinavische Staaten, ohne Norwegen) oder nach Süden (Griechenland, Portugal, Spanien) und Osten (u. a. Polen, Tschechische Republik) hat die EU nicht nur größer gemacht, sondern auch das ökonomische Gefälle verstärkt und die Heterogenität des Niveaus und der Struktur der nationalen Gesundheitssysteme verstärkt. Die Vereinigten Staaten sind mit aufgeführt, weil sie im Vergleich zu den europäischen Staaten ein stark marktwirtschaftlich geprägtes System der Gesundheitsversorgung haben und deshalb häufiger Bezugspunkt für Reformdebatten sind.

4 Ausgaben, Einnahmen und Beschäftigung im Gesundheitssektor

Ein Vergleich der Anteile der Gesundheitsausgaben am Bruttoinlandsprodukt lässt erkennen, dass die Entwicklung in den Sozialversicherungsländern relativ stabil ist, in den Vereinigten Staaten die mit Abstand höchsten Anteile am Bruttoinlandsprodukt zu finden sind und die Niederlande, Schweden und Großbritannien – von einem relativ niedrigen Niveau kommend – in den letzten zwei Dekaden ihren Anteil deutlich gesteigert haben. ▶ Tab. 4.1 zeigt auch, dass das am stärksten marktwirtschaftlich geprägte System der Vereinigten Staaten am teuersten ist, wohingegen die staatlichen Systeme offensichtlich eher in der Lage waren, den relativen Ausgabenanstieg zu bremsen.

Tab. 4.1: Anteile in % der Gesundheitsausgaben am BIP für ausgewählte Länder der OECD (nach Organisation for Economic Co-operation and Development 2019)

	2000	2015	2019
Deutschland	9,8	11,1	11,7
Frankreich	9,6	11,2	11,1
Italien	7,6	8,9	8,7
Niederlande	7,7	10,2	10,2
Polen	5,3	6,4	6,5
Schweden	7,3	8,3	10,9
Spanien	6,8	9,1	9,1
Tschechische Republik	5,7	6,9	7,8
Vereinigtes Königreich	7,2	9,8	10,2
Vereinigte Staaten von Amerika	12,5	16,3	16,8

Während die Gesundheitsquote in Deutschland zwischen 1980 und 1990 in etwa konstant blieb, stieg sie für die Jahre danach deutlich an. Ursache dafür waren aber keineswegs besondere Kostenschübe im Gesundheitsbereich. Vielmehr hat sich die Vergleichszahl, nämlich das Bruttoinlandsprodukt, aus zwei Gründen unterproportional entwickelt. Zum einen nahm die Wachstumsrate des BIP in Deutschland Anfang der neunziger Jahre ab, zum anderen machten sich die höheren Ausgabenanteile in den neuen Bundesländern bemerkbar, in denen zwar die Gesundheitsleistungen begannen, sich an das Niveau der alten Bundesländer anzunähern, gleichzeitig brachen aber Produktion und Einkommen drastisch ein. Bei einer Betrachtung der alten Bundesländer für sich fällt der Anstieg der Gesundheitsquote deutlich geringer aus (Braun et al. 1998, S. 29). Sieht man von diesen Sonderfaktoren ab, kann man die Gesundheitsquote in Deutschland als nur mäßig ansteigend betrachten. Von einer Kostenexplosion im Gesundheitswesen, wie sie in der politischen Diskussion immer wieder als Schreckensszenario an die Wand gemalt wird, um die Forderung nach drastischen Einschnitten bei den Sozialleistungen zu untermauern, kann also nicht die Rede sein. Das steht nicht im Widerspruch zu der

4.1 Ausgabenentwicklung und Krankenkassenbeiträge

Aussage, dass es in Einzelbereichen zu drastischen Ausgabesteigerungen kommen kann. Im Fokus steht hier die Entwicklung bei innovativen Arzneimitteln (▶ Kap. 9).

Bei der Beurteilung der Entwicklung muss zudem zwischen nominaler und (preisbereinigter) realer Gesundheitsquote unterschieden werden. So ist es möglich, dass die nominale Gesundheitsquote in Deutschland über viele Jahre in etwa konstant bleibt, die reale Gesundheitsquote wegen der im Gesundheitssektor überproportionalen Preissteigerungen (»negativer Preisstruktureffekt«) aber gesunken ist (Wille 1994, S. 39 ff.; Sachverständigenrat für die Konzertierte Aktion im Gesundheitswesen 1994, S. 54).

Höhere Gesundheitsausgaben sind nicht gleichzusetzen mit höherer Qualität der Gesundheitsversorgung, sondern Gesundheitssysteme können auch einfach nur teurer sein. Die Ergebnisse eines Gesundheitssystems im Sinne von »Outcomes«, also des Gesundheitszustandes der Bevölkerung, können in Gesundheitsindikatoren abgebildet werden. Das einfachste Merkmal, den Outcome eindeutig zu messen und kostengünstig zu erheben und das für annähernd alle Länder weltweit zur Verfügung steht, ist die Lebenserwartung bei der Geburt. Aber dieser Maßstab ist unvollkommen, weil er nicht berücksichtigt, ob die durchlebten Jahre in guter oder schlechter Lebensqualität verbracht wurden. Medizinische Indikatoren wie die Prävalenz und Inzidenz von Krankheiten oder Überlebenswahrscheinlichkeiten nach Diagnose einer Krankheit (z. B. Krebs) und entsprechender Interventionen sagen etwas über die Qualität eines Gesundheitssystems aus. Es gibt auch einen Zusammenhang zwischen der geographischen Dichte der ärztlichen Versorgung, der Anzahl und Qualität von Krankenhäusern und der Verfügbarkeit innovativer Arzneimittel, also wichtigen »Inputs« der medizinischen Versorgung, wenngleich sich hier keine lineare Verknüpfung feststellen lässt. Nicht zuletzt ist es auch richtig, neben der Erhebung dieser objektiven Daten die Versicherten oder Patientinnen und Patienten selbst zu befragen, wie sie die Qualität des Gesundheitssystems subjektiv bewerten.

Die Weltgesundheitsorganisation (WHO) hatte im Rahmen des »World Health Report 2000« versucht, einen Gesamtindex für die Qualität der Gesundheitsversorgung jedes einzelnen Mitgliedsstaates zu ermitteln, um so ein Ranking von Platz 1 bis 191 vorzunehmen. Deutschland fand sich dabei auf einem mittleren Platz (Platz 25 bei der »Health System Performance«), was eine öffentliche Diskussion auslöste, die mit der Aussage »Wir bezahlen für einen Mercedes und fahren nur Golf« auf den Punkt gebracht wurde, weil sich die Höhe der Ausgaben nicht in einem Spitzenplatz bei den Leistungen niederschlug (World Health Organization 2000, S. 200). Wenngleich die WHO-Analyse vor dem Hintergrund des Entstehungszeitraums zahlreiche interessante Impulse lieferte, sind dennoch aus wissenschaftlicher Perspektive auch gravierende methodische Defizite zu verzeichnen (z. B. ein hoher Anteil fehlender Daten (zentrale Indikatoren lagen nur für 35 der 191 Länder vor), Intransparenz der Methodik und Annahmen zur Schätzung fehlender Daten), so dass die Berichtsergebnisse mit gegebener Vorsicht interpretiert werden sollten (Almeida et al. 2000, S. 1692 ff.; Williams 2001, S. 93 ff.). In der Folge wurde eine ganze Reihe weiterer Gesundheitssystemvergleiche publiziert (▶ Kap. 10), die vielmehr den Schluss zulassen, dass wir in Deutschland einen

»Mercedes fahren, aber glauben, einen reparaturbedürftigen Golf zu steuern« (Prof. Dr. Peter Sawicki, ehemaliger Leiter des Instituts für Qualität und Wirtschaftlichkeit im Gesundheitswesen).

4.1.2 Beitragsentwicklung in der gesetzlichen Krankenversicherung

Die gesetzlichen Krankenkassen sind aktuell nur für etwas mehr die Hälfte (57 % im Jahr 2019) aller Gesundheitsausgaben in Deutschland verantwortlich, die andere Hälfte sind direkte Ausgaben der privaten Haushalte (z. B. Selbstmedikation, Individuelle Gesundheitsleistungen (IGeL), Zuzahlungen zu Kassenleistungen, nicht rezeptpflichtige Arzneimittel), privater Versicherungen oder sonstiger Ausgabenträger (öffentliche Haushalte (z. B. öffentlicher Gesundheitsdienst), Arbeitgebende (z. B. Beihilfe für Beamtinnen und Beamte, Gesundheitsfürsorge für Soldatinnen und Soldaten), gesetzliche Renten- und Unfallversicherung, soziale Pflegeversicherung). Die GKV-Ausgaben stehen aber regelmäßig im Fokus der Debatte einer zu hohen Ausgabensteigerung im Gesundheitswesen. Die Beitragssätze in der GKV betrugen 1970 noch 8,2 %, seit Mitte der siebziger Jahre waren sie zweistellig und stiegen dann relativ stetig auf einen allgemeinen Beitragssatz von 14,6 %, der seit dem Jahr 2005 durch einen kassenindividuellen Zusatzbeitragssatz ergänzt (und somit erhöht) werden kann. Im Jahr 2022 betrug der allgemeine Beitragssatz 14,6 % (§ 241 SGB V), der durchschnittliche kassenindividuelle Zusatzbeitrag 1,3 % (▶ Abb. 4.1).

Ab Juli 2005 wurde der allgemeine Beitragssatz nach ehemals § 241a SGB V zunächst um 0,9 Prozentpunkte reduziert und in gleicher Höhe der zusätzliche Beitragssatz nach § 241a SGB V neu eingeführt, der zunächst ausschließlich von den Versicherten finanziert wurde. Das war das Ergebnis eines Kompromisses in der Großen Koalition, um die von der CDU angestrebte Ausgliederung der Kosten für Zahnersatz und Krankentagegeld aus der GKV zu verhindern, aber trotzdem die Arbeitgebenden zu entlasten. Um einen Anstieg der Beiträge zu dämpfen, existiert seit dem Jahr 2004 zusätzlich ein Zuschuss an die GKV, der aus Steuermitteln finanziert wird und zu Beginn auf 14,5 Mrd. € festgelegt wurde (§ 221 SGB V). In der politischen Diskussion wurde der Zuschuss als eine Kompensation für die GKV-Ausgaben für Kinder argumentiert, weil diese Aufwendungen als familienpolitische Leistungen gelten, die von den Steuerzahlerinnen und -zahlern zu tragen sind. Die Summe entsprach auch den damaligen Ausgaben für Kinder in der GKV. In der Begründung des Gesetzes ist davon keine Rede mehr, weil man nicht ohne Grund fürchtete, dass PKV-Versicherte den gleichen Anspruch einklagen würden.

Die paritätische Finanzierung der Krankenkassenbeiträge wurde zunächst im Jahr 2005 mit dem Argument aufgegeben, die Wettbewerbsfähigkeit der Unternehmen zu erhöhen. Im Jahr 2009 wurde der Arbeitgebendenbeitrag auf 7,3 % festgelegt, was der Hälfte des damaligen allgemeinen Beitragssatzes in Höhe von 15,5 % minus 0,9 % (die allein von den Versicherten zu tragen waren) entsprach. Seit dem 01.01.2015 wurde der Arbeitgebendenanteil in Höhe von 7,3 % in § 249 SGB V festgeschrieben, so dass die Mitglieder in diesem Jahr einen Beitragssatzanteil von

8,2 % zu tragen hatten. Ergänzend zum gesetzlich festgelegten allgemeinen Beitragssatz in Höhe von 14,6 % wird von den Krankenkassen seitdem auch der kassenindividuelle, einkommensabhängige Zusatzbeitrag erhoben. Alle künftigen Ausgabensteigerungen sollten somit ausschließlich aus den Beiträgen der Arbeitnehmenden finanziert werden, was in den Jahren ab 2016 auch zu leichten Steigerungen des Arbeitnehmendenanteils führte. Mit dem 01.01.2019 erfolgte durch das GKV-Versichertenentlastungsgesetz (GKV-VEG) eine Rückkehr zur vollständigen paritätischen Finanzierung. Seitdem werden die GKV-Beiträge einschließlich des kassenindividuellen Zusatzbeitrags wieder je zur Hälfte von Arbeitgebenden und Beschäftigten getragen. Neben diesen Beiträgen müssen Kranke für bestimmte in Anspruch genommene Leistungen gesetzlich festgelegte Zuzahlungen leisten, was deren finanzielle Belastung zusätzlich erhöht.

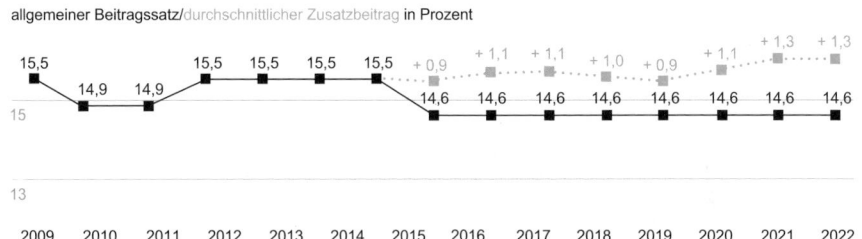

Abb. 4.1: Beitragssatzentwicklung in der GKV (Jahresdurchschnitt in %) für den Zeitraum 2009–2022 (GKV-Spitzenverband 2022a, S. 26)

Auf den ersten Blick ergibt sich ein auffälliger Widerspruch zwischen dem Anstieg der GKV-Beitragssätze und der relativen Konstanz der GKV-Ausgaben im Verhältnis zum Bruttoinlandsprodukt. Zwar wird durchschnittlich ein etwa gleichbleibender Anteil der gesamten Wirtschaftsleistung für GKV-finanzierte Gesundheitsleistungen ausgegeben, die Beitragszahlerinnen und -zahler müssen aber immer größere Teile ihres individuellen Einkommens in die Krankenversicherung einzahlen. Der Widerspruch löst sich, wenn man berücksichtigt, dass nicht alle Einkommensarten zur Finanzierung der GKV herangezogen werden, sondern im Wesentlichen nur die der abhängig Beschäftigten und der Beziehenden von Renten und anderen Transfereinkommen (z. B. Grundsicherung nach SGB II für Arbeitsuchende, Empfängerinnen und Empfänger von Sozialhilfe nach SGB XII). Der Anteil des Bruttoinlandsprodukts, der von der Beitragspflicht zur GKV erfasst wird, ist aber in den letzten 25 Jahren aufgrund von Arbeitslosigkeit, der Ausweitung des Niedriglohnsektors, höherer Einkommen aus Kapitalvermögen, vermehrter Selbständigkeit, stagnierender Transfereinkommen und wegen einer zurückhaltenden Tarifpolitik deutlich zurückgegangen, so dass die GKV-Ausgaben aus einem immer geringeren beitragspflichtigen Einkommen bezahlt werden müssen. Die Konsequenz sind steigende Beitragssätze auf einer schrumpfenden Bemessungsgrundlage. Das Problem dürfte sich zusätzlich noch einmal verschärfen, wenn die geburtenstarken Jahrgänge der Babyboomer-Generation in den kommenden Jahren in den Ruhestand gehen und somit die zur Finanzierung der GKV zur Verfügung stehenden

Einkommen sinken werden. Kapitaleinkünfte wie Zinsen oder Dividenden, Einkünfte aus Vermietung und Verpachtung, die auch für Haushalte von Arbeitnehmenden oder Personen im Ruhestand von wachsender Bedeutung sind, werden hingegen bei den Pflichtmitgliedern der GKV nicht zur Beitragszahlung herangezogen, sondern ausschließlich bei freiwillig GKV-Versicherten. Da Selbstständige, Arbeitnehmende oberhalb der Versicherungspflichtgrenze (aktuell jährlich 64.350 Euro; Stand: 01.01.2022) und verbeamtete Personen nicht der Versicherungspflicht in der GKV unterliegen, fallen ihre Einkommen ebenfalls aus der Beitragspflicht, so dass das beitragspflichtige Einkommen als Finanzierungsgrundlage der GKV die ökonomische Leistungsfähigkeit einer Volkswirtschaft nicht vollständig abbildet. Hier setzt die Kontroverse zur nachhaltigen Finanzierung der GKV an: Die einen befürworten einen erweiterten Kreis der Pflichtversicherten und die Einbeziehung weiterer Einkommensbestandteile in die Beitragsbasis (Modelle der Bürgerversicherung), die anderen plädieren für einen absolut gleichen Beitrag pro Versicherten oder Mitglied, der die Beitragszahlung vollständig von den Einkommen der Arbeitnehmenden löst und den sozialen Ausgleich über das Steuersystem bewirken soll (Modelle der Kopf- oder Bürgerprämie) (▶ Kap. 11).

Die Einnahmeseite der GKV wurde darüber hinaus durch Umfinanzierungen innerhalb des »Verschiebebahnhofes Sozialversicherung« belastet. Der »Sachverständigenrat zur Begutachtung der gesamtwirtschaftlichen Entwicklung« schätzte bereits in seinem Jahresgutachten 2002/2003, dass sich allein im Jahr 2002 die Summe der Be- und Entlastungen, abhängig von den getroffenen Annahmen und Abgrenzungen, zwischen minimal 823 Mio. € und maximal 5,6 Mrd. € bewegte, was einer Erhöhung des Beitragssatzes zwischen 0,09 und 0,62 Prozentpunkten entsprach. Für die Jahre 1995–2002 schätzte der Sachverständigenrat, dass die GKV zugunsten anderer Sozialversicherungsträger mit einem Finanzvolumen zwischen 12 Mrd. € und 29 Mrd. € belastet wurde (Sachverständigenrat zur Begutachtung der gesamtwirtschaftlichen Entwicklung 2002, S. 169). Der GKV-Spitzenverband schätzte die versicherungsfremden Leistungen für das Jahr 2011 auf einen Gesamtbetrag von 33,9 Mrd. € (GKV-Spitzenverband 2013, S. 1). Aufgrund von Abgrenzungsproblemen handelt es sich jedoch lediglich um Schätzungen, da die Ermittlung genauer Zahlen mit zahlreichen methodischen Problemen behaftet ist. In einer Übersichtsarbeit wird die Spannweite zum Gesamtwert versicherungsfremder Leistungen in der GKV, basierend auf mehreren Untersuchungen, für das Bezugsjahr 2016 zwischen 20 und 42,7 Mrd. € angegeben (Höpfner et al. 2020, S. 17). Die Verschiebung von Kosten aus dem Staatsbudget oder den Haushalten anderer Sozialversicherungsträger hält an, wobei die nicht auskömmliche Finanzierung der Beziehenden von Arbeitslosengeld II, deren Beiträge vom Jobcenter übernommen werden, das größte Gewicht hat. Das Grundproblem liegt somit darin, dass die Ausgaben für Krankheit nicht verursachungsgerecht den jeweiligen Haushalten angelastet werden, sondern die Beitragszahlenden der GKV für die Kosten aufkommen müssen.

Die inhaltliche Abgrenzung, was als »versicherungsfremd« zu bezeichnen ist, ist diskutabel und erklärt auch die Unterschiede der verschiedenen Schätzungen (Höpfner et al. 2020, S. 17); relativ unstrittig ist hingegen, dass diese Leistungen notwendig sind und zu Lasten anderer Kostenträger finanziert werden müssten, wenn sie keine GKV-Leistungen mehr wären. Auch bei den »Verschiebebahnhöfen« innerhalb der Sozialversicherungssysteme verlagert sich nur das Finanzierungsproblem, die Belastung der Lohnnebenkosten bliebe bestehen, wenn nicht der Staatshaushalt dafür eintreten würde. Aber es wäre eine verursachungsgerechte Zuordnung und diente der finanziellen Transparenz. Bei allen vorgeschlagenen Maßnahmen handelt es sich um eine gewollte Umverteilung, die entweder durch andere, beitragsfinanzierte Sozialsysteme finanziert werden müsste oder zu Lasten der öffentlichen Haushalte des Bundes und der Länder ginge. Politisch ist es aber bequemer, nicht den Bundeshaushalt zu belasten oder als Parlament oder Regierung Beitragserhöhungen zu beschließen, sondern die Finanzierung auf die Krankenkassen zu verlagern, die dann ihrerseits zu Beitragsanhebungen gezwungen sind, die sie zumindest bis zum Januar 2009 und der Einführung des einheitlichen Beitragssatzes durch die Bundesregierung vor ihren Mitgliedern vertreten und im Wettbewerb der Kassen untereinander durchsetzen müssen. Der Handlungsdruck im Hinblick auf strukturelle Finanzierungsdefizite in der GKV wird so jedenfalls verstärkt.

Mit einer Kennzeichnung von Ausgaben für die beitragsfreie Mitversicherung von Ehepartnerinnen und -partnern (ohne eigenes Einkommen) und Kindern, Mutterschaft oder Gesundheitsförderung als »versicherungsfremde Leistungen« sollte man jedoch vorsichtig argumentieren, da sie zwar nicht krankheitsbezogen sind und damit – im aktuarischen Sinn – nicht zu den Aufgaben einer Krankenkasse gehören sollten, sondern diese eine gesellschaftspolitisch gewollte Umverteilung darstellen. Der Aspekt der Umverteilung ist aber ein Kernelement der sozialen Krankenversicherung, und zwar eben nicht nur zwischen Kranken und Gesunden, das leistet auch jede private Versicherung. Eine zentrale Frage in diesem Kontext ist, ob man die Ausgaben für familienpolitische oder gesundheitsfördernde Ziele zumindest zum Teil auf das größere Kollektiv der Steuerzahlenden verteilt und nicht nur einseitig die GKV-Versicherten belastet. Insoweit sind Steuerzuschüsse an die GKV auch ein richtiges Instrument, um das strukturelle Defizit in der GKV zu verringern. Ansonsten gibt es bei den gesundheitspolitischen Instrumenten auf der Einnahmenseite nur die Wahl zwischen höheren Zuzahlungen, Beitragserhöhungen, Verbreiterung der Beitragsbemessungsbasis und Einbeziehung eines größeren Personenkreises (z. B. Selbstständige, Beamtinnen und Beamte) in die Versicherung oder aber die Kürzung von Ausgaben durch niedrigere Entgelte für Leistungen oder die Ausgrenzung von weiteren Leistungen aus dem Katalog der GKV. Der optimale Lösungsansatz wäre natürlich, eine höhere Effizienz zu erreichen, also das gewünschte Leistungsniveau mit einem geringen Ressourceneinsatz zu erreichen. Hier werden insbesondere Handlungsfelder in den Bereichen Digitalisierung des Gesundheitswesens, Weiterentwicklung des Arzneimittelmarktneuordnungsgesetzes (AMNOG) zur Finanzierung von innovativen pharmazeutischen Produkten, Reform der stationären Vergütung und neue sektorenübergreifende Versorgungsstrukturen genannt (Techniker Krankenkasse 2021, S. 2). Das dadurch erreichbare Volumen ist strittig, nicht zuletzt, da mit den Reformen kurz- bis mittelfristig auch oftmals hohen Investitionskosten verbunden sind. Die Reformansätze werden in den folgenden Kapiteln vorgestellt. In der GKV gibt es eine Vielzahl von Umverteilungsprozessen (dazu ▶ Kap. 5), die auch regionale Auswirkungen haben. Bei bundesweit organisierten Kassen erfolgt die Umverteilung innerhalb der Kasse, weil es kasseneinheitliche Beitragssätze gibt. Das Leistungsniveau in den Ländern ist in etwa gleich, aber die Kosten und Beitragseinnahmen pro Versicherten sind unterschiedlich. Die Einkommensunterschiede werden über den Gesundheitsfonds ausgeglichen, aber nicht etwaige Kostenunterschiede. Im Jahr 2016 intensivierte sich eine Diskussion, ob auch regionale Kostenunterschiede im Risikostrukturausgleich unter den Krankenkassen berücksichtigt werden sollten (▶ Kap. 5.6).

4.1.3 Ausgabenstrukturen

In Kapitel 2 wurde bereits erwähnt, dass sich die Gesundheitsausgaben auf eine kleine Gruppe von Versicherten konzentrieren, nämlich die chronisch Kranken (▶ Kap. 2). Unter 55 Jahren sind die Menschen überwiegend gesund und verursachen im Vergleich zu Älteren geringere Ausgaben. Im Jahr 2015 entstanden in der Altersgruppe 30–45 Jahre Krankheitskosten in Höhe von 33,7 Mrd. €, in der Gruppe 65–85 Jahre von 125,3 Mrd. €. Über 85 Jahre sanken die Ausgaben auf 43,1 Mrd. € (Statistisches Bundesamt 2022b). Dieser starke Abfall der Ausgaben bei den sehr Alten darf nicht als eine altersbezogene Rationierung fehlinterpretiert werden. Die geringeren Ausgaben im hohen Alter sind dem Umstand geschuldet, dass die Gesünderen ein hohes Lebensalter erreichen, die Krankenhausaufenthalte vor dem Tod wegen der geringeren Widerstandskraft kürzer sind und intensive oder belastende Eingriffe im Konsens zwischen dem ärztlichen Personal sowie Patientinnen und Patienten unterlassen werden. Chronische Erkrankungen treten vor allem im Alter gehäuft auf, was sich durch die insgesamt höhere Lebenserwartung auch in höheren Gesundheitsausgaben niederschlägt. Die Kosten sind nicht in erster Linie vom Lebensalter abhängig, sondern sie steigen überproportional zwei Jahre vor dem Tod, sinken dann aber bei den Hochbetagten über 85 Jahren (Bowles und Greiner 2012, S. 7 ff.).

Das Ergebnis ist zunächst banal, denn das Prinzip der Krankenversicherung beruht darauf, dass mehr Versicherte gesund als krank sind und die Morbidität mit höherem Lebensalter steigt. Hinsichtlich der Ausgabensteuerung ist das aber von größter Relevanz, denn Effizienzgewinne können nur in dem Segment der Versicherten erzielt werden, die Leistungen in Anspruch nehmen. Darauf sind dann auch Disease-Management-Programme (gezielte, krankheitsbezogene Steuerung der Patientinnen und Patienten im Versorgungssystem zur Erzielung guter Qualität bei wirtschaftlichem Ressourceneinsatz) oder Modelle der Integrierten Versorgung (d. h. sektorenübergreifende Versorgungsprogramme) gerichtet.

Nach der Gesundheitsausgabenrechnung des Statistischen Bundesamtes für das Jahr 2019 wurden etwa 239,5 Mrd. € in der gesetzlichen Krankenversicherung ausgegeben, was 58,3 % der gesamten Gesundheitsausgaben in Höhe von 410,9 Mrd. € entspricht (Statistisches Bundesamt 2022a). Für die GKV sind die Leistungsausgaben bis zum Jahr 2020 veröffentlicht. Die Struktur der gesamten Gesundheitsausgaben nach Leistungsarten ist über die Jahre relativ konstant. Kleinere Leistungsarten sind überproportional gewachsen, aber das Gesamtwachstum wird durch die Steigerungen der Ausgaben für ärztliche Behandlung, Arzneimittel und Krankenhausbehandlung bestimmt. (▶ Tab. 4.2).

Tab. 4.2: Ausgaben der gesetzlichen Krankenversicherung 2010, 2015, 2019 (Teildarstellung) (nach Statistisches Bundesamt 2022c)

	2010 (in Mrd. €)	2015 (in Mrd. €)	2019 (in Mrd. €)	Veränderung 2019 zu 2010 (in Mrd. €)
Leistungen insgesamt	175,99	213,67	252,25	76,26
Darunter:				
• Ärztliche Behandlung	27,56	34,89	41,08	13,52
• Zahnärztliche Behandlung mit Zahnersatz	11,43	13,50	15,01	3,58
• Arzneimittel	30,33	34,84	41,04	10,71
• Heil- und Hilfsmittel	10,63	13,12	17,72	7,09
• Krankenhausbehandlung	58,73	70,25	80,34	21,61
• Krankengeld	7,8	11,23	14,40	6,6
• Fahrtkosten	3,60	4,96	6,49	2,89
• Vorsorge und Rehabilitationsleistungen	2,86	3,25	3,68	1,0
• Netto-Verwaltungskosten	9,51	10,43	11,08	1,57
• Sonstige	13,54	16,58	14,68	1,14

Von Bedeutung sind ferner die Verwaltungskosten der Krankenkassen innerhalb der GKV, die in Tabelle 4.2 als Netto-Verwaltungskosten ausgewiesen sind (▶ Tab. 4.2). Sie sind zwar immer wieder Gegenstand öffentlicher Kontroversen, aber mit unter 5% im langjährigen Durchschnitt auch im Vergleich zu den Verwaltungskosten (einschließlich der Abschlusskosten für Verträge, gemessen in % der Einnahmen) privater Versicherungen, die annähernd doppelt so hoch sind und sich knapp unter der 9%-Grenze bewegen, relativ günstig (Institut Arbeit und Qualifikation der Universität Duisburg-Essen 2022a, S. 1). Ein Teil der Verwaltungskostensteigerung in den letzten Jahren ist darauf zurückzuführen, dass bisher die von den Betrieben getragenen Verwaltungskosten einer Betriebskrankenkasse im Rahmen der Kassenöffnungen für betriebsfremde Versicherte verursachungsgerecht auf die Krankenkasse verlagert wurden. Es muss auch gesehen werden, dass die Betriebe mit dem Beitragseinzugsverfahren an der Quelle einen Teil der Verwaltungskosten der GKV tragen. Das ändert aber nichts daran, dass die Verwaltungskosten bei allen Unterschieden zwischen einzelnen Kassen relativ günstig sind. Ob das so bleibt, wird auch davon abhängen, ob die in die Digitalisierung der Unternehmensprozesse bereits investierten bzw. noch zu investierenden Ressourcen zu Einsparungen führen. Denn auf der anderen Seite verursachen die neuen Wettbewerbsinstrumente wie Selektivverträge mit Leistungsanbietenden oder pharmazeutischen Unternehmen (z. B. Rabattverträge für Generika) oder Disease-Management-Programme auch zusätzliche Transaktionskosten. Die bisherigen Formen der Entgeltfindung durch Leistungserbringende und Kassen durch »gemeinsam und einheitlich« geführte Verhandlungen im Rahmen von Kollektivverträgen lässt zwar nur wenig Wettbewerb zu, ist aber im Hinblick auf die damit verbundenen Transaktionskosten günstig, weil überwiegend über Pauschalen abgerechnet wird, die innerhalb der Bereiche, in denen verhandelt wird, einheitlich sind. Mehr Wettbewerb und selektive Verträge bedeuten für alle Beteiligten auch höhere Verhandlungs- und Kontrollkosten.

4.2 Determinanten künftiger Ausgabenentwicklung

4.2.1 Angebot und Nachfrage

Ob die bislang eher verhaltene Kostenentwicklung im Gesundheitswesen auch künftig anhalten wird, hängt von einer Reihe von Faktoren ab, darunter für die Angebotsseite (Sachverständigenrat für die Konzertierte Aktion im Gesundheitswesen 1996, S. 74 ff.):

- Leistungsausweitung durch angebotsinduzierte Nachfrage,
- ausgabensteigernder, medizinischer und medizinisch-technischer Fortschritt,
- innovative Arzneimittel, insbesondere in der Krebstherapie,
- (negativer) Preisstruktureffekt zugunsten von Gesundheitsleistungen,
- Leistungsintensivierung durch Defensivmedizin (Neigung z. B. zu einer fast lückenlosen Diagnostik zur Vermeidung von Behandlungsfehlern),
- Integration der Versorgungssektoren,
- Vermeidung von Doppelstrukturen (teure Apparate und spezialisiertes Personal im ambulanten und stationären Sektor),
- Preisregulierung im Arzneimittelsektor und
- Zahl und Struktur der Krankenhäuser.

Auf der Nachfrageseite sind es vor allem folgende Faktoren:

- Verschiebung der Bevölkerungsstruktur mit einer Zunahme von älteren Patientinnen und Patienten mit mehreren und/oder chronischen Krankheiten (»Multimorbidität«),
- Zunahme von Einzelhaushalten bzw. -personen und daraus folgendem Pflegeaufwand und Entlassungsmanagement,

- Veränderung des Krankheitsspektrums in Richtung langwieriger, chronisch-degenerativer Krankheitszustände,
- Zunahme psychischer Erkrankungen und Verhaltensstörungen,
- gestiegene Anspruchshaltung der Bevölkerung gegenüber medizinischer Versorgung und
- vom Versicherungssystem ausgehende Anreize (Zuzahlungen, Wahltarife usw.), Gesundheitsleistungen stärker oder weniger stark in Anspruch zu nehmen, als medizinisch indiziert.

Die Schätzungen über die künftige Kosten- und Beitragssatzentwicklung streuen stark. Beispielsweise erwartet der Sachverständigenrat für die Konzertierte Aktion im Gesundheitswesen Kostensteigerungen allein aufgrund der demographischen Entwicklung (Altersstruktur) in Höhe von lediglich 0,8–1 % jährlich, also in einer Größenordnung, die selbst bei pessimistischen Schätzungen unter dem des allgemeinen Wirtschaftswachstums liegt (▶ Kap. 2).

4.2.2 Medizinisch-technischer Fortschritt

Aus ökonomischer Sicht bedeutet medizinischer Fortschritt das mit der Anwendung neuen Wissens verbesserte Verhältnis zwischen dem Einsatz von Ressourcen und dem damit erzielten gesundheitlichen Ergebnis (Sachverständigenrat für die Konzertierte Aktion im Gesundheitswesen 1995, S. 101; Reimers 2009, S. 25 ff.).

Die Einführung neuer Technologien im Gesundheitswesen unterliegt im Allgemeinen keiner systematischen Evaluation, sondern erfolgt durch informelle Entscheidungen (Schwartz und Busse 1994a, S. 164). Sofern überhaupt Evaluierungen vorgenommen werden, sind daran maßgeblich die Hersteller und die mit diesen kooperierenden Ärztinnen und Ärzte beteiligt. »In einer engen Verzahnung von professionellem Qualitätsbewusstsein sowie wissenschaftlichen und unternehmerischen Allokationsinteressen entsteht so gezielt vor der Evaluation ein verändertes öffentliches und ärztliches Meinungsklima für die Notwendigkeit bestimmter neuer Technologien und Verfahren.« (Schwartz und Busse 1994a, S. 164). In Bezug auf die Leistungen im Rahmen der GKV gilt im Grundsatz, dass im ambulanten Sektor nur bezahlt und damit erbracht werden kann, was im Gemeinsamen Bundesausschuss (G-BA), der von Spitzeninstitutionen der Krankenkassen, Krankenhäuser und ärztlichen Verbände (seit dem Jahr 2003 unter Beteiligung von nicht stimmberechtigten Patientinnen- und Patientenvertretenden) gebildet wird und das höchste Beschlussgremium der Selbstverwaltung darstellt, zugelassen ist (§ 135 Abs. 1 SGB V, »Erlaubnisvorbehalt«). Damit soll sichergestellt werden, dass die neuen Leistungen oder Technologien den Grundsätzen einer ausreichenden, zweckmäßigen, wirtschaftlichen und das Maß des Notwendigen nicht überschreitenden Versorgung der Versicherten unter Berücksichtigung des allgemein anerkannten Standes der medizinischen Erkenntnisse entsprechen (vgl. § 12 SGB V, »Wirtschaftlichkeitsgebot«). Im stationären Sektor sind hingegen alle Diagnose- und Therapieverfahren erlaubt, es sei denn, der G-BA hat diese durch eine Richtlinie ausdrücklich verboten (§ 137c SGB V, »Verbotsvorbehalt«). Dass dies angesichts der politisch angestrebten engeren

Verknüpfung des ambulanten und stationären Sektors kein überzeugendes Verfahren ist, liegt auf der Hand. Mit der Gründung des »Instituts für Qualität und Wirtschaftlichkeit im Gesundheitswesen« (IQWiG) ist in der Gesundheitsreform 2003 auch ein erster wichtiger Schritt getan worden, um Therapien und Diagnosen einer systematischen Evaluation zu unterziehen. Gegenwärtig ist das IQWiG insbesondere im Rahmen der frühen Nutzenbewertung von Arzneimitteln mit neuen Wirkstoffen eingebunden (§ 35a SGB V). Die Perspektive sollte sein, dass von der Versichertengemeinschaft nur finanziert wird, was den Kriterien einer evidenz-basierten Medizin genügt.

Medizinisch-technischer Fortschritt kann zur Erhöhung der Wirtschaftlichkeit führen, wenn ein neues Verfahren qualitativ überlegen oder kostengünstiger ist und das bisher verwendete Verfahren substituiert. Zum Beispiel erspart die medikamentöse Behandlung einer Helicobacter-pylori-Infektion, einem die Magenschleimhaut besiedelnden Bakterium, den vorher bei Magen- oder Zwölffingerdarmgeschwüren (»Ulkus«) notwendigen Krankenhausaufenthalt. Auch die minimal-invasive Chirurgie bei Herzkrankheiten oder Kniegelenksproblemen senkt die Kosten erheblich. Eine Cholezystektomie (operative Entfernung der Gallenblase) ist offen-chirurgisch 20% teurer als laparoskopisch (minimal-invasiv) (Sachverständigenrat für die Konzertierte Aktion im Gesundheitswesen 1996, S. 190). Die kürzere Verweildauer im Krankenhaus nach operativen Eingriffen ist auch ein Ergebnis technologischen Fortschritts, weil neue Medikamente entwickelt wurden, die Infektionen oder Immunreaktionen besser beherrschbar machen oder minimal-invasive Verfahren die Patientinnen und Patienten schonen.

Für die Kostenfolgen medizinischen Fortschritts ist ferner erheblich, ob er eine symptomatische oder eine kausale Behandlung ermöglicht (Sachverständigenrat für die Konzertierte Aktion im Gesundheitswesen 1996, S. 105 f.). Ein Fortschritt in der symptomatischen Behandlung führt gegenüber einer Situation, in der keine Behandlungsmöglichkeiten vorliegen und ggf. ein schneller Tod eintritt, zunächst zu Kostensteigerungen, insbesondere wenn eine finale Krankheit in eine chronische umgewandelt wird. Erst von einer kurativen Behandlung könnte eine Kostensenkung erwartet werden, wenn ein chronischer Zustand beendet oder gar vermieden wird. Beispiel Kinderlähmung: Anfänglich unbehandelbar und tödlich, später war kostenintensives Überleben in der »Eisernen Lunge« möglich; erst die Impfung, die an der viralen Ursache ansetzte, brachte eine Kostensenkung. Ähnlich Typ-I-Diabetes: Anfangs häufig tödlich, später chronische Insulin-Substitution und Behandlung von Spätfolgen, künftig vielleicht: Vermeidung der auslösenden Autoimmunprozesse, Transplantation oder Neubildung der Inselzellen.

Die Entscheidung, neue Technologien einzusetzen, erfolgt keineswegs ausschließlich aus medizinischen Gründen. Technologieausstattung ist auch ein Wettbewerbsfaktor bei Ärztinnen und Ärzten, die im Zweifel selbst ein Ultraschallgerät beschaffen (und u. U. unzureichend bedienen) und auszulasten anstreben, als Ultraschalluntersuchungen durch Spezialistinnen und Spezialisten in Schwerpunktpraxen durchführen zu lassen. Die Marketingaktivitäten der Gerätehersteller haben einen Einfluss, aber letztlich sind die Finanzierungsmöglichkeiten entscheidend, die je nach Gesundheitssystem unterschiedlich sind. Es sollte auch nicht übersehen werden, dass die jeweilige nationale Kultur einen Einfluss auf die Art der medizinischen Behandlung hat. So zeigen internationale Studien, dass in den USA sehr viel häufiger und früher operative Eingriffe vorgenommen werden, wohingegen in Großbritannien eine Strategie des aufmerksamen Abwartens (»watchful waiting«) verankert ist, wie sich das Krankheitsbild verändert und inwieweit konservative Heilungsstrategien wirksam sind (Payer 1996, S. 23 ff.).

Auch die Kostenfolgen verbesserter Diagnostik sind schwer prognostizierbar: Bei Einführung neuer diagnostischer Verfahren werden die herkömmlichen häufig weiter angewendet. Neue Diagnosetechniken substituieren die alten nicht sofort, sondern ergänzen sie (Sachverständigenrat für die Konzertierte Aktion im Gesundheitswesen 1995, S. 39 ff.; Sachverständigenrat für die Konzertierte Aktion im Gesundheitswesen 1996, S. 74 ff.). Dazu trägt auch bei, dass in der Rechtsprechung bei Schadensersatzklagen geprüft wird, ob alle diagnostischen und therapeutischen Möglichkeiten genutzt wurden, um die Patientinnen und Patienten auf dem neuesten Stand des medizinischen Wissens zu behandeln. Das mag dazu beitragen, dass sich Ärztinnen und Ärzte defensiv verhalten und mehr Untersuchungen vornehmen und dokumentieren, als zu einer sicheren Diagnosestellung notwendig sind. Insbesondere in Ländern wie den USA, in denen den Geschädigten bei Schadensersatzklagen hohe Summen zugesprochen werden, ist eine umfassende vorhergehende Diagnostik für Ärztinnen und Ärzte von zentraler Bedeutung, um mögliches Fehlverhalten ausschließen zu können. Diese Form der Add-on-Technologie kennzeichnet den Gesundheitssektor, was ihn von anderen Wirtschaftssektoren grundsätzlich unterscheidet. Dort treten neue, innovative Güter an die Stelle der alten. Wer einen Farbfernseher kauft, schafft nicht gleichzeitig ein Schwarz-Weiß-Gerät an, der CD-Player ersetzte den Plattenspieler. Innovative Produkte sind in der Regel gleichzeitig mit neuen Fertigungsprozessen verbunden und ersetzen Arbeit durch Kapital. Zusätzlich werden Rationalisierungsinvestitionen getätigt, die vorhandene Produkte kostengünstiger herstellen, so dass in der Summe der technische Fortschritt kostensenkend war. Genau dieser Effekt ist bei Gesundheitsgütern die Ausnahme, sondern neue Verfahren ermöglichen eine Behandlung von Krankheiten, die vorher nicht möglich war, oder sie werden ergänzend eingesetzt. Die Computertomographie tritt nicht an die Stelle der konventionellen Röntgenaufnahme, sondern sie wird zusätzlich gemacht und abgerechnet.

Verbesserte Verfahren führen andererseits zu frühzeitigeren und sicheren Diagnosen, so dass effizientere Behandlungen möglich sind und Folgeschäden vermieden werden. Durch verbesserte Diagnoseverfahren werden aber auch die Eingriffsschwellen gesenkt, so dass Zustände als behandlungsbedürftige Krankheit eingestuft werden, die zuvor gar nicht erkannt wurden und möglicherweise nie zu Krankheit geführt hätten. Verbilligte Diagnostik ermöglicht Massen-Screening und daher eine höhere Zahl von Behandlungsfällen.

Im Ergebnis ist der Einfluss des medizinisch-technischen Fortschritts auf die Ausgabenentwicklung nicht eindeutig. Nicht die Einführung neuer Techniken und Verfahren an sich führt zu Kostensteigerungen, sondern ihr »[...] ungeprüfter, nichtstandardisierter und zumeist auch individuell nicht hinreichend reflektierter Einsatz *zusätzlich* zu herkömmlichen Technologien« (Schwartz und Busse 1994b, S. 16). Bislang existierten zudem im Gesundheitsbereich nur wenige Anreize für Rationalisierungsinnovationen. Für die künftige Entwicklung sowohl im ambulanten als auch im stationären Sektor wird zudem entscheidend sein, ob die Vergütungsverfahren entsprechende Anreize zu möglichst vielen, technischen Leistungen setzen. Das ist bisher insbesondere in der ambulanten Versorgung noch der Fall, da durch die Umstellung der Krankenhausentgelte auf Fallpauschalen (Diagnosis Related Groups; DRGs) ein wirtschaftlicherer Einsatz von teuren Verfahren bewirkt werden sollte. Damit das nicht zu Lasten der Qualität der Versorgung der Patientinnen und Patienten auf hohem Niveau geht, wird es entscheidend darauf ankommen, evidenzbasierte Verfahren in medizinischen Behandlungsleitlinien abzubilden, um so Interessenkonflikte rational lösen zu können.

4.2.3 Wirtschaftlichkeitsreserven

Wirtschaftlichkeitsreserven bestehen darin, ein bestimmtes therapeutisches Ergebnis bei gegebenem Stand der Technologie mit geringerem Ressourcenverzehr zu erreichen. Ein Ausschluss von Leistungen mit ungünstiger Kosten-Nutzen-Relation bei individuellen Patientinnen oder Patienten soll hier nicht betrachtet werden, da es sich um eine Rationierungsentscheidung handeln würde, die ethisch verwerflich ist, weil es die ärztliche Pflicht ist, den Patientinnen und Patienten zu helfen. Sie ist in ökonomisch entwickelten Staaten auch nicht notwendig. Verzichtet man auf eine monetäre Bewertung der Kosten und Nutzen, können die gewonnenen, qualitätsgewichteten Lebensjahre pro ausgegebenem Euro ein Effizienzmaß bilden, das aber auch nicht zur Grundlage einer individuellen Therapieentscheidung gemacht werden darf, sondern nur ein Maßstab sein kann, um bevölkerungsbezogen unterschiedliche Gesundheitsprogramme im Hinblick auf ihre Effizienz zu bewerten.

In allen Bereichen des Gesundheitssystems werden erhebliche Wirtschaftlichkeitsreserven vermutet, die sich im Wesentlichen auf die folgenden Gründe zurückführen lassen:

- Überkapazitäten:
  Zwar muss der Gesundheitssektor hinreichend Kapazitäten vorhalten, um auch für den Fall eines temporär besonders hohen Bedarfs gerüstet zu sein (»Optionsgutcharakter« von Gesundheitsleistungen). Auf der anderen Seite verstärken übermäßige Kapazitäten das Phänomen der angebotsinduzierten Nachfrage (▶ Kap. 3) und verursachen unnötige Vorhaltekosten. Das Ausmaß von Überkapazitäten ist heftig umstritten, nicht zuletzt aus beschäftigungspolitischen Gründen, weil Krankenhäuser in ländlichen Räumen häufig die größten Arbeitgeber sind.
- Überflüssige therapeutische oder diagnostische Leistungen:
  Zum Beispiel bei Osteoporose/Knochendichtemessung als Screening-Maßnahme, in der Routinediagnostik vor Operationen ohne speziellen Verdacht/Symptomatik, aber auch bei ca. einem Drittel aller Röntgenaufnahmen. Für 80 % der EKG-Untersuchungen im Rahmen von Check-Ups wird keine Indikation angegeben. In der Geburtshilfe besteht für eine große Anzahl der Kaiserschnittgeburten keine medizinische Indikation. Eine internationale Vergleichsstudie von Yusuf et al. ergab, dass in Ländern mit deutlich höheren Frequenzen an Angio-

graphien, Ballondilatationen und Bypass-Operationen (USA, Brasilien) weder die Morbidität noch die Inzidenz von Herzinfarkten geringer war als in Vergleichsländern (Yusuf et al. 1998, S. 507 ff.).
- Ineffiziente Diagnose- und Therapieverfahren:
Ambulante Operationen sind oft deutlich billiger als stationäre, aber bei unterschiedlichen Entgelten besteht unverändert ein Anreiz zu stationärer Behandlung.
- Verzicht auf unwirksame oder unwirtschaftliche Arzneimittel:
Hier ist durch das zum 01.01.2011 in Kraft getretene Arzneimittelmarktneuordnungsgesetz (AMNOG) (▶ Kap. 9) viel verändert worden. Innovative Arzneimittel werden im Rahmen der frühen Nutzenbewertung (§ 35a SGB V) einer umfassenden Prüfung gegenüber einer zweckmäßigen Vergleichstherapie, die durch den G-BA festgelegt wird, unterzogen. Die Entscheidung des G-BA von 2006, synthetisches Insulin nur dann über die GKV zu finanzieren, wenn es nicht teurer ist als Humaninsulin, hatte eine herausragende Bedeutung, weil damit gezeigt wurde, dass der Markt auf eine konsequente Setzung von Rahmenbedingungen reagiert. Die Einräumung von Rabatten an die Krankenkassen durch große Hersteller und das Instrument der Zuzahlungsbefreiungen, wenn der Preis des Arzneimittels ein Drittel unter dem Festpreis liegt, zeigen in die gleiche Richtung: Die Regulierung des Arzneimittelmarktes kann auch ohne direkte Preisvorgaben zu Einsparungen in Milliardenhöhe führen.
- Überhöhte Vergütungen:
Die Einführung von flächendeckenden Fallpauschalen auf Basis der Diagnosis Related Groups (DRGs) im Krankenhaus hat Anreize zu erhöhter Wirtschaftlichkeit gesetzt, aber die Hoffnungen auf geringere Krankenhausausgaben haben sich damit nicht erfüllt, weil gleichzeitig die Fallzahlen gestiegen sind. Relevante Einsparungen sind erst zu erwarten, wenn ein Wettbewerb zwischen den Krankenhäusern zugelassen und über den Basisfallwert, der landesweit verhandelt wird, zwischen einzelnen Krankenkassen und Krankenhäusern vereinbart werden könnte, was zurzeit nicht der Fall ist (▶ Kap. 8).
- Falschabrechnungen und betrügerische Praktiken:
Beispiele hierfür tauchen in regelmäßigen Abständen in der Tagespresse auf. Dabei fallen in der Summe offenkundig kriminelle Abrechnungsbetrügereien wohl weniger ins Gewicht als die zahllosen Fälle »grenzwertiger«, »kreativer« Ausnutzung der Abrechnungsmöglichkeiten (»kleiner Betrug«). Der »Medizinische Dienst des Spitzenverbandes Bund der Krankenkassen« (dessen Rechtsnachfolger seit dem 01.01.2022 der »Medizinische Dienst Bund« ist) hat im Jahr 2019 insgesamt 3,04 Mio. anlassbezogene Einzelfallprüfungen von Krankenhausabrechnungen vorgenommen, von denen 52,2 % nicht korrekt waren (Medizinischer Dienst des Spitzenverbandes Bund der Krankenkassen 2020, S. 13). Transparency International schätzt das Volumen der durch »korruptionsbedingte Fehlsteuerung« verursachten Ausgaben auf 6–20 Mrd. €, die zum Teil strukturellen Fehlern im System und mangelnder Kontrolle geschuldet sind, aber auch Folge kriminellen Handelns, wozu eindrucksvolle Beispiele angeführt werden (Transparency International – Deutschland 2008, S. 5 ff.).

4.3 Gesundheitskosten und Beschäftigung

4.3.1 Gesundheitssektor als Teil des Wirtschaftskreislaufs

Wie jeder Wirtschaftsbereich ist auch der Gesundheitssektor Teil des gesamtwirtschaftlichen Kreislaufs. Er produziert auf der einen Seite Gesundheitsgüter und erhält von den Empfangenden dieser Güter Einnahmen, entweder direkt oder über Versicherungen, die dort als Ausgaben oder Kosten erscheinen. Auf der anderen Seite verbraucht der Gesundheitssektor Vorleistungen in Form von Investitionsgütern, anderen Vorprodukten und vor allem Arbeit und zahlt dafür Einkommen, also Löhne, Gehälter, Gewinne, Zinsen, Mieten usw. Gesundheitsprodukte gehen zum Teil als Humankapital wieder in Form von Vorleistungen in die Produktion anderer Wirtschaftsbereiche ein, und die bei der Produktion von Gesundheitsgütern erzielten Einkommen fließen als Gesundheitsausgaben wieder in diesen Sektor, aber auch in andere Branchen zurück und erscheinen dort als Nachfrage, und so schließt sich der Kreislauf.

Gesundheitsausgaben sind also nicht nur als Kosten zu betrachten, sie sind zugleich auch Einkommen, sie verzehren nicht nur Ressourcen, sondern bieten auch Arbeitsplätze und können insofern auch belebende Impulse für das Wirtschaftswachstum geben. Insofern gibt es keinen Unterschied zur Produktion etwa von Nahrungsmitteln oder Autos.

Eine Besonderheit kommt allerdings durch die Art der Finanzierung ins Spiel. Eine Veränderung zumindest der GKV-finanzierten Gesundheitsausgaben, sei es durch individuelle Entscheidung, sei es als Folge staatlicher Regulierungen, verändert nicht nur die Struktur der persönlichen Einkommensverwendung, wie es etwa der Fall wäre, wenn sich Konsumierende entscheiden, statt eines neuen Fahrrads lieber eine neue Stereoanlage zu kaufen. Vielmehr wird, da die Arbeitgebenden über ihren Anteil an der Finanzierung der Ausgaben beteiligt sind, auch die funktionelle Einkommensverteilung, also die Aufteilung des Einkommens zwischen Gewinnen und Lohn- bzw. Gehaltseinkommen verändert. Auch wenn diese Veränderungen möglicherweise bei den nächsten Tarifverhandlungen wieder (teilweise) kompensiert werden, dürften sie einen Einfluss auf die Beschäftigung und das Wirtschaftswachstum ausüben, wobei nach wie vor umstritten ist, wie hoch dieser Effekt ist und in welche Richtung er zeigt.

Die Mehrheit der Ökonominnen und Ökonomen sieht in höheren Beitragssätzen für die Krankenkassen vor allem einen Anstieg der Lohn(neben)kosten und damit eine Verteuerung des Produktionsfaktors Arbeit. Dies führe vor allem aus folgenden Gründen zu einem Rückgang an Beschäftigung und Wachstum:

- Das Verhältnis, in dem die Unternehmen die Produktionsfaktoren Arbeit und Kapitalgüter (»Produktionsanlagen«) kombinieren, hängt wesentlich davon ab, wie hoch der Output pro Einheit Arbeit bzw. Kapital ist (»Arbeits- bzw. Kapitalproduktivität«) und wie hoch die Preise für diese Produktionsfaktoren sind. Steigt der Preis für einen der Produktionsfaktoren, wird dessen Produktivität im Verhältnis zum Preis geringer und es lohnt sich, mehr in den anderen Produk-

tionsfaktor zu investieren. Die Unternehmen werden daher gestiegene Arbeitskosten zum Anlass nehmen, vermehrt zu rationalisieren, indem sie Arbeit durch Kapital substituieren. Dadurch wächst die Arbeitslosigkeit und die Wirtschaft stagniert.
- Die binnenländische Produktion wird gegenüber dem Ausland teurer und fällt gegenüber der internationalen Konkurrenz zurück. Daher fällt Exportnachfrage aus, die Produktion muss zurückgefahren werden, weil die fehlende Exportnachfrage nicht automatisch durch zusätzliche Binnennachfrage ausgeglichen wird. Vielmehr werden sich die Nachfragenden verstärkt billigeren Importen zuwenden. Auf der anderen Seite fließen weniger Devisen ins Land, mit denen man besonders günstige oder wichtige (Vor-)Produkte aus dem Ausland kaufen kann. Dies kann die Produktion verteuern, mit weiteren dämpfenden Auswirkungen auf die Wirtschaft.
- Die Einkommen aus Gewinnen sinken. Daher gibt es sowohl weniger Anreiz als auch weniger finanzielle Ressourcen, um durch Investitionen Arbeitsplätze zu schaffen und Wirtschaftswachstum zu fördern (einen Überblick über die theoretischen Modelle geben Häussler et al. 2006, S. 42 ff.).

Von keynesianisch geprägten Ökonominnen und Ökonomen wird diesen marktliberalen Positionen entgegengehalten, dass höhere Gewinne nicht automatisch zu mehr Arbeitsplätzen und Wachstum führen, weil sie als Finanzinvestitionen ins Ausland transferiert oder für Rationalisierungsinvestitionen verwendet werden können. Aus dieser Sicht gibt es keinen Automatismus, der höhere Gewinne in Arbeitsplätze transformiert. Vielmehr werden arbeitsplatzschaffende Erweiterungsinvestitionen nur dann getätigt, wenn aufgrund ausreichender Massenkaufkraft die Nachfrage hoch genug ist, um die erweiterten Produktionskapazitäten zu beschäftigen. Eine Volkswirtschaft gerät in die Krise, wenn die Binnennachfrage zu gering ist und zu viel gespart wird.

Eine empirisch fundierte Analyse relativiert die gesundheitsbedingten Kosten als erklärenden Faktor für das Beschäftigungsniveau erheblich: Je nach gewählter Bezugsgröße für die gesamtwirtschaftliche Leistungskraft ist der Anteil sehr unterschiedlich, aber in keinem Fall wären die Arbeitgebendenbeiträge zur GKV ein relevantes Instrument, um die Arbeitslosigkeit in Deutschland zu bekämpfen. Die Arbeitskosten sind insgesamt nur ein kleiner Teil der gesamten Kosten, von denen die gesundheitssystembedingten Kosten wiederum nur ein Bruchteil sind. Sie setzen sich zu mehr als zwei Dritteln aus den Arbeitgebendenbeiträgen und den Ausgaben für die Lohnfortzahlung im Krankheitsfall zusammen, zu einem weiteren Drittel sind es sehr heterogene Ausgaben, die von den Beihilfen für verbeamtete Personen bis zu Aufwendungen für den betrieblichen Gesundheitsschutz reichen. Wegen der unterschiedlichen Lohnintensität der Produktion gibt es je nach Branche eine unterschiedliche Belastung. In absoluten Beträgen beliefen sich beispielsweise die gesundheitsbezogenen Kosten an einem VW-Polo, der im Jahr 2008 die Summe von 14.500 € kostete, lediglich auf 244,37 € (Albrecht et al. 2012, S. 107). Die Anteilswerte beschreiben das maximale Einsparungsvolumen, wenn die Arbeitgebenden von jeglichen gesundheitssystembedingten Kosten befreit würden; eine Entlastung um wenige oder alle Prozentpunkte des Arbeitgebendenbeitrages läge also deutlich darunter. Aber selbst, wenn man die Gesamtsumme einsparen würde, sind andere Wettbewerbsfaktoren wie der Wechselkurs sehr viel bedeutsamer, so dass es nicht überraschen kann, dass kein statistisch abgesicherter Zusammenhang zwischen der Höhe der gesundheitssystembedingten Ausgaben der Arbeitgebenden und dem Beschäftigungsniveau hergestellt werden kann (Häussler et al. 2006, S. 87 ff.).

Außerdem kommt es nicht auf die absolute Höhe der Stundenlöhne an, sondern vielmehr auf die Lohnstückkosten, und die sind aufgrund der hohen Arbeitsproduktivität in Deutschland nicht nur nicht höher als in konkurrierenden Ländern, sie sind auch in den letzten zwanzig Jahren langsamer gestiegen als im Durchschnitt der übrigen OECD-Staaten. Der beste Maßstab für die Wettbewerbsfähigkeit einer Volkswirtschaft ist ihr Außenhandelsbeitrag; der ist aber seit Jahrzehnten positiv und Deutschland gehört zu den stärksten Exportnationen der Welt. Für die Exportchancen sind auch ganz andere Faktoren verantwortlich, nämlich der Wechselkurs, das technische Niveau, Lieferpünktlichkeit, Service etc., die viel mit Motivation, Qualifikation und nur zum Teil mit der Gesundheit der Beschäftigten zusammenhängen. Bei vielen Gütern ist die Nachfrage zudem wenig preiselastisch, so dass sich eine kostenbedingte Preiserhöhung, wenn sie überhaupt eintritt, nur wenig auf die Nachfrage und damit auf die Beschäftigungsmöglichkeiten auswirkt. Dies gilt beispielsweise für Gesundheitsgüter (▶ Kap. 3.4.2). Auch im internationalen Vergleich zeigt sich, dass die gesundheitsbedingten Ausgaben keinen Wettbewerbsnachteil darstellen (Albrecht et al. 2012, S. 109 ff.). Die Arbeitgebendenbeiträge zur GKV zählen zu den Lohn(-neben-)kosten und ihre Höhe hat in der politischen Diskussion der letzten Jahre eine wichtige Rolle gespielt. Die Empirie zeigt, dass der Einfluss maßlos überschätzt wird. Die Politik wird wirksamere Instrumente einsetzen müssen, wenn sie das Beschäftigungsniveau beeinflussen will; die Arbeitgebendenbeiträge zur Krankenversicherung sind jedenfalls ein zu kurzer Hebel.

4.3.2 Beschäftigungseffekte wachsender GKV-Ausgaben

Für das Gesundheitswesen haben die oben diskutierten gesamtwirtschaftlichen Zusammenhänge wegen der hohen Beschäftigungsintensität des Sektors besondere Relevanz. Insgesamt arbeiteten hier im Dezember 2019 etwa 5,75 Mio. Beschäftigte. Davon waren mehr als die Hälfte (52,6 %) in Teilzeit oder geringfügig beschäftigt (Statistisches Bundesamt 2022d). Umgerechnet gab es 4,16 Mio. Vollzeitarbeitsplätze (Statistisches Bundesamt 2022e).

Der Frauenanteil unter den Beschäftigten des Gesundheitswesens ist mit 75,5 % unverändert hoch, wobei die Pflege traditionell sehr stark weiblich geprägt ist, aber auch in der Gruppe des ärztlichen Fachpersonals der Frauenanteil zunimmt. So ist der Anteil der an der vertragsärztlichen Versorgung teilnehmenden Ärztinnen und Psychotherapeutinnen von 41,4 % (2012) in den letzten Jahren kontinuierlich auf 49,9 % (2021) gestiegen, ein Plus von 20,5 % (Kassenärztliche Bundesvereinigung 2022a).

Der Sachverständigenrat hat in seinem Gutachten 1996 erstmals die Beschäftigungseffekte einer zusätzlichen Ausgabe im Gesundheitssektor im Vergleich zu anderen volkswirtschaftlichen Sektoren untersucht. Wenig überraschend hat danach die Mehrausgabe einer zusätzlichen Milliarde im Gesundheitssektor im Vergleich zu der verarbeitenden Industrie einen deutlich höheren Beschäftigungseffekt, den der Rat per Saldo mit 5.500 Arbeitskräften beziffert (Sachverständigenrat für die Konzertierte Aktion im Gesundheitswesen 1996, S. 242). Gesundheitsdienstleistungen sind sehr personalintensiv und auch nur in geringem Umfang zu rationalisieren. Deshalb bietet eine älter werdende Bevölkerung mit zusätzlichen Anforderungen an den Gesundheitssektor, insbesondere von Leistungen in der ambulanten und stationären Pflege, ein großes Potential für zusätzliche Beschäftigung. Unter diesem Aspekt sollte ein Wachstum der Gesundheitsausgaben positiv betrachtet werden. Dadurch wird auch relativiert, dass die Beitragssatzstabilität ein vorrangiges Ziel der Politik sein sollte, denn von allen Verwendungen des Einkommens der privaten Haushalte haben Gesundheitsausgaben mit den höchsten Beschäftigungseffekt.

Tab. 4.3: Gesundheitspersonal nach Berufen im Gesundheitswesen 2018 und 2019 (Teildarstellung) (nach Statistisches Bundesamt 2022f)

Berufsgruppe (Berufe nach der Klassifikation der Berufe 2010)	2018 (in 1.000)	2019 (in 1.000)
Insgesamt	**5.652**	**5.749**
Darunter:		
• Ärztinnen/Ärzte und Zahnärztinnen/-ärzte	465	475
• Pharmazie	171	174
• Gesundheits- und Krankenpflege, Rettungsdienst und Geburtshilfe	1.105	1.123
• Altenpflege	645	667
• Medizin-, Orthopädie- und Rehatechnik	156	157
• Andere Berufe im Gesundheitswesen	1.656	1.680

Insgesamt dürften also von Beitragssatzerhöhungen in der GKV positive Beschäftigungswirkungen zu erwarten sein. Daher ist eine Kostendämpfungspolitik über das Ausschöpfen von Wirtschaftlichkeitsspielräumen hinaus, etwa in Form einer strikten Beitragssatzstabilität, letztlich unnötig. Auch die große Bedeutung, die den gesundheitssystembedingten Lohnnebenkosten als Beschäftigungsbremse zugeordnet wird, kann sich angesichts der Beschäftigungsintensität dieses Sektors nicht auf die Empirie berufen. Im Gegenteil, der Gesundheitssektor wird auch in Zukunft durch wachsende Beschäftigungszahlen gekennzeichnet sein, wenn dies durch eine bedarfsgerechte Finanzierung ermöglicht wird. Hall und Jones argumentierten in ihrer Studie, dass Gesundheit ein superiores Gut ist, das mit steigendem Einkommen verstärkt nachgefragt werden wird, und erwarten auf der Basis eines dynamischen Modells für die USA einen Anstieg des Anteils der Gesundheitsausgaben am Bruttoinlandsprodukt der USA auf 30% im Jahr 2050, was eine Verdoppelung gegenüber

2005 wäre (Hall und Jones 2007, S. 39 ff.). Das mag eine extreme Position sein, aber der politische Streit wird darüber geführt werden, was bedarfsgerecht ist und ob es eine kollektive Finanzierung über Steuern oder Beiträge geben soll, oder ob die private Finanzierung durch Zuzahlungen, Leistungsausgrenzungen usw. erhöht wird.

4.3.3 Kostendämpfung und Beschäftigung

Würde der absolute Anstieg der Gesundheitsausgaben strikt begrenzt, um die Beiträge in der GKV stabil zu halten, würden der reale Anteil und damit die Beschäftigung notwendigerweise sinken. Der Sektor ist beschäftigungsintensiv und die Löhne müssen dort in etwa im Gleichschritt mit dem gesamtwirtschaftlichen Lohnniveau steigen, wenn der Arbeitsmarkt für Ärztinnen und Ärzte sowie andere Heilberufe attraktiv bleiben soll. Die Preise im Gesundheitswesen steigen deshalb stärker als im Durchschnitt der Wirtschaft, weil es in diesem Dienstleistungssektor auch nicht möglich ist, die Lohnsteigerungen durch entsprechende Produktivitätsgewinne zu kompensieren. Deshalb ist der Grundsatz der Beitragssatzstabilität (§ 71 SGB V) auch nicht als eine absolute Größe definiert, sondern die Beitragssätze dürfen sich nur in dem Maße erhöhen, wie die beitragspflichtigen Einnahmen wachsen. Wenn diese aber wegen niedriger Tarifabschlüsse und stagnierender Transfereinkommen kaum noch wachsen, wird der Druck auf das Gesundheitssystem stärker, durch Rationalisierung und Arbeitsverdichtung die Produktivität zu erhöhen, wenn bei den Entgelten der Anschluss an die allgemeine Tarifentwicklung gewahrt werden soll. Die intensiven Streiks des ärztlichen Personals im Jahr 2006 haben gezeigt, dass eine kleine, aber einflussreiche Gruppe in der Lage ist, höhere Verdienste durchzusetzen. Alles in allem entsteht durch das Gebot der Beitragssatzstabilität ein beachtlicher Rationalisierungsdruck, der überwiegend zu Lasten der Beschäftigten geht. Zwar könnten auch die Leistungen für die Patientinnen und Patienten verringert werden oder Gewinn- und Honorareinkünfte beschnitten werden, aber angesichts bestehender Hierarchieverhältnisse im Gesundheitswesen ist eher anzunehmen, dass in den personalintensiven, zeitaufwendigen und kaum rationalisierbaren Leistungsbereichen wie Pflege, Betreuung und Therapie gespart wird (Kühn 2000, S. 23).

Ein Leistungsabbau wäre medizinisch nicht weiter problematisch, wenn es nur darum ginge, eine gegebenenfalls bestehende Überversorgung abzubauen und Wirtschaftlichkeitsreserven auszuschöpfen. In diesem Fall wäre auch ein Beschäftigungsabbau zu rechtfertigen. Tatsächlich bestehen aber im Gesundheitswesen Über- und Unterversorgung nebeneinander, Unterversorgung u. a. in betreuenden, kommunikativen Bereichen, in der Prävention, in der Rehabilitation, der Geriatrie und in der Versorgung chronisch Kranker (Kühn 2000, S. 31), so dass die Folgen einer Beitragssatzbegrenzung oder -reduktion für die medizinische Qualität der Versorgung schwer vorhersehbar sind. Umso wichtiger ist es, dass die von der GKV gewünschte und zu finanzierende medizinische Qualität definiert und kontrolliert wird.

4.4 Wachsende Gesundheitsausgaben und Folgen

Der Gesundheitssektor ist einer der größten Wirtschaftsbereiche, der im Jahr 2019 12 % des Bruttoinlandprodukts erwirtschaftet hat, was ca. jedem achten Euro des BIP entspricht (Bundesministerium für Wirtschaft und Energie 2020, S. 2). Die Quote hängt auch von der Nennergröße ab; so führt ein steigendes Sozialprodukt bei konstanten Gesundheitsausgaben zu einer kleineren Quote. Unter dem Aspekt, ob sich damit die Wohlfahrt einer Gesellschaft erhöht, ist das keinesfalls negativ, denn Gesundheitsprodukte sind überwiegend nützliche Güter, die genauso viel Respekt verdienen wie der Mehrkonsum an Urlaubsreisen, Computerspielen, Möbeln oder anderen Artikeln des allgemeinen Konsums. Außerdem kann eine Ausgabensteigerung in diesem Bereich das allgemeine Wirtschaftswachstum beleben und die Arbeitslosigkeit dämpfen helfen. Insofern scheint eine Kostendämpfung wenig zwingend, ganz im Gegenteil sollte die Expansion dieses technologie- und beschäftigungsintensiven Sektors eher gefördert werden. Es sind aber einige Einschränkungen zu beachten.

- Gesundheitsleistungen dienen im Allgemeinen der Behandlung oder Vorbeugung von Krankheiten, sie heilen oder kompensieren also nur Schäden an Leib und Seele. Ein Anstieg im Konsum solcher Leistungen reflektiert somit zum Teil wachsende gesundheitliche Belastungen und Gefährdungen und es ist einigermaßen widersinnig, dies für eine Zunahme des gesellschaftlichen Reichtums zu nehmen. Im Sinne der Zielformulierung der WHO kommt es auch darauf an, dem Leben zusätzliche Jahre und den Jahren zusätzliche Lebensqualität hinzuzufügen. Höhere Gesundheitsausgaben sind nicht mit besserer Gesundheit gleichzusetzen.
- Hinter den hohen und steigenden Ausgaben für Gesundheitsgüter und -dienstleistungen verbergen sich erhebliche Wirtschaftlichkeitsspielräume und es gibt, um es etwas pointierter zu formulieren, keinen nachvollziehbaren Grund, statt zusätzlicher und verbesserter Gesundheitsleistungen nur den Hausärztinnen und -ärzten ein Upgrade ihrer Automarke zu finanzieren. Aber es bleibt das Dilemma, dass jeder Versuch einer Ausschöpfung von Wirtschaftlichkeitsspielräumen zugleich die Gefahr von Leistungskürzungen und Qualitätsverschlechterungen heraufbeschwört (Kühn 2000, S. 21 ff.).
- Zum Teil wird die Expansion des Gesundheitssektors von der Nachfrage nach »Lifestyle«- bzw. Wohlfühl-Medizin getragen und nicht aus krankheitsbezogenen Gründen. Es ist wenig einsehbar, dass auch diese Medizinbereiche über eine solidarische Pflichtversicherung finanziert werden müssen. Allerdings sind hier Abgrenzungen schwer zu finden, so dass man sich ein wenig zwischen Baum und Borke fühlt, wenn man einerseits verhindern will, dass zur Deckung einer konsumnahen Luxusnachfrage die Solidargemeinschaft herangezogen wird und andererseits, dass die solidarische Krankenversorgung auf ein Kernangebot reduziert wird.
- Die Auswirkungen des Grundsatzes der Beitragssatzstabilität auf die Beschäftigung sind nicht sicher vorauszusagen, weil sowohl die künftige Produktivität und

Einkommensentwicklung in der Gesamtwirtschaft als auch im Gesundheitssektor schwer zu prognostizieren sind. Wenn der Grundsatz der Beitragssatzstabilität weiter als politisch gesetztes Ziel durchgesetzt werden soll, wovon auszugehen ist, auch wenn die Realität Konzessionen erzwingen wird, ist durchaus offen, ob die Konsequenzen auf die Versicherten in Form von steigenden privaten Beiträgen oder Leistungsausschlüssen oder auf die Beschäftigten im Gesundheitssektor abgewälzt werden, sei es durch Stellenabbau oder Einkommensverluste. Wahrscheinlich wird es eine Mischung der unterschiedlichen Möglichkeiten sein.

5 Gesetzliche Krankenversicherung

5.1 Äquivalenz- und Solidarprinzip

Es gibt vier Grundformen der sozialen Absicherung gegen die Risiken von Krankheit:

- Familie oder private Wohltätigkeit,
- private Vorsorge oder Versicherung,
- Versicherung durch gesetzlichen Zwang,
- staatliche Versorgung.

In der Realität findet sich zwischen den beiden Polen Familie und staatliche Versorgung eine große Vielfalt von Mischformen. Die Absicherung gegen das Krankheitsrisiko und damit verbundene soziale und ökonomische Folgen sind im internationalen Kontext in der institutionellen Ausgestaltung von Land zu Land unterschiedlich geregelt und oftmals das Ergebnis eines langen historischen Entwicklungsprozesses. Die Familie ist zweifellos die erste und wichtigste Institution in der Entwicklungsgeschichte der Krankenpflege gewesen, die insbesondere durch wohltätige Einrichtungen der Kirchen oder privates Stiftungswesen ergänzt wurde. Insbesondere im Mittelalter existierte in Deutschland noch keine institutionalisierte soziale Sicherung (mit Ausnahme von rudimentären berufsspezifischen Versorgungssystemen der Handwerkszünfte und Gilden), so dass bis in die Neuzeit dem Familienverbund eine zentrale Funktion zukam. Auch heute spielt die Familie bei der Versorgung und Pflege von erkrankten Angehörigen noch eine wichtige Rolle, wenngleich sich durch die Auflösung traditioneller Gesellschaftsstrukturen und den medizinischen Fortschritt, durch den sich der Schwerpunkt von Pflege zu Behandlung verlagert hat, die Zweigenerationenfamilie als Sicherungsinstitution aufgrund der demographischen Struktur als nicht mehr tragfähig erweist. Sowohl kirchliche Institutionen als auch karitative sowie kommunale Wohlfahrtsverbände können die pflegerischen Ansprüche aller Bedürftigen ohnehin nicht mehr in ausreichendem Maße absichern (Althammer et al. 2021, S. 207 f.). Somit wird das finanzielle Krankheitsrisiko in entwickelten Gesellschaften in der Gegenwart durch private Versicherungen oder staatliche Krankenversorgung bzw. Sozialversicherung gedeckt. Angesichts einer älter werdenden Gesellschaft werden die Pflege und ihre Finanzierung künftig eine sehr viel größere Rolle spielen. Dieser Aspekt wird im nachfolgenden Kapitel 6 zur sozialen Pflegeversicherung noch ausführlicher behandelt (▶ Kap. 6).

Versicherungssysteme gegen Krankheit unterscheiden sich durch die unterschiedliche Organisation

- der Finanzbeziehungen zwischen Patientinnen und Patienten sowie Leistungsanbietenden,
- der Kalkulation der Versicherungsprämie,
- möglicher Zuzahlungen bei der Inanspruchnahme der Leistungen,
- der Bezahlung der Leistungsanbietenden,
- der Refinanzierung der Institutionen.

Es lassen sich zwei Grundformen unterscheiden, nämlich das Äquivalenz- und das Solidarprinzip, wobei in den unterschiedlichen Ländern je nach historischer Entwicklung ein Prinzip dominiert, was nicht ausschließt, dass Elemente des anderen Systems integriert werden. So kann heute aufgrund der auch im internationalen Vergleich zunehmend angespannten ökonomischen Rahmenbedingungen in vielen Gesundheitssystemen beobachtet werden, dass sich die Finanzierungselemente – obwohl historisch vor völlig unterschiedlichen Rahmenbedingungen entstanden – in einem Konvergenzprozess annähern. Die Reformdiskussionen sind darauf ausgerichtet, erfolgreiche Finanzierungs- und Steuerungsinstrumente (insbesondere im Rahmen von Gesundheitssystemvergleichen) zu identifizieren und die konkreten Versicherungssysteme (im Rahmen von »Best Practice«-Lösungen) anzupassen. An dieser Stelle sei noch erwähnt, dass das »perfekte Gesundheitssystem« nicht existiert, sondern die unterschiedlichen nationalen Gesundheitssysteme vielmehr im historischen Kontext vor dem Hintergrund ihrer Entstehungsgeschichte betrachtet werden müssen, als versucht wurde, die damals drängenden Fragen und Probleme der Gesundheitsversorgung zu lösen (▶ Kap. 10). In diesem Kontext wird oftmals auf die Pfadabhängigkeitstheorie verwiesen, die davon ausgeht, dass »[…] unbeabsichtigte Folgen von Entscheidungen in Kombination mit selbstverstärkenden Mechanismen zu einem möglicherweise nicht optimalen, aber schwer veränderlichen Zustand führen« (Auschra und Gersch 2022, S. 54). Aufgrund der Pfadabhängigkeit können somit die historisch gewachsenen und in der Gegenwart vorherrschenden Rahmenbedingungen im Gesundheitswesen deshalb oftmals nicht bzw. nur sehr langsam verändert werden, da stets die Interessen zahlreicher Stakeholdergruppen betroffen sind.

Das Äquivalenzprinzip, das der privaten Krankenversicherung (PKV) zugrunde liegt, kalkuliert eine risikoäquivalente Prämie für jede versicherte Person, die, über den gesamten Lebenszyklus betrachtet, die kumulativen Krankheitskosten abdeckt. Die Prämien in einer privaten Krankenversicherung unterscheiden sich insbesondere nach Alter und den Vorerkrankungen zum Zeitpunkt des Eintritts in die Versicherung. Bei einem Versicherungsbeginn vor dem 21.12.2012 war auch das Geschlecht noch ein prämienrelevanter Faktor, doch aufgrund einer Entscheidung des Europäischen Gerichtshofs (Urteil vom 01.03.2011 in der Rechtssache C-236/09) sind die Versicherungsunternehmen seither verpflichtet, sogenannte Unisex-Tarife anzubieten. Im Gegensatz zur GKV existiert in der PKV ebenfalls keine kostenfreie Mitversicherung von Familienmitgliedern (z.B. Kinder, nichterwerbstätige Ehepartnerinnen und -partner). Die Prämien werden somit für jedes Familienmitglied gesondert berechnet, was die finanzielle Belastung (insbesondere von Familien) stark erhöhen kann. In jüngeren Jahren sind die Prämien höher als die tatsächlichen Krankheitskosten (»Ansparphase« mit einer Überdeckung), im Alter kommt die größere Morbidität zum Tragen und die Ausgaben werden aus Rückstellungen finanziert (»Entsparphase« mit Unterdeckung), die zuvor gebildet wurden und dem Individuum zuzurechnen sind (▶ Abb. 5.1).

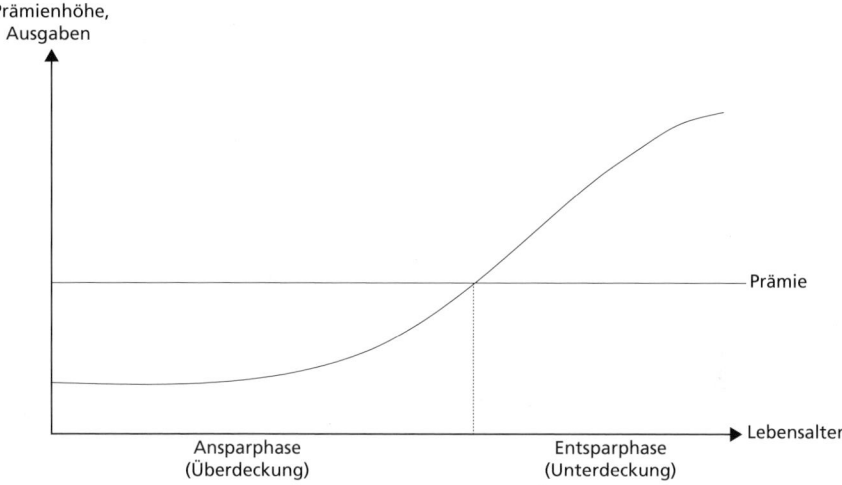

Abb. 5.1: Kapitaldeckungsverfahren

Insoweit handelt es sich um ein Kapitaldeckungsverfahren und Umverteilung findet nur von den Gesunden zu den Kranken statt, was das erklärte Ziel einer privaten Krankenversicherung ist. Die Rückstellungen werden auf dem Kapitalmarkt angelegt, so dass die erzielte Rendite zur Finanzierung zukünftiger Ausgaben eingesetzt werden kann. Dabei wird bei der Prämienkalkulation ein fiktiver Rechnungszins angesetzt und im Fall höherer Kapitalmarktzinsen wird der Überschuss ebenfalls den Rückstellungen zugeführt. Angesichts der seit 2008 andauernden Kapitalmarktkrise mit einem historisch niedrigen Zinsniveau wurden viele Erwartungen an eine hohe Verzinsung allerdings enttäuscht. Entsprechend den Vorgaben des § 4 Krankenversicherungsaufsichtsverordnung (KVAV) darf der Rechnungszins für die Prämienberechnung und die Berechnung der Alterungsrückstellung nicht höher als 3,5 % sein. Solche Renditen können die Versicherungsunternehmen im aktuellen Marktumfeld (wenngleich die Entscheidungen der Notenbanken seit Mitte des Jahres 2022 wieder zu einer Abkehr von der Nullzinspolitik führten) jedoch mit risikoarmen Kapitalanlagen kaum mehr erwirtschaften, so dass die Nettoverzinsung im Branchendurchschnitt im Jahr 2020 gerade einmal 2,83 % betrug und in der vergangenen Dekade von ursprünglich 4,23 % (2010) kontinuierlich gesunken ist (Verband der Privaten Krankenversicherung 2022). Die private Krankenversicherung verfügte im Jahr 2019 über Altersrückstellungen in der Krankenversicherung von etwa 235 Mrd. € (Verband der Privaten Krankenversicherung 2022). Ob dieser Betrag ausreicht, die Belastungen durch älter werdende Versicherte zu decken, wird ganz entscheidend von den künftigen Renditemöglichkeiten auf dem Kapitalmarkt sowie der Kostenentwicklung im Gesundheitswesen abhängen.

Die Bildung von Rückstellungen für höhere Ausgaben im Alter befreit die PKV nicht von den Konsequenzen einer älter werdenden Gesellschaft. Auch der Kapitalmarkt ist von demographischen Veränderungen abhängig, weil in dem relevanten Zeitraum, in dem die Rückstellungen aufgelöst werden sollen, um die Gesundheitsausgaben zu finanzieren, mehr Verkaufende als Kaufende auftreten werden, so dass der Kurs der Vermögensgegenstände sinken könnte. Man kann auch nicht der Logik des volkswirtschaftlichen Kreislaufs entrinnen, dass laufende Ausgaben nur aus den laufenden Einnahmen zu finanzieren sind (Barr 2002, S. 3 ff.).

Ein Wettbewerb findet zwischen den privaten Krankenversicherungen im Wesentlichen auch nur um junge und gutverdienende Mitglieder statt, da die Altersrückstellungen wenigstens bis zur Gesundheitsreform 2007 nicht »portabel« waren, d. h. bei einem Wechsel der Versicherung nicht mitgenommen werden konnten. Insofern war ab einem Alter von ca. 45 Jahren ein Wechsel finanziell unattraktiv, weil das höhere Lebensalter zu einer prohibitiv hohen Prämie führte, da die Altersrückstellungen in einem kürzeren Zeitraum gebildet werden mussten (zur Problematik von Altersrückstellungen in der PKV vgl. Kingreen 2014, S. 16 ff.). Der ursprüngliche Entwurf des Bundesministeriums für Gesundheit (BMG) für die Gesundheitsreform 2007 sah die Portabilität der Altersrückstellungen vor. Die PKV konnte sich im Gesetzgebungsverfahren mit ihrem Argument weitgehend durchsetzen, dass Altersrückstellungen nur kollektiv gebildet werden und individuell nicht zurechenbar sind. Ein Wechsel war nur in den ersten sechs Monaten nach Inkrafttreten der Gesetzesregelung im Jahr 2009 möglich, so dass es im Wesentlichen bei dem alten Zustand eines eingeschränkten Wettbewerbs geblieben ist. Hinzu kommt, dass die privaten Versicherungen im Gegensatz zu den gesetzlichen Krankenkassen in der Vergangenheit keinem Kontrahierungszwang unterlagen, sie also den Antragstellenden mit Vorerkrankungen einen Vertrag verweigern oder aber Risiken ausschließen konnten, so dass ein Wechsel irrational gewesen wäre. Mit der Gesundheitsreform 2007 ist nun eine gesetzliche Versicherungspflicht für alle Bürgerinnen und Bürger eingetreten, d. h. auch die PKV muss zu einem Basistarif kontrahieren, wenn dem Grunde nach eine private Versicherung abgeschlossen werden muss, weil keine Versicherungspflicht in der GKV gegeben ist oder war. Mit dem Kontrahierungszwang ist ein wesentliches Element der GKV in die PKV eingeführt worden, was systematisch nicht zum Äquivalenzprinzip passt.

Bis zum Jahr 2007 konnte nicht von einem wirklichen Wettbewerb zwischen GKV und PKV gesprochen werden, denn eine GKV-Krankenkasse unterliegt dem Kontrahierungszwang und muss alle Versicherungspflichtigen aufnehmen. Sie darf ihre Beiträge nicht nach Risikounterschieden differenzieren, was ein Kernelement sozialer Krankenversicherung ist. Hinzu kommt in Deutschland die weltweit einmalige Regelung, dass Beziehende von hohen Einkommen oberhalb der Versicherungspflichtgrenze von aktuell jährlich 64.350 Euro (Stand: 01.01.2022) in die PKV wechseln können und sich damit der Umverteilung entziehen. Nur wer aufgrund von Familienmitgliedern, die in der GKV beitragsfrei mitversichert werden können, oder wegen gesundheitlicher Risiken in der PKV eine höhere Prämie zahlen muss,

5.1 Äquivalenz- und Solidarprinzip

wird in der Regel freiwillig in der GKV versichert verbleiben, so dass eine Risikoselektion zu Lasten der GKV stattfindet.

Das Solidarprinzip will im Gegensatz zum Äquivalenzprinzip nicht nur zwischen Gesunden und Kranken umverteilen, sondern es ist von starken Elementen der Einkommensumverteilung geprägt. Für die Inanspruchnahme von Leistungen der sozialen Krankenversicherung gilt das Bedarfsprinzip, d. h. ausschließlich Art und Schwere der Krankheit entscheiden über den Leistungsanspruch, der somit durch ärztliches Fachpersonal festgelegt werden muss. Lediglich Lohnersatzleistungen werden im Verhältnis zu dem vorher erzielten Einkommen bezahlt. Bei der Finanzierung gilt hingegen das Leistungsfähigkeitsprinzip: Die Beiträge werden (bis zur Beitragsbemessungsgrenze) proportional zum Lohneinkommen erhoben und berücksichtigen nicht, dass die Versicherten entsprechend ihrem Gesundheitszustand oder der Zahl der mitversicherten Angehörigen ein unterschiedliches Risiko darstellen. Die Zahlungspflicht beruht auf gesetzlichem Zwang und nicht wie bei dem Äquivalenzprinzip auf einem Vertrag. Bis zur Einführung der Kassenwahlfreiheit für die Versicherten am 01.01.1997 galt das Prinzip, dass das Gesetz sogar die Mitgliedschaft in einer der Primärkassen (AOK, BKK, IKK, LKK, KBS) je nach Status und Beruf zuwies, wobei Angestellte schon immer die Freiheit hatten, ihre »Ersatzkasse« frei zu wählen. Diese Form einer »gegliederten Krankenversicherung« ist nur aus den Bismarck'schen Sozialreformen zu erklären, die einerseits die arbeitende Klasse in den Kaiserstaat integrieren, aber andererseits die Schichtung der Gesellschaft nach dem »Stand« konservieren wollten. Die Mitglieder in den einzelnen Kassenarten unterschieden sich in Morbiditätsrisiko und Höhe der Grundlöhne, wobei die Allgemeinen Ortskrankenkassen die schlechtesten Risiken zugewiesen bekamen. Die unterschiedliche Verteilung der Risiken auf die einzelnen Kassen und Kassenarten ist nicht mit der Einführung der Wahlfreiheit beendet worden, sondern bestand fort. Wettbewerb zwischen den Kassen der GKV konnte und kann deshalb nur in dem Maße gelingen, wie die unterschiedliche Morbidität und das Durchschnittseinkommen der Versicherten ausgeglichen werden, was Ziel des gleichzeitig mit der Wahlfreiheit eingeführten Risikostrukturausgleichs (RSA) ist, der im nächsten Abschnitt behandelt wird (▶ Kap. 5.3).

Das Bedarfsprinzip auf der Leistungsseite und das Leistungsfähigkeitsprinzip auf der Finanzierungsseite sind die Kernelemente der gesetzlichen Krankenversicherung. Alle anderen Merkmale wie Satzungs- und Beitragshoheit der Kassen, paritätische Finanzierung und Besetzung der Verwaltungsräte je zur Hälfte mit gewählten Vertreterinnen und Vertretern der Versicherten und der Arbeitgebenden sind ebenfalls konstitutiv für die Selbstverwaltung, allerdings mit Ausnahme der Ersatzkassen, deren Verwaltungsräte historisch bedingt nur mit Versichertenvertretenden besetzt waren. Nach der Gesundheitsreform 2007 sind aber auch hier Änderungen eingetreten, weil kassenartenübergreifende Fusionen ermöglicht wurden und die Arbeitgebenden in dem fusionierten Verwaltungsrat vertreten sind, wenn sie in einer der zusammengeschlossenen Kassen Sitze hatten. Seit dem 01.01.2017 gibt es nur noch eine Ersatzkasse ohne Arbeitgebendenvertretung. Alle anderen Ersatzkassen haben Arbeitgebendenvertreterinnen und -vertreter, wobei ihre Zahl in den Fusionsverträgen vereinbart werden kann.

Soziale Krankenversicherung ist nur möglich, wenn der Gesetzgeber den Kreis der Versicherten durch Gesetz bestimmt und das Leistungsvolumen im Wesentlichen festlegt, weil der garantierte Schutz gegen die Risiken von Krankheit den Charakter eines öffentlichen Gutes hat (▶ Kap. 3), das auf der Basis von Freiwilligkeit über die Mechanismen des Marktes nicht zustande käme. Zu den Merkmalen einer auf dem Solidarprinzip gegründeten Krankenversicherung in Deutschland gehört auch, dass die Leistungserbringenden nicht unmittelbar mit den Patientinnen und Patienten abrechnen (»Kostenerstattungsprinzip«), sondern die Abrechnung nach dem »Sachleistungsprinzip« (§ 2 Abs. 2 SGB V) direkt mit den Kliniken (stationäre Versorgung) oder unter Zwischenschaltung von Kassenärztlichen Vereinigungen als Körperschaften des öffentlichen Rechts mit verpflichtender Mitgliedschaft der niedergelassenen Ärztinnen und Ärzte (ambulante Versorgung) mit den Krankenkassen erfolgt. In der privaten Krankenversicherung schließen die Versicherten mit ihren Ärztinnen und Ärzten einen individuellen Behandlungsvertrag (§§ 630a ff. BGB), in der sozialen Krankenversicherung werden die Entgelte auf Basis von Kollektivverträgen verhandelt und zwischen den Verbänden der Krankenkassen sowie der Ärztinnen und Ärzte bzw. der Krankenhäuser vereinbart.

Im konkreten System der Bundesrepublik Deutschland gibt es auch in der PKV eine Vielzahl von staatlichen Regulierungen, die der Tatsache Rechnung tragen, dass auch mündige Patientinnen und Patienten keine voll informierten und souveränen Vertragspartnerinnen und -partner sind, sondern als Marktteilnehmende geschützt werden müssen. Die Altersrückstellungen in der PKV wurden in den letzten Jahren regelmäßig erst durch Druck der staatlichen Versicherungsaufsicht dem aktuarischen (d. h. versicherungsmathematischen) Risiko angenähert. Auch die Gebührenordnung für Ärzte (GOÄ), nach der privatärztliche Leistungen abgerechnet werden, gibt es nur deshalb, weil eine Preisverhandlung zwischen Ärztinnen und Ärzten sowie Patientinnen und Patienten in Analogie zum Markt für private Güter gegen die meisten Voraussetzungen eines Wettbewerbsmarktes verstoßen würde. Die »souveränen Konsumierenden« sind ein irreführendes Leitbild für medizinische Dienstleistungen, denn kranke Menschen sind im Verhältnis zu den behandelnden Ärztinnen und Ärzten keine souveränen Einkaufenden auf dem Markt, die alle Alternativen ihrer möglichen Einkommensverwendung kennen und rational abwägen, woraus der größte Nutzen zu ziehen ist. Das Marktmodell als überlegene Form der Allokation wird aber gerne bemüht, wenn eine Ausweitung der privaten Krankenversicherung zu Lasten der sozialen Krankenversicherung gefordert wird, weil nur so eine effiziente Nutzung der Ressourcen gewährleistet würde, die die Präferenzen der Individuen richtig abbildet (beispielhaft vgl. Straubhaar et al. 2006, S. 35 ff.). Dabei wird jede Abweichung von der individuellen Präferenz der Konsumierenden als Verstoß gegen eine effiziente Versorgung interpretiert, die nur durch mehr Markt korrigiert werden kann. Ob die Bedingungen für einen funktionsfähigen Markt überhaupt erfüllt werden können, bleibt dabei undiskutiert, vielmehr wird die generelle Überlegenheit der Steuerung über Märkte schlicht auf den Gesundheitsmarkt übertragen. Was im Prinzip richtig ist, kann allerdings im historischen Moment falsch sein (Eucken 1990, S. 250 ff.). Diese Warnung des ordoliberalen Nationalökonomen Walter Eucken (1891–1950) vor einer dogmatischen Verwendung wirtschaftspolitischer Ordnungsvorstellungen hat für den Gesundheitssektor unveränderte Aktualität.

5.2 Trägervielfalt und Mitgliederstruktur

Sicherungssysteme gegen Krankheitsrisiken werden nicht am »Grünen Tisch« entworfen und umgesetzt, sondern sie spiegeln historische Entwicklungen und Erfahrungen wider und sind nur sehr schwer an veränderte gesellschaftliche Rahmenbedingungen anzupassen.

Das deutsche System der Krankenversicherung ist ohne seine Ursprünge am Ende des 19. Jahrhunderts nicht zu verstehen. Die »Soziale Frage« war zum Sprengsatz für das politische System geworden. Die Industrialisierung führte zu einer bisher nicht gekannten Konzentration in den Städten und zur Auflösung bestehender familiärer, dörflicher oder ständischer Zusammenhänge. Verbunden mit massenhafter Armut wurde Krankheit zu einem Risiko, das nicht mehr durch soziale Netze wie Familie, Nachbarschaft oder Zünfte aufgefangen wurde und zur Verschärfung sozialer Konflikte beitrug. Das Bündnis von Kaisertum, Adel und Bürgertum war politisch nur zu sichern, indem Zugeständnisse an die arbeitende Klasse gemacht wurden. Am 15. 06. 1883 wurde deshalb das »Gesetz, betreffend die Krankenversicherung der Arbeiter« verabschiedet. Es entsprach durchaus nicht den ursprünglichen Vorstellungen des Reichskanzlers Otto von Bismarck (1815–1898), der für eine sehr viel stärker staatlich geprägte Lösung eingetreten war und in der paritätischen Vertretung von Arbeitgebenden und Arbeitnehmenden in den Gremien der Krankenkassen die Gefahr sah, dadurch die Organisation von Arbeitnehmendeninteressen zu stärken. Letztlich durchgesetzt hat sich eine Ministerialbürokratie, die, auch an den heutigen Maßstäben gemessen, ein Regelwerk von erstaunlicher Modernität geschaffen hat, in dem der Staat einen regulierenden Rahmen setzte, aber eine Vielzahl von Detailregelungen der Selbstverwaltung der Krankenkassen sowie der Ärztinnen und Ärzte übertragen hat, die durch das Gesetz auf gesundheitspolitische Ziele verpflichtet wurden (Lamping und Tamm 1994, S. 112 ff.). Der Staat delegierte Aufgaben, aber er sah Krankenversicherung als seine Aufgabe an, weil nur durch gesetzlichen Zwang der politisch gewollte Risikoausgleich herbeigeführt werden konnte. Das im Jahr 1871 neu gegründete Deutsche Reich hatte auch nur minimale Rechte, (abgesehen von den Zöllen) Steuern zu erheben, so dass der Konflikt zwischen einer nationalen Sozialgesetzgebung und der in den Ländern liegenden Steuerhoheit durch die Konstruktion der selbstverwalteten Sozialversicherung mit Satzungs- und Beitragshoheit elegant gelöst wurde.

Die gesetzliche Krankenversicherung ist Teil der Staatsverwaltung, aber ihr sind Selbstverwaltungsrechte übertragen worden, die den Zentralstaat von Entscheidungen entlasten und zudem die Fachkenntnisse und Konfliktlösungspotentiale der Selbstverwaltung von Ärztinnen und Ärzten, Krankenhäusern und Krankenkassen nutzen. Erst die Gesundheitsreform 2007 setzt einen deutlich anderen Schwerpunkt:

Der Beitragssatz wird seitdem von der Bundesregierung beschlossen, die Krankenkassen sind nur noch Inkassostellen und entscheiden lediglich über einen Zusatzbeitrag, der nach dem ursprünglichen Willen des Gesetzes nicht mehr als 5% der Ausgaben in der GKV abdecken sollte. Auch der G-BA, in dem bisher die Spitzenverbände der Krankenkassen, die Organisationen der Ärztinnen und Ärzte sowie der Zusammenschluss der Krankenhäuser über den Leistungskatalog in der GKV entschieden haben, wird seit 2007 sehr viel enger durch ministeriale Steuerung geprägt. Zugespitzt könnte man von einem späten Erfolg Otto von Bismarcks sprechen; ob es wirklich ein Erfolg im Sinne einer besseren Steuerung des Gesundheitssektors ist, erscheint zumindest zweifelhaft. Ein Indiz für Fehlsteuerung sind immerhin die hohen Defizite der GKV in den letzten Jahren und die zu starke Signalwirkung eines Zusatzbeitrages, den einzelne Kassen erheben mussten, was zu starken Abwanderungen von Mitgliedern führte. Der Wettbewerb unter den Krankenkassen fokussierte sich darauf, den Zusatzbeitrag so gering als möglich zu halten, um keine Mitgliederverluste zu erleiden.

Die Beschreibung der gesetzlichen Krankenversicherungen als »parafiskalische« Institutionen bringt ihren Doppelcharakter auf den richtigen Begriff: einerseits der Zwang zu Versicherung und Beitragszahlung nach den im Sozialgesetz genannten Kriterien, andererseits Selbstverwaltung durch Organisationen der Arbeitgebenden und der Arbeitnehmenden und Gestaltungsfreiheit bei den Leistungen im Rahmen der Gesetze und Statuten der Krankenkassen. Als Ausdruck sozialpartnerschaftlicher Fürsorge tragen Arbeitgebende und Arbeitnehmende die Beiträge je zur Hälfte. Mit Ausnahme der Ersatzkassen wird aus der hälftigen Finanzierung der Beiträge die paritätische Besetzung der Kontrollgremien begründet. Die Beteiligung der Sozialpartner soll sicherstellen, dass die unterschiedlichen Interessen, bezogen auf Wirtschaftlichkeit, Beitragshöhe und bedarfsgerechte Versorgung, abgebildet werden. Was als Bedarf anerkannt wird, unterliegt wiederum einer Legitimierung durch ein System der Verhandlungen im Rahmen des Gemeinsamen Bundesausschusses (G-BA) zwischen Krankenkassen, Verbänden der Ärztinnen und Ärzte und Krankenhäusern unter der Aufsicht des Staates. Durch das Einfrieren des Arbeitgebendenbeitrages ist das Interesse der Arbeitgebenden an einer Begrenzung der Ausgaben der GKV gegenüber vorher zeitweise gemindert worden.

Die gesetzlichen Krankenkassen waren als sogenannte Primärkassen bis 1997 nach Beruf und Status organisiert, d.h. sie bekamen ihre Mitglieder per Gesetz zugewiesen. Die Ortskrankenkassen hatten und haben immer noch ein territoriales Organisationsprinzip. In ihnen wurden vor 1997 die Menschen versichert, die der Versicherungspflicht unterlagen, aber nach Status und Beruf nicht den anderen Zwangskassen zuzuordnen waren. Im Jahr 1970 gab es noch 1.815 Krankenkassen, davon allein 399 Ortskrankenkassen. Solange die Mitglieder zugewiesen wurden, war der Wettbewerb unter den Kassen gering, dennoch gab es bereits einen starken ökonomischen Druck, durch Fusionen zu wirtschaftlichen Betriebsgrößen zu kommen, so dass sich die Zahl der Krankenkassen kontinuierlich auf aktuell 97 Kassen (Stand: 01.01.2022), darunter elf Allgemeine Ortskrankenkassen, verringerte (Verband der Ersatzkassen 2022, S. 14).

Die Differenzierung nach regionalen, beruflichen und statusbedingten Kriterien prägt bis heute die Vielfalt der Trägerschaft der GKV. Seit 1997 können alle Versicherten, mit Ausnahme der Landwirtinnen und -wirte sowie See- und Bergleute, mit einer Krankenversicherung ihrer Wahl einen Vertrag abschließen. Die Betriebskrankenkassen, die eine Öffnung für betriebsfremde Mitglieder in ihren Statuten vorsehen können, aber nicht müssen, haben einen Kontrahierungszwang, sie dürfen also wie alle anderen Krankenkassen keine Mitglieder ablehnen oder über differenzierte Prämien nach Risiken selektieren. Nach 1997 kam es zu einem stärkeren Wettbewerb zwischen den Krankenkassen, der zu einer Fusion von Kassen, insbesondere bei den Ortskrankenkassen führte, um besser am Markt agieren zu können, Risiken auszugleichen und Rationalisierungsvorteile auszunutzen. Die Krankenkassen sind nach Kassenarten entlang der historischen Organisationsbereiche in Verbänden zusammengeschlossen, die als Lobby arbeiten, gemeinsame Aufgaben wahrnehmen, aber vor allem innerhalb der Kassenverbände für Verbindlichkeiten der Einzelkassen haften. Im Jahr 2007 wurde die Insolvenzfähigkeit für alle Krankenkassen eingeführt (vorher gab es sie nur für die bundesweit organisierten Ersatzkassen) und eine »Haftungskaskade« gesetzlich geregelt, die weiterhin zunächst die Verbände in Haftung nimmt. Erst wenn die mit einem Haftungsfall überfordert wären, was bei dem Konkurs einer großen Kasse eintreten könnte, haftet die Gesamtheit aller Krankenkassen über den GKV-Spitzenverband, der die Haftungsregeln in seiner Satzung geregelt hat (§ 160 SGB V »Insolvenz von Krankenkassen« und § 166 SGB V »Haftung für Verpflichtungen bei Auflösung oder Schließung«).

Die Anzahl der Krankenkassen hat sich durch den verschärften Wettbewerb in den letzten Jahren immer weiter reduziert (▶ Tab. 5.1). Dieser Prozess dürfte weitergehen und absehbar, insbesondere bei den Betriebskrankenkassen, zu einem weiteren Rückgang der Kassenzahl führen, weil Unternehmensgröße einen Vorteil am Markt bedeutet, der bei selektiven Verträgen die Durchsetzung günstigerer Konditionen erlaubt. Im Jahr 2022 waren somit nur noch 97 Krankenkassen am Markt, wobei es insbesondere bei den Betriebskrankenkassen zu Zusammenschlüssen gekommen ist, um eine wettbewerbsfähige Größe zu erreichen. Die Gesundheitsreform 2007 ermöglichte auch erstmals kassenartenübergreifende Fusionen, woraus sich eine zusätzliche Dynamik ergeben hat. Regional betrachtet kann es dabei zu Unternehmensgrößen kommen, die zu einem Missbrauch der Marktmacht führen könnten und dem Ziel, im Gesundheitsmarkt mehr Wettbewerb zu ermöglichen, vollkommen entgegenstehen. Insofern ist es nur konsequent, das Wettbewerbsrecht auch auf die Träger der Sozialversicherung auszudehnen, die im SGB V bisher davon ausgenommen waren.

5 Gesetzliche Krankenversicherung

Tab. 5.1: Anzahl der gesetzlichen Krankenkassen in Deutschland 2000 bis 2019 (nach Bundesministerium für Gesundheit 2019, S. 111)

	Kassen insgesamt[1]	Allgemeine Ortskrankenkassen	Betriebskrankenkassen	Innungskrankenkassen	Sozialversicherung für Landwirtschaft, Forsten und Gartenbau	Ersatzkassen für Arbeiter und Angestellte
2000	420	17	337	32	20	12
2005	267	17	210	19	9	11
2010	169	14	130	9	9	6
2015	124	11	99	6	1	6
2019	109	11	84	6	1	6

Stand jeweils 1. Januar.
[1]Ab 2008 zuzüglich Knappschaft-Bahn-See

In Deutschland gilt eine Versicherungspflicht nur für Arbeitnehmende und andere im Gesetz ausdrücklich genannte Gruppen wie beispielsweise Rentnerinnen und Rentner, Beziehende von Grundeinkommen nach SGB II (Arbeitsuchende), Landwirte, Studierende oder Kunstschaffende. Sie gilt auch nur bis zu einer maximalen Einkommenshöhe, der Versicherungspflichtgrenze, die jährlich an die Einkommensentwicklung angepasst wird und im Jahr 2022 bei jährlich 64.350 € lag (Bundesministerium für Arbeit und Soziales 2021). Selbstständige, verbeamtete Personen und Mitglieder von Sonderversorgungswerken wie Soldatinnen und Soldaten sowie Polizistinnen und Polizisten unterliegen keiner Versicherungspflicht in der GKV. Aufgrund des GKV-Wettbewerbsstärkungsgesetzes vom 01.04.2007 besteht allerdings seit dem 01.01.2009 eine Versicherungspflicht für alle Bürgerinnen und Bürger, d. h. sie müssen sich privat gegen das Krankheitsrisiko versichern, wenn sie nicht Mitglied in der GKV oder einem besonderen Versorgungssystem sind. Gleichzeitig schreibt das Gesetz seitdem den PKV-Unternehmen vor, dass sie einen Antrag auf Versicherung bewilligen müssen, wenn vom beruflichen Status her eine private Versicherung vorgesehen ist.

Im Gegensatz zu einem staatlichen Versorgungssystem wie in den skandinavischen Ländern oder Großbritannien, das alle Staatsangehörigen umfasst, ist das deutsche Krankenversicherungssystem an den beruflichen Status und die Einkommenshöhe gebunden, also nicht universalistisch. In der GKV wird zwischen Mitgliedern und Versicherten unterschieden: Mitglieder sind aufgrund ihres Beschäftigungsstatus beitragspflichtig, sie sind also die relevante Bezugsgröße bei den Einnahmen, wohingegen die Versicherten auch die Gruppe der beitragsfrei mitversicherten Kinder sowie Ehepartnerinnen und -partner umfasst, die nicht selbst versicherungspflichtig sind (§ 10 SGB V). Diese Größe hat für die Leistungsausgaben pro Kopf eine höhere Relevanz. Häufig wird auch zwischen Personen in Rente und anderen Pflichtversicherten unterschieden, weil die Beiträge der Rentnerinnen und

Rentner geringer, ihre Krankheitskosten aber höher sind, so dass durch den Anteil der Rentenempfangenden an den Versicherten einer einzelnen Kasse die Risikostruktur und Wettbewerbsposition wesentlich bestimmt wird. Seit Einführung des Gesundheitsfonds im Jahr 2009 spielt die Einkommenshöhe der einzelnen Mitglieder einer Krankenkasse keine Rolle mehr, weil die Zuweisungen an die Kassen bestehende Einkommensunterschiede zu 100 % ausgleichen. Eine andere Unterscheidung ist zwischen freiwillig Versicherten (§ 9 SGB V) und Pflichtmitgliedern (§ 5 SGB V). Freiwillig kann in einer GKV-Kasse versichert bleiben, wer einmal versicherungspflichtig war, aber die Versicherungspflichtgrenze beim Einkommen überschritten hat (§ 6 SGB V). Viele privat krankenversicherte Personen möchten im höheren Lebensalter (wenn auch mit steigenden PKV-Prämien zu rechnen ist) wieder in die GKV zurückkehren. Eine Rückkehr aus der PKV in die GKV ist (insbesondere für Personen, die das 55. Lebensjahr bereits vollendet haben) heute nur noch in Ausnahmefällen und sehr eingeschränkt möglich (§ 6 Abs. 3a SGB V). Freiwillig Versicherte sind immer noch eine umworbene Gruppe, da sich mit höherem Einkommen häufig ein besserer Gesundheitsstatus verbindet (exemplarisch Pickett und Wilkinson 2015, S. 316 ff.) und somit ein höherer Deckungsbeitrag (d. h. Differenz zwischen Erlösen und variablen Kosten) erreicht werden kann. Unter den Vollversicherten in der PKV befinden sich Personen, die keine andere Sicherung gegen das Krankheitsrisiko haben. Verbeamtete Personen bekommen von ihrem Dienstherrn eine steuerfinanzierte Beihilfe von 50 % (im Ruhestand 70 %) der Krankheitskosten und müssen deshalb nur einen Teil des Krankheitsrisikos versichern (§ 46 Abs. 2 Bundesbeihilfeverordnung). Zusatzversicherungen beziehen sich vor allem auf sogenannte »Hotelleistungen« wie Zwei-Bett-Zimmer im Krankenhaus und privatärztliche Behandlung bei stationärer Aufnahme, aber auch Zusatzleistungen wie beispielsweise für Zahnersatz oder Auslandsbehandlung.

Im Jahr 2020 waren 73,3 Mio. (88,1 %) Menschen in der GKV versichert, in der PKV 8,7 Mio. (10,5 %). Etwa 1,2 Mio. Personen (1,4 %) waren durch Sondersysteme wie freie Heilfürsorge für Soldatinnen und Soldaten, Sozialhilfe etc. geschützt, waren nicht krankenversichert oder es lagen keine Angaben zum Versicherungsstatus vor (Verband der Ersatzkassen 2022, S. 12). Die Zahl der gänzlich Unversicherten ist schwer zu ermitteln, manche Schätzungen gehen aber aufgrund einer hohen Dunkelziffer von einer Zahl von weit über 100.000 Personen aus (Zimmermann 2020). In Folge des GKV-Wettbewerbsstärkungsgesetzes (GKV-WSG), das zum 01.04.2007 in Kraft getreten ist, kam es zu einer schrittweisen Einführung einer allgemeinen Krankenversicherungspflicht bei einer gesetzlichen Krankenkasse oder einer privaten Krankenversicherung für Personen mit Wohnsitz in Deutschland. Somit sollte es theoretisch seit dem 01.01.2009 keine unversicherten Personen mehr geben, nach dem Mikrozensus 2015 hatten jedoch ca. 79.000 Menschen (▶ Tab. 5.2) keine Versicherung (Deutscher Bundestag 2019, S. 1). Wenngleich dies weniger als ein Prozent der Bevölkerung darstellt, so ist anzunehmen, dass sich darunter Personen ohne legalen Aufenthaltstitel, EU-Bürgerinnen und -Bürger mit unzureichendem Krankenversicherungsschutz im Heimatland, ehemals Versicherte mit hohen Beitragsschulden und schlussendlich auch Personen ohne festen Wohnsitz befinden. Die Motive der Unversicherten sind somit vielfältig. Wahrscheinlich ist auch bei den reduzierten Prämien im Basistarif der PKV, der seit 2009 angeboten werden muss, die Belastung für viele Selbständige mit kleinem Einkommen noch zu hoch (Tenhagen 2020). Der Basistarif (§ 152 Versicherungsaufsichtsgesetz) verzeichnet seit seiner Einführung einen stetigen Zuwachs an Versicherten, im Jahr 2020 waren in diesem 33.600 Personen versichert. Hinzu kamen noch einmal 88.100 Versicherte im sogenannten Notlagentarif (§ 153 Versicherungsaufsichtsgesetz), der nur eine Absicherung der Behandlung von akuten Erkrankungen und Schmerzzuständen sowie bei Schwangerschaft und Mutterschaft ohne den Aufbau von Altersrückstellungen vorsieht und für privat Krankenversicherte gedacht ist, die mit ihren Prämienzahlungen vorübergehend im Rückstand sind. Diese Zahlen verdeutlichen, dass die Entscheidung für eine private Krankenversicherung durchaus auch mit Risiken behaftet ist, was den Umfang des Versicherungsschutzes betrifft, sofern die individuelle wirtschaftliche Leistungsfähigkeit sinkt. Insgesamt ist die Anzahl der Vollversicherten in der PKV seit dem Jahr 2011 – wenn auch nur leicht – gesunken (Verband der Privaten Krankenversicherung 2022).

Aber auch innerhalb der GKV gab es erhebliche Verschiebungen der Marktanteile, seitdem die Versicherten ihre Krankenkasse frei wählen können. Durch die Entwicklung zur Dienstleistungsgesellschaft und den Verlust an Arbeitsplätzen in der Industrie haben die Primärkassen (AOK, BKK, IKK) in den letzten zwanzig Jahren über fünf Millionen Mitglieder an die Ersatzkassen verloren. Seit der Freigabe der Kassenwahl 1997 waren vor allem die Betriebskrankenkassen die großen Gewinner, insbesondere durch die Öffnung der Kassen und sogenannte virtuelle Betriebskrankenkassen, die kein eigenes Filialnetz unterhalten, sondern ihre Dienstleistungen über Telefon und Internet abwickeln. Das war vor allem für junge und gesunde Mitglieder attraktiv, die relativ geringe Leistungsausgaben verursachten. Im Ergebnis konnten so niedrige Beiträge erhoben werden, die den Wettbewerbsvorteil zusätzlich verstärkten und die sogenannten Versorgerkassen, dazu zählen die Allgemeinen Ortskrankenkassen, aber auch große Ersatzkassen wie die DAK-Gesundheit, die einen höheren Anteil an Geringverdienerinnen und -verdienern sowie kranken Personen haben, erhebliche Mitgliederverluste bescherten. Die Entwicklung seit 1997 hat aber auch gezeigt, dass eine Geschäftspolitik der Kassen, die durch eine aggressive Preispolitik auf ständigen Mitgliederzuwachs setzt, um über Zuwächse die Ausgaben zu finanzieren, auf Dauer nicht tragfähig ist und auch von diesen Kassen die Beiträge nach oben angepasst wurden. Aber dennoch blieb es dabei, dass der Wettbewerb zwischen den Kassen um gute Risiken bis zur Einführung des morbiditätsorientierten Risikostrukturausgleichs und des Gesundheitsfonds in 2009 eine erfolgversprechende Strategie für mehr Wachstum war. Immerhin hatte seit Freigabe der Kassenwahl fast die Hälfte der Versicherten ihre Kasse gewechselt, dabei war die Wechselbereitschaft mit knapp über 9 % bei Rentnerinnen und Rentnern am geringsten und bei Versicherten mit hohem Einkommen und hoher Bildung am höchsten. Es wechseln also eher die guten Risiken, die auch eher auf Differenzen im Beitragssatz achten (Zok 2006, S. 2 ff.).

Wer krank ist, weiß in der Regel die eigene Krankenkasse und einen Service mit wohnortnahen Geschäftsstellen zu schätzen und verspürt wenig Neigung zum Wechsel. Der eigentlich angestrebte Wettbewerb um die besseren Versorgungsangebote kommt so jedenfalls nicht zustande, es sei denn, dass der Risikostrukturausgleich die Risiken vollständig ausgleicht, die aus unterschiedlicher Morbidität und Durchschnittseinkommen resultieren. Andernfalls bergen gute Versorgungsangebote die Gefahr, dass Kranke mit höheren durchschnittlichen Ausgaben verstärkt diese Kasse wählen und damit die Kosten- und Wettbewerbssituation verschlechtern. Eine derartige adverse Selektion (▶ Kap. 3.3.5) kann nur durch einen funktionierenden Risikostrukturausgleich verhindert werden.

Tab. 5.2: Bevölkerung nach Art des Krankenversicherungsschutzes, Ergebnis des Mikrozensus 2015 (nach Bundesministerium für Gesundheit 2019, S. 108)

Art der Versicherung	Mitglieder und Versicherte (in 1.000)
Bevölkerung insgesamt	79.022
Davon:	
• Pflichtversichert	49.371
• Freiwillig in der GKV versichert	3.374
• Familienangehörige mitversichert	16.507
• Privat versichert	9.093
• Ausschließlich sonstiger Anspruch auf Krankenversorgung*	143
• Nicht krankenversichert	79
• Ohne Angabe	455

* verbeamtete Personen, Polizei, Soldatinnen und Soldaten, Sozialhilfeempfangende etc.

Zusätzlich ist der Wettbewerb zwischen GKV und PKV bei den freiwillig Versicherten intensiver geworden und hat in den letzten 20 Jahren stellenweise zu einem Zuwachs von Versicherten bei der PKV zu Lasten der GKV geführt. Dass hier ein sehr ungleicher Wettbewerb stattfindet, lässt sich am Anteil der mitversicherten Familienangehörigen ablesen. Es wandern die jüngeren Singles mit einem hohen Einkommen ab, die von höheren Prämien für Familienmitglieder in der PKV nicht betroffen sind. Die wegen der beitragsfreien Mitversicherung der Familie höheren Risiken verbleiben hingegen in der GKV. Das ist mit den Zielen des Solidarausgleichs nicht vereinbar, denn es beschränkt die Umverteilung auf eine relativ homogene Gruppe und grenzt ausgerechnet diejenigen aus, die über eine höhere ökonomische Leistungsfähigkeit verfügen.

Zwischen den Jahren 2000 und 2017 wechselten jährlich zwischen im Maximum 362.000 und im Minimum 115.500 Versicherte von der GKV zur PKV. Die Abgänge zur Pflichtversicherung durch die Begründung eines versicherungspflichtigen Beschäftigungsverhältnisses waren dabei relativ stabil und pendelten zwischen 126.700 und 162.400 Versicherten. Seit dem Jahr 2003 haben sich die Übertrittsdifferenzen von der GKV zur PKV reduziert und 2012 gab es erstmals mehr Übertritte von der

PKV zur GKV als umgekehrt (▶ Tab. 5.3) (Bundesministerium für Gesundheit 2019, S. 124).

Die Verteilung der Versicherten auf GKV und PKV wird im Wesentlichen durch den Gesetzgeber mit der Festlegung der Versicherungspflichtgrenze entschieden. Oberhalb dieser Grenze gibt es zwischen diesen beiden Versicherungsformen einen Wettbewerb, allerdings zu ungleichen Bedingungen, da die Versicherten entscheiden, wie sie ihr Risiko einschätzen und ob sie sich im Rahmen der Solidarversicherung besserstellen. Die Risiken werden damit selektiert und die Umverteilung findet nicht zwischen Einkommensstarken und -schwachen statt, sondern zwischen den »Halbstarken« und den Schwachen. Neben den gesetzlichen Eingriffen in die Höhe der Versicherungspflichtgrenze, die über die Wahlmöglichkeit zwischen GKV und PKV entscheidet, spielt aber auch zunehmend eine Rolle, dass die Ausgabensteigerung in der PKV (insbesondere für Zahnbehandlungen und -ersatz sowie stationäre Behandlungen) in der letzten Dekade größer als in der GKV war (Institut Arbeit und Qualifikation der Universität Duisburg-Essen 2022b, S. 1), was sich in höheren Versicherungsprämien niederschlägt und die GKV attraktiver macht.

Tab. 5.3: Krankheitsvollversicherung – Personenwechsel zwischen GKV und PKV 2000–2017 (nach Bundesministerium für Gesundheit 2019, S. 124)

Jahr	Personenwechsel zwischen GKV und PKV		
	Übertritte zur PKV	Abgänge zur GKV	Differenz
2000	325.000	148.600	176.400
2005	274.500	154.200	120.300
2010	227.700	153.200	74.500
2015	120.400	140.200	-19.800
2017	129.300	133.000	-3.700

Innerhalb der GKV findet seit 1997 ein Wettbewerb um Mitglieder statt. Die Wettbewerbsinstrumente waren jedoch begrenzt, da der Leistungskatalog zu mehr als 95 % gesetzlich festgelegt war und die Beitragshöhe als der mit Abstand wichtigste Wettbewerbsfaktor sehr stark durch die Mitgliederstruktur, d. h. ihre Morbidität und ihre Durchschnittseinkommen, geprägt war. Seit Einführung des Gesundheitsfonds im Jahr 2009 gibt es einen einheitlichen, prozentualen Beitragssatz für alle Kassen. Damit ist der Preiswettbewerb aber nicht beendet, sondern er verlagert sich auf den Zusatzbeitrag, der ebenfalls von allen Mitgliedern und Arbeitgebenden erhoben werden kann.

Tab. 5.4: Anteil der Versicherten in Prozent (einschließlich Rentnerinnen und Rentner) nach Kassenarten 2000–2018 (nach Bundesministerium für Gesundheit 2019, S. 120)

Jahr	Kassenarten insgesamt (in 1.000)	Davon*				
		AOK (in %)	BKK (in %)	IKK (in %)	Landwirt-schafts- u. See-kasse, Knapp-schaft** (in %)	Ersatzkassen (in %)
2000	100	38,1	15,2	6,5	3,5	36,7
2005	100	35,9	20,6	6,8	3,4	33,2
2010	100	34,7	18,7	7,7	3,7	35,3
2015	100	34,6	16,6	7,7	3,4	37,7
2018	100	36,5	14,9	7,1	3,1	38,4

* Stand jeweils 01. Oktober
** Ab 2008 Knappschaft-Bahn-See (KBS)

Im Jahr 2018 waren 36,5 % aller Versicherten in einer Allgemeinen Ortskrankenkasse versichert. Durch das strikte Regionalprinzip der Allgemeinen Ortskrankenkassen, die dadurch untereinander nicht im Wettbewerb stehen, verfügen sie in fast allen Regionen Deutschlands über die Marktführerschaft. In den Ersatzkassen sind im Gegensatz zu früheren Jahren heute mehr Menschen versichert, aber die sechs Kassenarten stehen untereinander im Wettbewerb. Die Indikatoren Anteil der Erwerbsminderungsrenten, Frauenanteil und Durchschnittsalter zeigen allerdings, dass die Risiken zwischen den Versicherten der einzelnen Kassenarten sehr ungleich verteilt sind, was vor allem eine Folge der historischen Entwicklung und der gesetzlichen Zuweisung der Mitglieder bis 1997 ist (Bundesversicherungsamt 2008, S. 5). Das war der Grund, dass mit der Kassenwahlfreiheit auch ein Risikostrukturausgleich eingeführt wurde, der mit der Gesundheitsreform 2007 und der Einführung des Gesundheitsfonds ab 2009 noch einmal grundlegend in Richtung einer direkten Erfassung der Morbidität verändert wurde, um die unterschiedlichen Risiken zwischen den Kassen besser abzubilden.

5.3 Angleichung der Wettbewerbschancen durch Risikostrukturausgleich

Der Wettbewerb zwischen den Krankenkassen soll zumindest nicht in erster Linie dazu führen, dass sich Krankenkassen neu organisieren und fusionieren. Das eigentliche Ziel besteht darin, dass die Versicherten mit neuen Wahlmöglichkeiten den Preis und die Qualität des jeweiligen Versicherungsangebotes abwägen und

Druck auf Senkung der (Zusatz-)Beiträge ausüben, weil bei annähernd gleichen, vom Gesetzgeber bestimmten, Leistungen, der (Zusatz-)Beitragssatz der ausschlaggebende Faktor für die Wahlentscheidung ist. In einer modellhaften Wirkungskette würden die Krankenkassen dann ihrerseits auf eine effiziente Leistungserstellung bei den Anbietenden von medizinischen Leistungen dringen und so die Wirtschaftlichkeit des Gesundheitssektors erhöhen. Will man aber gleichzeitig das Grundprinzip des Solidarausgleichs bewahren, so muss man die unterschiedliche Risikostruktur, die in der jeweiligen Mitgliedschaft begründet ist, durch finanzielle Transfers zwischen den Versicherungen ausgleichen. Sonst besteht die Gefahr, dass die eher mobilen und guten Risiken in die Krankenkassen mit niedrigen Beiträgen abwandern und die schlechten Risiken in ihrer ursprünglichen Kasse verbleiben, was eine weitere Spirale von Beitragserhöhungen für diese Kassen auslösen würde, weil das Finanzvolumen, aus dem umverteilt werden kann, sinken würde. Es bestünde ein großer Anreiz, den Wettbewerb nicht als ein Mittel der Suche nach optimalen Angebotsstrukturen zu nutzen, sondern als einen Wettbewerb um die besten Risiken bei den Versicherten. Das würde den Grundgedanken der Solidarversicherung pervertieren.

Die GKV ist aber in der Gesamtheit aller Krankenkassen ein Solidarsystem, in der alle Versicherten füreinander einstehen. Dazu steht das Wettbewerbsprinzip des Marktes im Widerspruch, weil es nicht wettbewerbsfähige Marktteilnehmende durch die Insolvenz zwingt, aus dem Markt auszuscheiden. Leistungserbringende, wie niedergelassene Ärztinnen und Ärzte oder Krankenhäuser, haben die gesetzliche Pflicht, die GKV-Versicherten zu behandeln, können sich also ihre Vertragspartnerinnen und -partner nicht aussuchen. Das gilt umgekehrt auch für die Krankenkassen, die nur in Ausnahmefällen selektiv kontrahieren können und anerkannte Leistungserbringende für die im Gesetz vorgesehenen Leistungen bezahlen müssen. Wettbewerb soll im Gesundheitssektor dazu dienen, die Suche nach den besten Versorgungskonzepten zu fördern, und Anreize setzen, hohe Qualität zu günstigen Kosten zu realisieren. Wettbewerb soll das Solidarsystem ergänzen, aber nicht ersetzen. Insbesondere muss verhindert werden, dass der Wettbewerb zwischen den Kassen zu adverser Selektion (▶ Kap. 3.3.5) führt, weil man die guten Risiken umwirbt und gute Versorgung als einen einzelwirtschaftlichen Nachteil sieht, weil gute Versorgungsprogramme die Kranken anziehen könnten, ohne dass dies auf der Einnahmenseite zu Mehreinnahmen führt.

Die Antwort darauf war ein Risikostrukturausgleich (RSA), der die Unterschiede in der Mitgliedschaft im Hinblick auf Alters- und Geschlechtsstruktur, Zahl der mitversicherten Familienangehörigen, Bezug einer Erwerbsminderungsrente und durchschnittlicher Grundlohnsumme ausgeglichen hat (§§ 266–269 SGB V und die Risikostruktur-Ausgleichsverordnung (RSAV)). Der Risikostrukturausgleich war als ein krankenkassen- und kassenartenübergreifender (mit Ausnahme der Landwirtschaftlichen Krankenkasse), überregionaler Einnahmenausgleich konstruiert, der nicht auf tatsächliche Ausgaben abstellte, sondern die Strukturmerkmale, die eine Krankenkasse durch eigene Handlungen so gut wie nicht beeinflussen konnte, weil die Mitgliederstruktur »geerbt« wurde, durch finanzielle Transfers zwischen den Kassen kompensierte. Ergänzt wurde der Risikostrukturausgleich durch einen Risikopool für besonders teure Krankheiten (§ 268 SGB V; 80 % der Krankheitskosten

5.3 Angleichung der Wettbewerbschancen durch Risikostrukturausgleich

über einem Schwellenwert von 100.000 € werden der Kasse erstattet, den Rest muss sie selbst tragen) und einen Ausgleich für in zugelassene, strukturierte Behandlungsprogramme (»Disease-Management-Programme«) eingeschriebene Versicherte, die in begrenztem Umfang die Mehrkosten für kranke Versicherte vergüteten. Der RSA wird durch das Bundesamt für Soziale Sicherung (BAS; bis 31.12.2019 das Bundesversicherungsamt) durchgeführt, wobei der bürokratische Aufwand gering ist, weil die Verfahren automatisiert sind.

Durch die finanzielle Belastung aus dem Risikostrukturausgleich mussten die im Hinblick auf die Morbidität der Versicherten strukturstarken Kassen, d.h. vor allem die Mehrzahl der BKKs, IKKs und Ersatzkassen, höhere Beiträge als ohne RSA erheben, wohingegen strukturschwache Kassen, d.h. vor allem die Ortskrankenkassen, ihre Beiträge stabilisieren oder sogar senken konnten. Insgesamt ist so das Beitragssatzniveau angenähert worden, ohne dass es zu einer vollständigen Nivellierung der Beitragssätze gekommen ist, die politisch auch nicht beabsichtigt war. Vor der Einführung des RSA im Jahr 1995 gab es hohe Beitragssatzunterschiede, die zwischen 8 und 16,8 % lagen (Deutscher Bundestag 1992 (Gesundheitsstrukturgesetz), zit. bei Höppner et al. 2005, S. 5). Eine fast vollständige Freigabe der Wahl der Kasse für die Versicherten (ausgenommen sind mitversicherte Familienangehörige und Versicherte in der Landwirtschaft, Knappschaft und der Seekasse, die wegen der hohen Überalterung vom Gesetzgeber gesondert behandelt wurden) setzt voraus, dass die aus der Mitgliederstruktur resultierenden Risiken ausgeglichen werden. Der Wettbewerb soll sich nur auf eine höhere Wirtschaftlichkeit der Kassen und bessere Versorgung und Service beziehen und so in unterschiedlichen Beitragssätzen ausdrücken.

Gemessen am Ausgangsniveau sind die Beitragsunterschiede in den Folgejahren deutlich zurückgegangen. Mit Stand 30.03.2008 erhoben 12 Krankenkassen einen hohen Beitragssatz zwischen 15,0 und 16,9 %, wohingegen 52 Kassen mit Beitragssätzen zwischen 11 und 12,9 % im günstigen Bereich lagen. Aber weil der RSA die Morbidität bis 2009 nicht direkt, sondern durch unvollkommene Hilfsgrößen wie Alter und Geschlecht erfasste, war die Spanne immer noch beträchtlich und es bestand ein hoher Anreiz, im Wettbewerb unter den Kassen um gute Risiken, also möglichst gesunde Mitglieder mit hohem Einkommen, zu werben und alles zu unterlassen, was durch gute Versorgungsangebote Kranke anziehen könnte. Das ist das Gegenteil dessen, was der Gesetzgeber mit der Kassenwahlfreiheit anstrebte, die zu einem Wettbewerb um bessere und wirtschaftlichere Versorgungsangebote führen sollte. Weil die Verteilung der Risiken zwischen den einzelnen Kassen und Kassenarten sich weiter verschlechterte, nahm in der Logik des RSA das Transfervolumen zu. Abhilfe sollte durch eine Reform des RSA mit einer stärkeren Morbiditätsorientierung geschaffen werden. Sie stand zwar schon seit 2003 im Gesetz, aber erst im Januar 2009 wurde der morbiditätsorientierte Risikostrukturausgleich zeitgleich mit Einführung des Gesundheitsfonds umgesetzt.

Das Bundesversicherungsamt hat für das Jahr 2008 letztmalig den RSA und Risikopool nach altem Recht durchgeführt. Die Übersicht zeigt (▶ Abb. 5.2), dass die Ortskrankenkassen die mit Abstand Hauptbegünstigten im alten RSA waren, was Folge ihrer Mitgliederstruktur war. Das Transfervolumen in der GKV überschreitet den Finanztransfer innerhalb des horizontalen Finanzausgleichs zwischen den

Ländern der Bundesrepublik, was die quantitative Bedeutung unterstreicht. Das Bundesverfassungsgericht hat in seinem Urteil von 2005 bestätigt, dass der Risikostrukturausgleich nicht nur zulässig, sondern wegen des Sozialstaatsgebotes des Grundgesetzes sogar geboten ist, um die unterschiedliche Finanzkraft der Kassen auszugleichen (Bundesverfassungsgericht 2005).

Der RSA ist ein kompliziertes System, um die Einnahmen- und Ausgabenbedarfe zwischen den Kassen auszugleichen, ohne dass dabei der Wettbewerb zwischen den Kassen um wirtschaftliche Lösungen verhindert wird. Deshalb wurden im RSA bis 2009 auch nur die gesetzlichen Leistungsausgaben einbezogen, aber nicht die Verwaltungskosten und die reinen Satzungsleistungen der Krankenkassen. Die Unterschiede in den beitragspflichtigen Einnahmen wurden nur zu 93 % ausgeglichen, was der Logik eines Einnahmenausgleichs durch den RSA widerspricht. Mit Einführung des Gesundheitsfonds im Jahr 2009 ist hier neben der direkten Erfassung der Morbidität im neuen RSA die größte Änderung erfolgt. Seitdem werden alle Einnahmen einbezogen, aber auch die Verwaltungskosten und Leistungsausgaben, die bisher Satzungsleistungen waren, wie Mutter-Kind-Kuren, spezielle Impfungen, Palliativmedizin oder geriatrische Rehabilitation, weil sie zu gesetzlichen Leistungen wurden.

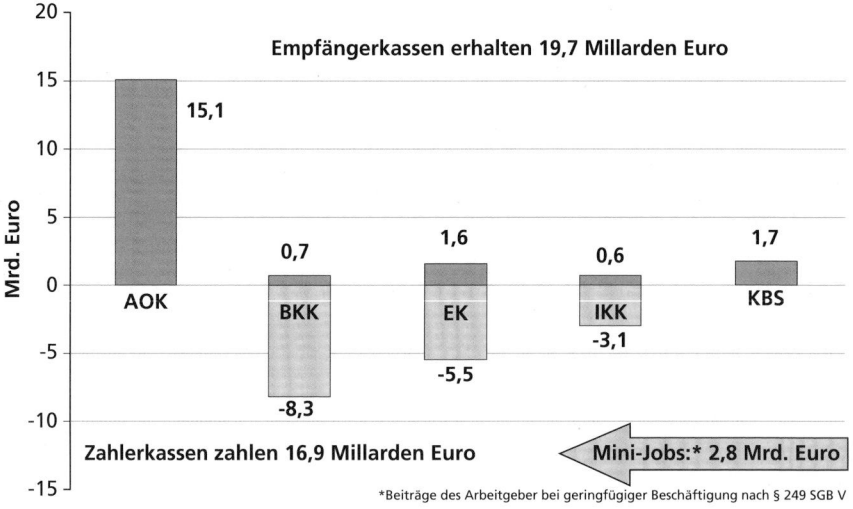

Abb. 5.2: Jahresausgleich 2008 im RSA und Risikopool (Bundesversicherungsamt 2009, S. 2)

Der alte RSA sollte erreichen, dass Unterschiede in der Struktur der guten und schlechten Risiken im Versichertenstamm einer Krankenkasse nicht auf Beitragssatzunterschiede durchschlagen. Verglichen wurden dazu für jede Kasse die Finanzkraft als Produkt aus Ausgleichsbedarfssatz und Grundlohnsumme mit dem Beitragsbedarf, der das Produkt aus nach Alter und Geschlecht standardisierten GKV-Ausgaben und der Zahl der Versicherten in den Alters- und Geschlechtsgruppen ist. Daraus ergab sich, ob eine Kasse Zahler oder Empfänger von Ausgleichszahlungen war. Hätte man diesen Ausgleich nicht vorgenommen, wären

5.3 Angleichung der Wettbewerbschancen durch Risikostrukturausgleich

Kassen mit schlechterer Versichertenstruktur im Wettbewerb hoffnungslos unterlegen gewesen.

Seit seiner Einführung stand der RSA auch in der Kritik, was bei den betroffenen Zahlerkassen nicht überraschen kann, aber wofür es auch einige methodische Gründe gab. Der RSA war konzeptionell nur für den Übergang gedacht, und zwar bis das alte gegliederte Kassensystem mit historisch gewachsenen und rechtlich verfestigten Unterschieden in der Versichertenstruktur sich durch Mitgliederbewegung in ein wettbewerbliches System mit gleichen Wettbewerbschancen für alle Kassen gewandelt hat. Da aber der RSA die Beitragssatzunterschiede einebnete, verringerte er zugleich den Anreiz zum Kassenwechsel. Auch waren es gerade die guten Risiken, die dazu neigten, zu den billigeren Kassen zu wechseln und die entsprechend umworben wurden (Höppner et al. 2005, S 30 ff.). Folglich war eine Angleichung der Risikostruktur nicht zu erwarten, eine Abschaffung des RSA also weder in Sicht noch sinnvoll. Es wurden nur einige leicht messbare Risikofaktoren, wie Alter, Einkommen, Geschlecht und Erwerbsunfähigkeitsrenten, erfasst. Die Unterschiede in der Morbidität wurden jedoch nicht direkt gemessen, was auch schwierig ist und im 2009 reformierten RSA zu andauernden Kontroversen geführt hat. Wenn aber der RSA Unterschiede in der Risikostruktur nicht perfekt ausgleicht, bleiben Anreize zur gesundheitspolitisch fatalen Risikoselektion (s. o.) bestehen.

Deshalb gingen die Bemühungen dahin, Indikatoren für eine bessere Beschreibung der Morbidität zu finden. Die Gesundheitsreform 2003 hatte bereits gesetzlich festgelegt, dass bis 2005 ein Übergang zu einem morbiditätsorientierten Risikostrukturausgleich erfolgen sollte. Gutachterinnen und Gutachter hatten dazu als Indikatoren die individuellen Krankenhausausgaben und Kosten für Medikamente der Versicherten vorgeschlagen, die den einzelnen Kassen bekannt sind und damit relativ leicht erhoben werden können (Reschke et al. 2004, S. 9 ff.). Da die ambulanten Entgelte pauschal zwischen Kassen und Kassenärztlichen Vereinigungen verhandelt werden, sind die versichertenbezogenen Kosten den Kassen nicht bekannt. Aber auch wenn darauf verzichtet wird, diesen Teil der Morbidität zu erfassen, ergibt die Annäherung über Krankenhaus- und Arzneimittelkosten eine Übereinstimmung mit dem tatsächlichen Wert von über 90 %. Werden die Daten für einen zurückliegenden Zeitraum erhoben und den prospektiven Zahlungen zugrunde gelegt, ist die Methode auch relativ wenig manipulationsanfällig, d. h. sie bietet wenig Möglichkeiten für eine einzelne Kasse, durch höhere Ausgaben höhere Zahlungen im RSA zu bewirken. Genau dies wurde aber von Kritikerinnen und Kritikern eines morbiditätsorientierten RSA bestritten, was den Widerstand einzelner Kassen und Bundesländer erklärt und zu Verzögerungen bei der Umsetzung führte. Erst mit Einführung des Gesundheitsfonds 2009 wurde durch die Große Koalition auch eine Reform des RSA durchgesetzt (▶ Kap. 5.6).

Im Ergebnis bleibt als grundsätzliches Dilemma: Auch wenn der RSA die Beitragssatzunterschiede annähernd ausgleicht, werden sich die Risikostrukturen nicht ändern und man perpetuiert den Streit um die Finanztransfers zwischen den Kassen. Baute man aber den RSA sukzessive ab, um dessen Funktion als Übergangslösung in eine Welt des vollständigen Marktwettbewerbs gerecht zu werden, würde einer exzessiven Risikoselektion Vorschub geleistet. Risikostrukturen und Finanzlagen der Kassen würden immer weiter auseinanderdriften und das ganze System der solidarischen GKV wäre gefährdet. Solidarprinzip und RSA bedingen sich gegenseitig.

Die Deregulierung der GKV durch die Wahlfreiheit für die Versicherten hat eine Re-Regulierung durch den Risikostrukturausgleich nach sich gezogen, die notwendig war, wenn das Prinzip der solidarischen Krankenversicherung erhalten bleiben soll. Aber sie macht auch den schwer auflösbaren Konflikt deutlich: Es ist ein Wettbewerb mit angezogener Handbremse und gedrosseltem Motor, weil die Leistungen zum größten Teil gesetzlich festgelegt sind, die Krankenkassen einem Kontrahierungszwang unterliegen und keine risikoadäquaten Prämien verlangen dürfen, sondern einkommensbezogene Beiträge erheben. Die Krankenkassen haben andererseits nur sehr eingeschränkte Freiheiten, mit den Leistungsanbietenden Verträge auszuhandeln, die zu größerer Wirtschaftlichkeit zwingen. Die finanzielle Lage einer Krankenkasse wird also auf der Einnahmenseite von den Zuweisungen aus dem RSA bestimmt und den Beitragseinnahmen, die wiederum von den gesetzlichen Rahmenbedingungen und der Konjunktur abhängen. Auf der Ausgabenseite wird das Leistungsvolumen im Wesentlichen gesetzlich bestimmt. Die Höhe der Entgelte für Ärztinnen und Ärzte sowie Krankenhäuser als ein großer Ausgabenblock wird kollektiv verhandelt (▶ Kap. 7 und 8 zur ambulanten und stationären Versorgung), was die Steuerungsmöglichkeiten für eine einzelne Krankenkasse gegen Null gehen lässt.

5.4 Einnahmen und Ausgaben in der GKV

5.4.1 Einnahmen

Der gesetzliche Zwang zur Mitgliedschaft in einer Krankenversicherung hatte seinen Ursprung in der Schutzfunktion des Staates für Lohnabhängige, die das finanzielle Krankheitsrisiko nicht tragen konnten. Deshalb knüpfte die Versicherungspflicht an ein Beschäftigungsverhältnis an und legte mit der Versicherungspflichtgrenze eine Einkommensobergrenze fest, bis zu der eine Pflicht zur Versicherung besteht. Die Versicherungspflichtgrenze lag 2022 in der GKV bei 64.350 € im Jahr (Bundesministerium für Arbeit und Soziales 2021). Bei Berufseintritt und innerhalb bestimmter Fristen nach Überschreiten der Versicherungspflichtgrenze können die Versicherten wählen, ob sie sich freiwillig in der GKV versichern möchten. Es entsprach der ökonomischen Realität am Ende des 19. Jahrhunderts, dass Lohnabhängige als einzige Einkommensquelle ihre Arbeit hatten, deshalb wurden Beiträge nur auf Löhne und Gehälter erhoben. Dabei ist es im Kern bei GKV-Pflichtversicherten bis heute geblieben, obwohl andere Einkunftsarten wie Miet- oder Kapitaleinkünfte (z. B. Dividenden) heute eine sehr viel größere Bedeutung haben. Ebenso kann die Frage gestellt werden, ob Selbstständige oder Beziehende höherer Einkommen die Schutzfunktion des Staates nicht benötigen, jedenfalls ist Selbstständigkeit nicht in jedem Fall mit einem sicheren und hohen Einkommen verbunden. Die Sonderbehandlung der Beamtinnen und Beamten passt auch nicht in eine moderne Gesellschaft, die das Denken in Ständen überwunden haben sollte. Aber es gehört zu der Pfadabhängigkeit von politischen Entscheidungen, dass historische Strukturen weiterwirken und eine Änderung dieser Strukturen politisch umso riskanter ist, je länger diese schon existieren. Dazu gehört auch das Ziel, eine gewisse Äquivalenz zwischen Beitragsleistung und Leistungsempfang zu wahren und die Umverteilung von hohen zu niedrigen Einkommen zu begrenzen. Deshalb wurde bis zur Einführung des Gesundheitsfonds im Jahr 2009, der einen einheitlichen, prozentual an das Einkommen geknüpften Beitragssatz für alle Kassen einführte (▶ Kap. 5.5), innerhalb einer Krankenkasse ein fester Beitragssatz auf das Einkommen bis zur Beitragsbemessungsgrenze erhoben. Sie lag im Jahr 2022 bei 58.050 € jährlich (Bundesministerium für Arbeit und Soziales 2021). Das bedeutet eine proportionale Belastung des Einkommens mit Beiträgen bis zur Beitragsbemessungsgrenze. Wird diese überschritten, sinkt die Durchschnittsbelastung mit steigendem Einkommen (da jeder zusätzlich verdiente Euro über der Beitragsbemessungsgrenze nicht mehr für die Berechnung der Krankenkassenbeiträge herangezogen wird), was im Widerspruch zu einer Gerechtigkeitsvorstellung steht, die höheren Einkommen eine höhere Belastung zumutet. Würde jedoch die Beitragsbemessungsgrenze aufgehoben (bzw. weit nach oben erhöht), so wäre – bei sonst gleichen Parametern (»ceteris paribus«) – ein Wechsel von jungen und gutverdienenden Versicherten in die PKV die logische Konsequenz, da sich der Unterschied zwischen GKV-Beitrag und PKV-Prämie weiter vergrößern würde. Somit dient die Beitragsbemessungsgrenze auch als eine Art »Schutzmechanismus« für die GKV, da es durch die Begrenzung der GKV-Beiträge auch für Gutverdienende attraktiv sein kann, freiwillig GKV-versichert zu bleiben.

Es gibt im strengen Sinne keine logische Begründung für die hier genannten Handlungsparameter in der GKV. Diese sind vielmehr das Ergebnis politischer Kompromisse, mit dem Versuch, die Belastung und Leistung so auszubalancieren, dass die Akzeptanz des Systems erhalten bleibt. Insofern sind Variationen von Beitragssätzen, der Beitragsbemessungsgrundlage oder des Kreises der Versicherungspflichtigen systemimmanente Steuerungsinstrumente, bei denen aber ab einer bestimmten Quantität durchaus etwas qualitativ Neues entstehen kann. Eine Anhebung der Versicherungspflichtgrenze hat es z. B. regelmäßig gegeben, ihre Abschaffung würde alle Arbeitnehmenden zu Pflichtversicherten machen und eine Versicherungspflicht für alle Bürgerinnen und Bürger wäre eine grundlegende Reform, die nicht mehr unter die Neueinstellung einzelner Parameter eingeordnet werden kann. Bei jeder Entscheidung ist die Grenze zwischen GKV und PKV betroffen, was eine Reform besonders konfliktträchtig macht, weil verfassungsrechtlich geschützte Eigentumsrechte berührt sein können und der PKV Geschäftsfelder verloren gehen (Wissenschaftliche Dienste des Deutschen Bundestages 2018a, S. 4 ff.).

Die GKV erzielt den ganz überwiegenden Teil ihrer Einnahmen aus Beiträgen der Versicherten, zum kleineren Teil von anderen Trägern der Sozialversicherung wie der Rentenversicherung, die den Arbeitgebendenanteil der Rentnerinnen und Rentner trägt, oder aus der Grundsicherung für Arbeitsfähige nach SGB III. Als Faustformel gilt, dass eine Erhöhung des Beitragssatzes um einen Prozentpunkt zu

Mehreinnahmen in der GKV von 14,6 Mrd. € führt; steigen die beitragspflichtigen Entgelte um einen Prozentpunkt, steigen die Einnahmen der GKV um 1,2 Mrd. € (Bundesministerium für Gesundheit 2019, S. 142). Zuschüsse aus dem Staatshaushalt an die Krankenkassen hat es erstmals mit der Gesundheitsreform 2003 gegeben, und zwar beginnend mit 10 Mrd. € in 2004, die bis 2012 auf 14 Mrd. € angewachsen sind und nach der ursprünglichen Absicht des Gesetzgebers fortgeschrieben werden sollten. Die 14 Mrd. € entsprachen den GKV-Ausgaben für Kinder und sind damit ein Ausgleich für familienpolitische Leistungen, die die Gesamtheit der Steuerzahlenden tragen soll (§ 221 SGB V). Die Finanzierung erfolgte aus dem Bundeshaushalt und damit dem allgemeinen Steueraufkommen. Der Einstieg in eine stärkere Steuerfinanzierung folgte dem Trend in anderen europäischen Ländern (z. B. Großbritannien oder einige skandinavische Länder), die sehr viel stärker auf diese Finanzierungsform setzen und dadurch auch eine geringere Belastung der Lohnnebenkosten mit Sozialabgaben aufweisen. Wie unsicher eine Steuerfinanzierung jedoch sein kann, zeigte sich bereits bei der Gesundheitsreform 2007, bei der ursprünglich die Zuschüsse stufenweise auf null zurückgefahren werden sollten. Die Achterbahn der Entscheidung begann mit einem auf 1,5 Mrd. € reduzierten Zuschuss für das Jahr 2007, der dann auf Druck der Regierungsfraktionen auf 2,5 Mrd. € erhöht und im Haushalt 2007 und 2008 abgesichert wurde. Im Jahr 2009 flossen insgesamt 7,2 Mrd. €, von denen 3 Mrd. € aus dem Konjunkturpaket II zur Bekämpfung der Wirtschaftskrise stammten. Aus konjunkturellen Gründen, um einen sonst notwendigen Anstieg der Beitragssätze zu vermeiden, leistete der Bund in den Jahren 2010 und 2011 sogar über 15 Mrd. € an die GKV. Angesichts von Überschüssen in der GKV ist im Haushaltsplan des Bundes für 2013 der Zuschuss an die GKV auf 11,5 Mrd. € und in 2014 auf 10,5 Mrd. € abgesenkt worden, erst 2016 wurde das ursprünglich vorgesehene Niveau von 14 Mrd. € wieder erreicht. Jedoch kann in den letzten Jahren bedingt durch zahlreiche politische Eingriffe ein weiterer Anstieg des Bundeszuschusses beobachtet werden, so waren im Jahr 2017 bereits 14,5 Mrd. € sowie im Jahr 2020 ein Anstieg auf 18,0 Mrd. € in Folge des »Haushaltsbegleitgesetzes 2020« zu verzeichnen. Im Jahr 2021 wurde der Bundeszuschuss durch das »Gesetz zur Verbesserung der Gesundheitsversorgung und Pflege (GPVG)« noch einmal um 1,5 Mrd. € auf insgesamt 19,5 Mrd. € erhöht. Aufgrund der Corona-Pandemie und der damit verschlechterten wirtschaftlichen Gesamtsituation hat sich die finanzielle Basis der Krankenkassen noch einmal eingetrübt. Um den Zusatzbeitrag vorübergehend auf einem Niveau von 1,3 % zu stabilisieren, wurde durch das »Gesundheitsversorgungsweiterentwicklungsgesetz (GVWG)« und die »Bundeszuschussverordnung 2022« eine weitere Erhöhung auf 28,5 Mrd. € auf den Weg gebracht (Verband der Ersatzkassen 2022, S. 24). Grundsätzlich ist in den kommenden Jahren von einer steigenden Unterdeckung in der GKV auszugehen, d. h. die beitragspflichtigen Einnahmen werden sich geringer entwickeln als die zuweisungsrelevanten Ausgaben. Um die Zusatzbeiträge somit konstant zu halten, wäre entweder ein weiter steigender Bundeszuschuss erforderlich bzw. es müssten Einsparungen zu Lasten der Versicherten oder der Leistungserbringenden vorgenommen werden. Alternativ könnte eine Reform der Finanzierungssystematik (Stichwort: Bürgerversicherung) ein möglicher Ansatzpunkt sein, aufgrund der FDP-Beteiligung in der Ampelkoalition mit SPD und BÜNDNIS90/DIE GRÜNEN erscheint dies vor dem Hintergrund der politischen Mehrheitsverhältnisse im Jahr 2022 jedoch eher unrealistisch. Eine Defizitfinanzierung der GKV durch den Bund ist immer von der aktuellen »Kassenlage« abhängig und dürfte angesichts der zukünftig einzuhaltenden Schuldengrenze im Bundeshaushalt nicht zuverlässiger werden. Auch grundsätzlich muss vor dem Hintergrund steigender Steuerzuschüsse die Frage erlaubt sein, inwiefern diese mit der grundlegenden Idee einer Sozialversicherung (die sich primär aus Beitragszahlungen finanziert) vereinbar sind oder ob hier nicht vielmehr eine Verschiebung der Machtverhältnisse zu Gunsten des Bundesministeriums für Finanzen stattfindet (Bahnsen und Wild 2021, S. 8).

Die Beitragssätze sind in den letzten dreißig Jahren stark gestiegen. So betrug der durchschnittliche Beitragssatz in der GKV im Jahr 1970 noch 8,2 % und 1980 bereits 11,4 %. Im Jahr 2015 wurde der einheitliche Beitragssatz (§ 241 SGB V) für alle Kassen bei 14,6 % festgeschrieben. Zunächst kam es jedoch zur Einführung des kassenindividuellen Zusatzbeitrags (§ 242 SGB V), der im Rahmen des GKV-Finanzierungsgesetzes (ab 01.01.2011) einen einkommensunabhängigen Zusatzbeitrag als festen Eurobetrag vorsah und in der Folge (ab 01.01.2015) durch einen einkommensabhängigen Zusatzbeitrag ersetzt wurde. Seit dem 01.01.2019 wird dieser von Arbeitgebenden und Arbeitnehmenden wieder paritätisch getragen (Bundesministerium für Gesundheit 2019, S. 137). Die Steigerung der Beiträge ist zwar weniger ein Grund, von einer »Explosion« der Kosten für die Krankenversicherung zu sprechen, zumal mit steigendem Einkommen zu erwarten ist, dass auch die Bereitschaft steigt, mehr Geld für Gesundheit auszugeben. Der gewichtete durchschnittliche Zusatzbeitrag aller Krankenkassen betrug im Jahr 2019 zunächst 1,0 %, wobei für die Folgejahre bereits ein Anstieg auf 1,28 % (Stand: Dezember 2021) bzw. 1,36 % (Stand: Januar 2022) zu verzeichnen ist (GKV-Spitzenverband 2022b, S. 98). Angesichts der durch die Bundesregierung abgegebenen Sozialgarantie 2021, die ursprünglich eine 40-Prozent-Grenze bei den Sozialversicherungsbeiträgen vorsah, ist mit einem durchschnittlichen Beitragsanteil am Lohneinkommen in Höhe von knapp 16 % eine Grenze erreicht, wo eine weitere Steigerung politisch immer schwieriger zu vermitteln sein dürfte. Jedoch ist ohnehin nicht davon auszugehen, dass diese »magische Grenze« angesichts der Kostensteigerungen insbesondere in der Pflegeversicherung noch langfristig Bestand haben dürfte. Im Gegenteil, für ledige Versicherte ohne Kinder wurde diese durch die Anhebung des Beitragszuschlags für Kinderlose in der Pflegeversicherung bereits überschritten.

Seit dem Jahr 1993 hat der Gesetzgeber in § 71 SGB V die Beitragssatzstabilität im Gesetz verankert. Wurde in der Vergangenheit der wachsende Bedarf durch immer höhere Beiträge finanziert, so gilt seitdem das Prinzip der einnahmenorientierten Ausgabenpolitik, die die Beitragssätze stabilisieren wollte. Das Ziel ist nicht erreicht worden, aber ohne Gegenmaßnahmen wären die Beiträge noch stärker gestiegen. Die Gesundheitsreformen aller Regierungskoalitionen haben einen Ausweg aus dem Dilemma gesucht, indem sie die Zuzahlungen der Versicherten zu Arznei- und Heilmitteln, zur Krankenhausbehandlung, zu Kuren und zum Zahnersatz erhöht haben. Die Zuzahlungen sind seit dem Jahr 2004 mit Ausnahme der Praxisgebühr, die zum 01.01.2013 wieder abgeschafft wurde, in der Höhe unverändert (▶ Tab. 5.5) (Verband der Ersatzkassen 2022, S. 50).

Tab. 5.5: Zuzahlungen in der GKV 2022 (nach Verband der Ersatzkassen 2022, S. 50)

Bereich	Zuzahlung	Grenzen/Ausnahmen
Arznei- und Verbandmittel	10 % der Kosten	Mind. 5 €, höchstens 10 €
Fahrkosten	10 % der Kosten pro Fahrt	Mind. 5 €, höchstens 10 €
Häusliche Krankenpflege	10 % der Kosten zuzüglich 10 € pro Verordnung	Begrenzung auf 28 Tage pro Kalenderjahr
Haushaltshilfe	10 % der Tageskosten	Mind. 5 €, höchstens 10 €
Heilmittel	10 % der Kosten zzgl. 10 € pro Verordnung	–
Hilfsmittel	10 % der Kosten für jedes Hilfsmittel	Mind. 5 €, höchstens 10 €
Krankenhausbehandlung	10 € pro Kalendertag	Max. 28 Tage pro Kalenderjahr
Zahnersatz	25–40 %	Je nach Inanspruchnahme von Vorsorge

Im Hinblick auf das primäre Ziel der sozialen Krankenversicherung, einen Ausgleich zwischen Kranken und Gesunden herbeizuführen, ist jede Zuzahlung unter Gerechtigkeitsaspekten die schlechteste Lösung, weil sie nur den erkrankten Menschen zusätzliche Zahllasten aufbürdet. Auch das Prinzip der paritätischen Teilung der Beitragslasten wird durch Zuzahlungen durchbrochen. Für die Zahlungspflichtigen bedeutet es eine Einschränkung, über ihr Einkommen frei zu verfügen, und unterscheidet sich insoweit in der Wirkung nicht von einer Beitragserhöhung. Um soziale Härten aufzufangen, sind die Zuzahlungen nach § 62 SGB V auf 2 % der Bruttoeinnahmen pro Kalenderjahr beschränkt (»Belastungsgrenze«), bei chronisch Kranken auf 1 %. Die Gesundheitsreform 2007 verzichtete auf Zuzahlungserhöhungen zur Finanzierung der GKV, was sie von den Reformen der vorherigen Jahre abhob. Mit der Einführung des Gesundheitsfonds im Jahr 2009 erfolgte ein Strategiewechsel, weil der erstmals erhobene Zusatzbeitrag, der zunächst nur von den Mitgliedern zu tragen war, eine neue Möglichkeit bot, die Finanzierung höherer Ausgaben auf die Mitglieder zu verlagern, ohne die Arbeitgebenden zu belasten.

Die im Jahr 2004 eingeführte Praxisgebühr bei ambulanten ärztlichen, zahnärztlichen oder physiotherapeutischen Konsultationen in Höhe von 10 € pro Quartal wurde zum 01.01.2013 wieder abgeschafft. Die bei Einführung erwartete Steuerungsfunktion, nämlich eine nachhaltige Reduzierung der ärztlichen Kontakte, hat sich dadurch nicht erfüllt. Im Gegenteil, die fachärztlichen Konsultationen sind gestiegen und ärztliche Kontakte von chronisch Kranken sind gesunken, obwohl bei ihnen eher zu vermuten ist, dass ein ärztlicher Besuch medizinisch sinnvoll ist (Reiners und Schnee 2007, S. 133 ff.). Der Sachverständigenrat zur Begutachtung der Entwicklung im Gesundheitswesen führte dazu in seinem Gutachten 2014 aus: »Der 2012 vom Deutschen Bundestag einstimmig beschlossene ersatzlose Wegfall der sogenannten »Praxisgebühr« ist hier gleichbedeutend mit einem nahezu vollständigen Verzicht auf jeglichen Versuch einer Steuerung der Inanspruchnahme niedergelassener Vertragsärzte. Angesichts der im internationalen Vergleich hochfrequenten Inanspruchnahme, insbesondere von niedergelassenen Fachärzten einerseits und einer vergleichsweise sehr gering ausgeprägten Selbstbeteiligung deutscher Versicherter bzw. Patienten andererseits, sollte geprüft werden, inwieweit auch in Deutschland eine Steuerung der Inanspruchnahme durch Selbstbeteiligungsmodelle sinnvoll und machbar ist.« (Sachverständigenrat zur Begutachtung der Entwicklung im Gesundheitswesen 2014, S. 391). Die Kassen verloren dadurch rund 2 Mrd. € an Einnahmen, die aber zunächst aus dem Gesundheitsfonds ausgeglichen worden sind, was jedoch keine dauerhafte Finanzierung ist. Gerade einkommensschwache und chronisch Kranke erfahren dadurch auch keine Entlastung, weil sie in der Regel durch andere Zuzahlungen belastet sind, die die Differenz zur Befreiungsgrenze ausfüllen.

5.4.2 Ausgaben

Die Krankenkassen haben nach § 1 SGB V die Aufgabe, »[…] die Gesundheit der Versicherten zu erhalten, wiederherzustellen oder ihren Gesundheitszustand zu bessern«. Die Leistungen müssen ausreichend, zweckmäßig und wirtschaftlich sein. Sie dürfen das Maß des Notwendigen nicht überschreiten (§ 12 SGB V, »Wirtschaftlichkeitsgebot«). Die Versicherten sind nach § 1 SGB V ihrerseits »mit dafür verantwortlich«, ihre Gesundheit »zu erhalten, wiederherzustellen oder ihren Gesundheitszustand zu bessern«. Die Versicherten haben Anspruch auf die gesetzlich normierten Regelleistungen, es sei denn, dass die Ursache der Krankheit beruflich verursacht ist und damit die Unfallversicherung als Kostenträger eintritt. Abgrenzungsprobleme können sich auch zu Rehabilitationsleistungen der Rentenversicherung oder der Pflegeversicherung (▶ Kap. 6) ergeben.

Die Leistungen in der GKV werden in der Regel nach dem Sachleistungsprinzip erbracht (§ 2 Abs. 2 Satz 1 SGB V), das heißt, die Versicherten müssen nicht – wie beim Kostenerstattungsprinzip in der PKV – finanziell in Vorleistung treten, sondern die Leistungserbringenden rechnen ihre Leistungen auf Basis von Kollektivverträgen direkt mit den Krankenversicherungen ab. Seit dem 01.01.2004 können alle Versicherten auch das Prinzip der Kostenerstattung wählen (§ 13 SGB V), sind dann aber auch für ein Kalendervierteljahr daran gebunden. Das damit verbundene finanzielle Risiko, die Versicherten müssen in Vorleistung treten sowie die Ärztinnen und Ärzte nach der Gebührenordnung für Ärzte (GOÄ) abrechnen, so dass nur eine Teilsumme erstattet wird, wird von den Versicherten hoch bewertet, denn die Regelung wird nach Berichten der Krankenkassen wenig in Anspruch genommen und somit »[…] die Bedeutung der Wahl der Kostenerstattung trotz der erweiterten und flexibilisierten Möglichkeiten gering geblieben sei und Vorschläge bzw. Forderungen zur generellen Einführung der Kostenerstattung anstelle des Sachleistungsprinzips – wie sie immer wieder öffentlich vorgetragen würden – auf Seiten der Versicherten auf geringe Akzeptanz stoßen dürften und auch unter dem Gesichtspunkt einer vermeintlich verbesserten Transparenz oder Förderung von Kosten-Bewusstsein an den Bedürfnissen der Versicherten vorbei gingen« (Wissenschaftliche

Dienste des Deutschen Bundestages 2018b, S. 21). Die Versicherungen können in ihren Satzungen die gesetzlichen Regelleistungen durch zusätzliche Ermessensleistungen ergänzen (§ 11 Abs. 6 SGB V, »Satzungsleistungen«), sofern der G-BA diese nicht ausgeschlossen hat. Ihr Anteil an den Gesamtleistungen ist mit etwa 5 % aber gering, so dass für alle Versicherten ein im Wesentlichen gleiches Versorgungsniveau besteht.

Ausnahmen vom Sachleistungsprinzip existieren beim Mutterschaftsgeld (§ 24i SGB V), das für die Dauer des gesetzlichen Mutterschutzes, d. h. sechs Wochen vor der Geburt, für den Entbindungstag selbst und die ersten acht Wochen nach der Geburt, gezahlt wird und vor allem beim Krankengeld (§§ 44–51 SGB V), das nach sechs Wochen Krankheit bis maximal 78 Wochen innerhalb von drei Jahren in Höhe von 70 % des regelmäßigen Bruttoarbeitsentgelts bis zur Beitragsbemessungsgrenze (höchstens jedoch 90 % des bisherigen Nettoarbeitsentgelts), für das Beiträge gezahlt wurden, als Lohnersatzleistung gezahlt wird. Das Krankengeld ist auf einen gesetzlichen Höchstbetrag von aktuell 112,88 € pro Tag (2022) begrenzt. Die Lohnersatzleistungen waren im 19. Jahrhundert der größte Ausgabenblock in der GKV, weil die wichtigste Aufgabe der Krankenkassen damals darin bestand, die Sicherung des Lebensunterhalts im Krankheitsfall zu sichern (Sachverständigenrat zur Begutachtung der Entwicklung im Gesundheitswesen 2015, S. 27–32). Die Ausgaben für Krankengeld sind im Zeitraum von 2010 bis 2019 kontinuierlich von 7,80 Mrd. € auf 14,4 Mrd. € gestiegen, haben sich also somit um 84,6 % erhöht, was einem durchschnittlichen jährlichen Zuwachs von 9,4 % entspricht. Auch der Anteil der Krankengeldausgaben an den gesamten GKV-Leistungsausgaben ist im selben Zeitraum von 4,7 auf 6,0 % gestiegen (Statistisches Bundesamt 2022a). Das von der Krankenkasse gezahlte Krankengeld ist aber nur weniger als ein Drittel der krankheitsbedingten Geldzahlungen, weil in den ersten sechs Wochen das Entgelt als Lohnfortzahlung durch die Arbeitgebenden getragen wird. Die Ausgaben für Krankengeld werden wesentlich durch den Krankenstand in den Betrieben bestimmt, der mit steigendem Alter der Belegschaften tendenziell zunimmt. Dagegen verursacht die veränderte Branchenstruktur hin zu mehr Dienstleistungen eine geringere Morbidität.

Die Entwicklung und Struktur der Sachausgaben in der GKV sind in Kapitel 4 analysiert worden, wo sie als Determinanten der Kostenentwicklung behandelt wurden (▶ Kap. 4). Die Differenz zwischen Ausgaben und Einnahmen ist das Finanzierungsdefizit in der GKV, das nach § 220 Abs. 1 SGB V im Grundsatz nicht entstehen darf, weil Einnahmen und Ausgaben in jedem Haushaltsjahr auszugleichen sind. Wenn eine Differenz zwischen Einnahmen und Ausgaben absehbar ist, müssen entweder die Ausgaben gekürzt werden, was in relevantem Umfang nur durch Einschränkungen der gesetzlichen Leistungen erfolgen kann, oder die Beiträge müssen erhöht werden. Das kann nach § 220 Abs. 2 SGB V sogar unterjährig mit Beschluss des Vorstandes und Genehmigung des Bundesamts für Soziale Sicherung geschehen, bis der Verwaltungsrat der Kasse eine entsprechende Satzungsänderung vornimmt. Tatsächlich hat es im Verlauf der letzten 10 Jahre immer wieder erhebliche Finanzierungsdefizite, aber auch Einnahmenüberschüsse gegeben, im Wesentlichen, weil sich die Konjunktur und damit Beschäftigung und Beitragseinnahmen anders als vorausgeschätzt entwickelt haben. Die Besonderheiten seit Einführung des Gesundheitsfonds in 2009 werden im folgenden Abschnitt behandelt.

Tab. 5.6: Finanzierungsüberschüsse und Defizite in der GKV 2010–2018 in Mio. € (nach Bundesministerium für Gesundheit 2019, S. 131)

	2010	2011	2012	2013	2014	2015	2016	2017	2018
Überschuss		4.165	5.440	1.357			1.621	3.505	2.090
Defizit	396				1.302	1.117			

Eine Kreditaufnahme zur Finanzierung von Defiziten ist nach dem SGB V nicht zulässig. Ein Haushalt, der davon abweicht, dürfte von der Rechtsaufsicht des Landes oder des Bundes nicht genehmigt werden. Tatsächlich hat es in den letzten Jahren wiederholt Verstöße gegen dieses Grundprinzip gegeben, weil die Ausgabenentwicklung in der GKV und insbesondere die Einnahmen zu optimistisch geschätzt wurden. Da die öffentliche Diskussion auf die Höhe der Sozialbeiträge und ihre Auswirkungen auf die Lohnnebenkosten und das Beschäftigungsniveau fixiert war, waren optimistische Prognosen der Einnahmen in den Beschlussgremien der Kassen und bei der Rechtsaufsicht willkommen, so dass sich seit 2001 hohe Schulden aufbauten, insbesondere bei den Ortskrankenkassen, die in den Folgejahren wieder abgebaut werden mussten. Finanzierungsüberschüsse in den Jahren 2006 und folgende sind in der GKV notwendig gewesen, um aufgebaute Schulden zu tilgen. Zudem mussten bis zum 01.01.2009, also dem Inkrafttreten des Gesundheitsfonds als neue Finanzierungsform in der GKV, alle Kassen schuldenfrei sein, was auch erreicht wurde.

Die Defizite in der GKV sind Teil des Staatsdefizits und gehen in die Berechnung der maximalen Schuldengrenze nach den »Maastricht-Kriterien« ein (maximal 3% Nettoneuverschuldung und ein Schuldenstand von nicht mehr als 60% des BIP). Deshalb haben die Defizite in der GKV dazu beigetragen, dass gegen die Vertragsbestimmungen der Europäischen Union zur Staatsverschuldung verstoßen wurde. Neben den Verstößen gegen nationales und internationales Recht, die nicht hinnehmbar sind, spricht aber auch die ökonomische Vernunft gegen strukturelle Defizite in der GKV, die über Kreditaufnahme finanziert werden. Sofern die Defizite nicht aus der Auflösung von Rücklagen finanziert werden, führen sie zu Verschuldung gegenüber Banken mit entsprechender Zinsbelastung, die die für eine Krankenversorgung verfügbaren Mittel einschränken. Auch im Hinblick auf den Kassenwettbewerb ist das Tolerieren von Defiziten problematisch, weil es dazu verführt, zeitweilig auf notwendige Beitragserhöhungen zu verzichten und damit neue Versicherte zu gewinnen oder Bestandsmitglieder zu halten. Umgekehrt haben aber auch die hohen Überschüsse in der GKV in den letzten Jahren zu Diskussionen geführt, ob sie nicht durch Ausschüttung von Prämien oder Beitragssatzsenkungen an die Versicherten zurückzugeben sind. Verloren gehen die Überschüsse den Versicherten nicht, weil die Bildung von Rücklagen notwendige Beitragserhöhungen in der Zukunft hinauszögert. Der Gesundheitsfonds wies in den ersten zwei Jahren eine leichte Überdeckung auf, so dass sich sowohl bei den Kassen als auch im Gesundheitsfonds 2012 Rücklagen aufbauten, was politische Begehrlichkeiten hinsichtlich der Kürzung der Haushaltszuschüsse weckte, die auch vorgenommen wurden. Die Rücklagen bei den Kassen waren zwischen den Kassen sehr ungleich verteilt, provozierten aber eine heftige Diskussion und Druck auf die Kassen mit Überschüssen, eine Prämie an die Mitglieder auszuzahlen. Die Trennung in einen einkommensbezogenen Beitrag, der in der Höhe durch die Bundesregierung festgelegt wird, und einen kassenindividuellen Zusatzbeitrag oder eine Prämienausschüttung, über die die Selbstverwaltung entscheidet, erwies sich eher als eine ordnungspolitische Falle, weil die Verantwortung für die Entwicklung der Beiträge nicht mehr eindeutig zurechenbar war.

Die Defizite in der GKV waren in der Vergangenheit im Rahmen der Diskussion über zu hohe Lohnnebenkosten ein Grund, verstärkt über Reformen der Finanzierung der GKV nachzudenken. Die bisherigen Strategien der Kostendämpfung über eine Deckelung der sektoralen Budgets und den Grundsatz der Beitragssatzstabilität sind weitgehend ausgeschöpft. Verschiedene Reformansätze auf der Leistungsseite und bei der Finanzierung werden in den folgenden Kapiteln behandelt.

5.5 Gesundheitsfonds

5.5.1 Gesundheitsfonds ab dem 01.01.2009

Beginnend mit dem 01.01.2009 wurde nicht nur ein neuer Risikostrukturausgleich eingeführt, sondern das GKV-Wettbewerbsstärkungsgesetz stellte auch die Finanzierung der Krankenkassen auf eine völlig neue Grundlage: Mit § 271 SGB V wurde der Gesundheitsfonds im Gesetz verankert. Die allgemeinen Beitragssätze (§ 241 SGB V) wurden nun nicht mehr von der Selbstverwaltung der Krankenkassen beschlossen, sondern per Rechtsverordnung durch die Bundesregierung, was eine bedeutende Änderung in der Geschichte der GKV darstellte. Darin kommt am deutlichsten die Tendenz einer zunehmenden Verstaatlichung der GKV zum Ausdruck, denn die Beitragsfestsetzung war bis 2009 neben dem Satzungs- und Haushaltsrecht und der Wahl der Vorstände in den Krankenkassen die wichtigste Aufgabe der Selbstverwaltung. Preise sind neben der Produkt- bzw. Dienstleistungsqualität auch zentrale Wettbewerbsparameter eines Unternehmens, so dass dadurch ein Wettbewerbsinstrument entfiel bzw. auf einen möglichen kassenindividuellen Zusatzbeitrages reduziert wurde. Der prozentuale, einkommensabhängige Beitragssatz gilt für alle Kassen, die jetzt nur noch Einzugsstellen für den Beitrag sind und ihn an einen beim Bundesamt für Soziale Sicherung (früher Bundesversicherungsamt) gebildeten »Gesundheitsfonds« weiterleiten. Über diesen Fonds bekommen die Krankenkassen dann Zuweisungen, die sich in der Höhe nach der Zahl ihrer Versicherten und ihrer Morbidität bestimmen. Für diesen neuen, morbiditätsorientierten Risikostrukturausgleich war die Fondskonstruktion nicht nötig, sondern sie hätte davon unabhängig realisiert werden können.

Der Gesundheitsfonds ist nur aus der politischen Situation in der im Jahr 2005 gebildeten Großen Koalition von CDU/CSU und SPD zu verstehen. Die beiden Partner waren im Wahlkampf mit zwei konträren Zukunftsentwürfen für die Weiterentwicklung der GKV aufgetreten, die nicht völlig unvereinbar waren, aber zwei extrem unterschiedliche Leitbilder verfolgten, wie die Finanzierung der GKV langfristig gesichert werden sollte. Die SPD sah durch den schrumpfenden Anteil der Löhne und Gehälter am Volkseinkommen (»Nettonationaleinkommen zu Faktorkosten«) die nur lohnbezogene Finanzierung als Hauptproblem an. Sie strebte deshalb an, alle Einkommensarten, d. h. auch Zinsen, Dividenden und Mieteinnahmen, in die Beitragsbemessungsgrundlage einzubeziehen. Gleichzeitig sollte die Trennung zwischen GKV und PKV überwunden werden und alle Bürgerinnen und Bürger, also auch Selbständige, verbeamte Personen und Angestellte oberhalb der Versicherungspflichtgrenze, sollten in die GKV einbezogen werden. Diese »Bürgerversicherung« umfasste also alle Einkommen und alle Bürgerinnen und Bürger. Für die CDU/CSU stand hingegen die Wettbewerbsfähigkeit der deutschen Wirtschaft im Vordergrund, die sie durch zu hohe Lohnnebenkosten gefährdet sah. Das Ziel dieser beiden Parteien war deshalb, die Arbeitgebenden um den Beitrag zur Krankenversicherung zu entlasten. Dazu sollten die Löhne und Gehälter einmalig um den Finanzierungsanteil der Arbeitgebenden angehoben werden. Der Krankenkassenbeitrag sollte dann künftig vollständig von den Arbeitnehmenden getragen werden, und zwar in der Form eines absoluten Eurobetrages (Kopf- oder Gesundheitsprämie), der sich kassenindividuell aus der Division von Kassenausgaben durch die Anzahl der Mitglieder ergibt. Um eine finanzielle Überforderung von Versicherten mit niedrigen Einkommen zu verhindern, sollten die Beiträge aus Steuermitteln subventioniert werden. Zu beiden Modellen gab es eine intensive Diskussion in der Öffentlichkeit und der Wissenschaft, in der deutlich wurde, dass noch viele Fragen offen waren. Wie sollte eine einmalige Erhöhung der Löhne um den Arbeitgebendenbeitrag in einem Rahmen durchgesetzt werden, der durch Tarifverträge und frei ausgehandelte Arbeitsverträge gekennzeichnet ist? Wie verlässlich ist eine steuerfinanzierte Subventionierung der Kassenbeiträge? Sind Beiträge auf Kapitaleinkommen angesichts volatiler Kapitalmärkte eine nachhaltige Finanzierung? Wie geht man mit negativen Einnahmen aus Grundbesitz um? Die Fragen waren schwerlich im Rahmen von Koalitionsverhandlungen zu klären, noch schwerer war es, angesichts der unterschiedlichen Zielvorstellungen zu einer gemeinsamen Lösung zu kommen. Im Ergebnis hat man sich auf eine Fondskonstruktion geeinigt, die von jedem der beiden Modelle ein wenig enthielt, aber auf jeden Fall geeignet war, das jeweils ursprünglich vertretene Finanzierungsmodell in diesem Rahmen zu verwirklichen. Der am 01.01.2009 eingeführte Gesundheitsfonds enthielt folgende Grundelemente (▶ Abb. 5.3):

- Der für alle GKV-Versicherten einheitliche Beitragssatz wird jeweils im November von der Bundesregierung ohne Beteiligung des Bundesrates durch Rechtsverordnung für das Folgejahr beschlossen (§ 241 Abs. 2 SGB V i.d.F. vom 01.01.2009). Der Bundestag ist rechtzeitig zu informieren, so dass er sich damit befassen

kann, wenn er will. Wie bisher gibt es eine Versicherungspflicht- und Beitragsbemessungsgrenze, so dass die Teilung der Bürgerinnen und Bürger in zwei getrennte Versicherungskreise unverändert bleibt.
- Dieser allgemeine Beitragssatz soll weiterhin im bisherigen Verhältnis von Arbeitgebenden und Arbeitnehmenden aufgebracht werden, der Zusatzbeitrag von 0,9 % wird also unverändert allein von den Arbeitnehmenden finanziert. Die Höhe des allgemeinen Beitragssatzes wurde Ende 2008 mit 14,9 % festgelegt.
- Bei der erstmaligen Einführung sollten nach § 220 SGB V die Beitragseinnahmen und die Zuschüsse aus dem Bundeshaushalt die Ausgaben aus dem Fonds vollständig decken, einschließlich einer Liquiditätsreserve. In den Folgejahren sollte nach § 220 Abs. 2 SGB V der Beitragssatz erhöht werden, wenn weniger als 95 % der Ausgaben durch Beiträge oder Steuern gedeckt sind. Die hundertprozentige Deckung der Ausgaben des Fonds durch einkommensbezogene Beiträge war nicht der Systematik der Fondsfinanzierung geschuldet, sondern den Bundestagswahlen im Herbst 2009. Offensichtlich fürchtete man, dass im Startjahr bereits von vielen Kassen ein Zusatzbeitrag erhoben werden muss, der in der Öffentlichkeit keine große Unterstützung hatte.
- Nach § 221 Abs. 1 SGB V a. F. sollte in den Jahren 2007 und 2008 ein Steuerzuschuss von jeweils 2,5 Mrd. € in den Fonds eingezahlt werden, der in den Folgejahren jährlich um 1,5 Mrd. € erhöht werden sollte, bis eine Gesamtsumme von 14 Mrd. € erreicht ist. Das ist neben den Beitragseinnahmen die zweite Säule der Finanzierung.
- Die dritte Säule der Finanzierung war ein Zusatzbeitrag, der von jeder Krankenkasse in eigener Verantwortung festgelegt werden sollte, wenn die Zuweisungen aus dem Fonds nicht reichen, um die Ausgaben zu decken (§ 242 SGB V a. F.). Wenn die Zuweisungen höher als die Ausgaben sind, können Prämien an die Versicherten ausgezahlt werden.
- Um die Versicherten mit dem zusätzlichen Beitrag finanziell nicht zu überfordern, war er in der Höhe auf 1 % des beitragspflichtigen Einkommens des Mitglieds beschränkt (§ 242 SGB V). Eine Einkommensprüfung sollte erst erfolgen, wenn die Prämie auf mehr als 8 € steigt.
- Der Fonds verteilt die Einnahmen auf die einzelnen Krankenkassen nach der Zahl der Versicherten. Es gibt eine Grundpauschale und Zu- oder Abschläge, die die besondere Risikostruktur der Versicherten berücksichtigen (§ 266 SGB V). Dieser neue Risikostrukturausgleich erfasst neben Alter und Geschlecht die Morbidität über 50–80 Krankheiten, die besonders kostenintensiv sind oder einen schwerwiegenden Verlauf haben (§ 268 Abs. 1 SGB V und § 31 der Risikostrukturausgleichsverordnung). Da jede Krankenkasse die gleiche Grundpauschale bekommt, werden Einkommensunterschiede zwischen den Kassen im Gegensatz zum alten RSA-System vollständig ausgeglichen, was ein eindeutiger Vorteil ist. Im Gegensatz zum alten RSA werden auch die Verwaltungskosten in den Ausgleich zur Hälfte einbezogen.
- Der Risikopool im RSA ist entfallen, da er über die Liste der ausgleichspflichtigen Krankheiten ersetzt wird, es bleibt aber laut § 270 SGB V bei Zuweisungen für strukturierte Behandlungsprogramme nach § 137g SGB V, mit denen die höheren Verwaltungskosten ausgeglichen werden.

5.5 Gesundheitsfonds

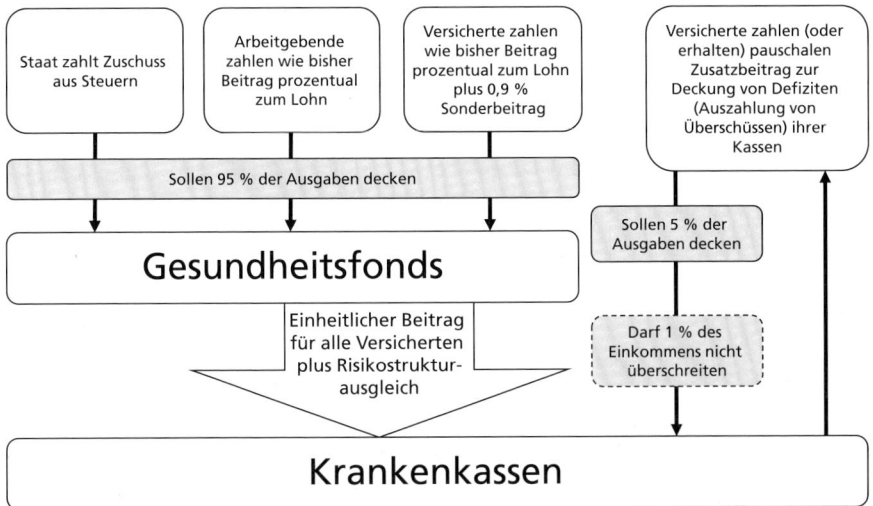

Abb. 5.3: Ursprüngliche Konzeption des Gesundheitsfonds ab dem 01.01.2009

Im Ergebnis stellt der Gesundheitsfonds ein Mischsystem der Finanzierung aus einkommensabhängigen, paritätisch finanzierten Beiträgen, Steuerfinanzierung und Kopfprämien dar. Er verlagert die Beitragshoheit für den einkommensbezogenen Beitragssatz auf den Staat. Für die Verteilungswirkung des neuen Systems und den Wettbewerb zwischen den Kassen war ausschlaggebend, wie sich Zusatzbeiträge und Auszahlung von Prämien bei den einzelnen Kassen entwickeln. Der ursprüngliche Zusatzbeitrag als absoluter Geldbetrag war nur von den Mitgliedern zu zahlen und wurde direkt von dem Girokonto abgebucht, so dass die Signalwirkung dieses Preiselements sehr stark war. Das mussten die wenigen Kassen, die in den folgenden Jahren einen Zusatzbeitrag erhoben, bitter erfahren, weil die gesunden und mobilen Mitglieder in großem Umfang in Kassen wechselten, die keinen Zusatzbeitrag erhoben oder sogar eine Prämie ausgezahlt haben. Im Februar 2010 haben acht Krankenkassen Zusatzbeiträge beschlossen, darunter eine große Ersatzkasse. Sie haben danach etwa eine halbe Million Mitglieder verloren, was belegt, wie stark das Preissignal eines Zusatzbeitrages als Absolutbetrag ist. Gerade gesunde Mitglieder, die den Service einer Kasse nie oder selten in Anspruch nehmen und den Nutzen guter Versorgungsprogramme einer einzelnen Kasse ebenfalls in der Regel nicht kennen und wertschätzen, orientieren sich bei einem einheitlichen, einkommensbezogenen Beitragssatz an der Höhe des Zusatzbeitrages bzw. einer ausgezahlten Prämie. Für die Kassen ist das kein Anreiz, innovative Versorgungsverträge zu entwickeln, im Gegenteil, sie müssen fürchten, bei höheren Kosten dieser Verträge, aber durchschnittlichen Zuweisungen aus dem Gesundheitsfonds einen Zusatzbeitrag erheben zu müssen und dadurch Mitglieder zu verlieren.

Im Gesetz stand zwar die Bedingung, dass 95 % der Ausgaben über die einkommensabhängigen Beiträge gedeckt werden sollten, was den Entscheidungsspielraum einer Bundesregierung fast auf null reduziert hätte. Das war von Beginn an eine unwahrscheinliche Perspektive. Auch eine künftige Parlamentsmehrheit würde sich nicht durch einen einfachen Gesetzesbeschluss gebunden fühlen. Zusätzlich war in der Großen Koalition ein Dissens sichtbar, weil die Vertreterinnen und Vertreter der CDU/CSU von Beginn an erklärt hatten, dass der prozentuale Beitragssatz stabil bleiben soll und alle künftigen Kostensteigerungen über den Zusatzbeitrag gedeckt werden müssen. Das ist mit der 95%-Grenze nur vereinbar, wenn man von den neuen Vertragsmöglichkeiten und dem Wettbewerb erwartet, dass die Kosten zumindest stabil bleiben, wofür es angesichts der gleichzeitig beschlossenen Leistungsausdehnungen und Honorarerhöhungen für niedergelassene Ärztinnen und Ärzte keinen Grund gab. Die 95%-Regelung war eher ein verbales Zugeständnis, um den nach wie vor bestehenden Konflikt zu überdecken, wer künftige Kostensteigerungen im Gesundheitswesen finanzieren soll: paritätisch Arbeitgebende und Arbeitnehmende nach Auffassung der SPD oder ausschließlich die Arbeitnehmenden, so die Vorstellung von CDU/CSU.

Der Kostendruck durch den technologischen Fortschritt in der Medizin und die veränderte Altersstruktur der Versicherten sind jedoch absehbar. Das Problem des kassenindividuellen Zusatzbeitrages liegt darin, dass die Kosten einer Kasse in erster Linie durch die Morbidität ihrer Mitglieder bestimmt werden. Gesunde Mitglieder verursachen nur einen geringen Verwaltungs- und Leistungsaufwand. Die Kosten steigen aber, wenn die Mitglieder wegen ihrer Krankheit mehr Leistungen und Beratung benötigen. Kassen, die sich aktiv am Versorgungsmanagement und dem Abschluss selektiver Verträge beteiligen, was vom Gesetzgeber erwartet wird, müssen dafür zusätzliches Personal einsetzen, denn gerade diese Leistungen können nicht durch elektronische Datenverarbeitung rationalisiert werden. Je mehr Service und je mehr Geschäftsstellen es gibt, um die Mitglieder wohnortnah zu betreuen, desto höher die Kosten. Der zeitgleich mit dem Gesundheitsfonds eingeführte morbiditätsorientierte RSA ist zwar deutlich effektiver als der alte, aber immer noch nicht perfekt, weil insbesondere die höheren Kosten im Jahr vor dem Tod unzureichend berücksichtigt wurden. Dadurch haben Kassen mit einer ungünstigen Altersstruktur ihrer Versicherten immer noch eine Unterdeckung bei den Fondszuweisungen, wohingegen andere Kassen mehr aus dem Fonds bekommen, als sie für Leistungen ausgeben (Wissenschaftlicher Beirat beim Bundesversicherungsamt 2011, S. 48 ff.). Gegen den methodischen Fehler bei der Annualisierung der Kosten im Sterbejahr wurde geklagt, und das Landessozialgericht gab den zwei klagenden Krankenkassen Recht (Landessozialgericht Nordrhein-Westfalen vom 04.07.2013, Az.: L 16 KR 756/12 KL, L 16 KR 774/12 KL, L 16 KR 641/12 KL und L 16 KR 732/12 KL). Auf Weisung der Bundesregierung verzichtete das Bundesversicherungsamt auf eine Revision, so dass der RSA seit 2013 die Morbidität der Versicherten besser abbildet.

Der Effekt einer adversen Selektion, also eine Aufspaltung der Kassen nach guten und schlechten Risiken, wurde durch eine weitere Regelung im GKV-WSG noch verstärkt, die eigentlich einen richtigen Ansatz hatte, nämlich die Versicherten mit niedrigen Einkommen vor einer finanziellen Überlastung durch den Zusatzbeitrag zu schützen. Unterhalb einer Prämie von 8 € sollte keine Einkommensprüfung erfolgen, was im Hinblick auf Verteilungsgerechtigkeit unlogisch war, aber durch den hohen Verwaltungsaufwand gerechtfertigt wurde. Oberhalb dieses Wertes durfte die Prämie 1% des beitragspflichtigen Einkommens des Mitglieds nicht überschreiten. Das warf nun fast unlösbare Probleme für Krankenkassen auf, deren Mitglieder ein niedriges Einkommen hatten, weil die Überlastungsgrenze schnell überschritten wird. Der Höchstbeitrag ist dann noch einmal durch die Beitragsbemessungsgrenze gedeckt, so dass der Zusatzbeitrag im Jahr 2010 nicht höher als 37,50 € sein konnte, wie er von einer Betriebskrankenkasse im Frühjahr 2010 auch verlangt wurde. Sollte das Defizit durch Zusatzbeiträge nicht gedeckt werden können, war eine Schließung, eine Insolvenz oder eine Fusion mit einer anderen Kasse unausweichlich. Die AOK hatte in einer Simulationsrechnung für ihre Versicherten festgestellt, dass schon bei einer Monatsprämie von 10 € insgesamt 58% ihrer Mitglieder die Überlastungsgrenze überschritten hätte (Schawo und Schneider 2006, S. 13 ff.). Die Schließung der City-BKK, hervorgegangen aus zwei Betriebskrankenkassen in Hamburg und Berlin, machte Schlagzeilen, weil sie das erste Beispiel einer unaufhaltsamen Dynamik war, wenn eine Kasse einen Zusatzbeitrag erheben muss. Die guten Risiken wechseln zu anderen Kassen und die verbleibenden Mitglieder müssen höhere Zusatzbeiträge tragen, weil sie die im Vergleich zu anderen Kassen höheren Leistungsausgaben haben, die durch Zuweisungen aus dem Gesundheitsfonds nicht vollständig kompensiert werden.

Wenn nun der Risikostrukturausgleich die unterschiedliche Morbidität nicht perfekt ausgleicht oder der Gesetz- oder Verordnungsgeber die einkommensbezogenen Beiträge nicht anhebt, dann stehen Krankenkassen mit einem Defizit zwischen Zuweisungen aus dem Gesundheitsfonds und ihren tatsächlichen Ausgaben vor einem unlösbaren Problem. Die notwendige Beitragserhöhung müsste noch stärker ausfallen und auf eine kleinere Zahl von Mitgliedern verteilt werden, was den Wechseldruck nochmals erhöht. Denn das bedeutet nichts anderes, als den verbliebenen Mitgliedern dieser Krankenkassen zuzumuten, die Kosten der Solidarität allein zu tragen. Dem können sie sich aber durch Kassenwechsel entziehen, was im Ergebnis zur Insolvenz der Kasse führen konnte, weil nur die Mitglieder mit überdurchschnittlicher Morbidität und unterdurchschnittlichen Einkommen bleiben. Ob das unter der Überschrift von Marktbereinigung politisch gewollt ist, mag bezweifelt werden, denn die politischen Kosten bei der Insolvenz großer Kassen dürften beträchtlich sein. Nach dem Gesetz können die Mitglieder zwar problemlos in eine andere GKV-Kasse wechseln, aber praktisch führt es zu großen Verunsicherungen und Ängsten bei den Mitgliedern einer von Insolvenz oder Schließung bedrohten Krankenkasse. Wenn eine große Krankenkasse von Insolvenz oder Schließung betroffen wäre, gäbe es wahrscheinlich wie bei den Banken eine politische Diskussion, ob Größe vor Insolvenz schützt, weil die politischen Kosten in Form von Wahlverlusten hoch sind.

Es zeigte sich zudem, dass der Zusatzbeitrag als Absolutbetrag den Wettbewerb enorm verzerrte. In dem Sondergutachten des Sachverständigenrats zur Begutachtung der Entwicklung im Gesundheitswesen 2012 wurde festgestellt, dass 90% aller Wechselnden aus Kassen kamen, die einen zusätzlichen Beitrag von ihren Mitgliedern erhoben (Sachverständigenrat zur Begutachtung der Entwicklung im Gesundheitswesen 2012, Ziff. 235). Die Bereitschaft, neue Versorgungsformen zu erproben, sank, weil zusätzliche Kosten, die zu Beginn eines neuen Modells fast unvermeidlich sind, über Zusatzbeiträge zu finanzieren sind, was Mitgliederverluste zur Folge hat.

Die Einführung des Gesundheitsfonds im Jahr 2009 mit allgemeinem Beitragssatz und Zusatzbeitrag machte die Krankenkassen zu Inkassostellen für den Fonds, an den sie die Beiträge tagesgleich abführen. Die Verteilung der Beiträge über den Fonds setzte erstens voraus, dass jede Kasse ohne Schulden an den Start ging. Das ist auch gelungen. Zweitens blieb das Problem bestehen, dass die Länder für die Allgemeinen Ortskrankenkassen in ihren Ländern hafteten. Der Bundesrat war nur bereit, dem GKV-Wettbewerbsstärkungsgesetz zuzustimmen, wenn die Länder aus der Haftung entlassen würden, was dann auch im Gesetz umgesetzt wurde. Drittens war eine Haftungsregelung notwendig, weil mit der Einführung des Gesundheitsfonds eine Ausdehnung der Insolvenzfähigkeit, die es bisher nur bei den Ersatzkassen gab, auf alle Kassen erfolgte. Auch hier wurde ordnungspolitisches Durcheinander Gesetz. Die Krankenkassen sind öffentlich-rechtliche Körperschaften und können sich weder ihre Mitglieder noch ihre Vertragspartnerinnen und -partner auf der Leistungsseite aussuchen, sondern sie unterliegen der Kontrahierungspflicht. Auch die Leistungsanbietenden dürfen keine Behandlung verweigern, weil sie die Kasse von Patientinnen und Patienten für insolvenzgefährdet halten, da eine gesetzliche Behandlungspflicht besteht. Zu dieser Regulierung, die aus guten Gründen eingeführt wurde und an der keine Partei rütteln wollte, passt keine Insolvenzfähigkeit, die ein typisches, aber auch unverzichtbares Element von Marktsteuerung ist. Deshalb musste es mit der Einführung des Gesundheitsfonds zum Januar 2009 auch eine Regelung des Insolvenzfalles geben, die Forderungsausfälle der Leistungserbringenden verhindert. Die Lösung erwies sich als außerordentlich schwierig und war auch in der Koalition hoch umstritten. Bisher hafteten bei den Allgemeinen Ortskrankenkassen die jeweiligen Länder, bei den anderen Kassen mussten die Verbände für die Forderungen an ihre Mitglieder einstehen. Eigentlich sah die Bundesregierung in der Vielfalt der Verbände keinen Sinn und wollte sie auf freiwillige Vereinigungen ohne öffentlich-rechtliche Aufgaben zurückstutzen. Das geschah dann gerade im Hinblick auf einen weiter gewünschten Haftungsverbund nicht. Mit dem Gesetz zur Weiterentwicklung der Organisationsstrukturen in der gesetzlichen Krankenversicherung (GKV-OrgWG), das zum 01.01.2009 in Kraft trat, blieben die Spitzenverbände nach Kassenarten erhalten, wenn auch mit weniger gesetzlichen Aufgaben auf der Bundesebene, die nun vom GKV-Spitzenverband wahrgenommen wurden. Die alten Verbände blieben in der Haftung für ihre Mitgliedskassen. Um eine finanzielle Überforderung durch die Insolvenz einer Einzelkasse zu verhindern, wurde die Haftung auf Ausgaben in Höhe von einem Prozent der Gesamtzuweisungen der Kassenart aus dem Gesundheitsfonds begrenzt. Danach haftet der GKV-Spitzenverband, also die Gesamtheit aller Kassen.

Die im Jahr 2009 gebildete Koalition aus CDU/CSU und FDP war gesundheitspolitisch von Beginn an uneinig. Die CSU war immer gegen die Umstellung des Finanzierungssystems auf eine Kopfprämie, die CDU hatte diese Forderung angesichts des Subventionsbedarfs für den Sozialausgleich fallen gelassen, aber die FDP hielt unverdrossen daran fest. Sie verzichtete erst auf die Forderung nach einer Kopfprämie, nachdem das Bundesfinanzministerium auf eine Kleine Anfrage von »BÜNDNIS 90/DIE GRÜNEN« mitteilte, dass der Sozialausgleich zwischen 22 und

35 Mrd. € aus Steuermitteln kosten würde und ohne Steuererhöhungen nicht zu finanzieren wäre (Deutscher Bundestag 2010). Die FDP hatte sich aber im Wahlkampf als »Steuersenkungspartei« dargestellt, so dass die Kopf- oder Bürgerprämie als Alternative zu einkommensbezogenen Beiträgen in der politischen Versenkung verschwand (Knieps und Reiners 2015, S. 159 ff.). Der Arbeitgebendenanteil wurde im GKV-Wettbewerbsstärkungsgesetz vom Dezember 2010 auf 7,3 % festgeschrieben. Um eine Überlastung der Beitragszahlenden mit der »kleinen Kopfprämie« zu vermeiden, wurde der Sozialausgleich nochmals verändert. Wenn der durchschnittliche Zusatzbeitrag 2 % des Einkommens übersteigt, sollten Arbeitgebende und Rentenversicherung einen Ausgleich herbeiführen, indem der prozentuale Beitragsanteil entsprechend gekürzt wird. Die Neuerung wurde als gerecht und unbürokratisch dargestellt, was eine Illusion war, denn weder Arbeitgebende noch Rentenversicherung haben Kenntnis über weitere Einkommen der GKV-Mitglieder durch andere Arbeitsverhältnisse oder z. B. Betriebsrenten. Der Praxistest blieb der Koalition erspart, weil der durchschnittliche Beitragssatz unter 2 % blieb.

5.5.2 Gesundheitsfonds ab dem 01.01.2015

Nach den Bundestagswahlen 2013 regierte wieder eine Große Koalition aus CDU/CSU und SPD, so dass alle Vorstellungen in Richtung Bürgerversicherung, mit der die SPD in den Wahlkampf gegangen war, ohne Realisierungschance waren. Auf Drängen der SPD hat die Koalition im Juli 2014 den Zusatzbeitrag in Form eines vom Mitglied unmittelbar zu zahlenden Absolutbetrages zum 01.01.2015 abgeschafft und durch einen einkommensbezogenen, prozentualen Ergänzungsbeitrag ersetzt, der wie der allgemeine Beitragssatz von den Arbeitgebenden als Teil der Sozialabgaben abgeführt wird. Er wurde zunächst nicht paritätisch, sondern ausschließlich von den Mitgliedern finanziert. Die Regelungen des steuerfinanzierten Sozialausgleichs wurden gestrichen, was zusammen mit der Festschreibung des Arbeitgebendenbeitrages auf 7,3 % in der Zukunft zu erheblichen Belastungen der GKV-Versicherten führen dürfte und die paritätische Finanzierung weiter aushöhlt. Die Möglichkeit einer Prämienzahlung wurde gestrichen (Gesetz zur Weiterentwicklung der Finanzstruktur und der Qualität in der gesetzlichen Krankenversicherung (GKV-FQWG) vom 21.07.2014). Nach den Bundestagswahlen 2018 verständigte sich die Große Koalition aus CDU/CSU und SPD darauf, die Beiträge zur Krankenversicherung wieder paritätisch zu finanzieren, was zum 01.01.2019 auch entsprechend umgesetzt wurde. Seitdem teilen sich Arbeitgebende und Arbeitnehmende die Beiträge zur gesetzlichen Krankenversicherung wieder je zur Hälfte. Im Jahr 2021 lag der Gesamtbeitragssatz im Durchschnitt aller Kassen bei 15,7 %, es wird jedoch erwartet, dass er auch in den Folgejahren steigen könnte (▶ Abb. 5.4).

5 Gesetzliche Krankenversicherung

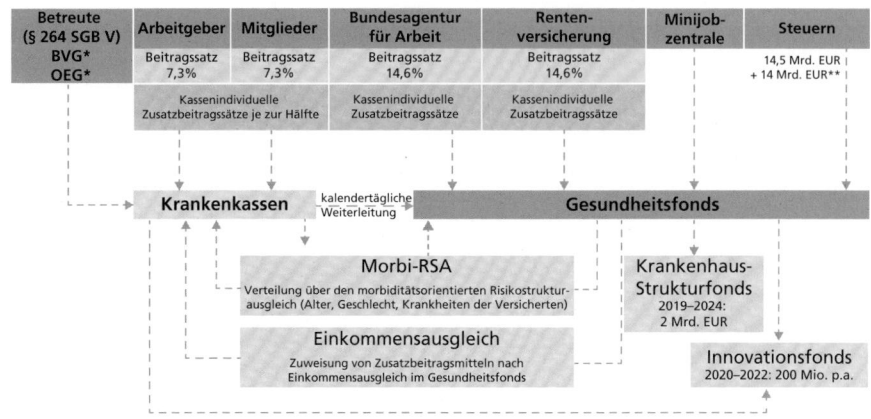

Abb. 5.4: Gesundheitsfonds ab dem 01.01.2022 (vdek-Basisdaten des Gesundheitswesens, Verband der Ersatzkassen 2022, S. 22)

5.6 Morbiditätsorientierter Risikostrukturausgleich seit 01.01.2009

Zeitgleich mit dem Gesundheitsfonds wurde im Januar 2009 ein neuer Risikostrukturausgleich (RSA) eingeführt. Sachlich ist die Bildung des Fonds unabhängig von einer Reform des RSA, der auch ohne eine Einführung des Gesundheitsfonds hätte reformiert werden können. Der bis 2008 gültige RSA hatte das Ziel, einen fairen Wettbewerb zwischen den Kassen zu garantieren, so dass Differenzen im Beitragssatz nur unterschiedliche Satzungsleistungen und Verwaltungskosten widerspiegeln sollten. Die zum Zeitpunkt der Kassenwahlfreiheit »geerbte« Risikostruktur und Einkommensstärke der Mitglieder, die als nicht beeinflussbar angesehen wurde, sollte über den kassen- und kassenartenübergreifenden RSA ausgeglichen werden. Zur Abbildung der Morbidität wurden im alten RSA ausschließlich soziodemographische Faktoren herangezogen, weil sie leicht und kostengünstig zu erheben sind:

- Alter
- Geschlecht
- Anteil an den Erwerbsunfähigkeitsrenten
- Zahl der mitversicherten Familienangehörigen
- Grundlohnsumme (aber Ausgleich nur bis 93 % des Einkommens)
- Kein Ausgleich für Verwaltungskosten

5.6 Morbiditätsorientierter Risikostrukturausgleich seit 01.01.2009

Kritisiert wurde an diesem Ausgleichsverfahren, dass die Morbidität nur indirekt über die sozialen Faktoren erfasst wurde, aber nicht auf der Basis von Krankheitsdaten, die die Morbidität der Versicherten direkt abbilden. Dieser Mangel wurde durch die Einführung eines Zusatzbeitrages bei Kassen, die mit den Zuweisungen aus dem Gesundheitsfonds ihre Ausgaben nicht decken können, noch wichtiger. Denn jede Abweichung der Zuweisungen von der »wahren« Morbidität würde dazu führen, dass das Defizit durch einen Zusatzbeitrag refinanziert werden muss.

Der ab 2009 gültige RSA ergänzte soziodemographische Daten (Alter, Geschlecht, Erwerbsunfähigkeitsrenten) um eine direkte Erfassung der Morbidität der Versicherten auf der Basis von ambulanten und stationären Diagnosen und Verordnungen. Der Gesetzgeber wollte dabei nicht alle Krankheiten einbeziehen, sondern nur schwerwiegende und kostenintensive Indikationen. Die Anzahl der Krankheiten wurde auf 50–80 begrenzt, die Konkretisierung aber dem Bundesversicherungsamt (heute: Bundesamt für Soziale Sicherung) und dem ihm zugeordneten Wissenschaftlichen Beirat überlassen. Im Gesetz war nicht eindeutig geregelt, ob mit »kostenintensiv« die einzelne Krankheit gemeint war oder ob eine Krankheit besonders viele Ausgaben für die Krankenkasse verursacht. Beispielsweise ist eine Patientin oder ein Patient mit Diabetes mellitus ohne schwerwiegende Folgeerkrankungen bezogen auf den Einzelfall aus der Perspektive der Krankenkasse nicht sehr teuer, jedoch gibt es viele Fälle. Ebenso war methodisch umstritten, ob mit Krankheit eine Krankheitsgruppe gemeint ist, z. B. Diabetes mellitus, oder eine bestimmte Form und ein Schweregrad. Der Wissenschaftliche Beirat beim Bundesversicherungsamt entschied sich für eine enge Definition von Krankheit, womit die Höchstzahl schnell erschöpft war, und er ging von der Kostenintensität der einzelnen Krankheit aus. Die sogenannten Volkskrankheiten sollten auch nicht einbezogen werden, weil sie aus Sicht des Beirats durch Prävention vermeidbar sind und kein Anreiz gesetzt werden sollte, präventive Maßnahmen zu unterlassen. Dieses Ziel war aber nicht mit den gesetzlichen Vorgaben vereinbar. Aus diesem Grund, aber auch weil nach der Methode des Beirats die großen Volkskrankheiten und bereits vorhandene Disease-Management-Programme (DMPs) nicht erfasst worden wären, entschied sich das Bundesversicherungsamt, dem Vorschlag des Beirats nicht zu folgen und eine breite Krankheitsdefinition zu verwenden. Zusätzlich sollte der Fonds auch für standardisierte Verwaltungskosten und die Durchführung von DMPs eine Ausgleichszahlung leisten, weil diese Kosten ebenfalls von der Morbidität der Versicherten abhängen. Dieser Vorschlag wurde dann von der Bundesregierung auf dem Verordnungswege umgesetzt (Pressel 2012, S. 150 ff.).

Der RSA hat den Anspruch, für alle Krankenkassen gleiche Wettbewerbsverhältnisse zu schaffen. Er betrachtet die GKV wie eine einheitliche Versicherungsgemeinschaft, in der über die risikoadjustierten Zuweisungen aus dem Gesundheitsfonds die einzelnen Krankenkassen so gestellt werden, als ob sie wie in der PKV die Prämien (Beiträge) in der Höhe nach dem Risiko ihrer Versicherten kalkulieren könnten. Damit sollen Solidarität und Wettbewerb als tragende Prinzipien der GKV gewährleistet werden.

Krankenkassen und ihre Verbände forderten ab 2016 eine umfassende Reform des RSA (Verband der Ersatzkassen 2016; AOK-Bundesverband 2016). Der Verband der Ersatzkassen e. V. (vdek) untermauerte seine Forderungen mit einer Statistik auf Basis der RSA-Zuweisungen nach Kassenarten von 2009 bis 2014. Danach war seit 2013 die Differenz zwischen den Zuweisungen und den tatsächlichen Ausgaben so erheblich geworden, dass sie relevant für den Zusatzbeitrag war und damit den Wettbewerb verzerrte. Die AOK wies im Jahr 2019 eine Überdeckung von 1.555 Mio. € auf, was es ihr ermöglichte, niedrige Zusatzbeiträge zu erheben oder Rücklagen aufzubauen, wohingegen Ersatzkassen (-1.013 Mio. €), Betriebskrankenkassen (-346 Mio. €) und Innungskrankenkassen (-217 Mio. €) Unterdeckungen aufwiesen (▶ Abb. 5.5) (Verband der Ersatzkassen 2022, S. 26).

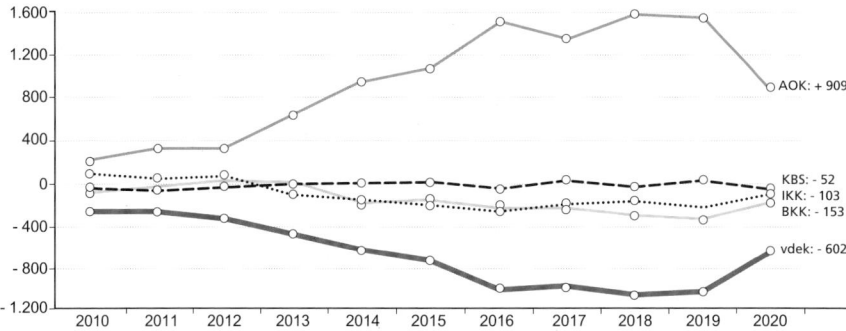

Abb. 5.5: Entwicklung des Deckungsgrades nach den Morbi-RSA-Kriterien für die berücksichtigungsfähigen Leistungsausgaben in Millionen Euro 2010–2020 (vdek-Basisdaten des Gesundheitswesens, Verband der Ersatzkassen 2022, S. 26)

Die Diskussion wurde noch einmal durch den öffentlich erhobenen Vorwurf verstärkt, dass einzelne Krankenkassen gezielt Ärztinnen und Ärzte oder Kassenärztliche Vereinigungen ansprechen oder vertraglich binden, ihre Diagnosen zu überprüfen. Soweit das dazu dient, korrekte Diagnosen zu dokumentieren, ist dagegen nichts einzuwenden. So kann es aufgrund der gemeldeten Diagnosen Unplausibilitäten geben, wenn etwa Versicherte im ersten und dritten Quartal als Diabetes mellitus-Patientin oder -Patient erfasst werden, aber nicht im zweiten. Es kann auch sein, dass die verordnete Medikation nicht zur Diagnose passt, was Grund zur Nachfrage sein muss. Betrügerisch wird ein Verhalten von Kassen oder Ärztinnen und Ärzten, wenn bewusst ein »Up-Coding« erfolgt, um höhere Zuweisungen aus dem Morbi-RSA zu erhalten. Dann setzt ein »Kodierungswettbewerb« ein, der schädlich ist und den Wettbewerb verzerrt. Im ambulanten Bereich war allerdings der Spielraum für eine vergebene Diagnose lange Zeit größer als im stationären Sektor, weil es keine vergleichbaren Kodierrichtlinien gab. Der Gesetzgeber wollte sie bereits 2010 im Zusammenhang mit der Umstellung auf eine morbiditätsorientierte Gesamtvergütung bei den niedergelassenen Ärztinnen und Ärzten einführen, um eine objektive Datengrundlage zu schaffen. Er ist allerdings vor dem ärztlichen Widerstand, dass damit ein unverhältnismäßiger Bürokratieaufwand einhergeht, eingeknickt. Vor dem Hintergrund einer zunehmenden Digitalisierung des Gesundheitswesens wurde im Rahmen des »Terminservice- und Versorgungsgesetzes (TSVG)« im Jahr 2019 der § 295 SGB V dahingehend erweitert, dass »[…]

für die Abrechnung und Vergütung der vertragsärztlichen Leistungen die Vorgabe von verbindlichen Regelungen zur Vergabe und Übermittlung der Schlüssel nach Absatz 1 Satz 5 sowie von Prüfmaßstäben [...] mit Wirkung zum 1. Januar 2022« gelten sollten.

Ein Kritikpunkt richtete sich an die Auswahl der Krankheiten. So wurde gefordert, alle Krankheiten in den RSA einzubeziehen, weil die richtige Auswahl von maximal 80 Krankheiten aufwendig und bei der breiteren Basis die Manipulationsanfälligkeit geringer sei. Der Wissenschaftliche Beirat hatte allerdings schon in seinem Gutachten zum RSA 2009 gezeigt, dass durch die Erfassung der Komorbiditäten im geltenden RSA keine höhere Zielgenauigkeit erreicht wird.

Methodisch wurde eingewandt, dass die in der Regressionsanalyse angewandte geometrische Gewichtung zu einer Überbetonung der Volkskrankheiten führt, die pro Fall zwar nicht so teuer sind, dafür aber häufig auftreten. Dadurch würde eine Schieflage erreicht, wenn eine Kasse viele teure Fälle hat. Neben einer anderen mathematischen Gewichtung könnte die Lösung auch in einem Risikopool liegen, wie es ihn vor 2009 schon einmal im RSA gab. Der Verband der Ersatzkassen schlug dazu vor, Fälle über 100.000 € außerhalb des üblichen Verfahrens zu vergüten, wobei die Kasse einen Selbstbehalt von 20 % tragen sollte, um wirtschaftliches Verhalten anzureizen. Das würde zwar die Zielgenauigkeit erhöhen, aber dürfte finanziell per Saldo für die einzelnen Kassen nicht so viel bringen, weil die Ausgaben für den Risikopool vorab von dem zu verteilenden Zuweisungsvolumen abgezogen werden. Methodisch unsystematisch sind auch die Surrogatparameter Erwerbsminderungsrente und die Verwaltungspauschale für die Disease-Management-Programme, weil diese Kosten bei den Krankheiten erfasst sein sollten und darüber vergolten werden.

Der umstrittenste Punkt zwischen AOK und allen anderen Kassenarten dürfte die Forderung gewesen sein, künftig auch die regional unterschiedlichen Ausgaben im RSA durch einen Regionalfaktor zu berücksichtigen. Die Diskussion darüber ist so alt wie der RSA, der bisher von Soll-Größen ausgeht, nicht von tatsächlichen Ausgaben. Damit soll verhindert werden, dass Wirtschaftlichkeitsreserven nicht genutzt werden. Unterschiedliche Ausgabenniveaus auf der Ebene der Kreise – die Länder sind ein viel zu grobes Abgrenzungskriterium – resultieren daraus, dass in Ballungsräumen ein dichteres Leistungsangebot besteht, was zu zusätzlichen Inanspruchnahmen führt (»angebotsinduzierte Nachfrage«). Auch sind die Ausgaben wegen unterschiedlicher Praxiskosten und Entgelte höher als in ländlichen Räumen. Der RSA mit seiner Kalkulation auf der Basis von Durchschnittsgrößen ist dann bezogen auf Kassen und Kassenarten nicht mehr zielgenau, wenn die Verteilung in der Fläche nicht dem Durchschnitt entspricht. Genau das ist aber bei Ersatzkassen und vielen Betriebskrankenkassen der Fall, weil sie aufgrund ihrer Mitgliederstruktur überdurchschnittlich in Ballungsräumen vertreten sind. Vor dem Gesundheitsfonds 2009 wurden die höheren Ausgaben dadurch kompensiert, dass in Städten und den Randkreisen auch höhere Beiträge erzielt wurden, weil Löhne und Gehälter höher sind. Dieser Mechanismus ist durch die Zentralisierung und Nivellierung der Beiträge beim Gesundheitsfonds aufgehoben, so dass hier eine Reform des RSA notwendig ist. Die Einbeziehung der Ist-Ausgaben ist jedoch nicht unproblematisch, weil es für die Gesamtheit der Kassen in Ballungsräumen dazu führen könnte, dass sie in den Kollektivverhandlungen über das ambulante Budget weniger Anlass haben, die Ausgaben zu begrenzen. Andererseits sind die Einflussmöglichkeiten der Kassen auf die Angebotsstruktur und die Inanspruchnahme von Leistungen begrenzt, so dass der strukturelle Wettbewerbsnachteil durch die unterschiedliche Verteilung in der Fläche durch eine Reform des RSA notwendig ist. Denkbar ist auch, sozio-ökonomische Faktoren wie Arbeitslosenrate, Einkommenshöhe, oder die Dichte an Ärztinnen und Ärzten in die Ausgleichsfaktoren einzubeziehen, was teilweise in ausländischen Risikostrukturausgleichsverfahren gemacht wird. Auf jeden Fall ist der RSA verbunden mit dem Gesundheitsfonds ein sehr komplexes System, wo jede Änderung an einer Stellgröße Auswirkungen auf andere Faktoren hat, die bedacht werden müssen.

Handlungsnotwendigkeit sah der Wissenschaftliche Beirat insbesondere bei der Berechnung der Kosten von Verstorbenen (»Annualisierung«), die methodisch falsch war. Das ist durch einen Gerichtsbeschluss geändert worden, so dass die neue Große Koalition in ihrem Koalitionsvertrag 2013 zum RSA lediglich vereinbarte, die Zielgenauigkeit der Krankengeldzahlungen und der Auslandsversicherten durch Gutachten zu überprüfen. Die Zuschläge für Auslandsversicherte erfolgen bisher pauschal mit den gleichen Beträgen wie bei Inlandsversicherten, so dass es zu Verzerrungen gegenüber der tatsächlichen Belastung kommen kann, die einzelne Kassen unterschiedlich be- oder entlastet. Ersatzkassen verzeichnen strukturell beim Krankengeld eine geringere Morbidität, aber sie haben höhere Lohnersatzleistungen. Bei den Auslandsversicherten können die tatsächlichen Ausgaben unter dem Zuweisungsbetrag liegen, weil das Preisniveau für Gesundheitsleistungen am Wohnort geringer ist als in Deutschland, beispielsweise bei Rentnerinnen und Rentnern, die wieder in der Türkei wohnen, aber in Deutschland krankenversichert bleiben, weil sie von hier auch ihre Rente beziehen. Mit dem »Gesetz zur Weiterentwicklung der Finanzstruktur und der Qualität in der gesetzlichen Krankenversicherung« (GKV-Finanzstruktur- und Qualitäts-Weiterentwicklungsgesetz) vom 21.07.2014 sind für Krankengeld und Auslandsversicherte entsprechende Übergangsregelungen verabschiedet worden, weil die notwendigen Daten für eine endgültige Lösung nicht vorlagen. Das Krankengeld wird übergangsweise zur Hälfte nach dem bisherigen Verfahren berechnet, zur anderen Hälfte nach den tatsächlichen Ausgaben. Die Zuweisungen für Auslandsversicherte werden in Höhe der Gesamtausgaben der GKV für diese Personengruppe begrenzt. Die Zuweisungen an die einzelnen Kassen erfolgen proportional.

Der Wissenschaftliche Beirat beim Bundesversicherungsamt hat das erste Jahr des Morbi-RSA in einer ausführlichen Studie evaluiert (Wissenschaftlicher Beirat beim Bundesversicherungsamt 2011, S. 45 ff.). Er kommt zu dem Ergebnis, dass der neue, morbiditätsorientierte RSA deutlich zielgenauer als der alte ist, aber immer noch verbesserungsbedürftig. Die Koalition von CDU/CSU und FDP hatte sich in ihrem Koalitionsvertrag 2009 darauf verständigt, den RSA »einfacher und zielgenauer« zu machen. Das Gutachten des Beirates gab zur Zielgenauigkeit zwar Hinweise, aber ein dringender Handlungsbedarf wurde nicht gesehen, so dass in der Legislaturperiode keine Änderungen am RSA vorgenommen wurden.

Nach langjähriger politischer und fachlicher Diskussion wurde im Rahmen des »Gesetzes für einen fairen Kassenwettbewerb in der gesetzlichen Krankenversicherung« (Faire-Kassenwettbewerb-Gesetz, GKV-FKG) im Jahr 2019 eine umfangreichen Weiterentwicklung des Risikostrukturausgleichs vorgenommen, die zentrale Aspekte aufgriff und realisierte: keine vorgelagerte Krankheitsauswahl, Berücksichtigung regionaler Unterschiede, Risikopool für sehr kostenintensive Fälle (»Hochkostenfälle«), die einen jährlich anzupassenden Schwellenwert überschreiten, sowie Einführung einer Versorgungspauschale. Das Grundprinzip, nach dem eine Krankenkasse für ältere und morbidere Versicherte mehr Geld erhält als für junge und gesunde Versicherte, bleibt dabei jedoch unverändert.

Technisch wird der RSA durch das Bundesamt für Soziale Sicherung durchgeführt, das auch den Gesundheitsfonds verwaltet. Dabei handelt es sich um eine selbstständige Bundesoberbehörde, die für den Bereich der Kranken- und Pflegeversicherung dem Bundesministerium für Gesundheit unterstellt ist (§ 94 Abs. 2 Satz 2 SGB IV). Der RSA basiert auf der Grundidee, dass die Krankenkassen einen monetären Ausgleich für ungleich verteilte Ausgaberisiken (z. B. Alter, Geschlecht, Wohnsitz und Krankheitslast) erhalten. Die Grundlage für die technische Durchführung des RSA bildet die »Verordnung über das Verfahren zum Risikostrukturausgleich in der gesetzlichen Krankenversicherung« (Risikostruktur-Ausgleichsverordnung, RSAV). Die Krankenkassen melden zunächst die Abrechnungsdaten ihrer Versicherten an das Bundesamt für Soziale Sicherung. Die Basis für die Zuordnung der Versicherten zu Risikoklassen ist das international verwendete Klassifikationssystem ICD-10-GM (»Internationale statistische Klassifikation der Krankheiten und verwandter Gesundheitsprobleme, 10. Revision, German Modification«), das ab dem Jahr 2021 zu definierten Risikogruppen führt, deren Klassifikation auf fünf zentralen Merkmalen Alter, Geschlecht, Status »Kostenerstattung«, Wohnort und Vorerkrankungen (§ 2 RSAV) basiert (▶ Abb. 5.6) (Bundesamt für Soziale Sicherung 2021, S. 1 ff.):

- 40 Alters- und Geschlechtsgruppen (AGG), die in 5-Jahres-Abständen getrennt nach Männern und Frauen bestimmt werden. Gemäß § 2 Abs. 2 RSAV betragen die Altersabstände ein Jahr, jedoch kann das Bundesamt für Soziale Sicherung abweichend davon nach § 3 RSAV im Einvernehmen mit dem Spitzenverband Bund der Krankenkassen abweichende Altersabstände und Altersgrenzen festlegen.
- 390 Hierarchisierte Morbiditätsgruppen (HMG). Diese Morbiditätsgruppen wurden ursprünglich für maximal 80 Krankheiten erhoben (daher lässt sich historisch auch die Bezeichnung »morbiditätsorientierter Risikostrukturausgleich« erklären), die besonders kostenintensiv, schwer oder chronisch waren. Seit dem Jahr 2021 werden nun alle Krankheiten in den RSA einbezogen. Die HMGs setzen sich aus mindestens einer Diagnosegruppe mit mindestens einem ICD-Code zusammen. Die HMG-Zuordnung basiert auf den Diagnosen der ambulanten sowie stationären Versorgung (Haupt- und Nebendiagnose bei Entlassung). Die Morbidität wird über Diagnosen, Schweregrad und Arzneimittelverbrauch erfasst. Die stationären Diagnosen sind relativ valide und durch die Fallpauschalenentgelte auf Basis von Diagnosis Related Groups gut eingeführt. Im ambulanten Bereich gibt es keine vergleichbaren Daten, deshalb muss die Diagnose für mindestens zwei Quartale bestätigt sein und wird über den Arzneimittelverbrauch kontrolliert. Die Diagnosestellung im ambulanten Bereich ist

eher manipulationsanfällig als die Krankenhausdiagnosen, was einer der Kritikpunkte am RSA ist.
- 71 Regionale Risikogruppen (RGG), aus denen sich regionale Zuschläge zur Berücksichtigung von Kostenunterschieden – ermittelt anhand der amtlichen Gemeindeschlüssels (AGS) – ergeben.
- 40 Auslands-Alters-Geschlechts-Gruppen (Aus-AGGs). Für Versicherte, deren Wohnsitz sich mindestens 183 Tage im Ausland befand, erfolgt keine Zuordnung zu AGGs, HMGs, KEGs und RGGs, sondern sie erhalten einen Zuschlag, der die durchschnittlichen GKV-Morbiditätsausgaben ihrer Altersgruppe widerspiegelt.
- 7 Kostenerstattergruppen (KEGs). Versicherte, die mindestens 183 Tage mit Kostenerstattung (§ 13 Abs. 2 SGB V oder § 53 Abs. 4 SGB V) aufweisen, werden keiner HMG, sondern in Abhängigkeit vom Alter entsprechend einer der KEGs zugeordnet.
- 182 Krankengeldgruppen (K-AGG): Zuordnung auf eine der K-AGGs erfolgt für alle Versicherten mit Krankengeldanspruch (§ 44 SGB V) anhand von Geschlecht und Alter.

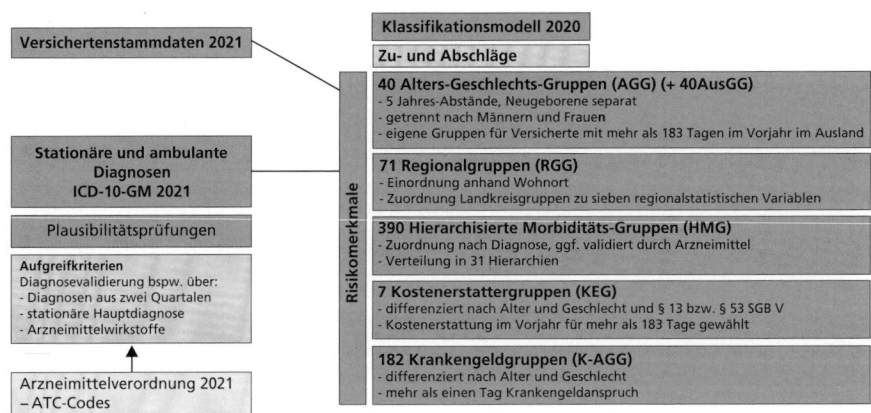

Abb. 5.6: Morbi-RSA-Kriterien im Jahr 2022 (vdek-Basisdaten des Gesundheitswesens, Verband der Ersatzkassen 2022, S. 24)

Das Bundesamt für Soziale Sicherung berechnet nun die jährlichen versicherungsbezogenen Zuweisungen, die eine Krankenkasse aus dem Gesundheitsfonds erhält. Dabei werden die ambulanten und stationären Diagnosen analysiert und durch weitere Kriterien (z. B. Krankenhausaufenthalt bei schweren Erkrankungen, entsprechende Arzneimittelverordnungen) validiert. Die Durchschnittskosten der verschiedenen Risikomerkmale werden mittels multipler linearer Weight-Least-Square-

Regression der versichertenbezogenen Leistungsausgaben auf ihre Risikomerkmale bestimmt. Für alle Versicherten bekommt die einzelne Krankenkasse somit eine Zuweisung aus dem RSA (rund die Hälfte der Mittel wird über die Grundzuweisung für Alter, Geschlecht und Wohnort verteilt), die zunächst als monatliche Abschlagszahlungen geleistet und am Ende des Rechnungsjahres in einem Jahresausgleich aufgerechnet werden. Die Krankenkassen erhalten nun pro versicherter Person eine Grundpauschale und risikoadjustierte Zu- und Abschläge (§ 266 Abs. 1 SGB V), die sich im Jahr 2020 auf einen Betrag in Höhe von 274,71 € im Monat belief. Für das Jahr 2020 betrug die jährliche Zuweisung aus dem RSA pro versicherter GKV-Person 3.326 €, wobei eine große Spanne zwischen den einzelnen Kassenarten (BKK: 3.007 €, AOK: 3.438 € und Knappschaft-Bahn-See: 4.628 €) zu verzeichnen war (Verband der Ersatzkassen 2022, S. 25).

Die Höhe des Einkommens der Mitglieder einzelner Kassen spielt durch die Konstruktion des Gesundheitsfonds keine Rolle mehr. Die unterschiedliche Höhe der Einkommen wird vollständig ausgeglichen, was ein wesentlicher Beitrag zur Verteilungsgerechtigkeit ist. Die Krankenkassen bewerten je nach ihrer individuellen Grundlohnsumme die Ergebnisse des RSA allerdings sehr unterschiedlich, weil Kassen mit einkommensstarken Mitgliedern und geringem Morbiditätsrisiko deutlich stärker belastet werden, Kassen mit einkommensschwachen und kränkeren Versicherten hingegen bessergestellt werden. Es kann deshalb nicht verwundern, dass der RSA immer wieder kritisiert wurde, was stark von der jeweiligen Interessenposition geprägt war. Deshalb ist bei Forderungen nach einer Änderung des RSA jedes Argument sorgfältig auf den sachlichen Gehalt zu prüfen. Damit besteht auch ein Anreiz, spezielle Versorgungsprogramme für Kranke anzubieten, selbst wenn sie höhere Kosten verursachen. Entscheidend ist mit dem Morbi-RSA, dass die Programmkosten, wenn die Morbidität richtig erfasst ist, aber auch nur dann, durch die Zuweisungen aus dem Fonds gedeckt sind.

Ökonomisch betrachtet kann durch den Risikostrukturausgleich somit ein ausgeglichenerer Wettbewerb zwischen einzelnen Krankenkassen ermöglicht werden, da Krankenkassen – deren Versichertenpool aus mehr älteren und kränkeren Versicherten besteht – den existierenden Wettbewerbsnachteil durch den RSA ausgleichen können. Das führt auch dazu, dass eine Risikoselektion zu Gunsten von jungen und gesunden Versicherten (zumindest theoretisch) unterbleibt, da seitens der Krankenkassen keine Anreize bestehen, ihr Leistungsangebot für diese Zielgruppe zu optimieren.

6 Soziale Pflegeversicherung

6.1 Grundlagen

Während die Krankenversicherung das Lebensrisiko der »Krankheit« absichert, ist es das Ziel sowohl der sozialen als auch der privaten Pflegeversicherungen, das Lebensrisiko der »Pflegebedürftigkeit« abzusichern. Dass dieses Risiko größer ist, als viele (insbesondere jüngere) Menschen vielleicht annehmen, zeigt ein Blick auf die aktuellen Statistiken: So steigt die Pflegewahrscheinlichkeit von 1,6 % (für Versicherte unter 60 Jahre), über 8,0 % (60–80 Jahre) auf 39,9 % (über 80 Jahre) kontinuierlich an (Bundesministerium für Gesundheit 2021a, S. 18). Da insbesondere auch der Anteil älterer Menschen in Deutschland durch die gestiegene Lebenserwartung stetig zunimmt, leistet die Pflegeversicherung somit einen wichtigen Beitrag zur pflegerischen Versorgung der betroffenen Bürgerinnen und Bürger.

Die Pflegeversicherung wurde im Jahr 1995 als bislang letzte Säule der Sozialversicherung (neben der Kranken-, Renten-, Arbeitslosen- und Unfallversicherung) eingeführt und unterteilt sich in zwei Zweige:

a) die soziale Pflegeversicherung (für GKV-Versicherte) und
b) die private Pflegepflichtversicherung (für PKV-Versicherte),

die beide als Pflichtversicherungen eigenständig nebeneinander existieren. In begrifflicher Abgrenzung sei darauf hingewiesen, dass auch private Pflegezusatzversicherungen auf dem Versicherungsmarkt angeboten werden, um ggf. bestehende Versorgungslücken (d. h. die Differenz zwischen den tatsächlichen Pflegekosten und den Leistungen aus der Pflegeversicherung) ganz oder teilweise zu schließen. Diese Zusatzversicherungen sind jedoch nicht Bestandteil der Ausführungen in diesem Kapitel. Historisch betrachtet lag die Zuständigkeit für die Finanzierung von Leistungen der Pflegebedürftigen – wenn auch nur in geringem Umfang – zunächst bei den Krankenkassen, ebenso wurden entsprechende Kosten durch die steigende Inanspruchnahme von Sozialhilfe getragen. Der Einführung war eine intensive politische Diskussion vorausgegangen, die durch die – aufgrund der gestiegenen Lebenserwartung in Folge des medizinisch-technischen Fortschritts – zunehmende Anzahl an pflegebedürftigen Personen ausgelöst wurde und letztlich im »Gesetz zur sozialen Absicherung des Risikos der Pflegebedürftigkeit« (Pflege-Versicherungsgesetz; PflegeVG) mit Wirkung zum 01.01.1995 in der Kodifizierung des SGB XI mündete und stufenweise in Kraft getreten ist. Zum 01.01.1995 erfolgte die Beitragserhebung, die Gewährung von Leistungen zur häuslichen Pflege erstmalig ab dem 01.04.1995 und zur stationären Pflege zum 01.07.1996 (Mager 1999, S. 210f.). Wie die gesetzliche Krankenversicherung ist auch die soziale Pflegeversicherung als Pflichtversicherung (§ 20 SGB XI) konzipiert, d.h. auch hier besteht ein Kontrahierungszwang seitens der Pflegekassen, so dass dadurch keine positiven Selektionseffekte von »guten« Risiken möglich sind.

6.2 Trägerschaft und Mitgliederstruktur

Die institutionellen Strukturen der sozialen Pflegeversicherung sind denen der gesetzlichen Krankenversicherung (GKV) in vielen Aspekten sehr ähnlich. Ebenso wie die Krankenkassen sind auch die Pflegekassen als Trägerinstitutionen der sozialen Pflegeversicherung rechtsfähige Körperschaften des öffentlichen Rechts mit Selbstverwaltung (§ 46 Abs. 2 SGB XI). Alle GKV-Pflichtmitglieder sind ebenfalls Pflichtmitglieder in der sozialen Pflegeversicherung (§ 20 Abs. 1 SGB XI), die Mitgliedschaft erfolgt automatisch in der bei der Krankenkasse errichteten Pflegekasse (§ 48 Abs. 1 SGB XI). Es gilt also der Grundsatz »Pflegeversicherung folgt Krankenversicherung« (Mager 1999, S. 210).

Zwar haben die GKV-Mitglieder noch die Wahl zwischen den zugelassenen Krankenkassen, aus den gegebenen Strukturen folgt aber, dass davon unabhängig kein Wettbewerb um Versicherte in der sozialen Pflegeversicherung möglich ist.

Analog zur GKV ist eine beitragsfreie Mitversicherung von Eheleuten, Lebenspartnerinnen und -partnern sowie Kindern ohne eigenes Einkommen möglich. Auch freiwillig GKV-Versicherte sind in der Pflegekasse der jeweiligen Krankenkasse versicherungspflichtig (§ 20 Abs. 3 SGB XI). Im Jahr 2020 waren 73,26 Mio. Menschen in der sozialen Pflegeversicherung versichert, darunter 57,17 Mio. Mitglieder und 16,09 Mio. Familienangehörige (GKV-Spitzenverband 2021, S. 22).

Die privat Krankenversicherten sind verpflichtet, sich gegen das Risiko der Pflegebedürftigkeit ausschließlich bei einer privaten Pflegeversicherung zu versichern (§ 23 SGB XI). Die enge Verflechtung zwischen Kranken- und Pflegekassen wird insbesondere deutlich, wenn man sich vor Augen führt, dass die Krankenkassenorgane (Verwaltungsrat, Vorstand, Geschäftsführung) automatisch auch die Organe der Pflegekasse bilden. Die Krankenkasse übernimmt die Verwaltung der Pflegekasse und erhält dafür von dieser eine Erstattung der anfallenden Verwaltungskosten einschließlich der Personalkosten in Höhe von 3,2 % des Mittelwertes von Leistungsaufwendungen und Beitragseinnahmen (exkl. Zuführungen zum Vorsorgefonds der sozialen Pflegeversicherung) abzüglich 50 % der Aufwendungen für Pflegeberatung und Aufwendungen bei Fristüberschreitung von Anträgen auf Feststellung der Pflegebedürftigkeit (§ 46 Abs. 3 SGB XI).

Auch hinsichtlich des Finanzierungsmechanismus der sozialen Pflegeversicherung fiel die Wahl auf das bereits in den anderen Sozialversicherungen zur Anwendung kommende Umlageverfahren (das in Deutschland auf den Nationalökonomen Wilfrid Schreiber (1904–1975) zurückgeht) und nicht zu Gunsten des im privaten Versicherungsbereich etablierten Kapitaldeckungsverfahrens, wenngleich es zum Zeitpunkt der Einführung durchaus kritische Stimmen von Ökonominnen und Ökonomen gab, die sich für eine stärker privat ausgerichtete Versicherung ausgesprochen hatten. Die Mitglieder der seinerzeit von Bundeskanzler Helmut Kohl geführten Regierung aus CDU, CSU und FDP entschieden sich jedoch letztlich für das Umlageverfahren. Der Vorteil lag darin, dass unmittelbar mit der Einführung auch die ersten Leistungsansprüche gewährt werden konnten, da keine langjährigen Ansparphasen der Versicherten erforderlich waren. Somit konnten auch bereits ältere Menschen (für die eine Kapitalstockbildung nicht mehr möglich gewesen wäre) unmittelbar in die Gruppe der Leistungsempfängerinnen und -empfänger aufgenommen werden (bei gleichzeitiger Entlastung der Sozialhilfeträger), ohne dass diese während ihres Erwerbslebens entsprechende Beiträge in die Pflegeversicherung eingezahlt hatten. Es kam somit zu Einführungsgewinnen, die in »einem umlagefinanzierten System [...] unmittelbar mit Zusatzbelastungen zukünftiger Generationen verbunden« sind (Arentz et al. 2011, S. 116).

Die Probleme hinsichtlich der Tragfähigkeit des Umlageverfahrens durch eine zunehmende Lebenserwartung, kontinuierlich steigende Pflegekosten und den demographischen Wandel sind bis zum heutigen Tage nicht nachhaltig gelöst worden, so dass auch die Pflegekassen auf absehbare Zukunft enormen Finanzierungsschwierigkeiten ausgesetzt sein dürften, sofern der Beitrag nicht deutlich steigen wird. Beitragserhöhungen sind aber politisch sehr umstritten, da die »magische« Grenze von 40 % der Gesamtsozialversicherungsbeiträge, die von der Großen Koalition unter Bundeskanzlerin Angela Merkel als »Sozialgarantie 2021« beschlossen und durch die Einführung des Zuschlags für kinderlose Versicherte in der sozialen Pflegeversicherung (▶ Kap. 6.4) ohnehin bereits überschritten wurde, somit als politisches Ziel aufgegeben werden müsste, wovon Expertinnen und Experten ohnehin ausgehen. Dies dürfte aber nicht ohne vehementen Widerstand der Arbeitgebenden zu realisieren sein. Der Gesetzgeber setzt aktuell jedoch vielmehr auf die Strategie, Defizite durch Steuerzuschüsse zu kompensieren, was aber keine nachhaltige Finanzierungsgrundlage darstellt. Letztlich ist diese Form der Finanzierung auch sehr intransparent, da die wahren Kosten der Pflege dadurch nicht mehr durch den Beitragssatz widergespiegelt werden. Und auch Steuereinnahmen des Staates müssen von den Bürgerinnen und Bürgern finanziert werden, so dass die monetäre Belastung hier nur verschoben wird. Seit der Einführung der Pflegeversicherung wurden die zu finanzierenden Leistungen durch das »Gesetz zur Ergänzung der Leistungen bei häuslicher Pflege von Pflegebedürftigen mit erheblichem allgemeinem Betreuungsbedarf« (Pflegeleistungs-Ergänzungsgesetz, Inkrafttreten am 01.01.2002), das »Gesetz zur Neuausrichtung der Pflegeversicherung« (Pflege-Neuausrichtungs-Gesetz, Inkrafttreten am 30.10.2012) sowie in den Jahren 2015–2017 durch die Pflegestärkungsgesetze I–III kontinuierlich erweitert, was die Finanzierungssituation nicht einfacher gestaltet.

6.3 Leistungen

Die Pflegekassen nehmen eine Reihe an Aufgaben wahr, wobei der Schwerpunkt erkennbar auf der Finanzierung von Pflegeleistungen liegt. Dabei gilt es, ebenso geschlechtsspezifische wie auch kultursensible Aspekte zu berücksichtigen (§ 1 Abs. 5 SGB XI). Aber auch erweiterte Leistungen wie Pflegekurse für Angehörige und ehrenamtliche Pflegepersonen (§ 45 SGB XI), soziale Sicherung der Pflegepersonen (§ 44 SGB XI), das Führen von Versichertenverzeichnissen (§ 99 SGB XI) sowie aufklärende Beratungsleistungen (§ 7 SGB XI) sind hier zu nennen.

Doch die Pflegeversicherung sollte nicht als eine reine Inanspruchmeinstitution für pflegerische Leistungen gesehen werden. So haben – wie auch in anderen Sozialgesetzbüchern – die Versicherten eine Mitwirkungspflicht, die durch »[...] gesundheitsbewußte Lebensführung, durch frühzeitige Beteiligung an Vorsorgemaßnahmen und durch aktive Mitwirkung an Krankenbehandlung und Leistungen zur medizinischen Rehabilitation [...]« konkretisiert wird, verbunden mit dem Ziel der Vermeidung von Pflegebedürftigkeit (§ 6 Abs. 1 SGB XI) bzw. der Verschlechterung einer bereits bestehenden Pflegebedürftigkeit vorzubeugen (§ 6 Abs. 2 SGB XI). Hieraus lässt sich auch der vielzitierte Leitgedanke »Reha vor Pflege« ableiten (§ 31 SGB XI).

Die zentrale Anspruchsgrundlage für die Gewährung von Leistungen auf Basis des SGB XI ist die sogenannte »Pflegebedürftigkeit«. Dieser zentrale Begriff wurde im Jahr 2016 auf der Basis des »Zweiten Gesetzes zur Stärkung der pflegerischen Versorgung und zur Änderung weiterer Vorschriften« (Pflegestärkungsgesetz II) grundlegend reformiert. Entsprechend § 14 SGB Abs. 1 SGB XI sind Personen demzufolge pflegebedürftig, »[...] die gesundheitlich bedingte Beeinträchtigungen der Selbständigkeit oder der Fähigkeiten aufweisen und deshalb der Hilfe durch andere bedürfen. Es muss sich um Personen handeln, die körperliche, kognitive oder psychische Beeinträchtigungen oder gesundheitlich bedingte Belastungen oder Anforderungen nicht selbständig kompensieren oder bewältigen können. Die Pflegebedürftigkeit muss auf Dauer, voraussichtlich für mindestens sechs Monate, und mit mindestens der in § 15 festgelegten Schwere bestehen«. Wichtig ist hierbei also eine dauerhafte und keine kurzfristige Beeinträchtigung (z. B. in Folge eines Unfalls mit entsprechenden Heilungsaussichten).

Die für die soziale Pflegeversicherung relevanten gewöhnlichen und regelmäßig wiederkehrenden Verrichtungen des täglichen Lebens untergliedern sich in sechs Kategorien: »Mobilität«, »kognitive und kommunikative Fähigkeiten«, »Verhaltensweisen und psychische Problemlagen«, »Selbstversorgung«, »Bewältigung von und selbständiger Umgang mit krankheits- oder therapiebedingten Anforderungen und Belastungen« sowie »Gestaltung des Alltagslebens und sozialer Kontakte« (§ 14 SGB XI Abs. 2).

Mit der Einführung des neuen Pflegebedürftigkeitsbegriffs war auch eine zentrale Reform verbunden, so dass ab diesem Zeitpunkt auch dementielle Erkrankungen (und nicht wie zuvor ausschließlich somatische Krankheitsbilder) bei der Pflegebegutachtung berücksichtigt werden, »[...] so dass eine gerechtere Verteilung der knappen Mittel der Pflegeversicherung resultiert« (Rothgang 2016, S. 19).

6 Soziale Pflegeversicherung

Für die Gewährung von Leistungen zu Lasten der sozialen Pflegeversicherung sind pflegebedürftige Personen einem von fünf Pflegegraden zuzuordnen (▶ Tab. 6.1). Im historischen Kontext erfolgte bis zu deren Einführung die Eingruppierung analog einer Systematik mit drei Pflegestufen, die sich jedoch in der Praxis als zu wenig trennscharf erwies und ab dem 01.01.2017 in Folge des Pflegestärkungsgesetzes II durch einen neuen Pflegebedürftigkeitsbegriff und ein neues Begutachtungsverfahren ersetzt wurde.

Tab. 6.1: Definition der Pflegegrade (in Anlehnung an § 15 Abs. 2 und 3 SGB XI)

Pflegegrad	Definition
1	Geringe Beeinträchtigung der Selbstständigkeit oder der Fähigkeiten
2	Erhebliche Beeinträchtigung der Selbstständigkeit oder der Fähigkeiten
3	Schwere Beeinträchtigung der Selbstständigkeit oder der Fähigkeiten
4	Schwerste Beeinträchtigung der Selbstständigkeit oder der Fähigkeiten
5	Schwerste Beeinträchtigung der Selbstständigkeit oder der Fähigkeiten mit besonderen Anforderungen an die pflegerische Versorgung

Tabelle 6.2 zeigt die Verteilung der Leistungsempfangenden nach den Pflegegraden 1 bis 5 für die Jahre 2019 und 2020, wobei festzustellen ist, dass in allen fünf Pflegegraden eine absolute Zunahme an Leistungsempfängerinnen und -empfängern zu verzeichnen ist (▶ Tab. 6.2).

Tab. 6.2: Anzahl der Leistungsempfangenden nach Pflegegrad 2019–2020 (nach GKV-Spitzenverband 2021, S. 18).

Pflegegrad	2019	2020
1	448.012 (11,58 %)	541.353 (12,95 %)
2	1.598.695 (41,34 %)	1.690.393 (40,42 %)
3	1.085.427 (28,07 %)	1.183.350 (28,30 %)
4	514.521 (13,30 %)	540.603 (12,93 %)
5	220.533 (5,70 %)	226.170 (5,41 %)

Im Auftrag der Pflegekassen prüfen der Medizinische Dienst (MD) bei GKV-Versicherten bzw. analog der PKV-Prüfdienst Medicproof GmbH bei privat Versicherten anhand eines standardisierten Begutachtungsverfahrens, ob und in welchem Ausmaß ein Pflegegrad entsprechend Tabelle 6.1 vorliegt (§ 18 SGB XI) (▶ Tab. 6.1). Die Bewilligungsquote der Anträge auf Feststellung der Pflegebedürftigkeit lag lange Zeit um die 70 %, ist aber in den letzten Jahren noch einmal deutlich angestiegen und betrug im Jahr 2020 nun 82,0 % (Bundesministerium für Gesundheit 2021b, S. 1). Hinsichtlich der geltenden Maßstäbe gibt es also keine »Zwei-Klassen-Behandlung« zwischen den Versicherungszweigen, wie sie häufig im Kontext von GKV und PKV diskutiert wird. In einem zentralen Aspekt unterscheidet sich die mögliche Leistungsinanspruchnahme zu Lasten der Pflegeversicherung von der Krankenversicherung. Bei Leistungen zu Lasten der Krankenversicherung können die Versicherten frei entscheiden, ob sie eine ärztliche Praxis aufsuchen möchten, und die Ärztinnen und Ärzte entscheiden aufgrund des medizinischen Bedarfs über die weitere Behandlung, die dann – theoretisch auch in unbegrenztem Umfang, soweit medizinisch erforderlich – durch die Krankenkassen finanziert wird.

Bei der Pflegeversicherung steht vor der Inanspruchnahme von Leistungen zuerst die Begutachtung durch den Medizinischen Dienst (MD), der ein Antrag der Versicherten oder bevollmächtigter Personen vorangeht (§ 33 Abs. 1 SGB XI). Die Pflegekasse ist verpflichtet, innerhalb von 25 Arbeitstagen ab dem Zeitpunkt des Antragseingangs darüber einen schriftlichen Bescheid an die Antragstellenden zu erteilen (▶ Abb. 6.1).

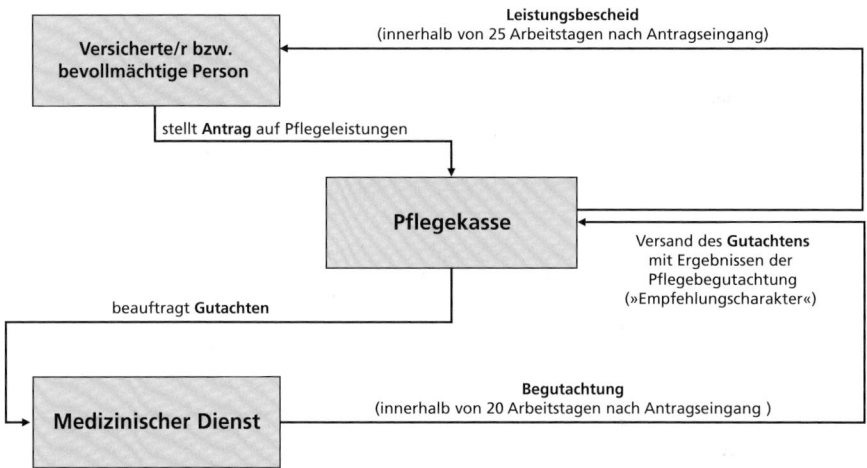

Abb. 6.1: Prozess der Antragstellung bei der Pflegekasse

Bei Fristüberschreitungen, die von der Pflegekasse zu vertreten sind, erhalten die Antragstellenden pro begonnener Woche eine Zahlung in Höhe von 70 € (§ 18 Abs. 3b SGB XI). Betrachtet man dazu die entsprechenden statistischen Zahlen aus dem Jahr 2021, so waren von den Pflegekassen etwa 66.000 Fristüberschreitungen zu vertreten, was bei insgesamt 2.189.500 Anträgen nur einen sehr geringen prozentualen Anteil (3 %) ausmachte (GKV-Spitzenverband 2022c).

In Abhängigkeit vom festgestellten Pflegegrad werden Pflegesachleistungen (§ 36 SBG XI), Pflegegeld für selbst beschaffte Pflegehilfen (§ 37 SGB XI), eine Kombination aus Geld- und Sachleistungen (§ 38 SGB XI) sowie eine anteilige Kostenübernahme der teilstationären Pflege und Kurzzeitpflege (§§ 41–42 SGB XI) sowie der vollstationären Pflege (§ 43 SGB XI) gewährt. Auch digitale Pflegeanwendungen (DiPA) werden seit dem Inkrafttreten des »Digitale-Versorgung-und-Pflege-Modernisierungs-Gesetzes (DVPMG)« am 09.06.2021 durch die soziale Pflegeversicherung erstattet (§§ 40a, 40b SGB XI). Leistungen aus der sozialen Pflegeversicherung erhalten nur Versicherte, die in den letzten zehn Jahren vor der Antragstellung mindestens zwei Jahre versichert waren (§ 33 Abs. 2 SGB XI).

SPV - Pflegeleistungen nach Pflegegraden (PG)
in EUR pro Monat
2022

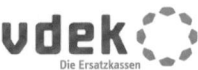

Leistungen	PG 1	PG 2	PG 3	PG 4	PG 5
Häusliche Pflege Pflegesachleistungen (pro Monat)	Anspruch nur über Entlastungsbetrag	724	1.363	1.693	2.095
Häusliche Pflege Pflegegeld (pro Monat)	-	316	545	728	901
Pflegevertretung durch nahe Angehörige Aufwendungen bis 6 Wochen im Kalenderjahr	-	474	817,50	1.092	1.351,50
Pflegevertretung erwerbsmäßig Aufwendungen bis 6 Wochen im Kalenderjahr	-	1.612	1.612	1.612	1.612
Kurzzeitpflege Aufwendungen bis 8 Wochen im Kalenderjahr	Anspruch nur über Entlastungsbetrag	1.774	1.774	1.774	1.774
Teilstationäre Tages- und Nachtpflege (pro Monat)	Anspruch nur über Entlastungsbetrag	689	1.298	1.612	1.995
Entlastungsbetrag (pro Monat)	125	125	125	125	125
Zusätzliche Leistungen für Pflegebedürftige in ambulant betreuten Wohngruppen (pro Monat)	214	214	214	214	214
Anschubfinanzierung zur Gründung von ambulant betreuten Wohngruppen (einmalig)	2.500	2.500	2.500	2.500	2.500
Vollstationäre Pflege (pro Monat)	125	770	1.262	1.775	2.005
Zuschlag zum Eigenanteil in der vollstationären Pflege (pro Monat)	-	zw. 5% und 70% je nach Dauer des Bezuges vollstationärer Leistungen			
Pflege in vollstationären Einrichtungen der Hilfe für behinderte Menschen (pro Monat)	-	266	266	266	266
Zum Verbrauch bestimmte Pflegehilfsmittel (pro Monat)	40	40	40	40	40
Maßnahmen zur Verbesserung des individuellen Wohnumfeldes Aufwendungen in Höhe von bis zu	4.000	4.000	4.000	4.000	4.000

Abb. 6.2: Monatliche Leistungen der sozialen Pflegeversicherung (in Euro) (vdek-Basisdaten des Gesundheitswesens, Verband der Ersatzkassen 2022, S. 60)

Betrachtet man die Leistungsübersicht nach Pflegegraden (▶ Abb. 6.2), so fällt auf, dass diese nicht ausreichend dimensioniert sind, insbesondere die Kosten der stationären Langzeitpflege in vollem Umfang abzudecken. Dies ist ein weiteres Konstruktionsmerkmal der sozialen Pflegeversicherung: Sie ist bei ihrer Gründung im Gegensatz zur GKV als »Teilkostenversicherung« konzipiert worden, d. h. es war nicht die politische Absicht, eine volle Kostenübernahme zu schaffen, sondern lediglich die pflegebezogenen Kosten zu decken. Somit müssen Versicherte auch eigene Finanzmittel aufbringen (z. B. Einkünfte aus Renten oder andere private Vermögenswerte), um ggf. einen Pflegeplatz vollumfänglich zu finanzieren. Die durchschnittliche finanzielle Belastung einer pflegebedürftigen Person in der stationären Pflege beläuft sich auf 2.179 € (Stand: 01.01.2022) und ist seit Januar 2018 (1.772 €) somit um knapp 23 % gestiegen (Verband der Ersatzkassen 2022, S. 58). Setzt man diese Kosten in Relation zum durchschnittlichen Rentenzahlbetrag (nach Abzug der Beiträge für die Kranken- und Pflegeversicherung der Rentnerinnen und Rentner) für Altersrenten im Jahr 2020 in Höhe von 989 € (Frauen: 800 €; Männer: 1.227 €), so wird deutlich ersichtlich, dass hier eine signifikante Deckungslücke besteht, sofern keine weiteren Vermögenswerte vorhanden sind (Deutsche Rentenversicherung Bund 2021b, S. 23). Viele Rentenbeziehende sind somit bereits heute nicht mehr in der Lage, ohne Auflösung von ggf. vorhandenen Rücklagen einen Pflegeplatz zu finanzieren, bzw. sind auf unterhaltssichernde Maßnahmen durch den Staat angewiesen. Dies schafft ein grobes Missverhältnis und dürfte bei weiter steigenden Pflegekosten zu zunehmenden sozialen Verwerfungen führen.

Im Jahr 2020 erhielten in Deutschland über 4,3 Mio. Menschen Leistungen aus der sozialen Pflegeversicherung. Darunter waren knapp 3,48 Mio. ambulant Pflegebedürftige, 703.000 Pflegebedürftige in stationären Einrichtungen und 141.000 Personen in Einrichtungen der Behindertenhilfe (Verband der Ersatzkassen 2022, S. 55). Somit werden aktuell knapp vier von fünf Pflegebedürftigen im häuslichen Bereich versorgt, was dem Vorrang »ambulant vor stationär« entspricht (§ 3 SGB XI »Vorrang der häuslichen Pflege«).

6.4 Einnahmen und Ausgaben in der sozialen Pflegeversicherung

Zur Finanzierung der Ausgaben der sozialen Pflegeversicherung zahlen die Versicherten einkommensabhängige Beiträge in Höhe von 3,05 % des Bruttoeinkommens bis zur Beitragsbemessungsgrenze in Höhe von 58.050 € (Stand: 01.01.2022), die (mit Ausnahme eines Beitragszuschlags für Kinderlose in Höhe von 0,35 %) paritätisch durch die Versicherten und Arbeitgebenden getragen werden. Analog zur GKV gilt auch hier die Beitragsbemessungsgrenze sowie die Möglichkeit der beitragsfreien Mitversicherung von Familienangehörigen. Zwischen den Pflegekassen existiert ein ausgabenorientierter monatlicher Finanzausgleich (§ 66 Abs. 1 SGB XI), der durch das Bundesamt für Soziale Sicherung verwaltet wird. Während nach der Überzeugung von Expertinnen und Experten ein solcher Risikoausgleich in solidarisch finanzierten Gesundheitssystemen als zentrales Element angesehen wird, sind dennoch negative Effekte hinsichtlich marktwirtschaftlicher Aspekte festzuhalten. In diesem Kontext stellt Jacobs (2020) fest: »Unter den bestehenden Rahmenbedingungen der SPV [Sozialen Pflegeversicherung; d. Autoren] mit einheitlichem Beitragssatz und vollständigem Finanzausgleich hätten die Pflegekassen kaum ökonomische Anreize, ihre Ausgaben möglichst niedrig zu halten bzw. Wettbewerbsvorteile für ihre Versicherten zu erwirtschaften« (Jacobs 2020, S. 126).

Die Beitragseinnahmen der Pflegekassen beliefen sich im Jahr 2020 auf 47,89 Mrd. € (2019: 46,53 Mrd. €) (Bundesministerium für Gesundheit 2021c, S. 2). Die Leistungsausgaben summierten sich im selben Jahr auf 45,6 Mrd. € (2019: 40,69 Mrd. €), wobei vollstationäre Pflege (13,12 Mrd. €; 28,8 %), Pflegegeld (12,89 Mrd. €; 28,3 %) und Pflegesachleistungen (5,3 Mrd. €; 11,6 %) die größten Kostenblöcke darstellten (Bundesministerium für Gesundheit 2021c, S. 2). Insgesamt betrachtet, hat sich das Volumen der Leistungsausgaben in der vergangenen Dekade mehr als verdoppelt (2011: 20,89 Mrd. €), was neben demographischen Faktoren auch mit Leistungsausweitungen zu erklären ist. Betrachtet man die Zahlen seit der

Novellierung des Pflegebedürftigkeitsbegriffs etwas detaillierter, so bleibt festzuhalten, dass seit dem Jahr 2017 die Ausgaben für stationäre Pflege in etwa konstant geblieben sind (+0,9 %), hingegen die Ausgaben für Pflegegeld (+29,0 %) und Pflegesachleistungen (+17,8 %) stark zugenommen haben (Bundesministerium für Gesundheit 2021c, S. 2).

6.5 Ausblick

Die Pflegeversicherung ist durch drei konstitutive Merkmale gekennzeichnet: einheitlicher Beitragssatz, einheitliche Leistungen und vollständiger Finanzausgleich, so dass hier – auch im Vergleich zur GKV – von einer »Einheitsversicherung« gesprochen werden kann (Rothgang 2016, S. 20). Aktuell beherrscht die Finanzierung der Pflegeversicherung – neben den Finanzierungsproblemen in der GKV – auch die politische Diskussion im Gesundheitswesen. Dabei sind die steigenden Kosten nicht, wie oftmals angenommen, nur das Ergebnis demographischer Faktoren, sondern insbesondere die Große Koalition aus CDU/CSU und SPD unter Führung von Bundeskanzlerin Angela Merkel hat in den letzten Jahren das Leistungsspektrum der Pflegeversicherung nennenswert erweitert.

Hier zeigt sich auch ein zentrales Problem des Wohlfahrtsstaates: Politikerinnen und Politiker neigen dazu, immer neue Leistungen zu Gunsten ihrer Wählerinnen und Wähler (die oftmals von diesen Leistungen unmittelbar oder zeitnah profitieren) zu beschließen, ohne sich dabei Gedanken über die langfristige Finanzierung und damit auch die Tragfähigkeit des Systems zu machen. Auch die besseren Leistungen in der Pflege machen hier keine Ausnahme, wenngleich es natürlich unstrittig ist, dass diese aus individueller Perspektive der Pflegebedürftigen durchaus notwendig sein können.

Zunehmend zeichnet sich somit ab, dass die Finanzierung der Leistungen nur durch kontinuierlich höhere Beitragssätze bzw. durch steigende Steuerzuschüsse sichergestellt werden kann. Eine Alternative wäre eine stärkere Eigenverantwortung und der Aufbau individueller Vorsorgeansprüche auf Basis des Kapitaldeckungsverfahrens (Arentz et al. 2011, S. 118 ff.). Aber wie bereits angesprochen, ist auch hier eine Pfadabhängigkeit früherer Entscheidungen bei der Einführung der sozialen Pflegeversicherung im Jahr 1995 zu erkennen. Ein Wechsel des Systems würde zu einer überproportionalen Belastung der jüngeren Generation führen, da diese neben ihren Beiträgen zur sozialen Pflegeversicherung (zur Finanzierung der laufenden Pflegeleistungen) dann auch noch zusätzlich eine private Pflegeversicherung abschließen müsste.

Zahlreiche Vertreterinnen und Vertreter der politischen Klasse sprechen sich deshalb lieber für steigende Steuerzuschüsse aus, was jedoch dem Grundgedanken einer Sozialversicherung nach Bismarck'scher Prägung widerspricht, da hier die Finanzierung von Leistungen im Gegenzug für Beitragszahlungen im Vordergrund steht. Es mag stets gute Gründe geben, die für eine Erhöhung der Steuerzuschüsse sprechen, letztlich sind aber auch die Steuern von den Bürgerinnen und Bürgern zu entrichten. So ist eine Beitragsfinanzierung letztlich das transparentere Verfahren, denn die Handlungsfähigkeit des Staates wird durch immer höhere Zuschüsse in die unterschiedlichen Sozialversicherungszweige (bereits heute fließen jährlich mehr als 100 Mrd. Euro in die Rentenversicherung sowie 20 Mrd. in die GKV) nachhaltig limitiert.

War die Pflegeversicherung im Jahr 1995 unter anderem mit dem Ziel eingeführt worden, auch die Steuerzahlenden zu entlasten, so bleibt knapp ein Vierteljahrhundert später festzuhalten, dass dieses Ziel nicht einmal ansatzweise als erfüllt angesehen werden kann.

7 Ambulante Versorgung

7.1 Struktur der ambulanten Versorgung

Unter den ambulanten ärztlichen Versorgungsformen in der Bundesrepublik überwiegt die Versorgung durch niedergelassene Ärztinnen und Ärzte in der Einzelpraxis. Von den 171.359 (2020) ambulant tätigen Ärztinnen und Ärzten (einschließlich Psychotherapeutinnen und -therapeuten sowie ermächtigte Ärztinnen und Ärzte), die mit den Krankenkassen abrechnen können, waren 54% in Einzelpraxen tätig, und zwar vor allem Hausärztinnen und -ärzte sowie Psychotherapeutinnen und -therapeuten, 46% waren in Gemeinschaftspraxen oder Medizinischen Versorgungszentren (MVZ) tätig, was deutlich mehr als in den Vorjahren ist. Die Zahl der Ärztinnen und Ärzte ist in den letzten zehn Jahren um 16,1% gestiegen, was aber nicht mit einer entsprechenden Steigerung des Leistungsangebotes gleichgesetzt werden darf, weil gleichzeitig die Teilzeittätigkeit zugenommen hat (Kassenärztliche Bundesvereinigung 2022a). Eine große Steigerung hat es auch bei angestellten Ärztinnen und Ärzten gegeben. Waren zum 31.12.2010 nur 16.800 Ärztinnen und Ärzte im ambulanten Sektor angestellt tätig, so stieg ihre Anzahl bis zum 31.12.2020 auf ca. 46.500 an (Bundesärztekammer 2020) (▶ Tab. 7.1). Als wesentliche Gründe dafür gelten: Der ärztliche Beruf ist deutlich weiblicher geworden und die Ansprüche, Arbeit, Familie und Freizeit in ein ausgewogenes Verhältnis zu bringen, hat sich bei Männern und Frauen verstärkt. Die Führung einer Einzelpraxis ermöglicht hingegen keine flexiblen Arbeitszeiten. Formal sind Ärztinnen und Ärzte selbstständig tätig und handeln unternehmerisch, faktisch sind sie wie kaum ein anderer Berufsstand in ein enges Regelsystem eingebunden, das die Berufsausübung reglementiert. Wirtschaftlich können Ärztinnen und Ärzte in der Regel nur überleben, wenn sie an der vertragsärztlichen Versorgung der GKV-Versicherten teilnehmen. Die Anzahl der Ärztinnen und Ärzte, die ausschließlich privatärztlich tätig sind, ist gering. Für GKV-Versicherte besteht eine Behandlungspflicht und Ärztinnen und Ärzte dürfen nur die gesetzlichen Leistungen abrechnen. Preise für die ärztliche Behandlung werden auch nicht frei verhandelt, sondern die einzelne Ärztin bzw. der einzelne Arzt erhält Zahlungen aus dem zwischen den Kassenärztlichen Vereinigungen und den Krankenkassen vereinbarten Pauschalbudget.

Nach Angaben aus dem Bundesarztregister (Stand: 31.12.2020) waren von den an der vertragsärztlichen Versorgung teilnehmenden Ärztinnen und Ärzten knapp 55.000 hausärztlich und 95.000 fachärztlich tätig, was im internationalen Vergleich eine gute fachärztliche Versorgung darstellt (Kassenärztliche Bundesvereinigung

2021, S. 3). Bezogen auf alle berufstätigen Ärztinnen und Ärzte ist die Versorgung im Vergleich zu anderen OECD-Staaten mit 4,4 Ärztinnen und Ärzten (»practicing physicians« in der Abgrenzung der Organisation für wirtschaftliche Zusammenarbeit und Entwicklung (OECD)) pro 1.000 Einwohnerinnen und Einwohner überdurchschnittlich gut (OECD-Durchschnitt 3,6) (Organisation for Economic Cooperation and Development 2021, S. 31). Neben Einzelpraxen gewinnen zunehmend Gemeinschaftspraxen und Praxisgemeinschaften an Bedeutung. Während die Gemeinschaftspraxis ein Zusammenschluss mehrerer Ärztinnen und Ärzte zum gemeinsamen Betrieb einer Praxis mit gemeinschaftlicher Abrechnung ist, beschränkt sich die Praxisgemeinschaft auf die gemeinsame Nutzung von Einrichtungen und Personal mit getrennter Abrechnung. Mit der Gesundheitsreform 2003 (GKV-Modernisierungsgesetz vom 14.11.2003) ist in § 95 SGB V die Möglichkeit von Medizinischen Versorgungszentren (MVZ) geschaffen worden, von denen es 2005 eine noch kleine Zahl von 341 Zentren mit 1.292 Ärztinnen und Ärzten gab. Die Zahl der MVZs hat sich bis 2020 auf 3.846 mehr als verzehnfacht. Insbesondere ab dem Jahr 2016 ist ein starker Zuwachs zu verzeichnen, der mit der Einführung von fachgleichen MVZ zusammenhängt. Im Jahr 2020 waren in den MVZs 23.469 Ärztinnen und Ärzte beschäftigt. Die Träger der Einrichtungen sind überwiegend Vertragsärztinnen und -ärzte (1.707 MVZ) und Krankenhäuser (1.725 MVZs) sowie sonstige Träger (650 MVZs) (Kassenärztliche Bundesvereinigung 2022a). Mit den MVZs sollte zunächst abgesichert werden, dass die Polikliniken als eine Versorgungsform aus Zeiten der Deutschen Demokratischen Republik (DDR) einen rechtlichen Rahmen im SGB V bekommen. Sie sind als berufs- und fachübergreifende Einrichtungen unter medizinischer Leitung zur ambulanten Versorgung ausgelegt und können Ärztinnen und Ärzte im Angestelltenverhältnis beschäftigen. Das kommt einerseits den Bedürfnissen gerade junger Medizinerinnen und Mediziner entgegen, die das finanzielle Risiko der Niederlassung nicht eingehen möchten oder wegen Elternschaft oder aus anderen Gründen feste Arbeitszeiten wünschen. Aber es ist auch eine patientenfreundliche Konstruktion, weil die unterschiedlichen fachärztlichen Disziplinen unter einem Dach vereint sind und damit Wege und Zeit gespart, aber auch wirtschaftlichere Prozesse ermöglicht werden. Auch Krankenhäuser können Träger von MVZs sein, was eine attraktive Möglichkeit ist, teure Geräte gemeinsam zu nutzen und über das MVZ neue Patientinnen und Patienten für die stationäre Versorgung zu gewinnen. Gleichzeitig muss aber jedes Krankenhaus, das ein MVZ einrichten will, sorgfältig abwägen, welche Auswirkungen dies auf den Wettbewerb hat, wenn niedergelassene Ärztinnen und Ärzte auf stationäre Einweisungen in Krankenhäuser mit MVZs verzichten, weil sie im Krankenhaus eine Konkurrenz sehen. Wie die Zahlen belegen, dürfte von den MVZs in der Zukunft die noch größere Dynamik bei der ambulanten Versorgung ausgehen, weil sie insbesondere an der Schnittstelle zum Krankenhaus eine hohe Qualität mit hoher Wirtschaftlichkeit verbinden können, indem Geräte besser genutzt und Doppeluntersuchungen vermieden werden. Die Kontinuität des Behandlungsprozesses ist besser gewährleistet, was die Qualität und den Nutzen für die Patientinnen und Patienten steigert.

Tab. 7.1: Struktur der Ärzteschaft zum 31.12.2020 (in Tausend) (nach Bundesärztekammer 2020)

Beschreibung	Anzahl (in Tsd.)
Berufstätige Ärztinnen und Ärzte	**409,1**
• Ambulant	161,4
– niedergelassen	114,9
– angestellt	46,5
• Stationär	211,9
– leitend	16,2
– nichtleitend	195,7
• Behörden oder Körperschaften	10,5
• Andere Bereiche	25,3
Im Ruhestand bzw. ohne ärztliche Tätigkeit	**127,8**

Die MVZs und andere Formen der kollektiven Berufsausübung wie Gemeinschaftspraxen sind besser geeignet, Elternschaft und Beruf zu vereinbaren, was angesichts des steigenden Anteils von Ärztinnen an der Gesamtzahl der ärztlichen Leistungserbringerinnen und -erbringer ein wichtiger Faktor ist. Im Jahr 2020 waren 48,9 % der an der vertragsärztlichen Versorgung teilnehmenden Ärztinnen und Ärzte weiblich, 2011 waren es erst 40,7 %, was einer Steigerung von 20 % entspricht. Der Trend wird sich verstärken, weil der Anteil der Frauen an allen Medizinstudierenden mittlerweile knapp zwei Drittel beträgt (Kassenärztliche Bundesvereinigung 2022a). Die zunehmende Feminisierung des Berufes ist neben dem medizinischen Fortschritt, der Altersstruktur der Ärztinnen und Ärzte und der Alterung der Bevölkerung auch ein zentraler Aspekt, dass der künftige Bedarf an Ärztinnen und Ärzten nicht mehr gedeckt werden könnte, obwohl die Anzahl an berufstätigen Ärztinnen und Ärzten in den letzten Jahren kontinuierlich gestiegen ist. Die Arbeitszeiten der Medizinerinnen sind deutlich kürzer als die ihrer männlichen Kollegen, so dass die Anzahl an ärztlich tätigen Personen wenig Aussagekraft besitzt. Prognosen sind schwierig, weil neben diesen Strukturveränderungen auch berücksichtigt werden muss, wie viele Ärztinnen und Ärzte zu- bzw. abwandern und wie die regionale Verteilung durch die Gemeinsame Selbstverwaltung und die Länder gestaltet wird.

Die Vertragsärztin bzw. der Vertragsarzt ist per Gesetz Mitglied einer Kassenärztlichen Vereinigung (KV). Die KVen sind auf Landesebene (in Nordrhein-Westfalen gibt es zwei KVen) organisierte Körperschaften des öffentlichen Rechts, die eine ausreichende kassenärztliche Versorgung sicherstellen (§ 75 SGB V, »Sicherstellungsauftrag«), die Bedarfsplanung vornehmen (§§ 99–105 SGB V) und die Interessen der Vertragsärztinnen und -ärzte gegenüber den Krankenkassen wahrnehmen sollen (Interessenvertretung). Eine weitere zentrale Aufgabe ist die Verteilung des ambulanten Budgets auf die einzelnen Ärztinnen und Ärzte. Die Psychotherapeutinnen und -therapeuten sind ebenfalls Mitglieder der KV und rechnen ihre Leistungen darüber ab, allerdings nach anderen Grundsätzen als die Vertragsärztinnen und -ärzte. Im Jahr 2012 wurde das Budget der Psychotherapeutinnen und -therapeuten durch den Gesetzgeber aus dem Globalbudget der KV herausgelöst und ist nun keiner Deckelung mehr unterworfen, was zunächst eine ungesteuerte Mengenentwicklung befürchten ließ, die aber nicht eingetreten ist. Grundlage der Honorare der Psychotherapeutinnen und -therapeuten ist die aufgewendete Zeit, da Geräte bei ihnen keine Rolle spielen. Die Arbeitszeit hat aber gewisse natürliche Grenzen, was die Abrechnungsmöglichkeiten begrenzt. Die Zahnärztinnen und -ärzte haben eine eigene KV (»Kassenzahnärztliche Vereinigung«) mit vollständig anderen Abrechnungsregeln, die hier nicht weiter behandelt werden. Die Aufgaben der KVen sind streng von denen der Ärztekammern zu trennen, die berufsständische Organisationen aller Ärztinnen und Ärzte, also auch der Krankenhausärztinnen und -ärzte, sind. Die Aufgaben der Ärztekammern fokussieren sich auf die Regelung der ärztlichen Rechte und Pflichten in einer Berufsordnung, die fachärztliche Weiterbildungsordnung, die Aufsicht über Einhaltung der Berufspflichten und Ausübung der Berufsgerichtsbarkeit, Schlichtungs- und Gutachterkommission für ärztliche Behandlungsfehler sowie die Einrichtung von Ethikkommissionen zur Beurteilung von Forschungsvorhaben (Simon 2021, S. 173).

Die Berufsausübung in einer vertragsärztlichen Praxis ist in ein komplexes System von Leistungs- und Finanzierungsbeziehungen eingebunden, deren rechtliche Grundlagen in den §§ 72 ff. SGB V geregelt sind. Um die Struktur und Entwicklung des ambulanten Sektors zu verstehen, müssen die Leistungs- und Geldströme analysiert werden, aber auch das Verhandlungssystem und die Verteilung der Macht in diesem System. Verhandlungsmacht und Durchsetzungskraft entscheiden darüber, wer an welcher Stelle des Gesundheitssystems welche Leistungen erbringt. Damit wird aber auch über die Verteilung der Einkommen der einzelnen Leistungserbringenden und die Belastung von Versicherten durch Beiträge entschieden.

7.2 Vergütungssysteme

7.2.1 Grundlagen

Die Gestaltung von Vergütungssystemen für die Leistungsanbietenden ist ein wesentliches Steuerungsinstrument der Gesundheitssystemgestaltung. Ein Vergütungssystem besteht aus folgenden Elementen:

1. den Funktionen (Zielen) des Vergütungssystems,
2. den Vergütungsformen,
3. den Vergütungsverfahren,
4. dem Abrechnungsmodus.

Funktionen des Vergütungssystems

An folgenden Funktionen lässt sich die Effektivität eines Vergütungssystems messen: Die Steuerungs- und Anreizfunktion eines Vergütungssystems soll die Anbietenden veranlassen, ihre Leistungen bedarfsgerecht und wirtschaftlich zu erbringen. Vergütungssysteme sind daher so auszugestalten, dass sie Anreize (»incentives«) enthalten, die Anstrengungen zur Kostensenkung und zur Erhöhung der Leistungsqualität belohnen und der Erbringung von nicht bedarfsgerechten Leistungen entgegenwirken. Dem liegt die Verhaltenshypothese zugrunde, dass ärztliches Handeln nicht allein am Interesse von Patientinnen und Patienten ausgerichtet ist, sondern auch durch finanzielle Motive der Ärztinnen und Ärzte beeinflusst wird. Das ist eine rein ökonomische Betrachtung des Verhältnisses von Ärztin/Arzt und Patientin/Patient, die aber nur einen Teil der Wirklichkeit der Beziehung zwischen diesen beiden Parteien abbildet. Vertrauen ist eine ganz wichtige Größe, denn wenn Patientinnen und Patienten nicht darauf vertrauen können, dass die Ärztinnen und Ärzte in ihrem Interesse handeln und aus diesem Grund die richtigen therapeutischen Maßnahmen ergreifen, sind alle Anreizsysteme vergeblich. Ökonomische Anreize dürfen dieses Motiv ärztlichen Handelns nicht außer Kraft setzen (Maio 2015, S. 127 ff.). Der Balanceakt besteht darin, gleichzeitig halbwegs objektivierbare Messgrößen zu entwickeln, auf der die Bezahlung basiert, um auch für die Patientinnen und Patienten Anhaltspunkte zu haben, ob sie das bekommen, was dem aktuellen medizinischen Standard entspricht. Die »Kostenträger«, bei Vertragsärztinnen und -ärzten die gesetzlichen Krankenkassen, haben ein Interesse an guter, aber auch wirtschaftlicher Leistungserbringung (vgl. § 12 SGB V, »Wirtschaftlichkeitsgebot«) und sind deshalb ebenfalls auf Messgrößen angewiesen.

Die Finanzierungs- und Verteilungsfunktion eines Vergütungssystems soll den Anbietenden von Gesundheitsleistungen ein leistungsgerechtes Einkommen gewähren, zugleich aber eine zu hohe Belastung der Leistungsfinanzierenden (GKV, PKV oder Steuerzahlende) vermeiden. Das erfordert u. a. Vergütungsregelungen, in denen die Finanzierungsrisiken zwischen den Leistungserstellenden und den Leistungsfinanzierenden gerecht verteilt werden.

Die Innovationsfunktion eines Vergütungssystems soll die Anwendung neuer, die Versorgungsqualität und die Wirtschaftlichkeit erhöhender Diagnose- und Therapieverfahren und neuer Medizinprodukte fördern oder zumindest nicht behindern.

Um funktionsfähig zu sein, muss ein Vergütungssystem darüber hinaus eine hohe Akzeptanz bei den Leistungsanbietenden aufweisen. Zusätzlich sollte es praktikabel und transparent sein, um die Verwaltungs- und Kontrollkosten gering zu erhalten. Und schließlich sollte ein Vergütungssystem anpassungsfähig gegenüber notwendigen Änderungen sein, da Vergütungssysteme einem kontinuierlichen Wandel unterworfen sind. Das gilt nicht nur in Deutschland, sondern auch international. Ein amerikanischer Gesundheitsökonom hat die Frage nach dem optimalen Entgeltsystem einst spöttisch beantwortet: »Man muss es ändern, wenn es die Leistungserbringenden verstanden haben und beginnen, ihre Vorteile zu maximieren«.

Vergütungsformen

Ein Vergütungssystem besteht neben den Zielen aus Vergütungsformen. Diese legen die Vergütungseinheit fest, die als Bemessungsgrundlage dient. Die Vergütungsformen für ambulant erbrachte Leistungen lassen sich im Wesentlichen auf folgende Grundformen zurückführen: das Gehalt, die Kopfpauschale, die Fallpauschale, die Leistungskomplexpauschale, die Einzelleistungsvergütung und die erfolgsorientierte Vergütung (»Pay for Performance«, P4P) (Braun et al. 2009, S. 13).

Vergütungsverfahren

Neben den Vergütungsformen besteht ein Vergütungssystem aus dem Vergütungsverfahren, mit dem Art und Höhe der Vergütung bestimmt werden. Diese Vergütungsverfahren beruhen auf den typischen Steuerungs- oder Allokationsverfahren im Gesundheitssystem (▶ Kap. 3).

Die Vergütung kann erstens über wettbewerbliche Marktprozesse, d. h. durch individuelle Vertragsabschlüsse zwischen Leistungsanbietenden und Leistungsnachfragenden auf einem Markt, bestimmt werden. Die Beteiligten verhandeln dann individuell und selektiv sowohl die Vergütungsform als auch die Vergütungshöhe für die vertraglich festgelegten Leistungen. Das kann durch staatliche Regulierung ergänzt werden, beispielweise die »Gebührenordnung für Ärzte« (GOÄ) bei privatärztlicher Abrechnung. Eine Variante der wettbewerblichen Bestimmung der Vergütungshöhe ist der Wettbewerb durch Ausschreibung, was teilweise in staatlichen Systemen zur Anwendung kommt. Hier werden die Bedingungen für die ambulante Versorgung eines Versichertenstamms ausgeschrieben und Gebote für die Höhe der Vergütung eingeholt. Der günstigste Anbietende bekommt dann den Zuschlag.

Vergütungsform und Vergütungshöhe können zweitens durch staatliche Entscheidungen festgelegt werden (Regulierung). Beispiele hierfür sind staatliche Gebührenordnungen oder die Zuweisung eines ambulanten Budgets aus dem Staatshaushalt, was staatliche Gesundheitssysteme kennzeichnet.

Das Vergütungsverfahren kann schließlich drittens, wie in Deutschland, von den Selbstverwaltungsorganen der Leistungsanbietenden (Kassenärztliche Vereinigungen) und Leistungsfinanzierenden (Krankenkassen) vereinbart werden, wobei der Gesetzgeber den Verfahrensrahmen festlegt, in dem sich die Vertragspartner verständigen müssen. Hier werden die Vergütungsform und die Vergütungshöhe durch bilaterale Verhandlungen zwischen den Verbänden festgelegt (Prinzip der Kollektivverhandlung).

Die realen Gesundheitssysteme sind durch eine Mischung der Vergütungsverfahren gekennzeichnet (Mehrfachsteuerung), sie folgen also keinen prototypischen Stereotypen, sondern es handelt sich hierbei um Hybridsysteme, die unterschiedliche Elemente im Kontinuum zwischen rein marktwirtschaftlicher und rein staatlicher Steuerung kombinieren. So dominiert im deutschen Gesundheitssystem zwar das Prinzip der Kollektivverhandlung, doch greift der Staat periodisch immer wieder regulierend ein.

Abrechnungsmodus

Ein weiteres Merkmal des Vergütungsverfahrens ist der Abrechnungsmodus. So kann die Abrechnung der Leistungserbringenden einmal mit den Patientinnen und Patienten unmittelbar erfolgen (Kostenerstattungsprinzip) oder mit einem institutionellen Drittfinanzierer (Sachleistungsprinzip), der in der Regel eine Versicherung oder Krankenkasse ist. Beim Sachleistungsprinzip ist wiederum eine direkte Vergütung der Ärztinnen und Ärzte durch den Drittfinanzierer möglich (einstufiges Verfahren) oder eine indirekte Vergütung, d. h. über eine intermediäre Organisation wie in Deutschland über die Kassenärztliche Vereinigung (zweistufiges Verfahren). Dabei können im zweistufigen Verfahren die Vergütungsformen auf den einzelnen Stufen unterschiedlich sein (▶ Kap. 7.3).

Im Folgenden werden die Auswirkungen der Vergütungsformen für Ärztinnen und Ärzte auf die Menge und Qualität des Angebots von ambulanten Leistungen beurteilt.

7.2.2 Beurteilung der Vergütungsformen

Gehalt

Die Vergütungseinheit beim Gehalt ist die Zeitperiode. Die Ärztinnen und Ärzte erhalten für ihre Leistungen, die sie im Auftrag einer Einrichtung der Gesundheitsversorgung (z. B. Krankenhaus oder Gemeinschaftspraxis) erbringen, als Angestellte ein festes Gehalt. Angestellte Ärztinnen und Ärzte in der ambulanten Versorgung finden sich in staatlichen Gesundheitssystemen oder in integrierten Einrichtungen wie den »Health Maintenance Organizations« (HMOs) in den USA oder der Schweiz (▶ Kap. 10).

Beim Gehalt als Vergütungsform ergeben sich keine Anreize zu einer medizinisch unnötigen Ausweitung des Leistungsvolumens, sprich für eine angebotsinduzierte Nachfrage. Die Ärztinnen und Ärzte sind Angestellte einer Organisation, die über die Stellenbeschreibung den Aufgabenumfang des ärztlichen Personals vorgibt. Es besteht bei dieser Vergütungsform generell ein Interesse an Maßnahmen zur Gesunderhaltung der Patientinnen und Patienten. Eine gehaltsbasierte Vergütung ermöglicht daher im Idealfall eine zuwendungsorientierte und sorgfältige Betreuung der Patientinnen und Patienten. Auch handelt es sich um ein verwaltungsmäßig relativ einfaches Vergütungssystem. Stellt das Gehalt allerdings die einzige Einkommenskomponente dar, so haben die Ärztinnen und Ärzte keinen finanziellen Anreiz, sorgfältig und kostenbewusst zu behandeln. Es besteht zusätzlich die Gefahr, dass sich Warteschlangen bilden und Patientinnen und Patienten ohne medizinische Indikation an andere Leistungserbringende überwiesen werden. In staatlichen Gesundheitssystemen, die größtenteils auf der Basis fester Gehälter funktionieren, aber gleichzeitig zulassen, dass zumindest ein großer Teil der angestellten Ärztinnen und Ärzte gleichzeitig privat praktiziert, was beispielsweise bei Krankenhausärztinnen und -ärzten in Großbritannien oder Australien der Fall ist, erklärt dies u. a. lange Wartezeiten im staatlichen System. Hier ist die Versuchung groß, über das Angebot einer schnelleren Behandlung der Selbstzahlenden das eigene Einkommen zu erhöhen und aus diesem Grund die Warteschlangen gezielt zu verlängern.

Da die Ärztinnen und Ärzte somit Angestellte einer Organisation sind, hängt ihre Leistung von der Effektivität des organisationsinternen Kontrollsystems und der Unternehmenskultur ab. Auf enge Vorgaben und die Kontrolle ihrer Einhaltung wird nicht verzichtet werden können, was nur selten auf Akzeptanz bei den Betroffenen stößt.

Kopfpauschalen

Die Kopfpauschale (»capitation«) vergütet die ärztliche Leistung pro Patientin bzw. Patient, zu deren Behandlung die Ärztinnen und Ärzte sich vertraglich verpflichtet haben und aus der sie grundsätzlich alle notwendigen Leistungen finanzieren müssen. Der Begriff der »Kopfpauschale« wird im gesundheitsökonomischen Zusammenhang nicht immer trennscharf abgegrenzt und hat im Kontext von Vergütungsformen eine andere Bedeutung als bei der Bestimmung der ambulanten Budgets. In der gesundheitspolitischen Diskussion gibt es außerdem eine dritte Verwendung des Begriffs, nämlich die Beitragserhebung in Form einer Kopfprämie, die jedoch häufig auch als Kopfpauschale bezeichnet wird. Kopfpauschalen in der ambulanten Versorgung finden sich bei Managed-Care-Organisationen in den USA oder im »National Health Service« (NHS) Großbritanniens als Vergütung für Primärärztinnen und -ärzte, die ansonsten selbständig arbeiten. Um das ärztliche Risiko zu begrenzen, wird die Kopfpauschale in der Regel differenziert, d. h. vorhersehbare Unterschiede in der Inanspruchnahme des Leistungsanbietenden (alters-, geschlechts- oder morbiditätsbedingt) werden bei der Festlegung der Höhe der Kopfpauschale berücksichtigt. In der Praxis werden zudem häufig bestimmte Leistungen aus der Kopfpauschale ausgegliedert, wie z. B. stationäre Leistungen oder Überweisungen zu Fachärztinnen und -ärzten. Diese Leistungen können dann wiederum nach unterschiedlichen Formen vergütet werden.

Bei einer Honorierung der Ärztinnen und Ärzte auf Basis einer Kopfpauschale sind diese motiviert, effizient vorzugehen und nur die Leistungen selbst zu erbringen oder zu veranlassen, die für tatsächlich erforderlich gehalten werden. Denn jede zusätzliche Aktivität lässt das Nettoeinkommen sinken bzw. reduziert den Freizeitnutzen. Die Kopfpauschale fördert darüber hinaus die Kontinuität der Betreuung der Patientinnen und Patienten und ist verwaltungsmäßig relativ einfach zu realisieren.

Kritikerinnen und Kritiker warnen allerdings vor der Tendenz zu einer unzureichenden Versorgung der Patientinnen und Patienten. Es besteht die Gefahr, dass Kosten auf andere Leistungsbereiche verlagert, notwendige Leistungen unterlassen und Patientinnen und Patienten mit einem hohen Gesundheitsrisiko abgewiesen werden. Gegen diese Bedenken sprechen jedoch sowohl ein systemimmanenter Wirkungsmechanismus als auch die Möglichkeit aktiver Gegenmaßnahmen. Erstens sind in diesem System gesunde Patientinnen und Patienten aus ärztlicher Sicht profitabel, weil diese keine Ausgaben verursachen, aber eine Kopfpauschale gezahlt wird. Zweitens hat der Leistungsfinanzierende die Möglichkeit, Qualitäts- und

Servicekontrollen durchzuführen und deren positive Ergebnisse direkt mit dem Vergütungssystem zu koppeln oder sie zu veröffentlichen. Das führt zu einem Wettbewerbsnachteil für Ärztinnen und Ärzte, die ihre Patientinnen und Patienten schlecht versorgen. Insofern handelt es sich bei dieser Vergütung um eine Form, die sowohl im Hinblick auf die Kosten als auch auf die Qualität der Versorgung relativ gute Ergebnisse zeigt, wie die Erfahrungen in den USA bestätigen (Amelung und Schumacher 2000, S. 81 ff.). Aber die Versorgungsform ist bei den Ärztinnen und Ärzten wenig beliebt, eben weil sie eine relativ dichte Kontrolle der Leistung durch den Finanzierenden zur Folge hat. Die Patientinnen und Patienten fürchten zudem, dass sie bei einer Finanzierung über Pauschalen nicht die erforderlichen Leistungen erhalten, insbesondere wenn niedrige Fallpauschalen mit den Ärztinnen und Ärzten vereinbart werden.

Fallpauschalen

Bei der Fallpauschale (»case rate«) erhalten die Ärztinnen und Ärzte für jeden behandelten Fall eine Pauschale. Fallpauschalen dominieren in Form von Diagnosis Related Groups (DRG) in der stationären Versorgung (▶ Kap. 8), sind in Deutschland aber auch beispielsweise bei der ambulanten Versorgung in psychiatrischen Institutsambulanzen (§ 118 SGB V) oder bei besonderen Versorgungsmodellen (§ 140a SGB V) zu finden (Walendzik und Wasem 2019, S. 23 ff.). Die Fallpauschalen im stationären Bereich werden aus effektiven, bundesweiten Durchschnittskosten pro Fall ermittelt. Die ambulanten Entgelte werden differenziert nach hausärztlicher und fachärztlicher Versorgung und zielen auf pauschalierte Entgelte ab. In der hausärztlichen Versorgung sind dies eher konsultationsbezogene Pauschalen, weil eine Differenzierung nach Diagnosen und Therapien schwierig ist. Nach Schätzungen liegt in über der Hälfte aller Konsultationen in der hausärztlichen Praxis kein pathologischer Befund vor oder die Diagnose ist unklar, so dass eine Differenzierung der Entgelte nach Fallschwere und Aufwand nur schwer möglich ist.

Einzelleistungsvergütung

Bei der Einzelleistungsvergütung (»fee-for-service«) erhalten die Ärztinnen und Ärzte für jede einzelne Leistung, die für die Patientinnen und Patienten erbracht wird, eine feststehende Vergütung (die Einzelleistungen können sich auch an den Ist-Kosten orientieren, dann handelt es sich um ein Kostenerstattungsverfahren). Basis der Vergütung sind die Kosten der Leistungserstellung. Dabei wurde in Deutschland bis 2010 in der ambulanten Versorgung der relative Ressourcenverbrauch einer Leistung durch ein System von Punkten festgelegt (»Einheitlicher Bewertungsmaßstab«, EBM), das den unterschiedlich hohen Ressourcenaufwand für die jeweilige Leistung berücksichtigen sollte (relative Preise). Das Punktsystem kann auch als Instrument zur Steuerung der Leistungsstruktur eingesetzt werden. Durch Auf- und Abwertungen bestimmter Leistungen werden Anreize geschaffen, diese Leistungen vermehrt (z. B. beratende Leistungen) bzw. vermindert (z. B. Geräteleistungen) zu erbringen. Die Punkte wurden durch Multiplikation mit einem

Umrechnungsfaktor (Punktwert) in einen Geldbetrag umgerechnet. Der Punktwert legte die Verteilungsposition der Ärztinnen und Ärzte gegenüber den Versicherten fest. Ein hoher Punktwert erhöhte ceteris paribus die ärztlichen Einkommen zu Lasten der Versicherten und umgekehrt.

Wie nicht nur die Erfahrungen in Deutschland gezeigt haben, werden an der Einkommensmaximierung orientierte Ärztinnen und Ärzte versuchen, die Anzahl der erbrachten Einzelleistungen zu steigern. Da die Notwendigkeit der Leistungserbringung aufgrund einer medizinischen Indikation im Einzelfall kaum geprüft werden wird, können Ärztinnen und Ärzte mehr Leistungen als medizinisch notwendig erbringen und so ihr Interesse an einem hohen Einkommen durchsetzen. Gestaltungsspielräume, die bis an den Rand des Betruges gehen können, ergeben sich durch eine Höherklassifizierung von Leistungen, indem nicht die erbrachte, einfache Leistung, sondern die vergleichsweise aufwendigere abgerechnet wird, oder durch eine Aufgliederung einer Einzelleistung in mehrere abrechnungsfähige Teilleistungen.

Positive Anreize bestehen bei dieser Vergütungsform in Form eines festen Preises pro Leistung im Hinblick auf eine Senkung der Kosten pro Einzelleistung. Wegen der Dynamik des technischen Fortschritts ist es allerdings nicht möglich, die Preise für Einzelleistungen kontinuierlich den tatsächlichen Kosten der ärztlichen Praxis anzupassen. Die Preise werden daher im Regelfall von den Kostenstrukturen abweichen, auch wenn periodisch Anpassungen des Bewertungsmaßstabs vorgenommen werden. Dadurch ergibt sich aus ärztlicher Perspektive der Anreiz, jene Leistungen bevorzugt zu erbringen, bei denen die Preise relativ höher sind als die Kosten (»Rosinenpicken«). Dabei handelt es sich vor allem um geräteintensive Leistungen. Zwar ist die »sprechende Medizin« in den letzten Jahren mit einem höheren Punktwert versehen worden, aber die aufgewendete Zeit bleibt der begrenzende Faktor, wohingegen man bei Geräteleistungen »in die Menge gehen kann«, auch wenn zweifelhaft ist, ob eine Untersuchung medizinisch notwendig ist. So gibt es durchaus empirische Belege, die einen Mehrwert der Bildgebung, z. B. bei Knie- oder Rückenschmerzen, nicht in jedem Fall für gegeben sehen und somit vielmehr der Aspekt einer Überversorgung im Vordergrund steht (Karel et al. 2015, S. 585 ff.).

Werden die Gesamtleistungen durch ein Budget gedeckelt und durch Abwertung des Punktwerts der Einzelleistung den Ärztinnen und Ärzten zugerechnet, verschärft sich die Tendenz zur Leistungsausweitung noch. Denn die Ärztinnen und Ärzte haben dann nicht etwa ein Interesse, ihre Leistungen einzuschränken, sondern noch weiter zu erhöhen. Wenn das einzelne Ärztinnen oder Ärzte nicht täten, müssten sie mit Erlöseinbußen rechnen, da die gleiche Menge nun wegen der Punktabwertung einen geringeren Erlös erzielen würde. Im Ergebnis kommt es also zu einer vermehrten Tätigkeit der Ärztinnen und Ärzte, ohne dass diesem Mehraufwand ein entsprechender Mehrerlös gegenübersteht – ein Dilemma, das in der Literatur mit den Begriffen »Hamsterradeffekt«, »Rationalitätsfalle« oder »Gefangenendilemma« bezeichnet wird. Dem kann dann nur durch eine Budgetierung auf der Ebene der einzelnen Ärztin bzw. des einzelnen Arztes begegnet werden, weil Appelle in der Regel wenig wirksam sind.

Leistungskomplexpauschale

Die Tendenz zur Leistungsausweitung kann auch durch eine Leistungskomplexpauschale (»global fee«) begrenzt werden. Die für die Behandlung des einzelnen Falls notwendigen Teilleistungen werden hier zu Komplexen zusammengefasst – z. B. Laborleistungen oder Verwaltungsleistungen – und durch eine Pauschale vergütet. Dadurch wird die Maximierung der Einzelleistungen bei der Behandlung eines Falls begrenzt. Es verbleibt jedoch ein Gestaltungsspielraum zwischen den Leistungskomplexen. Auch besteht hier die Gefahr, wie bei jeder pauschalierten Vergütung, dass zu wenige Leistungen pro Behandlung erbracht werden, was nur durch eine effektive Qualitätskontrolle verhindert werden kann.

Erfolgsorientierte Vergütung

Bei einer erfolgsorientierten Vergütung (»pay-for-performance«, P4P) erhalten die Ärztinnen und Ärzte eine Vergütung, deren Höhe sich nach dem Erfolg ihrer Tätigkeit bemisst. Erwartet wird, dass diese Vergütungsform die Qualität der Versorgung optimiert, weil das ärztliche Interesse sich mit dem der Patientinnen und Patienten deckt. Außerdem erhalten die Patientinnen und Patienten eine größere Transparenz über die Leistungsqualität der Anbietenden von Gesundheitsleistungen, wodurch der ärztliche Qualitätswettbewerb gefördert wird (Sachverständigenrat für die Konzertierte Aktion im Gesundheitswesen 1997, S. 352).

Voraussetzung für die erfolgsorientierte Vergütung ist die Konstruktion geeigneter Indikatoren zur Messung des Erfolgs. Erfolgsindikatoren müssen, neben formalen Eigenschaften wie Transparenz, Vollständigkeit und Widerspruchsfreiheit, zwei konstitutive Eigenschaften aufweisen: Sie sollten in einer engen Beziehung zum Gesundheitsergebnis, d. h. der Verbesserung des Gesundheitsstatus, stehen (»Validität«) und sie müssen durch den Leistungsanbietenden kontrolliert werden können. Diese Anforderungen sind in der Realität deshalb schwierig zu erfüllen, weil das Gesundheitsergebnis nicht nur von den Anstrengungen der Leistungsanbietenden, sondern auch von der Bereitschaft der Patientinnen und Patienten abhängt, den ärztlichen Anweisungen bei diagnostischen und therapeutischen Maßnahmen Folge zu leisten (»Compliance«). Das gilt vor allem für primärärztliche Behandlungen und chronische Erkrankungen, weil hier die sonstigen Bestimmungsfaktoren der Gesundheit (Lebensstil, Umwelt) und die Compliance der Patientinnen und Patienten einen großen Einfluss auf das Gesundheitsergebnis haben.

Daraus ergibt sich ein grundlegender Konflikt bei der Konstruktion gesundheitsbezogener Erfolgsindikatoren. Je enger die Indikatoren mit dem Gesundheitsergebnis verknüpft sind, desto weniger sind sie vom Leistungsanbietenden zu kontrollieren und desto geringer ist ihre Eignung als Erfolgsindikator und umgekehrt. In der Praxis wird dieses Dilemma dadurch gelöst, dass meist statt der schwierig messbaren Ergebnisindikatoren Prozessindikatoren herangezogen werden. Dabei handelt es sich um Indikatoren wie beispielsweise die Anzahl der durchgeführten Früherkennungsuntersuchungen, den Prozentsatz von Patientinnen und Patienten mit arterieller Hypertonie, deren Bluthochdruck unter Kontrolle ist, oder den Prozentsatz von Patientinnen und Patienten mit Diabetes mellitus Typ 2, bei denen die Augen regelmäßig kontrolliert werden, aber auch die Fortbildungsaktivitäten der Ärztinnen und Ärzte. Daneben können subjektive Beurteilungen der Behandlungsqualität durch die behandelten Patientinnen und Patienten herangezogen werden (»Patientensurveys«). Wegen der grundsätzlichen Messprobleme wird die erfolgsorientierte Vergütung daher nur eine von mehreren Komponenten eines umfassenden Vergütungssystems sein können.

7.3 Leistungs- und Finanzierungsbeziehungen in der GKV

Die Leistungs- und Finanzierungsbeziehungen in der ambulanten Versorgung in Deutschland sind in der folgenden Übersicht dargestellt (▶ Abb. 7.1).

Die Vertragsärztinnen und -ärzte erbringen gegenüber den GKV-versicherten Patientinnen und Patienten eigene ärztliche Dienstleistungen (diagnostische und therapeutische Leistungen, Gesundheitsberatung, Dokumentation) gegen Vorlage der Versicherungskarte der Versicherten, die als Legitimationsausweis dient. Darüber hinaus veranlassen die Ärztinnen und Ärzte weitere Leistungen, die durch Dritte erbracht werden (»Sekundärleistungen«). Diese umfassen die Gewährung von Einkommen (Lohnfortzahlung durch die Arbeitgebenden, Krankengeld durch die Krankenkasse), die Verordnung von Arznei-, Heil- und Hilfsmitteln, die Behandlung durch Fachärztinnen und -ärzte und andere Heilberufe sowie stationär erbrachte Leistungen in Akutkrankenhäusern oder Rehabilitationskliniken. Die Vertragsärztinnen und -ärzte eröffnen damit den Versicherten den Zugang zu anderen Leistungsanbietenden und bestimmen dadurch ganz entscheidend das Volumen und die Struktur der gesamten Versorgung durch die gesetzliche Krankenversicherung. Die veranlassten Leistungen umfassen etwa das Vierfache der eigenen Leistungen. Vertragsärztliches Handeln ist damit eine Schlüsselgröße für Qualität und Wirtschaftlichkeit der medizinischen Versorgung, deshalb ist eine Stärkung der hausärztlichen Versorgung in den letzten Jahren ein wichtiges gesundheitspolitisches Anliegen gewesen.

Den Versicherten wird die Versicherungskarte von der jeweiligen Krankenkasse ausgehändigt. Als Gegenleistung zahlen die Versicherten einen Beitrag in Höhe eines Prozentsatzes ihres Bruttoeinkommens (aktuell 7,3 Prozentpunkte, § 241 SGB V) und gegebenenfalls einen Zusatzbeitrag (§ 242 SGB V) (▶ Kap. 4.1.2). Die von den Ärztinnen und Ärzten unter Inanspruchnahme von Vorleistungen Dritter (Hilfspersonal, medizinische und sonstige Sachausstattungen) erbrachten Leistungen werden gegenüber der Kassenärztlichen Vereinigung des Bundeslandes, in dem sich der vertragsärztliche Sitz befindet, abgerechnet. Zwischen den Vertragsärztinnen und -ärzten und den Krankenkassen bestehen also keine unmittelbaren finanziellen Beziehungen, aber auch nicht zu den Patientinnen und Patienten (hier gilt das Sachleistungsprinzip). Dies ist der wesentliche Unterschied zur privatärztlichen Behandlung, die auf dem Kostenerstattungsprinzip basiert: Hier wird ein spezieller Dienstleistungsvertrag in Form eines Behandlungsvertrags (§§ 630a ff. BGB) unmittelbar zwischen den Ärztinnen und Ärzten sowie Patientinnen und Patienten geschlossen. Die Patientinnen und Patienten bezahlen ihre Rechnungen direkt an die behandelnden Ärztinnen und Ärzte und können diese im Anschluss bei ihrer PKV zur Erstattung einreichen. Die private Krankenversicherung hat keine Rechtsbeziehung zum Leistungserbringenden, was gleichzeitig bedeutet, dass die PKV diesen gegenüber keinerlei Steuerungsmöglichkeit hat und ihre Ausgabenentwicklung nicht beeinflussen kann.

Honoriert werden die vertragsärztlichen Leistungen durch ein Vergütungssystem, das als zweistufiges System ausgestaltet ist (§§ 85 und 87 SGB V). Zwischen den Kassenärztlichen Vereinigungen und den Landesverbänden der Krankenkassen wird für ein kommendes Rechnungsjahr ein Gesamtbudget für die ambulante Behandlung ausgehandelt, mit der die vertragsärztlichen Leistungen pauschal abgegolten werden (1. Stufe der Honorierung). Bis 2009 zahlte jede Krankenkasse pro Kopf ihrer Versicherten einen Pauschalbetrag in diesen »Topf« ein, der zwischen den Kassenarten unterschiedlich war und seit 1993 im Wesentlichen lediglich in der Höhe angepasst, aber in der Struktur unverändert fortgeschrieben wurde. Das Risiko einer veränderten Morbidität lag damit bei den Ärztinnen und Ärzten, wo es nicht hingehört. Deshalb wurde 2009 eine morbiditätsorientierte Gesamtvergütung eingeführt. Jede Krankenkasse zahlt jetzt eine »Kopfpauschale« pro Versicherten in den »Topf« der Gesamtvergütung ein, die sich in der Höhe nach der jeweiligen Zahl der Versicherten gewichtet mit dem Behandlungsbedarf errechnet. Der Behandlungsbedarf wird auf der Basis der abgerechneten Leistungspunkte im Vorjahr ermittelt, der bei einer veränderten Zahl oder Struktur der Versicherten angehoben oder gesenkt werden kann. Die Punktwerte werden wie im alten System durch den Einheitlichen Bewertungsmaßstab (EBM) als zentrale Abrechnungsgrundlage für vertragsärztliche GKV-Leistungen festgelegt, der vom paritätisch besetzten Bewertungsausschuss (bestehend aus jeweils drei Vertreterinnen oder Vertretern der Kassenärztlichen Bundesvereinigung und des GKV-Spitzenverbandes) erstellt wird (§ 87 SGB V) und die relative Wertigkeit der Einzelleistungen bestimmt. Multipliziert man die Gesamtzahl der Leistungspunkte mit dem Orientierungswert, der als Euro-Betrag zwischen der Kassenärztlichen Bundesvereinigung und dem GKV-Spitzenverband jedes Jahr neu verhandelt wird (2022 betrug dieser 11,2662 Cent), ergibt sich die Gesamtvergütung. Der Orientierungswert kann dann noch nach § 87a SGB V bei regionalen Besonderheiten durch die Kassenärztlichen Vereinigungen und die Kassenverbände auf Landesebene nach oben oder unten korrigiert werden. Ursprünglich war dazu im GKV-Wettbewerbsstärkungsgesetz von 2007 vorgesehen, dass Ärztinnen und Ärzte in unterversorgten Gebieten höhere Honorare bekommen als Ärztinnen und Ärzte in überversorgten Gebieten. Die Finanzierung wäre also durch Umverteilung erfolgt. Diese Bedarfssteuerung über finanzielle Anreize und Sanktionen ist aber nie umgesetzt worden, weil der ärztliche Widerstand zu groß war. Im Gesetz wird nunmehr als besonderer Bedarf in § 87a Abs. 2 SGB V genannt, dass bestimmte Leistungserbringende, etwa Zusammenschlüsse von Ärztinnen und Ärzten, oder Versorgungsformen gefördert werden sollen (»besonders förderungswürdige Leistungen«). Es können auch Besonderheiten bei den Kosten berücksichtigt werden. Die Vereinbarung kann sich dabei auf Planungsregionen beziehen, also regionale Einheiten unterhalb der KV-Bezirke, um eine zum Teil sehr unterschiedliche Versorgungssituation zu berücksichtigen. So kann es in insgesamt überversorgten Gebieten wie Hamburg durchaus unterversorgte Stadtteile geben. Brandenburg ist insgesamt gut versorgt, abgesehen von den östlichen Randgebieten zur polnischen Grenze. Den Versicherten dort nutzt die Überversorgung in den an Berlin grenzenden Randkreisen oder Städten nichts. Im Ergebnis gibt es dadurch nun eine regionale Gebührenordnung mit festen Euro-Werten, wie es sich die Ärztinnen und Ärzte gewünscht haben, um dem »Hamsterradeffekt« zu entgehen. Das hieß im alten Honorarsystem, dass das KV-Gesamtbudget durch die von den Ärztinnen und Ärzten zur Abrechnung eingereichten Gesamtpunkte dividiert wurde: Je mehr Punkte abgerechnet wurden, desto geringer am Ende der Punktwert. Das System verführte dazu, dass die Ehrlichen die Dummen waren und diejenigen profitierten, die mehr Punkte abrechneten als medizinisch indiziert waren. Das neue Honorarsystem legt die Preise fest, aber kein Honorarsystem kann ohne eine Begrenzung der Mengen auskommen, wenn die Ausgaben nicht ungebremst steigen sollen. Deshalb wurden Höchstleistungsmengen differenziert nach Praxistyp und Leistungen des Vorjahres festgelegt. Wenn die Höchstmenge überschritten wird, wird die Mehrmenge zu einem abgestuften Honorar vergütet (dafür bildet jede KV Rückstellungen). Im Jahr 2011 wurde das Regelleistungsvolumen formal abgeschafft, aber in § 87b SGB V blieb die Verpflichtung der KVen zu verhindern, dass die Ärztinnen und Ärzte ihre Leistungen übermäßig ausdehnen. Praktisch werden daher in den einzelnen KVen Regelleistungsvolumina ihre Bedeutung behalten, um das System noch steuern zu können (Greiner und Hodek 2013, S. 302 ff.).

Damit liegt das Morbiditätsrisiko jetzt bei den Krankenkassen, wo es auch richtigerweise angesiedelt ist. Der Gesetzgeber ist den Vorschlägen der KBV zu einer neuen Honorarordnung weitgehend gefolgt, was aber nicht heißt, dass damit bei den Ärztinnen und Ärzten allgemeine Zufriedenheit eingekehrt ist. Insbesondere der Konflikt um die Honorarhöhe zwischen Haus- und Fachärztinnen und -ärzten ist geblieben. Mit dem GKV-Versorgungsstärkungsgesetz (GKV-VSG) hat der Gesetzgeber 2015 schließlich getrennte Budgets für Haus- sowie Fachärztinnen und -ärzte vorgeschrieben, was im Hinblick auf das ansonsten angestrebte Ziel, die sektorale Trennung der Versorgung zu überwinden, nicht zielführend ist.

Die Schwachstelle in der Ermittlung des Gesamtbudgets ist die Feststellung der Morbidität. Das ursprüngliche, von der Großen Koalition verabschiedete Gesetz sah auch im ambulanten Bereich eine direkte Erfassung der Morbidität vor. Die Koalition aus CDU/CSU/FDP hat diesen Passus aus dem Entwurf des GKV-VSG wieder gestrichen und kam damit dem Wunsch der Verbände der Ärztinnen und Ärzte nach, die in der Dokumentation der Morbidität einen zu großen Aufwand sahen. Als Ersatzgröße wird nun das Alter der Versicherten als Indikator gewählt, was hinter den Erkenntnisstand zurückfällt, der im Zusammenhang mit dem RSA gewonnen wurde: Alter ist nicht identisch mit Krankheit. Geblieben ist auch der in § 71 SGB V festgelegte Grundsatz der Beitragssatzstabilität, so dass es keiner großen Phantasie bedarf, dass die Festlegung der Gesamtvergütung in jedem Jahr intensiv verhandelt wird, wobei die Leistungspunktmenge und der in Euro zu vereinbarende Orientierungswert die zentralen Handlungsparameter sind. Hinzu kommen die extrabudgetären Leistungen, die einzeln abgerechnet werden (Vorsorgeuntersuchungen, Impfungen, ambulantes Operieren) und Geld für neue Leistungen.

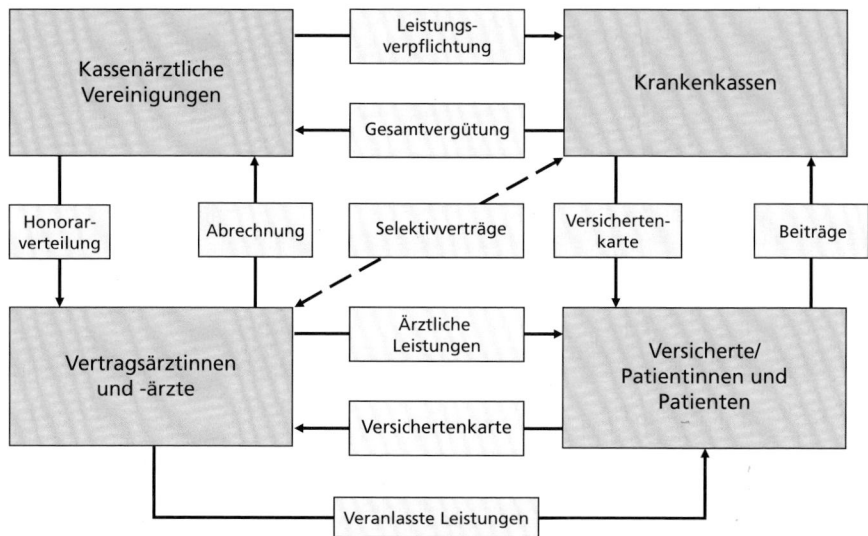

Abb. 7.1: Leistungs- und Finanzierungsbeziehungen in der ambulanten Versorgung

Für die einzelnen Vertragsärztinnen und -ärzte ist die Honorierung auf der 2. Stufe wichtig, weil sich darüber entscheidet, welchen Betrag sie aus der Gesamtvergütung bekommen. Die Gesamtvergütung wird nach Abzug der Verwaltungskosten der Kassenärztlichen Vereinigung, der Rückstellung für die Abrechnung von Mehr- und Minderbedarfen und den Kosten für Selektivverträge in jedem Quartal auf die einzelnen Ärztinnen und Ärzte auf der Grundlage eines Honorarverteilungsmaßstabs aufgeteilt, den jede KV für sich gestalten kann. Dabei werden getrennte Budgets nach haus- und fachärztlicher Versorgung und auch für Psychotherapeutinnen und -therapeuten gebildet.

Die Entscheidungen über die Verteilung der Honorare liegen im Rahmen der gesetzlichen Vorgaben in der Selbstverwaltung der einzelnen KVen. Abgerechnet werden die Leistungen pro Quartal, wobei in der hausärztlichen Versorgung sehr stark auf pauschalierte Leistungskomplexe abgestellt wurde, um den Mengeneffekt zu begrenzen. In den fachärztlichen Praxen überwiegen wegen der spezifischeren Diagnosen und dem damit verbundenen diagnostischen und therapeutischen Aufwand Einzelleistungsvergütungen. Hinzu kommen Vergütungen für Einzelleistungen ohne Mengensteuerung außerhalb des morbiditätsorientierten Budgets, die der Gesetzgeber besonders anreizen will, wie Präventionsleistungen oder ambulantes Operieren (Greiner und Hodek 2013, S. 303 f.). Diesen Einnahmen aus vertragsärztlicher Tätigkeit sind noch die Einnahmen aus privatärztlicher Behandlung und die »Individuellen Gesundheitsleistungen« (IGeL) hinzurechnen, um das Gesamteinkommen der Praxis zu bestimmen.

Das Gesamtbudget einer ärztlichen Praxis ergibt sich aus den Einnahmen für budgetierte Leistungen als Produkt des Fallwertes der ärztlichen Gruppe (Allgemeinmedizin, Kindermedizin, Radiologie etc.) multipliziert mit der Fallzahl der Ärztin oder des Arztes und einem Gewichtungsfaktor für das Alter der Patientinnen und Patienten. Hinzukommen die extrabudgetären Einnahmen für

- qualifikationsgebundene Zusatzvolumina in Abhängigkeit von der Gebietsbezeichnung (z. B. Sonographie),
- Einzelleistungsvergütungen,
- Einnahmen aus Modellvorhaben nach § 63 SGB V,
- Einnahmen aus Integrationsverträgen nach § 140a SGB V,
- Einnahmen aus »Individuellen Gesundheitsleistungen« (IGeL),
- Einnahmen aus der Teilnahme an Studien der pharmazeutischen Industrie und Gutachten (z. B. für Versicherungen, Gerichte etc.),
- Einnahmen aus privatärztlicher Behandlung (gemäß GOÄ).

Die Einnahmen aus privatärztlicher Behandlung sind für viele Praxen ein wichtiger Bestandteil des Gesamtumsatzes und können bis zu einem Drittel des Praxiseinkommens betragen. Sie hängen sehr stark vom Standort der Praxis ab. In Kommunen oder Stadtteilen mit einkommensstarken Einwohnerinnen und Einwohnern sind sie deutlich höher, weil der Anteil der Privatpatientinnen und -patienten dort höher ist. Das geht vor allem zu Lasten der ländlichen Räume, so dass die ambulante Versorgung dadurch nicht dem Versorgungsbedarf entspricht. Eine einheitliche Gebührenordnung könnte diesen Allokationsmangel zumindest begrenzen, wenn auch nicht vollständig beseitigen, weil es auch andere Gründe gibt, warum Ärztinnen und Ärzte lieber in Städten arbeiten. Der unterschiedliche Versicherungsstatus wirkt sich auch auf unterschiedliche Wartezeiten, insbesondere beim Zugang zur fachärztlichen Versorgung aus (Schellhorn 2007, S. 91 ff.). Für Unterschiede in der Behandlungsqualität gibt es entgegen der oftmals geäußerten Meinung keine empirischen Belege. Im Gegenteil: Privatpatientinnen und -patienten müssen eher mit einer Überversorgung rechnen, d. h., dass diagnostisch und therapeutisch mehr Leistungen erbracht werden, als medizinisch indiziert ist. Kritikerinnen und Kritiker bemerken in diesem Kontext, dass Privatpatientinnen und -patienten das Privileg haben, schneller überflüssige Leistungen zu bekommen (Stichwort: angebotsinduzierte Nachfrage). Honorare nach dem Einheitlichen Bewertungsmaßstab (EBM) für GKV-Versicherte und nach der Gebührenordnung für Ärzte (GOÄ) für Privatversicherte sind schwer zu vergleichen, weil die Gebührenordnungspositionen unterschiedlich abgegrenzt sind, aber sie dürften um das 2,3-fache höher liegen (Walendzik 2008, S. 37 ff.). Das kann somit zu falschen Anreizen führen.

Der Grundkonflikt des Honorierungssystems in der ambulanten Versorgung ist die Schwierigkeit, zwischen den Folgen einer veränderten Morbidität oder den unterschiedlichen Risiken der Patientinnen und Patienten einer einzelnen Ärztin oder eines einzelnen Arztes und den Veränderungen der Leistungsmenge zu unterscheiden, die nicht dem medizinischen Bedarf folgen, sondern dem ärztlichen Einkommensinteresse. Deshalb sind alle Wünsche der Ärztinnen und Ärzte, die Begrenzungen durch ein sektorales Budget aufzuheben, illusionär oder sie sind nur zu dem Preis von strikten Vorgaben der Behandlungsstandards und eines engen Kontrollsystems zu realisieren. Die Honorierungssysteme sind nie streitfrei, dazu ist schon die Interessenlage innerhalb der Selbstverwaltung der KVen zu unterschiedlich, von dem Interessengegensatz zwischen KVen und Kassen ganz zu schweigen. Wenn Preise vorgegeben werden, bedarf es immer einer Form der Mengensteuerung, wenn die Ausgaben nicht unkontrolliert wachsen sollen. Die Ärztinnen und Ärzte entscheiden nun einmal mit jeder Leistung über ihr Einkommen und das Korrektiv, wie es bei privaten Gütern der Markt und Wettbewerb darstellt, funktioniert auf Gesundheitsmärkten aus den oben diskutierten Gründen eben nicht. Deshalb sind die Steuerungs- und Verhandlungssysteme im ambulanten Sektor so bedeutsam, weil sie darüber entscheiden, wie Leistungen und Einkommen verteilt werden.

7.4 Steuerungssysteme in der ambulanten Versorgung

Die Leistungs- und Finanzierungsbeziehungen in der gesetzlichen Krankenversicherung werden geregelt durch ein historisch gewachsenes Geflecht von Steuerungssystemen, die sich nach den Typen reine Marktsteuerung, Regulierung und Planung sowie korporatistische Steuerung unterscheiden lassen. Diese Steuerungssysteme haben in der ambulanten Versorgung der GKV-Versicherten die in Abbildung 7.2 gezeigte Struktur (▶ Abb. 7.2).

Betrachten wir zunächst das Verhältnis zwischen Ärztinnen/Ärzten und Patientinnen/Patienten, das Elemente einer Marktsteuerung aufweist, dessen Funktionsweise aber durch gesetzlich und durch Verbände gesetzte Rahmenbedingungen eingeschränkt ist (»Quasi-Markt«). Für die GKV-Versicherten besteht im Grundsatz freie Wahl unter den Vertragsärztinnen und -ärzten, einschließlich der Fachärztinnen und -ärzte, soweit sie niedergelassen tätig sind. Die in Kapitel 7.5 ausführlicher behandelten selektiven Vertragsformen wie Integrierte Versorgung oder hausärztliche Systeme können die Wahlfreiheit zeitlich befristet einschränken (▶ Kap. 7.5).

Eine ambulante Behandlung durch Krankenhausärztinnen und -ärzte ist, von einigen Ausnahmen abgesehen (zeitlich begrenzte vor- und nachstationäre Behandlung, ambulantes Operieren, Behandlung durch von der Kassenärztlichen Vereinigung ermächtigte Ärztinnen und Ärzte, Polikliniken, psychiatrische Institutsambulanzen und einige im SGB V benannte schwere Krankheiten), derzeit nicht möglich.

Eine Kontrolle des ärztlichen Angebotsverhaltens durch die Patientinnen und Patienten ist nur begrenzt wirksam. Daran hat auch das im Gesetz verankerte Recht

7.4 Steuerungssysteme in der ambulanten Versorgung

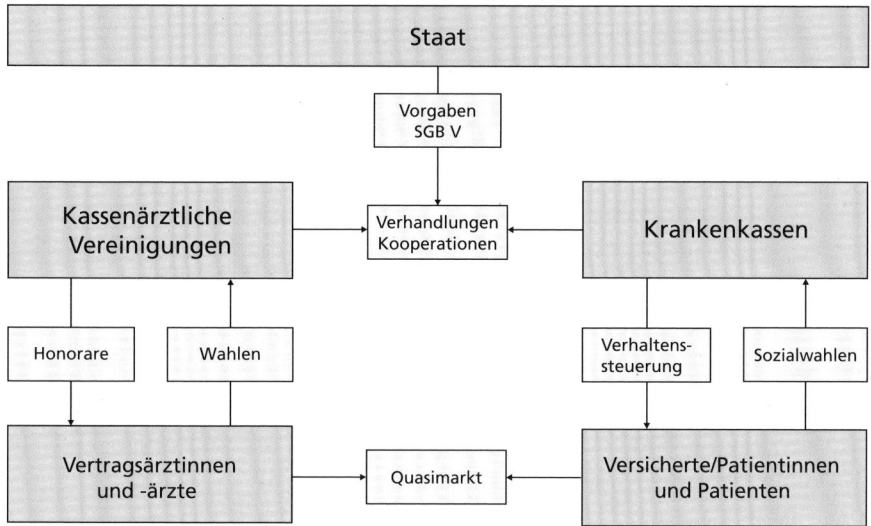

Abb. 7.2: Steuerungssysteme in der ambulanten Versorgung

nichts geändert, sich von den Ärztinnen und Ärzten eine »Patientenquittung« ausstellen zu lassen, die alle erbrachten sowie abgerechneten Leistungen (als ICD-Code) dokumentiert (§ 305 Abs. 2 SGB V). Die Möglichkeit wird kaum in Anspruch genommen und könnte auch nur Formen eines offensichtlichen Betruges aufdecken, wenn Leistungen abgerechnet werden, die für die Patientinnen und Patienten erkennbar nicht erbracht wurden. Ob eine Leistung medizinisch indiziert ist, können Patientinnen und Patienten in der Regel nicht beurteilen. Auch die Qualität der Leistung kann lediglich durch subjektive Erfahrungen oder informellen Informationsaustausch beurteilt werden, aber regelhaft fehlt die Kenntnis, was medizinisch nach dem Stand des Wissens notwendig und angemessen ist (Enderer-Steinfort 2018, S. 52 f.). Durch das berufsrechtlich geregelte Werbeverbot ist den Versicherten überdies der Zugang zu Informationen seitens der Ärztinnen und Ärzte oder über Dritte, die eine objektive Beurteilung der Qualität ermöglichen könnten, weitgehend verwehrt. Damit ist aber das Risiko einer angebotsinduzierten Nachfrage gegeben, die es den Ärztinnen und Ärzten ermöglicht, ihr Einkommen zu maximieren (Rice 2004, S. 161 ff.). Deshalb werden Kontroll- und Lernprozesse, die die Konsumierenden auf den herkömmlichen Gütermärkten kennen und nutzen, bei medizinischen Dienstleistungen durch Verfahren der Qualitätssicherung und -zertifizierung ersetzt werden müssen, die zwischen den Selbstverwaltungspartnern kollektiv vereinbart oder durch Gesetz vorgeschrieben werden. Die Verbände als korporatistische Akteure spielen dabei eine wesentliche Rolle, weil sie als Agenten ihrer Mitglieder handeln. Die Steuerungssysteme im ambulanten Sektor sind deshalb Verfahren der Konfliktschlichtung unterschiedlicher Interessen. Der Verhandlungsrahmen ist durch das SGB V vorgegeben, aber innerhalb dieses Rahmens werden Lösungen innerhalb der Selbstverwaltung ermöglicht, die aber immer unter »dem langen Schatten des Staates« stehen, d. h. sie müssen bei wichtigen Entscheidungen genehmigt werden oder bei Nicht-Einigung zwischen den Partnern der Selbstverwaltung kann der Staat selber handeln.

Der Begriff der Selbstverwaltung hat im Zusammenhang mit Steuerung im Gesundheitssystem eine dreifache Bedeutung. Einmal ist damit das System der Verhandlungen und Vereinbarungen zwischen den Spitzenverbänden der Krankenkassen (GKV-Spitzenverband), Ärztinnen und Ärzten (Kassenärztliche Bundesvereinigung) und Krankenhäusern (Deutsche Krankenhausgesellschaft e. V.) auf Bundesebene gemeint. Institutionell ist damit der G-BA angesprochen, in dem zusätzlich die Patientenvertreterinnen und -vertreter, allerdings ohne Stimme, sitzen. Unter Selbstverwaltung wird zum anderen die verpflichtende Organisation der Ärztinnen und Ärzte in der Kassenärztlichen Vereinigung verstanden, die in direkter Wahl ehrenamtliche Vertreterinnen und Vertreter wählt und eine hauptamtliche Geschäftsführung hat.

Auch die Krankenkassen haben eine Selbstverwaltungsstruktur. Alle sechs Jahre finden Sozialwahlen statt (§ 43 ff. SGB IV), in denen in direkter Wahl die Verwaltungsräte durch ehrenamtliche Versichertenvertreterinnen und -vertreter besetzt werden, die als Hauptaufgabe die Satzung und mögliche kassenindividuelle Zusatzbeiträge sowie den jährlichen Haushalt beschließen. Die Verwaltungsrätinnen und -räte sind nicht im operativen Geschäft tätig, sondern sie wählen und kontrollieren die hauptamtlichen Vorstandsmitglieder (§ 197 SGB V), deren Aufgabe in der Leitung und gerichtlichen sowie außergerichtlichen Vertretung der Krankenkasse besteht (§ 35a SGB IV). Das Gesetz lässt es zu, dass bei den Sozialwahlen auf konkurrierende Listen verzichtet wird, so dass es zu sogenannten »Friedenswahlen« kommt, was ein irreführender Begriff ist, weil sich die bisher gewählten Listen auf neue Vertreterinnen und Vertreter verständigen. Das mag auch zu der geringen Wahlbeteiligung geführt haben, die in der Wahl 2017 bei gerade einmal 30,42 % lag, ein Wert, der auch bei den vorherigen beiden Wahlen seit der Jahrtausendwende nicht überschritten wurde (Bundeswahlbeauftragte 2018, S. 18). Die geringe Wahlbeteiligung reflektiert eine allgemeine Entwicklung in der Gesellschaft, denn auch bei Kommunalwahlen nähert sich die Wahlbeteiligung in einigen Städten vergleichbar niedrigen Werten. Hinzu kommt, dass in der Vergangenheit die Mitglieder einer Krankenkasse nur das Instrument der Wahl (»Voice-Option«) hatten, um ihre Kasse zu beeinflussen, seit der Einführung der Kassenwahlfreiheit steht ihnen aber auch offen, die Kasse zu wechseln (»Exit-Option«). Das schwächt das Instrument der repräsentativen Vertretung, führt aber dazu, dass die Mitglieder einer Kasse sehr viel stärker als individuelle »Kundinnen und Kunden« umworben werden, so dass die Principal-Agent-Beziehung ausgeprägter wird.

Eine Einschränkung des Wettbewerbs auf der Seite der Leistungserbringung bezieht sich auf die auf anderen Märkten mögliche Vergrößerung des Betriebes durch internes Wachstum. Eine Ausweitung des ärztlichen Personals und eine Filialbildung waren in der Vergangenheit rechtlich nur sehr eingeschränkt möglich gewesen (Anstellung einer/eines ganztägig beschäftigten Ärztin/Arztes bzw. zweier halbtags beschäftigter Ärztinnen/Ärzte). Unter dem Eindruck von Versorgungsengpässen in ländlichen Regionen, insbesondere in einigen Gebieten Ostdeutschlands, sind die Möglichkeiten mit dem Vertragsarztänderungsgesetz (VÄndG) und dessen Inkrafttreten zum 01.01.2007 wesentlich erweitert worden (§ 95 Abs. 9

SGB V i. V. m. § 32b Ärzte-ZV). Die Medizinischen Versorgungszentren sind eine Versorgungsform, die sowohl selbständige als auch angestellte Ärztinnen und Ärzte ermöglicht.

Die Kontrolle der Wirtschaftlichkeit, der Qualität und der Quantität des ärztlichen Angebots ist somit der Marktsteuerung weitgehend entzogen und den anderen Steuerungssystemen zugewiesen. Der Staat gestaltet die gesetzlichen Rahmenbedingungen für die vertragsärztliche Versorgung und greift immer wieder direkt in das Honorierungsverfahren ein. Weitere regulierende Eingriffe betreffen, neben der Gestaltung der ärztlichen Aus- und Weiterbildung, die Bedarfsplanung. Zwar gilt grundsätzlich das verfassungsrechtlich begründete Prinzip der Niederlassungsfreiheit (Art. 12 GG). Diese kann jedoch zur Vermeidung einer Überversorgung zeitlich befristet in bestimmten Regionen und für bestimmte Fachgebiete im Rahmen der vertragsärztlichen Bedarfsplanung eingeschränkt werden. Anders als im Krankenhausbereich, in dem der Staat Planungsträger ist, sind in der ambulanten Versorgung die Kassenärztlichen Vereinigungen im Zusammenwirken mit den Krankenkassen Träger der Bedarfsplanung. In dem Maße, wie das Verhandlungsmonopol der Kassenärztlichen Vereinigungen durch erweiterte Möglichkeiten selektiven Kontrahierens durch den Gesetzgeber eingeschränkt wird, muss sich auch der Versorgungs- und Sicherstellungsauftrag für die Kassenärztlichen Vereinigungen ändern. Solange der Anteil der Integrationsversorgung mit ca. 1 bis 3 % so gering bleibt wie bisher (Behrens-Potratz et al. 2016, S. 23), ist das kein großes Problem, aber es ist der erklärte Wille der Politik, dass die Schnittstelle zwischen ambulanter und stationärer Versorgung neu organisiert und die strikte Trennung der Sektoren überwunden werden soll. Dann wird man auch zu integrierten Bedarfsplanungen übergehen müssen, wenn es nicht dem Selbstlauf des Marktes überlassen werden soll. Angedacht, aber in den Konsequenzen noch nicht ausdiskutiert, ist ein Modell, nach dem künftig die Krankenkassen einen Sicherstellungsauftrag bekommen könnten, dessen Einhaltung vom Staat überwacht wird. Neben vielen technischen Problemen und der Frage möglicher Sanktionen bei Verstößen ist dabei das Hauptproblem, ob Krankenkassen, die miteinander im Wettbewerb stehen, zu gemeinschaftlicher Planung finden können.

Das GKV-Versorgungsstrukturgesetz mit Wirkung zum 01.01.2012 hat erstmals in § 90a SGB V einen gesetzlichen Rahmen geschaffen, der eine integrierte Bedarfsplanung ermöglichen könnte. Nach Landesrecht können Landesplanungsausschüsse gebildet werden, in denen Vertreterinnen und Vertreter der Kassenärztlichen Vereinigungen, der Landeskrankenhausgesellschaften, der Landesverbände der Krankenkassen sowie der Ersatzkassen und des Landes repräsentiert sind. Die Ausschüsse sollen Empfehlungen zur sektorenübergreifenden Versorgung abgeben. Die Formulierungen im Gesetz sind relativ unbestimmt, die konkrete Umsetzung liegt auf Landesebene. Eine Gesamtschau zeigt, dass in einigen Bundesländern Gremien nach § 90a SGB V gebildet wurden, eine übergreifende Evaluation, ob diese ihre Aufgaben auch effektiv wahrnehmen, aber noch fehlt. Der Fokus des GKV-Versorgungsstrukturgesetzes liegt auf einer besseren Versorgung im ländlichen Raum. Dazu wurden bisherige Regulierungen, die eine Niederlassung von Ärztinnen und Ärzten erschwerten, aufgehoben. Das Gesetz verzichtete auf die Residenzpflicht, die Ärztinnen und Ärzte müssen also nicht mehr am Praxisort wohnen, und es erlaubte

Zweitpraxen. Ein finanzieller Anreiz wurde durch den Wegfall der Abstaffelung der Honorare gesetzt, wenn die Höchstmengen pro Praxis überschritten werden. Die Kassenärztlichen Vereinigungen erhielten die Möglichkeit, eine Niederlassung im ländlichen Raum finanziell zu fördern. Das zentrale Regulierungsverfahren im Gesundheitssektor ist bisher die korporatistische Steuerung, in der auf Bundesebene die Rahmendaten vereinbart werden, aber die konkrete Ausfüllung und vor allem die Höhe der Entgelte regional entschieden werden. Durch die Einführung von Fallpauschalen auf Basis von Diagnosis Related Groups (DRGs) im Krankenhaus und einem tendenziell bundeseinheitlichen Basisfallwert (▶ Kap. 8) sowie der Zentralisierung durch den Gesundheitsfonds mit Beitragsfestsetzung durch die Regierung und Zuweisungen an die Kassen ohne regionale Differenzierung wird das bisher sehr dezentrale, durch die Selbstverwaltung legitimierte Verhandlungssystem durch eine stärker staatliche Steuerung auf nationaler Ebene ersetzt.

Die Kooperation im Rahmen der gemeinsamen Selbstverwaltung von Kassenärztlichen Vereinigungen und Krankenkassen findet bisher in einem gestuften System der föderalen Verflechtung statt. Die wichtigsten Organe der gemeinsamen Selbstverwaltung der Krankenkassen, Ärztinnen und Ärzte sowie Zahnärztinnen und -ärzte sind

- der G-BA und Landesausschüsse der Ärzte bzw. Zahnärzte und der Krankenkassen (§ 90 SGB V),
- die Bewertungsausschüsse zur Festlegung der einheitlichen Bewertungsmaßstäbe (§ 87 SGB V),
- Zulassungs- und Berufungsausschüsse (§§ 96–97 SGB V),
- Schiedsämter (§ 89 SGB V) sowie
- Prüfungsstellen und Beschwerdeausschüsse für die Wirtschaftlichkeitsprüfung (§ 106c SGB V).

Die Gremien sind paritätisch besetzt. Sie fassen für alle Beteiligten verbindliche Beschlüsse. Die Krankenhäuser sind ebenfalls durch ihre Bundes- und Landesverbände vertreten, im Unterschied zu den Kassenärztlichen Vereinigungen und Krankenkassen sind sie aber keine Körperschaften des öffentlichen Rechts, sondern Vereine, die somit keine verbindlichen Beschlüsse für ihre Mitglieder fassen können. Die Aufgabe der Kassenärztlichen Vereinigungen ist es u. a., Einfluss auf das Wirtschaftlichkeitsverhalten der Vertragsärztinnen und -ärzte zu nehmen. Die Wirtschaftlichkeitskontrolle erfolgt durch einen Vergleich mit Durchschnittswerten (»Auffälligkeitsprüfung« bei einem Überschreiten des Regelvolumens um 25 %) und durch Stichproben (»Zufälligkeitsprüfung«) (§ 106 Abs. 2 SGB V). Unwirtschaftliches Verhalten kann im Einzelfall zu Honorarkürzungen führen (»individueller Regress«), was aber selten vorkommt, weil die Ärztinnen und Ärzte über Möglichkeiten verfügen, am Ende des Quartals gegenzusteuern, indem sie beispielsweise Termine oder Verordnungen in das folgende Quartal verschieben. Vom Gesetzgeber ist sehr wohl eine Steuerung durch gedeckelte Budgets gewollt, die aber auf den Verzicht auf überflüssige und unwirtschaftliche Leistungen zielt. Ökonomisch ist das eine Form der Rationierung, die auch auf Märkten jederzeit erfolgt, weil nur diejenigen die Waren bekommen, die den verlangten Preis bezahlen. In regulierten

7.4 Steuerungssysteme in der ambulanten Versorgung

Systemen erfolgt eine Rationierung implizit oder explizit durch Leistungskataloge, durch die Bildung von Warteschlangen oder eben durch die Zuteilung von Leistungen im Rahmen begrenzter Budgets, über das die Ärztinnen und Ärzte verfügen können. Wie hoch das Budget sein muss, um die Teilnahme am medizinischen Fortschritt zu gewährleisten und die Folgen einer veränderten Morbidität aufzufangen, ist Gegenstand des politischen Diskurses um die Höhe der Beiträge und eventueller Steuerzuschüsse. Die häufig erhobene Forderung, Rationierungen explizit durch den Gesetzgeber vorzunehmen, indem der Leistungskatalog eingeschränkt wird, verlagert die Entscheidung lediglich in den Markt, weil dann die Höhe des persönlichen Einkommens der Patientinnen und Patienten darüber entscheidet, wer sich welche Behandlung leisten kann. Die gegenwärtige Regelung verlagert andererseits die Entscheidung im Rahmen der Beschlüsse des G-BA sehr stark auf die einzelnen Ärztinnen und Ärzte (»Mikroebene«), was aber aus medizinischer Sicht am ehesten vertretbar ist. Die Alternative wäre, durch verbindliche Behandlungsstandards oder Positivlisten bei der Arzneimittelverordnung sehr viel stärker zu regulieren, welche Diagnosen und Therapien wirksam und wirtschaftlich sind, und auf diesem Wege Sparpotentiale zu erschließen, was aber von vielen Ärztinnen und Ärzten als eine größere Einschränkung ihrer Therapiefreiheit empfunden wird.

Eine besondere Bedeutung kommt den Bundes- und Landesausschüssen zu. Sie erlassen Rahmenbedingungen für die Verträge über die vertragsärztliche und -zahnärztliche Versorgung und deren Vergütung. Der G-BA legt darüber hinaus Richtlinien fest, die Bestandteile des vertragsärztlichen Rechts sind und eine ausreichende, zweckmäßige und wirtschaftliche Versorgung der Versicherten sicherstellen sollen (§ 92 SGB V).

Der G-BA nimmt auch wichtige Funktionen für die Qualitätssicherung der vertragsärztlichen Versorgung wahr. So dürfen neue Untersuchungs- und Behandlungsmethoden zu Lasten der Krankenkassen nur angewendet werden, wenn der Ausschuss empfohlen hat, den diagnostischen oder therapeutischen Nutzen und die medizinische Notwendigkeit und Wirtschaftlichkeit anzuerkennen. Mit dem 2. GKV-Neuordnungsgesetz wurde 1997 der Auftrag des G-BA (bzw. konkret dessen Vorgängerinstitution, dem Bundesausschuss der Ärzte und Krankenkassen) um die Prüfung sämtlicher zu Lasten der Krankenkassen erbrachten Leistungen erweitert – also auch derjenigen, die auf bereits etablierten Methoden basieren – und zwar nach den gleichen Kriterien wie bei neuen Methoden.

Die ambulante Versorgung in Deutschland ist seit Jahren heftiger Kritik ausgesetzt, die je nach Interessenlage der Beteiligten unterschiedliche Akzente setzt. Reformbedürftige Strukturdefizite werden vor allem in folgenden Bereichen gesehen:

- Vergütungssystem:
  Die Vergütung begünstigt immer noch die technikorientierten Behandlungsformen und unterbewertet das individuelle Gespräch zwischen Ärztinnen/Ärzten und Patientinnen/Patienten sowie Hausbesuche. Die letzten Reformen haben zwar Verbesserungen gebracht, aber weiterhin spielt die Behandlungsqualität keine Rolle. Die sektorale Trennung wird durch das gemeinsame ambulante Budget fortgeschrieben. Integrierte Versorgungsformen erfordern eine Bereini-

gung des ambulanten Budgets, was durch Verhandlungen zwischen Kassenärztlichen Vereinigungen und Krankenkassen nur schwer erreichbar ist.
- Fragmentierte Versorgung:
Die unzureichende Kooperation innerhalb der ambulanten Versorgung und zwischen ambulanter und stationärer Versorgung begünstigt Unwirtschaftlichkeiten (unzureichende Geräteauslastung, Mehrfachuntersuchungen) und Mängel in der Versorgungsqualität, insbesondere bei chronischen Erkrankungen (diskontinuierliche Versorgung). Gefordert wird die Einführung vernetzter ärztlicher Praxen und Praxisgemeinschaften mit einem umfassenden Leistungsangebot, die mit Globalbudgets vergütet werden, sowie die Einführung von Ansätzen einer integrierten Versorgung von Patientinnen und Patienten (▶ Kap. 7.3).
- Unzureichende Wirtschaftlichkeits- und Qualitätskontrollen:
Bei der Wirtschaftlichkeitskontrolle werden nur Abweichungen von Durchschnittswerten geprüft bzw. stichprobenartige Kontrollen vorgenommen. Eine Kontrolle der Ergebnis- und Verfahrensqualität erfolgt praktisch nicht. Gefordert werden daher Maßnahmen der Qualitäts- und Kostenkontrolle durch Instrumente des Managed Care wie Leitlinien oder die Evaluation medizinischer Technologien (Porter und Guth 2012, S. 223 ff.). Im Gesundheitsreformgesetz 2000 hat der Gesetzgeber erste Ansätze einer Qualitätssicherung kodifiziert, verbunden mit einer Bewertung medizinischer Technologien und der Schaffung eines entsprechenden Koordinationsausschusses (§§ 135 ff., 137b, c, e SGB V).

Von diesen Reformansätzen sollen im Folgenden Selektivverträge, Ansätze der Integrierten Versorgung und die gezielte Steuerung der Patientinnen und Patienten untersucht werden.

7.5 Neue Kooperationsformen

7.5.1 Selektives Kontrahieren

Ein Kritikpunkt der ambulanten Versorgung ist ihre fragmentierte Struktur mit den damit einhergehenden Unwirtschaftlichkeiten und Qualitätsmängeln. Diese Defizite können nur durch eine verstärkte Kooperation und Vernetzung der ärztlichen Praxen, durch Hausärztinnen und Hausärzte als Koordinierende (»Gatekeeper«) des Versorgungsprozesses und durch Instrumente eines integrierten Versorgungsmanagements verringert werden.

Ziele einer stärkeren Kooperation zwischen den ärztlichen Praxen sind die Wahrung einer adäquaten Versorgungsqualität und die Vermeidung unnötiger Leistungen, insbesondere durch eine Reduzierung der Zahl der Krankenhauseinweisungen und der durchschnittlichen Verweildauer. Darüber hinaus sollen durch die Kooperation Synergieeffekte realisiert werden. Diese sind dadurch gekennzeichnet, dass bestimmte Leistungen in einem Kooperationsverbund wirtschaftlicher erbracht werden können oder bei gleichen Kosten die Menge der Leistungen erhöht werden kann (»Synergieeffekte«).

Zur Realisierung dieser Ziele sind im Einzelnen erforderlich (Schönbach 1997, S. 49):

- Die Verbesserung der Information zwischen den Akteuren in der Versorgungskette (Haus- und Fachärztinnen und -ärzte, Krankenhaus, Einrichtungen der Pflege und Rehabilitation).
- Die Dokumentation und Auswertung der Behandlungs- und Verordnungsprofile mit Bezug auf Diagnosen und komplexe Behandlungsbilder.
- Die Einführung von positiven Anreizen, von Information und Beratung, um die Zusammenarbeit zu fördern.
- Die gemeinsame Nutzung von Personal und Geräten zu Realisierung von Kostenvorteilen.
- Der Abschluss selektiver Verträge mit den Krankenkassen und die Vereinbarung effizienter Vergütungsformen.
- Die Entwicklung von Behandlungsleitlinien (»Guidelines«), Zweitmeinungen (»second opinion«) und Positivlisten in geeigneten Indikationen.
- Der Aufbau eines rechnergestützten Informations- und Kommunikationssystems.

In Deutschland besteht seit 1993 eine breite Palette von Möglichkeiten in der ambulanten Versorgung, die theoretisch vieles zulassen, praktisch aber wenig genutzt wurden. Der Gesetzgeber konnte sich nicht entscheiden, konsequent zu einem wettbewerblichen System überzugehen, sondern die neuen Möglichkeiten waren überwiegend in die kollektiven Verhandlungsstrukturen eingebunden. Sie sahen vor allem keine verbindlichen Finanzierungsregeln vor, die eine doppelte Bezahlung der Leistung ausschließen, nämlich einmal über Einzelverträge und gleichzeitig über das pauschalierte Budget für ambulante Leistungen. Das Gesundheitsstrukturgesetz von 1993 und nachfolgend durch die beiden GKV-Neuordnungsgesetze von 1997 haben neue Versorgungsformen ermöglicht. Dabei werden nach ihrer rechtlichen Einordnung zwei Typen unterschieden: Modellvorhaben nach §§ 63–65 SGB V erproben neue Versorgungs-, Finanzierungs-, Organisations- und Vergütungsformen sowie Leistungen zur Verhütung und Früherkennung von Krankheiten. Sie sind zeitlich befristet und müssen wissenschaftlich begleitet werden. Für die Versicherten kann eine Bonusregelung als Anreiz vorgesehen werden.

Demgegenüber waren Strukturverträge nach § 73a SGB V auf Dauer angelegt und mit einem geringeren Gestaltungsspielraum der Selbstverwaltungsorgane ausgestaltet. Sie sahen vor allem die Übertragung von ärztlich verordneten und veranlassten Leistungen auf Hausärztinnen und -ärzte oder einen Verbund von Haus- und Fachärztinnen und -ärzte vor. Die Spitzenverbände mussten sich über Rahmenbedingungen verständigen und die Kassenärztliche Vereinigung war einzubeziehen. Damit war systematisch eine falsche Regulierung angelegt, denn die Kassenärztliche Vereinigung als Zwangsorganisation ist darauf verpflichtet, die Interessen aller Ärztinnen und Ärzte zu vertreten. Selektive Verträge können sich aber nur auf einzelne Ärztinnen und Ärzte oder Gruppen von Ärztinnen und Ärzten beziehen, so dass eine Blockadehaltung vorprogrammiert war – erst recht, wenn es darum geht, die Kosten für besondere Versorgungsformen aus dem ambulanten Budget herauszulösen, was das Interesse der Kassen ist, um nicht doppelt für eine Leistung zu bezahlen. Die Strukturverträge nach § 73a SGB V konnten bis Juli 2015 abgeschlossen werden, bis sie in Folge des GKV-Versorgungsstärkungsgesetzes durch die Besondere Versorgung nach § 140a SGB V ersetzt wurden, wobei bereits abgeschlossene Strukturverträge weiterhin ihre Gültigkeit behalten.

Durch das Gesundheitsreformgesetz 2000 sind unter dem Begriff »Integrationsversorgung« die rechtlichen Rahmenbedingungen für übergreifende Versorgungsmodelle geschaffen worden (§ 140a SGB V), aber auch ohne eine verbindliche Finanzierungsregelung, so dass diese Möglichkeit nur sehr eingeschränkt genutzt wurde. Das wurde schlagartig anders mit der Gesundheitsreform 2003, die im Ergebnis für fünf Jahre einen pauschalen Abzug von 1 % vom stationären und ambulanten Budget zur Finanzierung integrierter Versorgungskonzepte vorsah. Eine Mitwirkung der Kassenärztlichen Vereinigungen war nicht mehr erforderlich, sondern die Kassen konnten mit einzelnen oder Gruppen von Leistungsanbietenden Verträge abschließen (»selektives Kontrahieren«). Das einzige Erfordernis ist weiterhin, dass der Integrationsvertrag sektorenübergreifend sein muss, weil es das Ziel ist, insbesondere die Schnittstelle zwischen ambulanter und stationärer Versorgung besser zu organisieren. Die Kassen mussten wiederum bei abgeschlossenen Integrationsverträgen nachweisen, dass sie den Budgetabzug von 1 % zu Recht vorgenommen haben (Knieps 2006, S. 27 ff.). Im Wettlauf um Integrationsverträge hatten zunächst die Krankenhäuser einen deutlichen Vorsprung, die insbesondere Kooperationen mit Rehabilitationskliniken anboten, zum Teil mit einer gemeinsamen Komplexpauschale. Aber es entwickelten sich auch Kooperationen, die Akutbehandlung, Rehabilitation und ambulante Versorgung zu einzelnen Krankheiten wie Kniegelenksoperationen oder Herz-Kreislauf-Erkrankungen zum Gegenstand haben.

Der ambulante Sektor war durch seine kleinbetriebliche Struktur und fehlende Organisationskraft zumindest zu Beginn stark im Hintertreffen. Die zunächst auf drei Jahre befristete Finanzierungsregelung mit dem Pauschalabzug von 1 % hat auf jeden Fall zu einer erheblichen Dynamik geführt. Die Pauschalfinanzierung ist dann weiter verlängert worden, aber die Verlängerungsfristen im Ein-Jahres-Rhythmus waren immer noch zu kurz, um von einer verlässlichen Finanzierungsgrundlage zu sprechen, die auch gezielte Investitionen in sektorenübergreifende Versorgungsformen attraktiv machten. Die Begrenzung auf 1 % Pauschalabzug war ebenfalls ein Hemmnis auf dem Weg in eine stärkere Integration der Sektoren. Es kann zwar theoretisch ein höheres Volumen vereinbart werden, aber es wird schwerfallen, von der KV eine Zustimmung zu erlangen, das ambulante Budget entsprechend zu kürzen. Aus der Sicht der Kassen sind es dann zusätzliche Ausgaben, weil die ambulanten Leistungen bereits in dem mit den KVen ausgehandelten Gesamtbudget enthalten sind. Integrationsverträge lohnen sich nur dann, wenn die Ersparnisse aus den integrierten Versorgungsverträgen die Kosten der traditionellen Versorgung überschreiten, wofür es bisher nur wenige empirische Beispiele in der Literatur gibt. Als ein gutes Beispiel für integrierte Versorgung in Deutschland sei das Gesundheitsnetz »prosper/proGesund« der Bundesknappschaft genannt (Müller et al. 2007, S. 131 ff.).

Deshalb sind heute Integrationsverträge weiterhin halbherzige Einstiege in neue Versorgungsformen. Ohne eine gesetzliche Regulierung, die die Budgetbereinigung verbindlich vorschreibt, ist keine Breitenwirkung zu erwarten. Allerdings haben sich mit der Gesundheitsreform 2007 die Rahmenbedingungen im Jahr 2009 an einem wichtigen Punkt geändert: Der Risikostrukturausgleich bildet die Kostenbelastung der Kranken besser ab. Damit ist es für Kassen lohnend, in gute Versorgungsmodelle für ihre Versicherten zu investieren, um mit ihren Kosten unter den Zuweisungen aus dem Gesundheitsfonds zu bleiben, der durchschnittliche Kosten abbildet. In diesem Zusammenhang können Integrationsverträge attraktiv sein, auch wenn keine Bereinigung des ambulanten Budgets mit den KVen vereinbart werden kann. Als eine starke Innovationsbremse wirkt vor allem der kasseneinheitliche Beitragssatz und die damit verbundene Notwendigkeit, Defizite über einen kassenindividuellen Zusatzbeitrag zu finanzieren, der wiederum dazu führen kann, dass gerade die gesunden Mitglieder in eine Kasse mit geringeren Zusatzbeiträgen wechseln. Das führt in den Kassen zu einer starken Kurzfristorientierung, um Zusatzbeiträge so gering als möglich zu halten. Positive Beiträge zum Unternehmensergebnis durch Integrationsverträge sind aber in der Regel nur in der mittleren und längeren Frist zu erwarten, so dass Verträge nur zustande kommen, wenn die kurzfristige Wirtschaftlichkeit belegt wird, was kaum gelingen wird. Mit dem GKV-Versorgungsstärkungsgesetz vom Juli 2015 ist mit dem Innovationsfonds nach § 92a und § 92b SGB V ein neuer Anlauf genommen worden. Der Fonds ist durch das Digitale-Versorgung-Gesetz (DVG) für den Zeitraum von 2020–2024 mit jährlich 200 Mio. € ausgestattet worden, davon 160 Mio. € für Projekte zu neuen Versorgungsformen und 40 Mio. € für Versorgungsforschungsprojekte. Die Mittel für den Innovationsfonds stammen von den gesetzlichen Krankenkassen und dem Gesundheitsfonds (▶ Abb. 5.4). Die Verwaltung der Finanzmittel des Innovationsfonds erfolgt durch das Bundesamt für Soziale Sicherung, das auch den Gesundheitsfonds verwaltet.

Die Mittel sind deutlich geringer als die frühere 1-Prozent-Regelung für Integrierte Versorgung, aber die Anforderungen sind sehr viel präziser formuliert und eine Evaluation ist zwingend vorgeschrieben. Es sollen Projekte gefördert werden, die eine sektorenübergreifende Versorgung verbessern und das Potential haben, in die Regelversorgung überführt zu werden. Antragsberechtigt sind Leistungserbringende, möglichst in Zusammenarbeit mit einer Krankenkasse. Die Projekte sollen

- die Versorgungsqualität und -effizienz erhöhen,
- Versorgungsdefizite beheben,
- die Zusammenarbeit zwischen Versorgungsbereichen, Versorgungseinrichtungen und Berufsgruppen optimieren,
- interdisziplinär und fachübergreifend ausgelegt sein sowie
- auf andere Regionen oder Indikationen übertragbar sein.

Dabei sollen die Umsetzungskosten in einem angemessenen Verhältnis zum Nutzen stehen und eine begleitende Evaluation ist zwingend vorgeschrieben (§ 92a SGB V).

Der G-BA entscheidet über die Auswahl der Förderprojekte und wird dabei von einem wissenschaftlichen Beirat unterstützt. Mit Stand März 2021 wurden 461

Projekte bewilligt, darunter 178 Projekte im Bereich Neue Versorgungsformen mit einem Gesamtvolumen von 925,8 Mio. € sowie 263 Versorgungsforschungsprojekte mit einem Gesamtvolumen von 315,0 Mio. € (Gemeinsamer Bundesausschuss 2021a, S. 24 ff.).

Um die fragmentierte Gesundheitsversorgung zu überwinden, wollte der Gesetzgeber mit dem GKV-Modernisierungsgesetz 2003 die Rolle der Hausärztinnen und -ärzte stärken. Sie sollten eine Lotsenfunktion (»Gatekeeper«) durch das Gesundheitssystem übernehmen. Es war eine Soll-Vorschrift und die Teilnahme war für Ärztinnen und Ärzte als auch Patientinnen und Patienten freiwillig, aber die Kassen konnten den Versicherten Boni zahlen, wenn sie zeitlich befristet auf die freie Wahl von Ärztinnen und Ärzten verzichten. Der finanzielle Anreiz sollte dazu dienen, dass die Patientinnen und Patienten tatsächlich das Hausarztprinzip einhalten, weil die Erfahrung mit bisherigen ärztlichen Netzwerken gezeigt hatte, dass die »Systemtreue« gering war.

Die Hausärztinnen und -ärzte sollten einen koordinierten und sektorenübergreifenden Behandlungsablauf sicherstellen. Insbesondere bei einer Zunahme von multimorbiden und chronisch Kranken gewinnt diese Funktion an Bedeutung. Hierbei kann auf umfangreiche europäische Erfahrungen zurückgegriffen werden. Neben Großbritannien, wo die »General Practitioner« eine wesentliche Steuerungsfunktion wahrnehmen (▶ Kap. 10), besteht in den Niederlanden, in Kanada und in Dänemark eine primärärztliche Versorgung mit Hausärztinnen und -ärzten als Lotsinnen und Lotsen. Wie eine Untersuchung von Starfield zeigt, schneiden Länder mit einem primärärztlichen System in einem Leistungsvergleich überdurchschnittlich gut ab (Starfield 1991, S. 2268 ff.). Der Vorteil für die Hausärztinnen und -ärzte sollte darin liegen, dass mit den Kassen gesonderte Honorare vereinbart werden konnten. Diese mussten wiederum aus dem Kollektivbudget der KVen herausgelöst werden, wobei das Gesetz kein Verfahren vorschrieb, sondern lediglich vorgab, dass sich KVen und Kassen darüber verständigen sollen, was angesichts der unterschiedlichen Interessen nur schwer gelang. Die Einführung des Hausarztmodells in das deutsche Gesundheitssystem war mit der Erwartung verbunden, dass die Kosten reduziert und die Qualität verbessert werden kann, indem eine wohnort- und zeitnahe Versorgung der Patientinnen und Patienten erfolgt. Parallel- und Doppeluntersuchungen sollen vermieden werden (Sachverständigenrat für die Konzertierte Aktion im Gesundheitswesen 1995, Ziff. 220). Der Besuch bei Fachärztinnen und -ärzten sollte nur dann erfolgen, wenn er medizinisch notwendig ist; allein davon versprach man sich einen Einspareffekt, weil die Kosten pro fachärztlicher Konsultation im Schnitt deutlich höher sind, was insbesondere auf den größeren Geräteeinsatz zurückzuführen ist. Der Einsatz von Hausärztinnen und -ärzten sollte die Versicherten von der Konsultation mehrerer Ärztinnen und Ärzte für einen Behandlungsfall (»doctor hopping«) abhalten. Ob es diesen Effekt als Kostenfaktor tatsächlich gibt, ist zumindest streitig. Zwei Drittel aller Versicherten erklären zudem, dass sie eine Hausärztin bzw. einen Hausarzt haben, so dass auch aus diesem Grund die Erwartungen im Hinblick auf Einsparungen nicht zu hochgeschraubt werden sollten.

Den Vorteilen des Hausarztmodells steht der Nachteil gegenüber, dass das Modell eine Begrenzung der freien Arztwahl impliziert, die den Versicherten nur schwer zu vermitteln ist. Die freie Wahl von ärztlichen Leistungserbringenden ist ein wesentliches Kriterium der Zufriedenheit der Patientinnen und Patienten, auch wenn es sich dabei um eine Freiheit handelt, die erfahrungsgemäß wenig genutzt wird. Die Verpflichtung, in der Regel zunächst die Hausärztinnen oder -ärzte aufzusuchen, kann auch zu höheren Kosten führen, wenn diese schließlich nicht mehr veranlassen, als eine fachärztliche Behandlung, die die Versicherten ohne das Hausarztmodell auch von sich aus gewählt hätten, weil die Symptome eindeutig sind. Es ist auch nicht auszuschließen, dass die Hausärztinnen und -ärzte zunächst vergebliche Therapieversuche unternehmen oder falsche Diagnosen stellen, was bei einer fachärztlichen Behandlung früher erkannt worden wäre und geringere Behandlungskosten verursacht hätte. Gesicherte empirische Erfahrungen für den finanziellen Vorteil von Hausarztmodellen lagen für Deutschland damals nicht vor, deshalb war es auch wenig nachvollziehbar, warum mit der Gesundheitsreform 2007 alle Krankenkassen flächendeckende Hausarztmodelle verbindlich anbieten mussten (§ 73b SGB V, »Hausarztzentrierte Versorgung«), statt die Entscheidung darüber, was im Ergebnis vorteilhaft ist und von den Versicherten gewünscht wird, dem Wettbewerb zu überlassen.

Die Gesundheitsreform hat jedoch eine andere Entscheidung getroffen und den Kassen ab 2009 verbindlich vorgeschrieben, flächendeckende Hausarztverträge anzubieten. Zudem hat die Reform in § 73b SGB V faktisch dem (privatrechtlichen!) Hausärzteverband ein Verhandlungsmonopol zugesprochen. Falls auf dem Verhandlungsweg keine Einigung erzielt wird, entscheidet eine unabhängige Schiedsperson. Anfang 2010 gab es nur in Bayern und Baden-Württemberg Hausarztverträge zwischen der AOK und dem Hausärzteverband, die aber nach der Bewertung der anderen Kassen zu teuer waren und dafür keine angemessene Mehrleistung erbrachten. In allen anderen Bundesländern scheiterten die Verhandlungen, weshalb Schiedssprüche an die Stelle von Einigungen traten. Die Koalition von CDU/CSU und FDP hat die Kritik an den Hausarztverträgen zum Teil aufgegriffen und das Gesetz 2010 in § 73b Abs. 5a SGB V in der Weise geändert, dass die Vergütungen in neuen Verträgen dem Grundsatz der Beitragssatzstabilität Rechnung tragen müssen, was dann erfüllt ist, wenn der Fallwert nicht höher als in der KV-Versorgung ist. Damit wurde das Ende der Hausarztverträge alter Art, wie sie sich der Hausärzteverband vorstellte, eingeläutet. Das kann im Hinblick auf mögliche Vorteile einer stärkeren Lotsenfunktion für Hausärztinnen und -ärzte nicht befriedigen. Sinnvoller wäre es gewesen, den Abschluss von Hausarztverträgen dem Wettbewerb der Krankenkassen zu überlassen und auf die gesetzliche Vorgabe eines flächendeckenden Angebots zu verzichten. Das würde einen Suchprozess unterstützen, welche Hausarztverträge wirklich zu mehr Qualität und Wirtschaftlichkeit führen. Mit dem 14. SGB V-Änderungsgesetz vom 27.03.2014 hat der Gesetzgeber einen anderen Weg beschritten. Hausarztverträge müssen jetzt Vereinbarungen über Qualitätssicherung und Wirtschaftlichkeit enthalten, eigentlich eine überflüssige Regelung, weil das generell für alle Leistungserbringenden gilt. Die Idee des »Gatekeeping« mittels hausärztlich zentrierter Versorgung ist auf den ersten Blick vielversprechend und in vielen internationalen Gesundheitssystemen implementiert. Der Deutsche Hausärzteverband e. V. weist darauf hin, dass diese Verträge mittlerweile »[…] ein fester Bestandteil der Versorgungsrealität sind […] und […]

auch in Zukunft als Alternative zu den Strukturen der Selbstverwaltung weiter ausgebaut [...]« werden sollten. Insgesamt nehmen sechs Millionen Patientinnen und Patienten sowie über 16.000 Hausärztinnen und -ärzte an dieser Versorgungsform teil (Deutscher Hausärzteverband 2022). Betrachtet man wissenschaftliche Evaluationen zu diesem Versorgungsmodell, so ist die Evidenz weniger einheitlich, als es vielleicht mit einem ersten Blick auf die Vorteile zu erwarten wäre. Eine systematische Übersichtsarbeit verweist auf die eher geringe Versorgungsqualität und nennenswerte Limitationen, so ist es »[...] möglich, aber nicht gesichert, dass Gesundheitsoutcomes und Lebensqualität von Patienten in Gatekeeping-Modellen vergleichbar mit jenen sind, bei denen freier Zugang zu spezialisierter Versorgung besteht. Gatekeeping kann die Inanspruchnahme von Fachärzten sowie die Gesundheitsausgaben senken, wobei nicht beantwortet wird, ob dies auf Kosten einer angemessenen bzw. bedarfsgerechten Versorgung geschieht. Wie Prozessqualität, Zufriedenheit von Patienten oder Leistungserbringern beeinflusst wird, wird in den Studien widersprüchlich beantwortet bzw. nicht untersucht« (Zentner et al. 2010, S. e39). Eine routinedatenbasierte Längsschnittanalyse der hausarztzentrierten Versorgung in Baden-Württemberg im Zeitraum 2011–2018 zum Qualitätsindikator »Verordnung von potenziell inadäquater Medikation« ergab, dass diese im Vergleich zur Routineversorgung »[...] mit ihrer strukturierten und koordinierten Versorgung nachhaltig zur Versorgungsqualität beiträgt« (Sawicki et al. 2021, S. 100).

7.5.2 Versorgungsmanagement

Das integrierte Versorgungsmanagement (»Care Management«) beinhaltet die Anwendung betriebswirtschaftlicher Managementmethoden (Controlling, Qualitätsmanagement) auf gesundheitliche Versorgungsprozesse. Wichtigstes Instrument ist das Disease Management. Das Disease Management lässt sich definieren als ein Organisationsansatz, der die Gesundheitsversorgung von Patientinnen- und Patientengruppen über den gesamten Verlauf einer Krankheit und über die Grenzen der einzelnen Leistungserbringenden hinweg koordiniert und optimiert. Die Philosophie des Disease Managements beruht auf der Annahme, dass eine systematische, integrierte, evidenzbasierte und langfristige Versorgung von Patientinnen- und Patientengruppen mit chronischen, kostenintensiven Erkrankungen effektiver und kostengünstiger ist als eine episodische, fragmentierte Versorgung von Individuen. Im Disease Management steht die von einer bestimmten Erkrankung betroffene Personengruppe im Vordergrund und nicht der kostenträchtige Einzelfall mit einem komplexen Krankheitsbild. »Evidenzbasiert« meint, dass ärztliches Handeln auf wissenschaftlich gesicherten Erkenntnissen beruhen sollte, die systematisch ausgewertet werden. Ein weiteres Merkmal des Disease Managements ist die Betonung der Prävention und der Schulung von Patientinnen und Patienten (Amelung und Schumacher 2000, S. 122 ff.). Das Disease Management geht von der Annahme aus, dass jede Krankheit einen erkennbaren Verlauf und eine typische ökonomische Struktur hat, so dass die Erfahrungen mit dem Qualitätsmanagement von industriellen Wertschöpfungsprozessen auf die Gesundheitsversorgung mit Erfolg übertragen werden können.

Das Disease Management eignet sich daher besonders für Krankheiten, die weit verbreitet und gut erforscht sind, für die bereits evidenzbasierte Leitlinien vorliegen und deren Behandlungsergebnisse gut gemessen werden können, wie Diabetes, Herzerkrankungen, Krebserkrankungen, Schlaganfall, Asthma, Hauterkrankungen, Rückenleiden und bestimmte Infektionskrankheiten.

Organisationsträger der Disease-Management-Programme können die Krankenkassen sein, aber auch andere Träger wie Netze von Ärztinnen und Ärzten sind denkbar. Für die Kassen bietet das Disease Management Kostenvorteile aufgrund der Behandlungskontinuität und der engen Kooperation mit den Leistungserstellenden, für die Patientinnen und Patienten bedeutet es eine höhere Behandlungsqualität auf der Basis gesicherter Standards (Schunk et al. 2011, S. 1187 ff.). Dem stehen höhere Verwaltungskosten und ein hoher Investitionsaufwand für den Aufbau eines rechnergestützten Informationsnetzes als Nachteil entgegen.

Den Ärztinnen und Ärzten und sonstigen am Disease Management beteiligten Leistungserstellenden bietet das Disease Management die Chance einer evidenzbasierten medizinischen Versorgung und die Möglichkeit zu einer intensiven fachlichen Kooperation. Nachteile sind Einschränkungen der ärztlichen Therapiefreiheit und mögliche Konflikte zwischen der Erfüllung der Wünsche von Patientinnen und Patienten sowie den Anforderungen des Disease Managements. Die Ärztinnen und Ärzte beklagen auch einen zu hohen bürokratischen Aufwand bei der Dokumentation, der aber nie ganz verzichtbar sein wird, weil über die Einschreibung und Teilnahme an den Disease-Management-Programmen ein erhebliches Geldvolumen umverteilt wird. Die Patientinnen und Patienten dürfen im Idealfall vom Disease Management eine Verbesserung der Behandlungsqualität und eine stärkere Partizipation am Versorgungsprozess erwarten. Auf der anderen Seite kann die mit dem Disease Management verbundene Kontrolle des Gesundheitsverhaltens als Nachteil empfunden werden.

Der morbiditätsorientierte Risikostrukturausgleich bietet auf jeden Fall für die Krankenkassen einen erheblichen Anreiz, Care Management zu verstärken. Sie kennen für jede Krankheit die Höhe der Zuweisungen aus dem Gesundheitsfonds. Wenn sie mit ihren tatsächlichen Behandlungskosten bei gleicher Qualität darunterbleiben, trägt das zum finanziellen Erfolg bei und kann negative Deckungsbeiträge in anderen Bereichen ausgleichen oder helfen, Zusatzbeiträge zu begrenzen. Relevante Einsparungen sind nur im Leistungsbereich zu erwirtschaften, weil die aktuell 4,4 % Verwaltungskosten der Kassen ein zu kurzer Hebel sind, um die Wirtschaftlichkeit zu erhöhen (Verband der Ersatzkassen 2022, S. 15). Etwa 20 % aller Versicherten verursachen im Durchschnitt der Kassen 80 % aller Ausgaben (Wende und Schmitt 2021, S. 128), deshalb müssen die Kranken die Zielgruppe für bessere Versorgung sein. Wenn Care Management auch noch zu besserer Qualität führt, weil die Behandlungsprozesse über die Sektoren hinweg organisiert werden und die Patientinnen und Patienten gut betreut werden, ist das eine ausgesprochene Win-Win-Situation: Der Nutzen für die Patientinnen und Patienten steigt und die Krankenkassen haben finanzielle Vorteile.

7.5.3 Grundkonflikt der sektoralen Trennung

Die Analyse des ambulanten Sektors zeigt, dass die sektorale Trennung vor allem ein Ergebnis der gewählten Finanzierung ist. Das zwischen den Krankenkassen und den Kassenärztlichen Vereinigungen vereinbarte Pauschalbudget entscheidet über das Einkommensniveau aller Ärztinnen und Ärzte, wie sich das Einkommen dann auf einzelne Gruppen von Fach- oder Hausärztinnen und -ärzten und auf die einzelnen Ärztinnen und Ärzte verteilt, wird in der ärztlichen Selbstverwaltung entschieden und ist damit in hohem Maße von der Machtverteilung der ärztlichen Gruppen in den Selbstverwaltungskörperschaften abhängig. Die Geschäftsführung einer KV kann nicht auf Dauer gegen den Willen der Mitglieder handeln, die sie gewählt haben. Die KV hat unverändert eine Schlüsselstellung bei der Gestaltung der ambulanten Versorgung, weil die Formen selektiven Kontrahierens ohne eine gesetzlich vorgeschriebene Form der Anrechnung auf das ambulante Budget absehbar nicht die wünschenswerte Breite erreichen wird. Mit den KVen wird eine Anrechnung der Ausgaben für Integrierte Versorgung über die Pauschalabgeltung hinaus auf dem Verhandlungsweg aber nur schwer zu erzielen sein, denn das würde die Einkommen der Mitglieder, die nicht an der Integrationsversorgung beteiligt sind, schmälern. Mit einer KV als Zwangsorganisation, die für alle Ärztinnen und Ärzte handeln soll, kann der Konflikt nicht gelöst werden, deshalb muss entweder das Gesetz eine Budgetanrechnung vorsehen, was abstrakt auch geschehen ist, weil die Anrechnung im Gesetz vorgesehen ist. Rein technisch ist das auch kein unlösbares Problem, aber Verhandlungen darüber zwischen KV und Kassen sind langwierig und schwierig, weil sie selten vom Willen zur Einigung getragen sind. Man könnte die KVen als Körperschaften mit Zwangsmitgliedschaften und Monopolstellung insgesamt in Frage stellen. Dagegen spricht, dass diese den Sicherstellungsauftrag für die ärztliche Versorgung haben und bisher auch ungelöst ist, wie Notfalldienste in einem neuen System der selektiven Verträge organisiert und abgerechnet werden. Ebenso bleibt als Problem, wie ambulante Leistungen abgerechnet werden, die außerhalb eines hausärztlichen Netzes in Anspruch genommen werden. Einiges spricht dafür, die KVen als Körperschaften zu erhalten, aber ihre Rolle bei selektiven Verträgen neu zu definieren. Schließlich ist auch die Abrechnung ambulanter Leistungen über die KVen ein eingespieltes und kostengünstiges Verfahren, was nicht leichtfertig aufgegeben werden sollte.

Der ambulante Sektor insgesamt, aber auch andere Sektoren achten sorgfältig darauf, dass nicht Leistungen anderer Sektoren ohne Budgetausgleich übernommen oder unter Kürzung des Budgets abgegeben werden müssen. Die Verteidigung und möglichst die Erhöhung des eigenen Budgets wird damit zum zentralen Ziel der Interessenorganisationen der Ärztinnen und Ärzte. Die ambulanten Budgets sind zwar in den letzten Jahrzehnten kontinuierlich gewachsen, aber die Zahl der Ärztinnen und Ärzte wuchs noch schneller, so dass sich das größere Budget auf eine noch größere Zahl von Ärztinnen und Ärzten verteilt, wodurch Einkommenserwartungen, die in der Vergangenheit erfüllt werden konnten, nicht mehr realisierbar sind. Das ist der Grundkonflikt in der Auseinandersetzung zwischen Krankenkassen sowie Ärztinnen und Ärzten. Aber deshalb ist es auch so schwierig, die Grenzen zwischen ambulanter und stationärer Versorgung durchlässiger zu machen und die Behandlung eines Kranken als einen durchgängigen Prozess zu gestalten, der möglichst wenige Brüche aufweist. Die Schnittstellen zwischen den Sektoren sind anfällig für Fehler in der Kommunikation, die die Qualität der Behandlung beeinträchtigen, aber sie beinhalten auch Kosten, die bei besserer Koordination vermieden werden könnten. Für die Krankenversorgung gilt wie in anderen Marktbereichen, dass Geld lenkt, aber es fehlen aus systematischen Gründen die Korrekturfunktionen des Marktes, so dass das Regulierungssystem geändert werden muss, wenn die Ergebnisse besser werden sollen. Um die Probleme einer besseren Integration der Versorgung zu verstehen, muss aber auch der stationäre Sektor analysiert werden.

Der neu geschaffene Innovationsfonds wird absehbar neue Anstöße für integrierte Versorgungsformen geben. Dazu wird aber auch beitragen, dass der § 140a SGB V mit dem Versorgungsstärkungsgesetz vom 23.07.2015 wesentlich geändert wurde. Mit Einführung des Zusatzbeitrages 2009 stagnierte die Zahl der abgeschlossenen Verträge nach § 140a SGB V, weil ein Kostenrisiko befürchtet wurde, was die Nischenexistenz von Integrationsverträgen, die weniger als 1 % der GKV-Gesamtausgaben ausmachen, verfestigte. Hohe Verhandlungskosten auch aufgrund der Definition des Gesetzes, mit integrierter Versorgung »[…] verschiedene Leistungssektoren übergreifende Versorgung der Versicherten oder eine interdisziplinär-fachübergreifende Versorgung […], [die] […] eine bevölkerungsbezogene Flächendeckung der Versorgung ermöglichen [soll]«, bremsten neue Initiativen. Hinzu kam, dass seit 2012 die Integrationsverträge von der Kassenaufsicht genehmigt werden müssen. Das Bundesversicherungsamt (heute: Bundesamt für Soziale Sicherung) bestand im Gegensatz zu den Ländern auf eine restriktive Genehmigungspraxis bei den bundesweit tätigen Krankenkassen. Das Bundessozialgericht hat mit seinem Urteil im Jahr 2008 (Az.: B 6 KA 27/07 R) wesentlich dazu beigetragen, dass eine die Regelversorgung ersetzende Vertragsgestaltung verlangt wurde. Mit dem Versorgungsstärkungsgesetz ist der § 140a SGB V in wesentlichen Teilen dereguliert worden. Er trägt jetzt die Überschrift »Besondere Versorgungsformen« und die Anforderung an eine bevölkerungsbezogene Flächendeckung ist entfallen. Die Vertragsparteien können jetzt alles vereinbaren, es sei denn, der G-BA hat es ausdrücklich verboten (Hajen 2015, S. 55 f.). Auch die Genehmigungspflicht durch die Aufsichtsbehörden ist gestrichen worden. Der Rahmen für Integrationsverträge ist günstiger geworden, ob er durch neue Verträge gefüllt wird, muss die Zukunft zeigen.

8 Krankenhausversorgung

8.1 Struktur der Krankenhausversorgung

8.1.1 Komplexe Regulierung

Die stationäre Versorgung ist in jedem Land ein Schlüsselbereich, weil hier die Menschen mit den schwersten Erkrankungen versorgt werden. Nach § 107 Abs. 1 SGB V sind Krankenhäuser Einrichtungen, die

- »der Krankenhausbehandlung oder der Geburtshilfe dienen,
- fachlich-medizinisch unter ständiger ärztlicher Leitung stehen,
- über ausreichende, ihrem Versorgungsauftrag entsprechende diagnostische und therapeutische Möglichkeiten verfügen und
- nach wissenschaftlich anerkannten Methoden arbeiten,
- mit Hilfe von jederzeit verfügbarem ärztlichem, Pflege-, Funktions- und medizinisch- technischem Personal darauf eingerichtet sind,
- vorwiegend durch ärztliche und pflegerische Hilfeleistungen Krankheiten der Patienten zu erkennen, zu heilen, ihre Verschlimmerung zu verhüten und Krankheitsbeschwerden zu lindern oder Geburtshilfe zu leisten,
- und in denen die Patienten untergebracht und verpflegt werden können«.

Die Versorgung umfasst nicht nur die als vollstationär bezeichnete, herkömmliche Behandlung mit ganztägiger Pflege im Krankenhausbett, sondern auch die teilstationäre Behandlung während eines sechs- bis achtstündigen Aufenthalts in Tages- bzw. Nachtkliniken. Die Krankenhäuser behandeln nicht nur erkrankte Patientinnen und Patienten, sondern übernehmen zusätzlich noch weitere wichtige Aufgaben. So findet hier ein Großteil der Aus-, Fort- und Weiterbildung des medizinischen Personals und der medizinischen Forschung statt. Da diese Aufgaben von den Krankenhäusern in unterschiedlicher Intensität (auch in Abhängigkeit von der Versorgungsstufe) wahrgenommen werden, muss das auch im Entgeltsystem berücksichtigt werden. Die Kosten der Ausbildung von Pflegefachkräften sind Teil der laufenden Kosten und werden von den Krankenkassen bezahlt. Das ist der Grund, dass hier nicht die Normalität der Berufsausbildung mit dualer Finanzierung durch Staat und Arbeitgebende herrscht. Darin dürfte auch die wesentliche Ursache für den Widerstand gegen eine akademische Ausbildung für Pflegekräfte liegen, weil sie die Kosten von der Krankenversorgung auf den staatlichen Hochschulsektor verlagern würden.

Das Krankenhaus ist der Ort, wo medizinischer Fortschritt am frühesten zur Anwendung kommt und es werden dort alle Ärztinnen und Ärzte, aber auch ein großer Teil der Pflegefachkräfte ausgebildet. Die Ausbildung in den Kliniken ist auch ein wichtiger Pfad zur Verbreiterung neuen Wissens in der Medizin. Gleichzeitig ist der stationäre Sektor der Versorgungsbereich mit den höchsten Ausgaben (etwa ein Drittel der GKV-Leistungsausgaben entfällt auf die Krankenhäuser) (GKV-Spitzenverband 2022a, S. 4), so dass die Gesamtkostenentwicklung im Gesundheitswesen in erheblichem Maß durch die Entwicklung der stationären Versorgungskosten beeinflusst wird. Die Historie der Krankenhäuser in Deutschland ist eine Geschichte ständiger Reformen, die vor allem darauf ausgerichtet ist, die Kostenentwicklung zu dämpfen. Eine Ausnahme waren die 1970er Jahre, in denen ein großer Nachholbedarf bei den Krankenhausinvestitionen befriedigt wurde und sich auch der Bund vorübergehend auf der Basis des im Jahr 1972 ausgefertigten »Gesetzes zur wirtschaftlichen Sicherung der Krankenhäuser und zur Regelung der Krankenhauspflegesätze« (Krankenhausfinanzierungsgesetz) finanziell beteiligte.

Die Regulierung durch gesetzliche Vorgaben, insbesondere die Ausgestaltung der Finanzierung, hat über Jahrzehnte die Entwicklung der Krankenhäuser dominiert, erst in den 1990er Jahren ist der Wettbewerb zwischen den Krankenhäusern einerseits und mit dem ambulanten Sektor andererseits, der zum Teil vergleichbare Leistungen wie ambulante Operationen anbietet, sehr viel stärker geworden. Die Krankenhäuser müssen sich heute stärker als zuvor auf sich relativ schnell verändernde Rahmenbedingungen einstellen, wenn sie nicht im Wettbewerb ihre Existenz gefährden wollen. Nicht nur Wettbewerb, neue Gesetze und Finanzierungsregeln erfordern eine Anpassung, sondern auch eine veränderte Wertehaltung in der Gesellschaft, die nicht nur eine gute, medizinische Behandlung erwartet, sondern auch einen Pflege- und Unterbringungsstandard auf hohem Niveau. Die veränderte Altersstruktur und damit verbundene Morbidität wirken ebenso auf das Krankenhaus ein wie neue Technologien. Ohne eine breite Anwendung von Informations- und Kommunikationstechnologien ist ein modernes Krankenhaus nicht mehr zu führen, aber das erfordert hohe Investitionsmittel, die mit den Anforderungen für neue und bessere Geräte konkurrieren.

Die inneren Strukturen eines Krankenhauses müssen den veränderten Anforderungen angepasst werden, d. h. Personalentwicklung, Kosten- und Qualitätsmanagement, Spezialisierungen und Kooperationen oder Fusionen sind von größerer Bedeutung als je zuvor. Häufig wird auch die Zielgruppenorientierung als zentrale Herausforderung genannt, aber es sollte besser von Patientinnen- und Patientenorientierung gesprochen werden, weil die Analogie zum Markt nicht stimmig ist. Richtig ist an der Zielbeschreibung, dass Strukturen und Prozesse im Krankenhaus auf den Nutzen für die Patientinnen und Patienten und ihre Zufriedenheit ausgerichtet sein müssen.

Weil das Krankenhaus den kostenintensivsten Teil in der Behandlungskette von Patientinnen und Patienten darstellt, ist ein zentrales Motiv politischer Steuerung, die stationäre Versorgung auf den Teil der Behandlung zu beschränken, der medizinisch wirklich notwendig ist. Das Krankenhaus wird auf seine Rolle der Akutbehandlung reduziert, die Hospizfunktion, also die Pflege von Menschen, wird hingegen immer weniger Aufgabe des Krankenhauses sein, weil das Kostenniveau dieser

Aufgabe zu hoch ist. Das erfordert eine Neuorganisation der Schnittstellen zur ambulanten Versorgung, zur Rehabilitation und zu stationären und ambulanten Pflegeeinrichtungen, wenn keine Versorgungslücken entstehen sollen. Eine neue Qualität der Versorgung bieten auch Medizinische Versorgungszentren (MVZ) in der Trägerschaft von Krankenhäusern, weil hier stationäre und ambulante Behandlung eng verknüpft werden. So finden sich aktuell bereits 1.725 MVZs in der Trägerschaft von Krankenhäusern (Kassenärztliche Bundesvereinigung 2022a). Die zentrale Herausforderung besteht darin, durch eine gute Regulierung dafür zu sorgen, dass kranke Menschen zum richtigen Zeitpunkt an der richtigen Stelle richtig behandelt werden.

In der föderalen Ordnung der Bundesrepublik Deutschland ist das im Vergleich zu Zentralstaaten eine noch schwierigere Aufgabe, weil die Zuständigkeit für die Sozialgesetzgebung beim Bund liegt, die ausreichende stationäre Versorgung aber in den Sicherstellungsauftrag der Länder fällt. Das Krankenhausfinanzierungsgesetz (KHG) beschreibt in § 1 KHG als Aufgabe, »[…] die wirtschaftliche Sicherung der Krankenhäuser, um eine qualitativ hochwertige, patienten- und bedarfsgerechte Versorgung der Bevölkerung mit leistungsfähigen digital ausgestatteten, qualitativ hochwertig und eigenverantwortlich wirtschaftenden Krankenhäusern zu gewährleisten […]«. Zur Verwirklichung dieser Ziele stellen die Länder nach § 6 Abs. 1 KHG Krankenhauspläne auf und finanzieren Investitionen. Die Länder müssen also die stationäre Versorgung gewährleisten, aber der Bund entscheidet durch das SGB V über die Leistungen und durch das KHG über den Rahmen für die Entgelte in der stationären Versorgung, die von den Krankenkassen finanziert werden und die die finanzielle Situation der Krankenhäuser entscheidend bestimmen. Hier liegt ein Grundkonflikt in der Verteilung der Verantwortung, wenn durch mehr Wettbewerb die Krankenhäuser finanziell autonom werden sollen, aber der Sicherstellungsauftrag der Länder unverändert bleibt, weil er als Konsequenz des Sozialstaatsgebotes Vorrang hat (Simon 2021, S. 222 ff.).

Die Verteilung der Kompetenzen zwischen Bund und Ländern war und ist immer wieder Gegenstand von Konflikten, weil auch Gegenstände in der Kompetenz des Bundes häufig der Zustimmung des Bundesrates bedürfen, da die Länder finanziell oder verwaltungsmäßig betroffen sind. Ein Dauerstreitpunkt ist die Finanzierung der Investitionen in den Krankenhäusern, die der Bund auf die Kassen übertragen möchte (»monistische Finanzierung«), aber dabei bisher stets am Widerstand der Länder gescheitert ist, die fürchten, dass sie ohne Einfluss auf die Investitionen kein Instrument mehr zur Verfügung haben, um ihre Krankenhausplanung durchzusetzen. Geteilte Verantwortungen sind aber selten eine gute Voraussetzung für effizientes Handeln.

Es soll an dieser Stelle nicht bewertet werden, ob Sparauflagen berechtigt und die Form von pauschalen Kürzungen angemessen sind. Daran gibt es erhebliche Zweifel, denn zumindest die Krankenhäuser haben durch Tarifsteigerungen und Erhöhung ihrer Kosten (z. B. für Energie) jedes Jahr erhebliche Lasten zu schultern. Seit dem Jahr 2009 ist zudem die Umstellung auf leistungsgerechte Entgelte auf der Basis von Fallpauschalen vollzogen, so dass Pauschalkürzungen systemwidrig sind und die Motivation in den Krankenhäusern sinkt, ein Krankenhaus nach kaufmännischen Prinzipien zu führen. Pauschale Kürzungen treffen immer die Häuser am härtesten, die bereits bei der Kostendämpfung erfolgreich waren und damit weniger Rationalisierungsreserven haben, so dass externe Eingriffe nicht zu wirtschaftlichem Handeln motivieren. Die systematischen Einwände gelten gleichermaßen für die zusätzlichen Mittel, die die Große Koalition aus CDU/CSU und SPD zwischen 2013 und 2021 den Krankenhäusern hat zukommen lassen. Die gute Beschäftigungslage und damit höhere Beitragseinnahmen bei den Krankenkassen haben die Ausgabenexpansion politisch leichter durchsetzbar gemacht, sie haben aber auch verhindert, dass es zu Strukturanpassungen gekommen ist, um die Wirtschaftlichkeit zu erhöhen. Allein das zum 01.01.2016 in Kraft getretene Krankenhausstrukturgesetz (KHSG) erhöhte nach Schätzung des Bundesgesundheitsministeriums die Ausgaben für die Krankenkassen um 0,9 Mrd. € im Jahr 2016 bis auf 2,5 Mrd. € im Jahr 2020 (Bundesministerium für Gesundheit 2017).

Die rechtlichen Grundlagen der Krankenhausversorgung sind im 4. Kapitel des SGB V und im Krankenhausfinanzierungsgesetz (KHG) geregelt. Ein neues Entgeltsystem für Akutkrankenhäuser auf der Basis von diagnoseorientierten Fallpauschalen galt – zunächst auf freiwilliger Basis – ab 2003 und ist im Fallpauschalengesetz (FPG) vom 11.09.2001 und in der Verordnung zum Fallpauschalensystem für Krankenhäuser (KFPV) vom 19.09.2002 geregelt. Die psychiatrischen Krankenhäuser und Abteilungen waren zunächst vom Fallpauschalensystem ausgenommen und wurden erst zu einem späteren Zeitpunkt in das Pauschalierende Entgeltsystem Psychiatrie/Psychosomatik (PEPP) überführt, das für die Krankenhäuser seit 2018 nun verpflichtend ist, seit 2020 auch unter Berücksichtigung der Personalmindestvorgaben des G-BA (Gemeinsamer Bundesausschuss 2021b).

8.1.2 Träger- und Leistungsstruktur

Im Gegensatz zur ambulanten Versorgung ist die Betriebsstruktur der Krankenhäuser deutlich heterogener. Sie unterscheiden sich vor allem durch ihre Trägerschaft und Größe. Die Größe wurde lange Zeit ausschließlich anhand der Anzahl an Betten definiert, wobei das Bett als »Input« für die Krankenhausleistungen eine Kenngröße für die personelle und sachliche Ausstattung darstellt. Die Leistungen eines Krankenhauses werden aber sehr viel besser durch den »Output« gemessen, der in Fallzahlen dargestellt wird, oder noch besser durch eine zusätzliche Gewichtung mit der Fallschwere, die im System der Diagnosis Related Groups (DRGs) mit dem Case-Mix abgebildet wird (▶ Kap. 8.3.3). Im Hinblick auf die Wirtschaftlichkeit des stationären Sektors sind der Auslastungsgrad der Betten und die durchschnittliche Verweildauer relativ einfach zu erhebende, aber aussagekräftige Kennziffern (▶ Tab. 8.1), wobei immer zu berücksichtigen ist, dass die Krankenhauskosten nicht linear zur Verweildauer sinken, weil die ersten Behandlungstage die Tage mit einem hohen ärztlichen und pflegerischen Aufwand sind.

Tabelle 8.1 zeigt, dass private Krankenhäuser hinsichtlich ihrer absoluten Zahl am stärksten vertreten sind, gefolgt von freigemeinnützigen und öffentlichen Häusern (▶ Tab. 8.1). Die freigemeinnützigen Träger sind überwiegend Kirchen oder ihre Organisationen wie Diakonie und Caritas und Wohlfahrtsverbände wie das Rote Kreuz. Gemessen an der Anzahl der Betten kehrt sich die Reihenfolge um, was gleichzeitig heißt, dass die privaten und gemeinnützigen Häuser im Schnitt deutlich kleiner als die öffentlichen sind. Wählt man die Fallzahlen als Indikator für das Leistungsvolumen, sind die öffentlichen Häuser zu knapp der Hälfte an der Versorgung beteiligt. Somit erfolgt also mehr als 80 % der stationären Krankenhausversorgung durch nicht-gewinnorientierte Organisationen.

Die Zahl der privaten Krankenhäuser ist in den letzten zwei Jahrzehnten stark gestiegen. Insbesondere die Kommunen und Länder haben ihre Krankenhäuser verkauft, um mit den Erlösen ihre Haushalte zu entlasten und künftig nicht mehr für Verluste einstehen zu müssen. Die Bettenauslastung lag im Jahr 2000 bei 81,9 % und ist auf 77,2 % im Jahr 2019 gesunken, was zu einem großen Teil durch die kürzere Verweildauer zu erklären ist. Die Verweildauer im Krankenhaus betrug 1960 noch stolze 28,7 Tage (früheres Bundesgebiet), im Jahr 2019 ist der Wert auf 7,2 Tage gesunken (▶ Tab. 8.1). Die in Tabelle 8.1 genannte Verweildauer enthält auch die Rehabilitationskliniken und Psychiatrischen Krankenhäuser, die eine sehr viel höhere Verweildauer haben. Ein Vergleich der Werte über die letzten zehn Jahre zeigt einen deutlichen Anstieg der Fallzahlen bei gleichzeitig gesunkener Bettenauslastung und Verweildauer. Das ist ein Hinweis darauf, dass die Kapazität der Krankenhäuser insgesamt zu groß ist und dadurch die Wirtschaftlichkeit einzelner Häuser gefährdet ist, weil sie Kapazitäten vorhalten, die nicht gebraucht werden und für die sie keine Erlöse erzielen, weil im System nicht das Krankenhaus finanziert wird, sondern über die Fallpauschalen die erbrachte und dokumentierte Leistung.

Tab. 8.1: Struktur der deutschen Krankenhäuser nach Trägerschaft 2019 (nach Deutsche Krankenhausgesellschaft 2021a)

	Anzahl	Betten	Fallzahlen (in Mio.)	Verweildauer (in Tagen)	Bettenauslastung (in %)
Krankenhäuser insgesamt	1.914	494.326	19,42	7,2	77,2
Darunter:					
• Öffentliche	545	235.767	9,38	7,2	79,0
• Freigemeinnützige	645	162.958	6,59	6,9	76,1
• Private	724	95.601	3,44	7,6	74,4

Die nachfolgende Abbildung zeigt zusammenfassend die Entwicklung einiger zentraler Krankenhausindikatoren (Krankenhäuser, Betten, Berechnungstage, Fälle und Ausgaben) im longitudinalen Verlauf. Dabei fällt auf, dass die Anzahl der Fälle im betreffenden Zeitraum (1991–2019) ebenso wie die Leistungsausgaben für die stationäre Behandlung stark gestiegen sind, sich jedoch die Anzahl der Kliniken und damit auch der verfügbaren Betten reduziert hat (▶ Abb. 8.1).

Um zur Behandlung von Patientinnen und Patienten ermächtigt zu sein, müssen Krankenhäuser entsprechend § 108 SGB V für die Krankenhausbehandlung zuge-

8.1 Struktur der Krankenhausversorgung

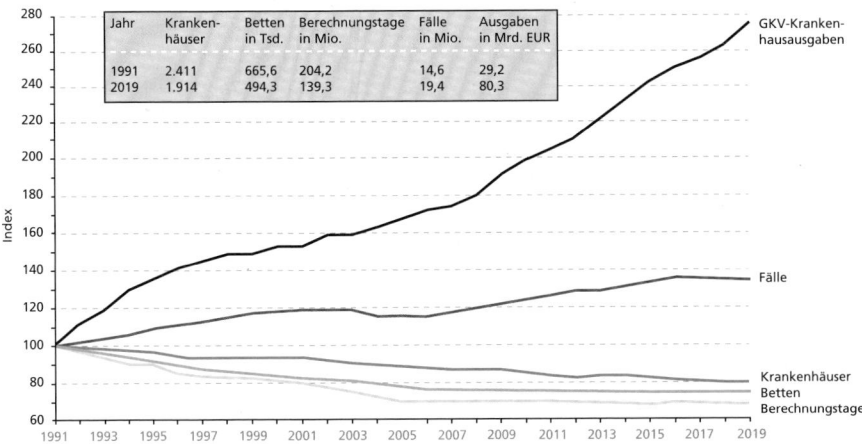

Abb. 8.1: Entwicklung von Eckdaten der Krankenhäuser 1991–2019 (vdek-Basisdaten des Gesundheitswesens, Verband der Ersatzkassen 2022, S. 33)

lassen sein. Neben einigen Ausnahmen (z. B. Status als Hochschulklinik) ist in der Regel die Aufnahme in den Krankenhausplan eines Landes erforderlich.

Je nach dem Versorgungsauftrag eines Krankenhauses wurde ursprünglich im KHG zwischen Grund-, Regel-, Schwerpunkt- und Maximalversorgung unterschieden, wobei das Ausmaß der Spezialisierung mit der Versorgungsstufe steigt. Die Grundversorgung entspricht einer Mindestausstattung mit einer Chirurgie und einer Abteilung für Innere Medizin, die Regelversorgung hätte eine weitergehende Spezialisierung wie Gynäkologie, Orthopädie, Hals-Nasen-Ohren-Heilkunde oder Augenheilkunde zur Folge, die Schwerpunktversorgung ist bereits überregional angelegt und somit mit weiteren Fachabteilungen wie Pädiatrie, Neurologie etc. ausgestattet und die Krankenhäuser der Maximalversorgung (häufig Universitätskliniken) bieten ein breites Spektrum der medizinischen Disziplinen und oftmals hochspezialisierte Einrichtungen an (Simon 2021, S. 238). Die Grundidee ist, dass mit steigender Spezialisierung der Einzugsbereich der Patientinnen und Patienten größer wird und die Entfernung zum nächsten Krankenhaus im Notfall ein wichtiges Qualitätsmerkmal des Versorgungssystems ist. Hier besteht ein enger Zusammenhang mit der Qualität des Rettungswesens, aber auch mit der Bevölkerungsdichte, denn in geringer besiedelten geographischen Räumen kann die Schließung eines Krankenhauses andere Konsequenzen haben als in Ballungszentren (Spangenberg und Schürt 2006, S. 205 ff.). Nur wenige Bundesländer (z. B. Bayern oder Sachsen) nehmen in ihren Krankenhausplänen eine Differenzierung nach Versorgungsstufen vor (weichen aber von der ursprünglichen Unterteilung ab, z. B. durch eine Zusammenlegung der ersten beiden Versorgungsstufen), wohingegen die meisten Bundesländer gänzlich auf eine entsprechende Klassifizierung verzichten.

Eine Typenbildung kann auch im Hinblick auf die Art der Regulierung als Universitäts-, Plan-, Vertragskrankenhäuser und freie Krankenhäuser erfolgen, weil sie jeweils ganz unterschiedlichen Entscheidungs- und Finanzierungsbedingungen unterliegen. Hochschulkliniken sind Teil der Hochschulplanung und -finanzierung des Landes, d.h. ihre Investitionsmittel und Ausgaben für Forschung und Lehre kommen aus dem Landeshaushalt; bis 2006 war auch der Bund im Rahmen des Art. 91a GG (»Gemeinschaftsaufgabe Hochschulbau«) an den Investitionen beteiligt, was im Rahmen der Föderalismusreform abgeschafft wurde. Plankrankenhäuser unterliegen dem Krankenhausfinanzierungsgesetz und sind in den Krankenhausplan des jeweiligen Landes aufgenommen. Damit haben sie einen Rechtsanspruch, GKV-Versicherte zu behandeln und mit den Krankenkassen abzurechnen. Sie haben die Möglichkeit, Investitionszuschüsse des Landes zu beantragen, aber auf ein bestimmtes Volumen besteht kein Rechtsanspruch, sondern es wird nach den Prioritäten in der Landeskrankenhausplanung und der »Kassenlage« des Landes entschieden. Vertragskrankenhäuser sind nicht in den Landeskrankenhausplan aufgenommen, haben aber Versorgungsverträge mit einzelnen Krankenkassen (§ 109 SGB V). Freie Krankenhäuser unterliegen schließlich hinsichtlich der Finanzierung und Entscheidungsfindung keiner gesonderten Regulierung. Die Rechtsform des Trägers ist nicht ausschlaggebend für eine Aufnahme in den Krankenhausplan, sondern der Bedarf und die Eignung des Krankenhauses, den Versorgungsauftrag zu erfüllen. Das Land ist aber nach § 1 KHG gehalten, die Trägervielfalt zu wahren.

8.1.3 Leistungs- und Finanzierungsbeziehungen

Die Leistungs- und Finanzierungsbeziehungen in der Krankenhausversorgung sind in Abbildung 8.2 dargestellt (▶ Abb. 8.2).

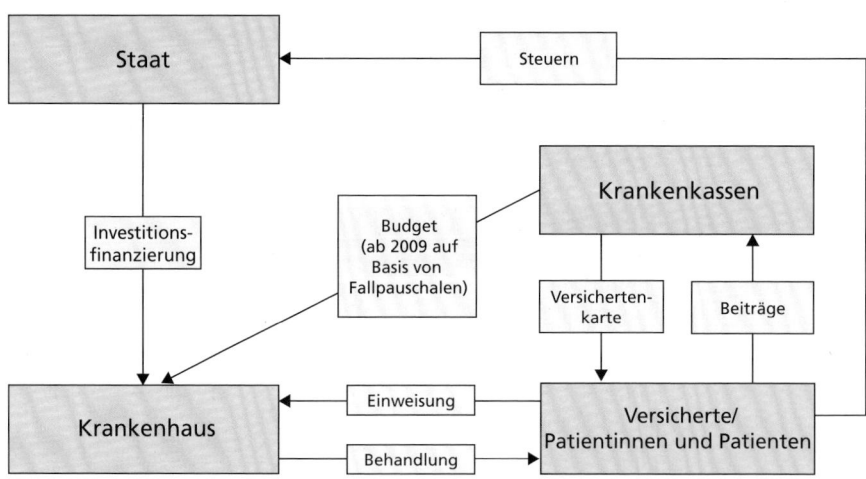

Abb. 8.2: Leistungs- und Finanzierungsbeziehungen in der stationären Versorgung

Ausgelöst wird der Leistungsprozess des Krankenhauses durch die Einweisung von Patientinnen und Patienten durch Vertragsärztinnen oder -ärzte. Die Selbsteinweisung von GKV-Versicherten ist nur in Ausnahmefällen (z.B. Notfallaufnahme)

möglich. Tatsächlich suchen aber viele Versicherte die Notfallaufnahme eines Krankenhauses auf, auch wenn ein Angebot durch niedergelassene Ärztinnen und Ärzte vorhanden und medizinisch angemessen ist. Das resultiert zum Teil aus Bequemlichkeit oder Unwissen, oder es sind häufig Menschen mit Migrationshintergrund, die mit dem deutschen Gesundheitssystem nicht vertraut sind. Eine Rolle spielt auch, dass sie im Krankenhaus eher Mitarbeitende finden, die für sie übersetzen können. Auf jeden Fall werden die Kapazitäten des Krankenhauses falsch genutzt und es entstehen vermeidbare Kosten. Die Lösung wird in einer engeren Kooperation mit den niedergelassenen Ärztinnen und Ärzten gesucht, die teilweise Notdienstpraxen an den Krankenhäusern betreiben und eine Vorauswahl der Patientinnen und Patienten treffen können, damit nur die stationär notwendigen Behandlungen im Krankenhaus durchgeführt werden.

Das Krankenhaus erbringt die erforderlichen medizinischen, pflegerischen und sonstigen Leistungen (Hotelleistungen: Unterkunft und Verpflegung) durch Kombinationen der Arbeitszeit des Krankenhauspersonals mit den Vorleistungen (Medikamente etc.) und der Nutzung der Sachausstattung eines Krankenhauses (Betten- und Gerätenutzung). Die Behandlung erfolgt im Regelfall stationär. Daneben besteht im begrenzten Umfang die Möglichkeit ambulanter Behandlungen: Ambulantes Operieren (§ 115b SGB V), vor- und nachstationäre Behandlung (§ 115a SGB V), Ambulanzen der Universitätskliniken (§ 117 SGB V) sowie seit der Gesundheitsreform 2007 eine ambulante Behandlung nach § 116 SGB V bei speziellen Krankheiten durch von der Kassenärztlichen Vereinigung ermächtigte Ärztinnen und Ärzte. Seit 2012 ermöglicht § 116b SGB V die »Ambulante spezialfachärztliche Versorgung« sowohl im Krankenhaus als auch durch niedergelassene Ärztinnen und Ärzte. Um eine Mengenausdehnung zu begrenzen, sind die Krankheiten im Gesetz in einem restriktiven Katalog ausdrücklich genannt. Es handelt sich um wenige Fälle, die eine besondere Versorgung erfordern: Erkrankungen mit besonderen Krankheitsverläufen, seltene Erkrankungen (»Orphan Diseases«) und Erkrankungszustände mit entsprechend geringen Fallzahlen sowie hochspezialisierte Leistungen. Die genauen Voraussetzungen für die Teilnahme an der ambulanten spezialfachärztlichen Versorgung sowie für die Durchführung von Leistungen nach § 116b SGB V regelt eine Richtline des G-BA (Gemeinsamer Bundesausschuss 2021c).

Das geltende Finanzierungssystem basiert im Wesentlichen auf zwei Säulen (deshalb die Kennzeichnung als »duales« Finanzierungssystem), wenn von den Finanzierungszuschüssen der Krankenhausträger (Länder, Gemeinden, Wohlfahrtsverbände, kirchliche Träger) zur Deckung von Defiziten abgesehen wird. Danach werden auf Antrag der Krankenhäuser die Investitionen von den Ländern finanziert. Voraussetzung ist, dass die Krankenhäuser in den Landeskrankenhausplan aufgenommen sind. Neben Fördermitteln aus der Einzelantragsfinanzierung nach § 9 Abs. 1 und 2 KHG zur Finanzierung von Einzelmaßnahmen (Errichtung, Umbau, Umstellung, Schließung etc.) stehen den Plankrankenhäusern feste jährliche Pauschalbeträge nach § 9 Abs. 3 KHG zu, mit denen das Krankenhaus die Wiederbeschaffung kurzfristiger Anlagegüter sowie kleinere bauliche Maßnahmen finanzieren soll. Die knüpfen in den Ländern in der Regel an die Bettenzahl an, so dass diese immer noch relevant ist, obwohl sie über den Leistungsumfang des Krankenhauses wenig aussagt. Der Anteil der staatlichen Finanzierung ist in den letzten Jahren stark rückläufig gewesen. Das ist für die öffentlichen Häuser, die über keine private Refinanzierungsmöglichkeit verfügen, ein Wettbewerbsnachteil. Häufig sind die Krankenhäuser auch noch Teil der kommunalen Haushalte oder ausgegliederte Gesellschaften und dürfen sich nicht eigenständig verschulden. Damit ist es schwierig, Bauten und Anlagen auf dem neuesten Stand zu halten (▶ Tab. 8.2). Der Anteil der Krankenhausinvestitionen an den Gesamtausgaben ist von 9,2 % im Jahr 1992 auf 3,4 % im Jahr 2019 gesunken, wobei der Wert zwischenzeitlich noch niedriger lag. Der Vergleich ist allerdings verzerrt, weil in den 1990er Jahren ein großer Nachholbedarf in den ostdeutschen Ländern bestand, der aus Mitteln des Bundes im Programm »Deutsche Einheit« finanziert wurde. Die ostdeutschen Krankenhäuser sind heute auf einem sehr modernen Standard, so dass der Investitionsbedarf dort deutlich geringer ist. Eine öffentlich geförderte Investitionsquote zwischen 3,1 und 3,4 % in den letzten fünf Jahren ist aber deutlich zu niedrig, so dass es über die Jahre zu einem Investitionsstau gekommen ist. In der Industrie rechnet man mit 8–10 % der Gesamtausgaben für Investitionen. Auch wenn dieser Wert für Krankhäuser zu hoch gegriffen sein mag, da es sich um Dienstleistungsbetriebe handelt, die strukturell über weniger Sachanlagen verfügen, ist die Unterausstattung doch ersichtlich. Die Länder kommen ihrer gesetzlichen Pflicht, die Krankenhausinvestitionen aus den Länderhaushalten zu finanzieren, nicht entsprechend nach.

Tab. 8.2: Krankenhausfördermittel und -gesamtausgaben in Mrd. € 1992–2019 (Berechnungen des Verbands der Ersatzkassen nach Umfrage der AG Krankenhauswesen der Arbeitsgemeinschaft der Obersten Landesgesundheitsbehörden) (nach Verband der Ersatzkassen 2022, S. 35)

Jahr	Fördermittel (in Mrd. €)	Gesamtausgaben (in Mrd. €)*	Verhältnis Fördermittel zu Ausgaben* (in %)
1992	3,8	41,3	9,2
2000	3,4	51,6	6,6
2010	2,8	69,6	4,0
2015	2,8	84,2	3,3
2016	2,8	87,8	3,2
2017	2,8	91,3	3,1
2018	3,0	93,5	3,2
2019	3,2	93,8	3,4

* inkl. Fördermittel

Im Rahmen des Krankenhauszukunftsgesetzes (KHZG) wurde im Oktober 2020 ein Investitionsprogramm für die deutschen Krankenhäuser verabschiedet. Hierbei handelt es sich um eine Maßnahme des Bundesministeriums für Gesundheit ab dem 01.01.2021, um die Kliniken im Rahmen der digitalen Transformation mit einem

Fördervolumen von 4,3 Mrd. € zu modernisieren. Dazu wird ein Krankenhauszukunftsfonds (KHZF) unter der Verwaltung des Bundesamts für Soziale Sicherung eingerichtet, um Investitionen in moderne Notfallkapazitäten und eine bessere digitale Infrastruktur zu ermöglichen.

Die laufenden Betriebskosten der Krankenhäuser, einschließlich der Instandhaltungskosten, werden von den Krankenkassen und den sonstigen Nutzerinnen und Nutzern finanziert (§ 17 KHG). Das Vergütungssystem besteht seit 1993 aus einem Mischsystem aus Tagespauschalen (Pflegesätzen), Fallpauschalen und Sonderentgelten, das durch ein Krankenhausbudget in der Höhe begrenzt wird. Auf freiwilliger Basis konnten die Krankenhäuser ab dem 01.01.2003 ein Budget auf der Basis von DRGs (Diagnosis Related Groups: Diagnose-orientierte Fallpauschalen) aufstellen, ab 2004 erfolgte der verbindliche Übergang in das Fallpauschalensystem. Für einen Übergangszeitraum (»Konvergenzphase«), der zweimal auf Druck der Krankenhäuser durch den Gesetzgeber verlängert wurde und am 01.01.2009 endete, wurde das Krankenhausbudget aber noch zusätzlich traditionell verhandelt und schrittweise an das DRG-Budget angepasst, so dass die DRGs erst ab 2009 für die Krankenhäuser voll finanzwirksam wurden.

Die zuvor geltenden Fallpauschalen und Sonderentgelte deckten bis 2003 etwa 20 bis 25 % der Leistungen ab. Alle weiteren Leistungen wurden über tagesbezogene Pflegesätze abgerechnet, die in ihrer Höhe je nach Abteilung und verursachtem Aufwand unterschiedlich waren und eine besondere Komponente für die »Hotelkosten« hatten. Die Pflegesätze sollten so kalkuliert sein, dass sie »medizinisch leistungsgerecht« sind und es einem Krankenhaus ermöglichen, »bei wirtschaftlicher Betriebsführung, den Versorgungsauftrag [...] zu erfüllen« (§ 17 Abs. 1 KHG). An diesem Grundsatz hat der Gesetzgeber mit der Einführung von flächendeckenden Fallpauschalen ab dem Jahr 2009 nichts geändert, aber der Konflikt zwischen einer betriebswirtschaftlichen Steuerung der Krankenhäuser und dem staatlichen Versorgungsauftrag wird durch das neue Entgeltsystem zugespitzt, weil die einzelwirtschaftliche Rentabilität durchaus im Widerspruch zum Versorgungsauftrag geraten kann. Für dünn besiedelte Gebiete können sich die Partner der Selbstverwaltung deshalb auf Zuschläge zu den Fallpauschalen verständigen, um den Erhalt eines Krankenhauses zu sichern, wenn das unter Bedarfsgesichtspunkten notwendig ist.

Die Entgelte im Krankenhaus sind also nicht Preise, die auf dem Markt als Ergebnis von Angebot und Nachfrage zustande kommen, sondern es sind »administrierte Preise«, d.h. sie werden zwischen den Krankenhäusern und den Krankenkassen verhandelt und gelten dann unterschiedslos für alle Abrechnungsfälle gegenüber den Krankenkassen. Auch vor 2003 war es keine Erstattung der entstandenen Kosten, sondern es wurden prospektive Budgets verhandelt, die die unterschiedlichen Kosten in einzelnen Abteilungen oder für einzelne Behandlungsfälle zugrunde legten, aber dann abteilungs- und funktionsbezogen pauschalierten, also ein Entgelt für den durchschnittlichen »Input« darstellten. In Deutschland werden sowohl im alten als auch im neuen Fallpauschalensystem prospektive Budgets ermittelt, aber die einzelnen Behandlungsfälle werden dann zwischen Krankenhäusern und Krankenkassen abgerechnet. Weicht das vorab vereinbarte Budget vom tatsächlichen ab, können sich für ein Krankenhaus daraus Mehr- oder Mindererlöse ergeben, weshalb im darauffolgenden Jahr ein Erlösausgleich stattfindet. Auf diese Weise soll das Mengenwachstum begrenzt werden, aber es kommt auch zu einer Teilung des Morbiditätsrisikos zwischen Kassen und Krankenhäusern. Von den Krankenhäusern wurde deshalb auch nur ein Rechnungswesen verlangt, das die Kosten nach Arten (z. B. ärztliches und pflegerisches Personal, Sachaufwand, Medikamente) und Stellen (Operationssäle, Pflegestationen, Labor, Verwaltung) erfasste, also eine institutionelle und funktionale Transparenz herstellte. Aber es fehlte eine Transparenz, was der einzelne Fall kostet, was Voraussetzung ist, um das Entgeltsystem auf die erbrachten Leistungen, also den »Output«, umzustellen, um dann über die »Preise« pro Fall verhandeln zu können.

Eine Finanzierung über Fallpauschalen ist also eine vollständige Umkehr des Prinzips, aufgrund der »Inputs« der Krankenhäuser und der geschätzten Anzahl und Morbidität der behandelten Patientinnen und Patienten das individuelle Krankenhausbudget zu bestimmen. Zwischen den Krankenkassen und Krankenhäusern wurde im alten System im Kern darüber verhandelt, ob die geltend gemachten Kosten angemessen waren. Im neuen System der Finanzierung über Fallpauschalen wird hingegen die Leistung entgolten, deren Wert durch eine relative Gewichtung der einzelnen Leistungen (vergleichbar der Gewichtung durch den Einheitlichen Bewertungsmaßstab (EBM) bei ambulanten Leistungen) zwischen den Selbstverwaltungspartnern auf Bundesebene festgelegt wird, wohingegen auf Landesebene ein Basisfallwert verhandelt wird, mit dem die gewichteten Fälle multipliziert werden und sich so das Entgelt pro Leistung ergibt. Die Konvergenzphase bis 2009 ermöglichte eine »weiche Landung« in das neue System. Aber es sind immer noch administrierte Preise und keine Marktpreise, die zwischen einzelnen Krankenkassen und Krankenhäusern frei verhandelt werden. Nur wenn der Basisfallwert zwischen einzelnen Krankenhäusern und einzelnen Krankenkassen verhandelt würde, wäre es möglich, von einem Preis für Krankenhausleistungen zu sprechen. Allein bei dieser Ausgestaltung könnte man davon sprechen, dass die Fallpauschale einem Marktpreis entspricht, was das bisherige System der Kollektivverhandlungen radikal verändern würde. Die Krankenkassen würden dann zu Einkäufern und der Wettbewerb würde zumindest in Regionen mit vielen Krankenhäusern deutlich intensiver werden. Aber auch in einem Fallpauschalensystem mit festen Landesbasisfallwerten ist die Transparenz der Kosten sehr viel höher, was die Verhandlungsposition der Krankenkassen stärkt, weil sie im Streitfall darauf verweisen können, wo vergleichbare Fälle kostengünstiger behandelt werden.

Der Gesetzgeber hat sich gegen eine freie Preisbildung entschieden: Der Basisfallwert wird weiterhin auf Landesebene zwischen Krankenhäusern und Krankenkassen verbindlich vereinbart, wobei das Ziel des Gesetzgebers ist, zu einem bundesweit einheitlichen Basisfallwert zu kommen. Tatsächlich entwickeln sich die vereinbarten Basisfallwerte bereits in diese Richtung. Die Spreizung zwischen den Ländern wird dabei immer geringer (▶ Tab. 8.4 in ▶ Kap. 8.3.3).

Zwischen Patientinnen und Patienten sowie den Krankenhäusern gibt es abgesehen von den Zuzahlungen von 10 € pro Tag für längstens 28 Tage pro Kalenderjahr (§ 39 Abs. 4 SGB V) keine finanziellen Beziehungen, da die GKV-Versicherten nach dem Sachleistungsprinzip behandelt werden, es sei denn, sie bezahlen einen Eigenanteil oder über eine private Zusatzversicherung für die optionale privatärztliche

Behandlung und eine bessere Unterbringung. Versicherte der PKV erhalten vom Krankenhaus und den behandelnden Ärztinnen und Ärzten eine Rechnung, die sie bei ihrer Versicherung einreichen können (»Kostenerstattungsprinzip«). Dabei werden ebenfalls die DRGs auf Basis des in der GKV vereinbarten Basisfallwerts zugrunde gelegt, allerdings um die »Hotelkosten« und die privatärztlichen Leistungen ergänzt, die gesondert in Rechnung gestellt werden, so dass sich für das Krankenhaus höhere Einnahmen ergeben. Das geschieht in der Weise, dass die Ärztinnen und Ärzte einen Teil ihres Honorars an das Krankenhaus abführen oder das Krankenhaus mit den Patientinnen und Patienten einen Vertrag über privatärztliche Behandlung abschließt. Mit den Chefärztinnen und -ärzten wird dann ein höheres Gehalt vereinbart. Hier ist es jedoch in der vergangenen Dekade zu einem weitreichenden Wandlungsprozess gekommen. Das Liquidationsrecht ist nur noch bei etwa 25 % der neuen Chefarztverträge zu finden, wohingegen sich der Anteil der Bonusvereinbarung (Zielvereinbarung) auf knapp 50 % erhöht hat (Piro 2022).

Das ist in die Kritik geraten, soweit diese Verträge an den wirtschaftlichen Erfolg der Abteilung gebunden sind, weil Bonuszahlungen in dieser Form einen Anreiz darstellen, die Zahl der Fälle zu erhöhen und medizinisch nicht indizierte Leistungen zu erbringen. Der Gesetzgeber hat 2013 die Selbstverwaltung verpflichtet, Honorarverträge so zu gestalten, dass sie keinen Anreiz zu medizinisch nicht indizierten Behandlungen geben. Eine unmittelbare Bindung an Fallzahlen dürfte damit ausgeschlossen sein, aber Boni in Abhängigkeit vom wirtschaftlichen Erfolg einer Abteilung sind möglich. Das ist ein schwieriger Spagat, weil die Klinikleitung wirtschaftliches Verhalten belohnen will, aber keine Leistungen erbracht werden sollten, die den Patientinnen und Patienten nicht nutzen oder sogar schaden.

8.1.4 Steuerungssysteme in der stationären Versorgung

Das Krankenhaus ist in ein System der Mehrfachsteuerung eingebunden, in dem die Plan- und Verhandlungssteuerungen durch den Staat und die Selbstverwaltung nach dem Grundsatz »gemeinsam und einheitlich« dominieren. Ergänzt werden diese durch rudimentäre Elemente der Marktsteuerung (▶ Abb. 8.3).

Als Quasi-Markt kann man die Beziehung zwischen Patientinnen und Patienten sowie den Krankenhäusern kennzeichnen, weil die Patientinnen und Patienten einen gewissen Einfluss auf die Wahl des Krankenhauses haben. Formal ist immer das nächstgelegene Krankenhaus zuständig, aber faktisch können Patientinnen und Patienten im Einvernehmen mit den behandelnden Ärztinnen und Ärzten, die eine stationäre Aufnahme veranlassen müssen, ein Krankenhaus ihrer Wahl aussuchen, wobei die räumliche Nähe zum Wohnort ein wichtiger Faktor ist, der aber bei schweren Erkrankungen und dem Wunsch nach spezialisierter Behandlung in den Hintergrund tritt. Die Wahl folgt nicht immer rationalen Kriterien, was ein hohes Maß an Informationskosten erfordert. In der Regel informieren sich Patientinnen und Patienten mittels leicht zugänglicher Medien über medizinische Leistungen und »Hotelstandards«, was von informellen Gesprächen im Alltag bis zu Fachveröffentlichungen reichen kann, aber vor allem den Rat der behandelnden Ärztinnen und Ärzte umfasst (Dierks und Schaeffer 2005, S. 137 f.). Die Pflicht der Krankenhäuser, jährlich einen Strukturierten Qualitätsbericht zu veröffentlichen (§ 136b SGB V), ist in diesem Zusammenhang eine erhebliche Erleichterung der Informationssuche. Krankenkassen und -verbände verfügen mittlerweile über frei zugängliche Suchmaschinen, die eine gezielte Information über das Internet ermöglichen. Neben Strukturdaten und der Anzahl der Behandlungsfälle nach Diagnosegruppen werden auch Ergebnisindikatoren berichtet, so dass die Informationsbasis auf jeden Fall sehr viel breiter und zugänglicher geworden ist als jemals zuvor. Die entscheidende Rolle werden jedoch weiterhin die einweisenden Ärztinnen und Ärzte spielen, die in der Regel zur Interpretation der verfügbaren Informationen befragt werden, so dass Krankenhäuser ihre Marketingstrategie, sofern diese vorhanden ist, gezielt auf die Ärztinnen und Ärzte ausrichten.

Die Beziehung zwischen Versicherten und Krankenkasse ist bezogen auf die stationäre Versorgung von untergeordneter Bedeutung. Die Versicherten wählen ihre Kasse, aber die stationäre Versorgung im Krankheitsfall spielt dabei keine zentrale Rolle. Ansonsten haben sie einen nur sehr indirekten Einfluss über die Ausübung ihrer Mitgliedschaftsrechte. Die Kassen können ihrerseits die Mitglieder informieren und beraten, aber sie müssen dabei neutral gegenüber den Krankenhäusern, die miteinander im Wettbewerb stehen, auftreten (Schümann 2004, S. 81 f.). Die Ausnahme von dem Grundsatz, »gemeinsam und einheitlich« zu handeln, sind Integrationsverträge nach § 140a SGB V, die nach der aktuellen Gesetzesfassung »besondere Versorgungsformen« genannt werden. Hier schließen die Kassen Einzelverträge mit Krankenhäusern und Kooperationspartnerinnen und -partnern zu Behandlungsprogrammen wie Herz-Kreislauf-Erkrankungen oder Kniegelenksoperationen ab (für Beispiele vgl. Weatherly et al. 2007, S. 65 f.). Sie vereinbaren mit den Krankenhäusern die Qualität und Preise, also Abweichungen von den Fallpauschalen, aber sie müssen dem Krankenhaus dafür eine vereinbarte Zahl von Patientinnen und Patienten zuführen, was aktive Einflussnahme auf die Versicherten erfordert. Das geschieht durch Informationen über die besondere Qualität der Behandlung, aber auch den Erlass von Zuzahlungen im Krankenhaus. Diese Art von Verträgen realisiert, was mit »mehr Wettbewerb« in der Gesundheitsversorgung eigentlich gemeint ist, nämlich der Wettbewerb um eine kostengünstige Versorgung bei hoher Qualität und nicht ein Wettbewerb um gute Risiken. Der Wettbewerb zwischen den Kassen um Versicherte soll so auf die Leistungsseite durchschlagen. Integration der Versorgung bleibt auch im stationären Sektor die positive Ausnahme von der nicht so guten Regel, weil die Neuorganisation der Schnittstellen eine Umschichtung der Budgets erfordert, die bei potentiellen Verlierern zu Widerstand führt.

Die Verfahren der Verhandlungen zwischen den Krankenkassen und den Krankenhäusern über die Krankenhausentgelte sind im SGB V normiert. Falls es zu keiner Einigung der Selbstverwaltungspartner kommt, können Schiedsgerichte angerufen werden und eine Reihe von Entscheidungen unterliegen Genehmigungsvorbehalten, so dass der Staat seine Steuerungsfunktion ausüben kann. Die Instrumente sind dazu die Landeskrankenhausplanung (§ 6 KHG) und die Finanzierung der Krankenhausinvestitionen, wobei die Krankenkassen und Krankenhäuser an der Planung beteiligt werden; die letzte Entscheidung liegt aber bei der zuständigen Landesbehörde. Der Krankenhausplan ist dann auch die Basis für den

8.1 Struktur der Krankenhausversorgung

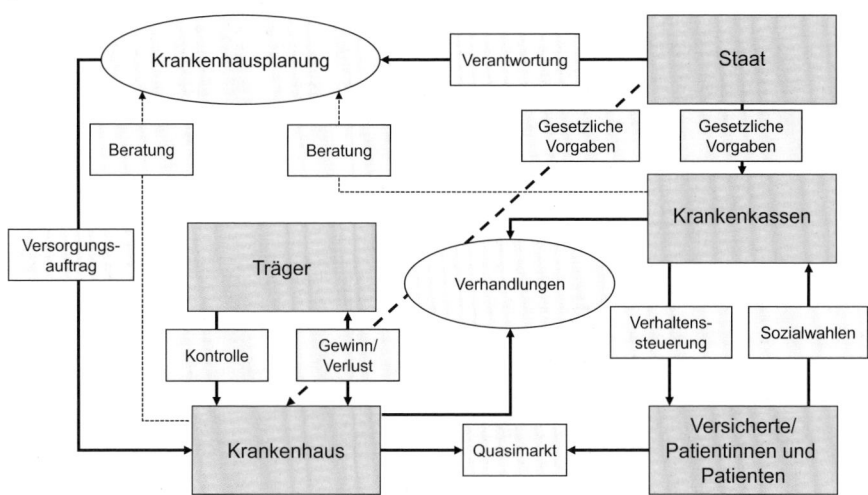

Abb. 8.3: Steuerungssystem in der stationären Versorgung

Versorgungsauftrag an das Krankenhaus, der den Rahmen setzt, worüber sich Krankenkassen und Krankenhäuser in ihren Verhandlungen verständigen können (▶ Kap. 8.4).

Nicht unmittelbar in diesen Entscheidungskreislauf integriert sind die Träger der Krankenhäuser, obwohl sie in der Regel nicht ohne Wissen und Zustimmung ihrer Eigentümer handeln. Sie kontrollieren ihre Häuser und je nach Finanzlage der Krankenhäuser müssen sie Verluste ausgleichen oder können Gewinne abführen. Genau hier liegt eine Schwachstelle des Steuerungssystems: Wenn ein Wettbewerb der Krankenhäuser gewollt ist, dann wird die Wettbewerbsfähigkeit auch durch die Investitionsmöglichkeiten bestimmt, die je nach Träger sehr unterschiedlich, aber für die privaten Häuser in der Regel günstiger sind. Umgekehrt kann das Land oder die Kommune als Träger Verluste ausgleichen, wozu ein privater Träger zumindest auf Dauer weder willens noch fähig ist, was dann ebenfalls ungleiche Bedingungen schafft. Allerdings sind die Gebietskörperschaften aufgrund ihrer Haushaltsdefizite immer weniger in der Lage und bereit, die Rolle der Auffangfinanzierung zu übernehmen, was sich in der zunehmenden Zahl der Privatisierungen zeigt (Bruckenberger et al. 2006, S. 61 ff.). Es gibt aber in diesem Steuerungssystem des stationären Sektors keinen immanenten Mechanismus, der die Übereinstimmung von staatlicher Krankenhausplanung und Verhandlungsergebnissen zwischen Kassen und Krankenhäusern sichert. Theoretisch ausgedrückt: Technische Effizienz im Sinne einer Optimierung der Leistungen eines einzelnen Krankenhauses und allokative Effizienz, also die höchste Effizienz aus gesamtgesellschaftlicher Sicht, können auseinanderfallen. Im letzten Abschnitt dieses Kapitels wird die Frage noch einmal aufgegriffen, ob die Krankenhausplanung bereits heute nur noch nachvollzieht, was bereits tatsächlich geschieht, und ob ein stärker wettbewerblich geprägter Krankenhaussektor nicht ganz auf dieses Instrument verzichten kann. Wenn Krankenhäuser einen Gemeinwohlauftrag erfüllen, worauf in der aktuellen Diskussion wohl niemand vollständig verzichten möchte, stellt sich auch das Problem, ob staatliche Verlustübernahmen gegen das Beihilfeverbot nach europäischem Recht verstoßen (Bruckenberger et al. 2006, S. 187 ff.). Das ist nach der Rechtsprechung des Europäischen Gerichtshofs dann zu verneinen, wenn die Krankenhäuser einen politisch definierten Versorgungsauftrag zu erfüllen haben, was im deutschen System der stationären Versorgung der Fall ist.

Wie effizient der stationäre Sektor arbeitet, hängt entscheidend davon ab, wie er finanziert wird. Ein Betrieb, der nicht über seine Investitionen entscheiden kann, sondern auf Zuwendungen aus dem Staatshaushalt angewiesen ist, kann nicht effizient arbeiten, weil zwei unterschiedliche Entscheidungsverfahren miteinander konkurrieren. Betrachtet man nur die Finanzierung der laufenden Kosten, die, abgesehen von den Privatpatientinnen und -patienten, von den Krankenkassen finanziert werden, entscheidet ebenfalls die Form der Finanzierung, ob Qualität und Wirtschaftlichkeit gefördert werden oder ein Anreiz zu Fehlallokation besteht. Eine eindeutige Fehlentwicklung besteht darin, dass viele Krankenhäuser einen Teil ihrer Investitionen aus den Vergütungen der Krankenkassen für die laufende Behandlung finanzieren. Das ist eine Umlenkung der Mittel aus den Fallpauschalen, die in der Regel zu Lasten des Personalaufwandes geht und damit die Versorgung der Patientinnen und Patienten verschlechtern dürfte. Die Länder sind für die Unterfinanzierung der Investitionen verantwortlich und damit Ursache der regelwidrigen Finanzierung über Fallpauschalen. Die Pointe ist dann, dass sie mehr Geld für die Krankenhäuser fordern, aber eben zu Lasten der Beitragszahlenden der GKV, die eigentlich nur für die laufenden Kosten aufkommen sollen.

Im folgenden Abschnitt werden alternative Finanzierungsformen für die laufenden Kosten diskutiert. Nicht alle sind in Deutschland angewendet worden, aber sie stehen alle für das Grundprinzip, dass die Kapazitäten der Krankenhäuser, also das Angebot oder der Input, finanziert werden. Erst die Fallpauschalenfinanzierung ist eine Systemänderung, die die Leistung und damit den Output bezahlt. Die Schwierigkeit besteht darin, was als Leistung definiert und gemessen werden soll, um zu ökonomisch und medizinisch homogenen Fallgruppen zu kommen. Deshalb soll die Fallpauschalenfinanzierung in ihren Vor- und Nachteilen ausführlicher dargestellt werden. Anschließend soll noch einmal die Frage diskutiert werden, wie in einem stärker durch Wettbewerb geprägten System der Staat seine sozialpolitische Verantwortung für die stationäre Versorgung künftig wahrnehmen kann.

8.2 Vergütungsformen

8.2.1 Kostenerstattungsprinzip

Das Kostenerstattungsprinzip war bis 1985 die vorherrschende Vergütungsform für Krankenhausleistungen in Deutschland. Im Rahmen des Kostenerstattungssystems werden alle dem einzelnen Krankenhaus entstandenen Kosten erstattet. Das finanzielle Risiko aus einer veränderten Morbidität liegt bei dieser Vergütungsform vollständig auf Seiten der Krankenkassen. Sie müssen bei dieser Entgeltform die Angemessenheit der Kosten gegenüber den Krankenkassen begründen, und Gegenstand der Verhandlungen zum Budget des Folgejahres ist regelmäßig der Streit, wie sich die Kosten absehbar entwickeln und ob der Aufwand angemessen ist. Letztlich wird dann darüber entschieden, welche Kostenfaktoren einen pauschalen Aufschlag auf das Budget des Vorjahres rechtfertigen.

Das Krankenhaus hat bei dieser Vergütungsform keine Anreize, wirtschaftlich zu produzieren. Im Gegenteil, es besteht eher ein Interesse an der Ausweitung der Kosten. Das Interesse des Managements richtet sich daher weniger darauf, Kosten zu vermeiden, als sie nachzuweisen und zu rechtfertigen. Eine externe Kontrolle der angemessenen Kosten ist schwierig, weil Kosten keine objektive Größe sind, sondern einem gestalterischen Spielraum unterliegen.

8.2.2 Festes Budget

Bei einem festen Budget wird die Garantie seitens des Krankenhauses, einen bestimmten Personenkreis mit Krankenhausleistungen zu versorgen, mit einem jährlichen Budget vergütet, aus dem alle Leistungen zu bestreiten sind. Die Basis der Budgetberechnung kann neben der Bettenzahl die Zahl der zu versorgenden Personen sein. Dabei wird in der Regel die Struktur der Patientinnen und Patienten (Alter und Geschlecht der Versicherten) berücksichtigt. In diesem Fall besteht eine enge Beziehung zur Kopfpauschale (▶ Kap. 8.2.3). Das Budget ist dann einfach das Produkt aus den erwarteten Kosten pro Kopf und der Zahl der Versicherten, deren Versorgung das Krankenhaus vertraglich zugesagt hat. Diese Entgeltform dominiert in staatlichen Gesundheitssystemen. Die Höhe des Budgets wird im Rahmen des Staatshaushaltes entschieden und konkurriert mit allen anderen Staatsaufgaben. Das Morbiditätsrisiko liegt bei den Krankenhäusern.

8.2.3 Kopfpauschalen

Das Krankenhaus hat bei der Vergütung nach Kopfpauschalen ein Interesse, die Verweildauer niedrig zu halten und effizient zu wirtschaften. Ambulant kostengünstiger zu erbringende Leistungen werden gegenüber stationären Leistungen bevorzugt. Ferner wird die Kontinuität der Versorgung gefördert, weil ein finanzielles Interesse des Krankenhauses an Präventions- und Rehabilitationsmaßnahmen besteht, soweit diese im Leistungsangebot des Krankenhauses enthalten sind. Unter der Voraussetzung, dass die zu versorgende Versichertenpopulation nicht zu klein und ihr Morbiditätsrisiko gut kalkulierbar ist, bietet das feste Budget dem Krankenhaus ein geringeres Finanzierungsrisiko als leistungsbezogene Vergütungsformen. Der Grund ist darin zu sehen, dass in Anbetracht der hohen Fixkosten eines Krankenhauses eine belegungsunabhängige Pauschale von Vorteil ist. Je höher der Fixkostenanteil, desto größer ist der relative Vorteil dieser Vergütungsform. Ist die zu versorgende Versichertenpopulation dagegen relativ klein und ist das Morbiditätsrisiko weniger gut zu kalkulieren, trägt das Krankenhaus das volle Risiko von Belegungsschwankungen und Änderungen in der Fallstruktur.

Wenn Kopfpauschalen für eine Bevölkerungsgruppe vereinbart werden, z. B. für eine Region oder die Beschäftigten eines Betriebes, und das Krankenhaus von der Prävention, über ambulante Behandlung und stationäre Versorgung bis zur Rehabilitation alles anbieten dürfte, dann wäre die Kopfpauschale ein starker Anreiz, alles zu tun, um die Gesundheit der Versicherten zu erhalten. Krankheit bedeutet Aufwand und jeder ersparte Aufwand erhöht den Überschuss, den das Krankenhaus behalten kann. Insofern wären Kopfpauschalen eine ideale Entgeltform, die Gesunderhaltung belohnt. In Deutschland wäre das auf der Basis von populationsbezogenen Integrationsverträgen machbar, aber sie werden bisher in dieser Form nirgendwo praktiziert. In den USA ist diese Form der Bezahlung auf der Basis von »Capitation« in den »Health Maintenance Organizations« (HMOs) üblich, aber die Erfahrungen dort zeigen auch, wo die Risiken liegen. In den USA sind es oftmals die Arbeitgebenden, die die Krankenversicherungsverträge für ihre Beschäftigten abschließen. Der Wettbewerb unter den HMOs droht dann auf einen Wettbewerb um die billigste Prämie bei schlechten Leistungen zu werden oder die HMOs praktizieren »Cream Skimming«, d. h. sie selektieren die schlechten Risiken aus (▶ Kap. 10). Zumindest besteht bei den Versicherten in den USA ein nicht unbegründetes Misstrauen, dass Kopfpauschalen dazu führen, dass nicht die Interessen der Patientinnen und Patienten das Versorgungsgeschehen dominieren, sondern finanzielle Erwägungen, und sie nicht die notwendige Behandlung bekommen.

8.2.4 Tagespauschalen

Die Tagespauschale vergütet den Tag eines Krankenhausaufenthalts (»Pflegesatz«). Der Pflegesatz kann, wie in der Bundesrepublik nach der Gesundheitsreform 1993, nach Abteilungen differenziert werden oder nach der Art der erbrachten Krankenhausleistung, indem unterschiedliche Sätze für Hotelleistungen und medizinisch-pflegerische Leistungen vergütet werden. Das Krankenhaus hat bei der Tagespauschale einen Anreiz, die Kosten pro Tag niedrig zu halten (»Wirtschaftlichkeitseffekt«). Dagegen besteht ein Interesse, die durchschnittliche Verweildauer und die Fallzahl als Komponenten der Krankenhaustage auszudehnen (»Expansionseffekt«, ▶ Abb. 8.4), was einzelwirtschaftlich optimal, aus gesamtwirtschaftlicher Sicht hingegen eine Fehlallokation ist, weil ein vergleichbarer Gesundheitsstatus mit geringeren Kosten erreichbar wäre. Auch aus der Sicht der Patientinnen und Patienten ist in der Regel die kürzere Verweildauer besser, weil die häusliche Umgebung vorgezogen wird. Das ist zudem rational, denn Krankenhäuser sind nun einmal Orte, an denen die Infektionsgefahr größer als irgendwo sonst ist (Geraedts 2014, S. 7 ff.).

Bei einer Erhöhung der Krankenhaustage steigen kurzfristig nur die variablen Kosten, die fixen Kosten bleiben hingegen konstant. Die Kosten pro Tag sinken also (»Fixkostendegression«). Ist die Tagespauschale konstant (linear-steigender Verlauf der Erlöse, ▶ Abb. 8.4), entsteht ein wachsender Überschuss der Erlöse über die Kosten ab der Belegung M_1. Dieser Effekt wird noch dadurch verstärkt, dass die durchschnittlichen variablen Kosten mit der Verweildauer sinken, weil die ersten Tage die teuersten Tage im Krankenhaus sind. Das Krankenhaus hat also bei einer konstanten Tagespauschale ein besonderes Interesse, die durchschnittliche Verweildauer auszudehnen.

Die Tendenz, die Zahl der Krankenhaustage auszudehnen, kann, wie in der Bundesrepublik Deutschland, durch ein prospektives Budget begrenzt werden. Die Tagespauschale dient dann lediglich der Abrechnung mit dem Kostenträger. Es gilt folgende Beziehung:

Budget = Tagespauschale × Fallzahl × durchschn. Verweildauer

Das Budget einer Periode ist das Produkt aus der Tagespauschale und der Zahl der Krankenhaustage, die ihrerseits ein Produkt aus der (geplanten) Fallzahl und der (geplanten) durchschnittlichen Verweildauer sind. Die Tagespauschale soll die (geplanten) Kosten pro Tag decken. In der ▶ Abb. 8.4 entsprechen bei einer Belegung von M_1 die geplanten fixen und variablen Kosten dem Budget und den sich daraus ergebenden Erlösen (Punkt A).

Treten am Ende der Rechnungsperiode zwischen dem vereinbarten Budget und den tatsächlichen Kosten Defizite auf, weil unwirtschaftlich gearbeitet wurde (die Kostenkurve verläuft oberhalb von Punkt A) oder die Krankenhaustage höher als geplant sind (z. B. sind bei M_2 die zusätzlichen variablen Kosten nicht gedeckt), muss das Krankenhaus bei einem festen Budget diese Mehrkosten tragen. Überschüsse dagegen kann es behalten (z. B. bei der Belegung M_3). Der zu hohe Pflegesatz wird nachträglich bei einer Belegung von M_2 gesenkt (Drehung der Erlöskurve nach rechts), bei einer Belegung von M_3 erhöht (Drehung der Erlöskurve nach links).

In diesen Fällen trägt das Krankenhaus vollständig das finanzielle Risiko von Unwirtschaftlichkeiten und Belegungsänderungen. Es hat also einen Anreiz, in der Rechnungsperiode die Kosten pro Tag unter die geplanten Kosten zu senken (die Kostenkurve verläuft unterhalb von A) und eine Ausdehnung der Verweildauer bzw. eine Erhöhung der Fallzahl zu vermeiden.

Es sind auch Regelungen denkbar, bei der im Falle von Belegungsschwankungen Erlösüberschüsse und -defizite gegenüber dem Budget in Höhe der zusätzlichen bzw. verringerten variablen Kosten ausgeglichen werden. Die Krankenhäuser haben dann (bei M_2) die Differenz zwischen dem Erlös und den Gesamtkosten an den Kostenträger abzuführen bzw. bekommen (bei M_3) die Differenz zwischen den Gesamtkosten und dem Erlös erstattet (flexibles Budget). In der Bundesrepublik galt von 1993 bis 1995 ein festes Budget. Seit 1996 galt wieder ein flexibles Budget. Damit geht das Risiko von Belegungsschwankungen auf den Kostenträger über, was sich damit rechtfertigen lässt, dass dieses Risiko nicht vom Krankenhaus gesteuert werden kann. Diese Annahme ist jedoch nur teilweise gültig. So kann die Verweildauer durchaus vom Krankenhaus beeinflusst werden.

Da in einem Pflegesatzsystem die Kosten pauschal auf die Krankenhaustage umgelegt werden, fehlt die Information darüber, was die Behandlung eines einzelnen Falls kostet. Diese Intransparenz verhinderte sowohl ein effektives Controlling im Krankenhaus als auch eine effektive externe Kontrolle. Auch werden Innovationen, die mit einer verkürzten Verweildauer einhergehen, z. B. minimalinvasive Chirurgie, behindert. Allerdings sind die Verwaltungskosten bei dieser Vergütungsform relativ niedrig, weil die Kosten nur pro Abteilung und nach Kos-

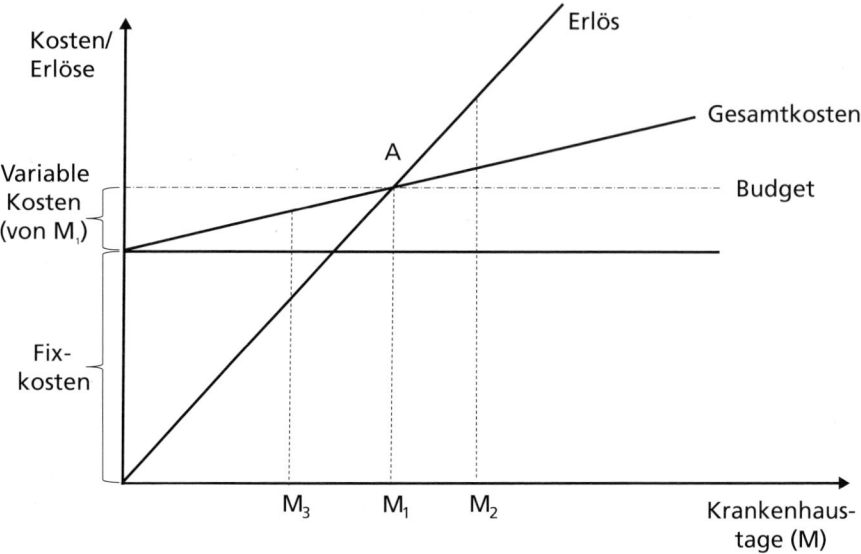

Abb. 8.4: Erlöse und Kosten in Abhängigkeit von den Krankenhaustagen

tenarten erfasst werden müssen. Der Dokumentationsaufwand bezogen auf die einzelnen Patientinnen und Patienten ist in diesem System gering, weil die Kosten pro Patient/-in für Abrechnungszwecke unerheblich sind.

8.2.5 Leistungskomplexpauschalen

Eine Leistungskomplexpauschale für Krankenhausleistungen vergütet nur einen Teil der Fallkosten. Alle übrigen Kosten sind anders abzurechnen, z. B. über Pflegesätze (▶ Kap. 8.2.4). In der Bundesrepublik bestanden Leistungskomplexpauschalen in Form von Sonderentgelten. Diese vergüteten nur die Kosten, die im Operationssaal entstehen, einschließlich aller Vorleistungen. Die übrigen Kosten wurden durch den Abteilungspflegesatz und den Basispflegesatz abgedeckt.

Sonderentgelte erlauben eine verursachungsgerechte Zuordnung der Kosten und bieten Anreize zu mehr Wirtschaftlichkeit, weil die Differenz zwischen dem Entgelt für die Leistung und den krankenhausindividuellen Kosten als Gewinn behalten werden kann. Umgekehrt bedeuten höhere Kosten, dass das Krankenhaus die Leistung aus anderen Bereichen, die einen Überschuss erwirtschaften, subventionieren muss. Ein Anreiz zur Verkürzung der Verweildauer besteht bei der Leistungskomplexpauschale im Gegensatz zur Fallpauschale jedoch nicht, da die übrigen Kosten durch tagesgleiche Pflegesätze abgedeckt werden.

8.2.6 Erfolgsorientierte Vergütung

Erfolgsorientierte Vergütungsformen für Krankenhäuser, wie sie vor allem von Managed-Care-Organisationen in den USA angewendet werden, unterscheiden sich durch die unterschiedliche Betonung der Erfolgsindikatoren, sind aber insgesamt nur wenig verbreitet (Amelung et al. 2013, S. 7 ff.). In Modellprojekten in den USA erhalten Krankenhäuser eine erfolgsorientierte Vergütung, die in der Regel an drei Variablen geknüpft ist:

- Die Zufriedenheit der Patientinnen und Patienten mit den nichtmedizinischen Leistungen.
- Die medizinische Versorgung, gemessen durch Indikatoren wie Komplikationsraten, Wiedereinweisungsraten und durchschnittliche Verweildauer.
- Qualitätsindikatoren der Verwaltung (Unterstützung des Fallmanagements, Existenz eines elektronischen Datenaustauschs).

Für die Beurteilung der erfolgsorientierten Vergütung von Krankenhausleistungen gelten im Wesentlichen die gleichen Argumente, die bereits bei der Beurteilung der ärztlichen Vergütungsformen angeführt wurden (▶ Kap. 7). Wegen der Komplexität stationärer Leistungen und den Unterschieden im Aufgabenspektrum ist eine erfolgsorientierte Vergütung von Krankenhausleistungen noch aufwendiger als bei ambulanten Leistungen. Andererseits dürfte die Zurechnung der vom Krankenhaus erzielten Ergebnisse bei der Versorgung von Patientinnen und Patienten leichter sein, da das Krankenhaus während des stationären Aufenthalts eine bessere Kontrolle über den Versorgungsprozess ausüben kann als die Ärztinnen und Ärzte in der ambulanten Versorgung.

8.2.7 Fallpauschalen

Bei der Fallpauschale ist der einzelne Behandlungsfall die Bezugsbasis der Vergütung. Wegen der großen Unterschiede im Behandlungsaufwand ist es bei der Konstruktion eines auf Fallpauschalen beruhenden Vergütungssystems erforderlich, die Fallpauschale zu differenzieren. Dabei können verschiedene Kriterien herangezogen werden (zur Entwicklung eines Fallpauschalensystems vgl. Lauterbach und Lüngen 2000, S. 33 ff.):

- Art der Krankheit nach der Hauptdiagnose
- Schwere der Erkrankung bzw. die zu erwartenden Komplikationen
- Stadium der Erkrankung
- Art der Behandlung
- Alter und Geschlecht der Patientinnen und Patienten
- Komorbiditäten, die den Behandlungsaufwand erhöhen

Um zu vermeiden, dass bei einer zu großen Differenzierung nur wenigen Fällen jeweils eine eigene Pauschale zuzuordnen wäre, was hohe Verwaltungskosten implizieren würde und einem Kostenerstattungsprinzip gleichkäme, werden die Patientinnen und Patienten nach Gruppen klassifiziert, die im Wesentlichen das erkrankte Organ zum Abgrenzungskriterium machen und damit durch die Diagnose bestimmt werden. Eine diagnostizierte Krankheit kann aber ganz unterschiedlich therapiert werden, womit auch wiederum differenziert nach der Fallschwere unterschiedliche Kosten verbunden sind. Deshalb werden die Fallpauschalen nach Diagnosen und Prozeduren differenziert und als Bezeichnung hat sich der englische Begriff »Diagnosis Related Groups« (DRGs) durchgesetzt. Die genaue Definition und Abgrenzung homogener Gruppen ist wichtig, weil nur so eine eindeutige Zuordnung eines Einzelfalls zur Fallgruppe (»Kodierung«) möglich ist. Neben einem gleich hohen Ressourcenverbrauch als Kriterium für die ökonomische Homogenität ist die klinische Ähnlichkeit der Fälle als Kriterium für die medizinische Homogenität bestimmend für die Abgrenzung einer Fallgruppe. Unterstellt, alle unterschiedlichen Fälle würden gleich viel Behandlungsaufwand verursachen, würde für Abrechnungszwecke eine einzige Fallgruppe ausreichen. Aus medizinischer Sicht und für Zwecke der innerbetrieblichen Steuerung sowie abteilungsübergreifender Vergleiche wäre das aber unsinnig. Deshalb wird ein Fallpauschalensystem immer ein Kompromiss zwischen der Vielzahl der medizinischen Abgrenzungen und der ökonomischen Abgrenzung sein, die lediglich das Erfordernis hat, dass die Abweichungen der Einzelfälle vom Durchschnitt nicht zu groß sein dürfen, um darauf ein gerechtes Entgeltsystem aufzubauen, das den im Durchschnitt notwendigen diagnostischen und therapeutischen Aufwand richtig wiedergibt.

Fallpauschalen bieten einen Anreiz zur wirtschaftlichen Mittelverwendung, insbesondere zu einer geringeren Inanspruchnahme von diagnostischen Hilfsleistungen und zu einer Verkürzung der Verweildauer pro Fall. Damit wird die Einführung medizinischer Innovationen begünstigt, die die Verweildauer verkürzen. Als Vorteil wird auch die erhöhte interne und externe Transparenz gesehen, die eine verbesserte Vergleichbarkeit der Krankenhäuser in den jeweiligen DRGs erlaubt, und zwar sowohl im Hinblick auf die Wirtschaftlichkeit als auch bzgl. der medizinischen Qualität. Ohne Fallpauschalen wurde bei Krankenhausvergleichen regelmäßig geltend gemacht, dass sich die Patientinnen und Patienten des eigenen Krankenhauses in der Morbidität so sehr von anderen Häusern unterscheiden, dass ein Vergleich schwierig bis ausgeschlossen sei, was teilweise berechtigt sein mag, aber im alten System schlecht zu belegen war. Da bei Fallpauschalen die Fallschwere berücksichtigt wird, entfällt dieser Einwand.

Kritisch wird vor allem die mögliche Verminderung der Qualität gesehen, etwa bei einer zu frühen Entlassung der Patientinnen und Patienten oder durch das Unterlassen notwendiger Diagnosen und Therapien. Damit ist häufig eine Kostenverlagerung in andere Versorgungssysteme (ambulante Versorgung, Rehabilitations- und Pflegeeinrichtungen) verbunden. Deshalb ist bei dieser Vergütungsform eine interne und externe Qualitätskontrolle besonders wichtig, um zu verhindern, dass die Patientinnen und Patienten nicht erhalten, was medizinisch angemessen ist. Der Gesetzgeber hat 2003 in § 137 SGB V Qualitätsberichte ausdrücklich vorgeschrieben (Lütticke und Schellschmidt 2005, S. 197 ff.).

Die Vorteile einer Finanzierung der Krankenhäuser über Fallpauschalen überwiegen jedoch die Nachteile, so dass sich dieses System international durchgesetzt hat, wenn auch in ganz unterschiedlichen Ausprägungen und in unterschiedlicher Rigorosität, mit denen es auf die Krankenhäuser als alleinige Entgeltform angewendet wird (Lauterbach und Lüngen 2000, S. 5 ff.). Gemeinsam ist die Überzeugung, dass Fallpauschalen am besten geeignet sind, Anreize für eine höhere Wirtschaftlichkeit im Krankenhaus zu setzen und die Leistungen im Vergleich zu allen anderen Finanzierungssystemen gerechter zu entgelten. Das Sparmotiv ist also stark ausgeprägt, aber es ist nicht der einzige Grund für die Einführung von Fallpauschalen. Kostensenkungen kann man auch durch pauschale Budgetkürzungen erreichen, aber sie wirken ungezielt und bestrafen gerade diejenigen, die ihre Wirtschaftlichkeit schon verbessert haben, und belohnen diejenigen, die erst unter dem Druck von außen sparen. Fallpauschalen verändern das Verhandlungs- und Steuerungssystem im stationären Sektor nachhaltig, deshalb sollen das in Deutschland gewählte System und seine Auswirkungen auf den Wettbewerb zwischen den Krankenhäusern näher analysiert werden.

8.3 Fallpauschalenfinanzierung in Deutschland

8.3.1 System der Fallpauschalen

Die Einführung der Fallpauschalen in Deutschland ist ein gutes Beispiel, unter welchen Bedingungen Reformen gelingen oder scheitern. Wenn der Staat den Rahmen durch Gesetze richtig setzt, ist die Selbstverwaltung ein effizientes und die politischen Entscheidungsverfahren entlastendes Instrument. Die Ausfüllung des Rahmens kann den Krankenkassen und Krankenhäusern in eigener Kompetenz und unter Nutzung des Sachverstandes der Selbstverwaltungspartner überlassen werden. Das funktioniert aber nur so lange, wie die jeweiligen Interessen nicht unüberbrückbar sind, weil es dann zu Entscheidungsblockaden kommt, und zwar umso mehr, als Schiedsstellen oder der Staat als Ebene der endgültigen Konfliktlösung in Anspruch genommen werden können. Solange es keinen Einigungszwang gibt, besteht auch immer die Versuchung, konfliktreiche Entscheidungen auszuklammern oder auf die staatliche Entscheidungsebene zu verlagern. Der Gesetzgeber wollte mit der Gesundheitsreform 1993, die zu Recht als eine große Reform gewürdigt werden kann, einen grundsätzlichen Strategiewechsel von staatlicher Detailsteuerung zu Formen des Wettbewerbs einleiten. Sie wird nach dem Ort der Einigung als »Kompromiss von Lahnstein« bezeichnet. Dort hatten die Regierungsparteien CDU/CSU/FDP und die damalige SPD-Opposition eine Einigung herbeigeführt. Sie brachte für die Versicherten die Freiheit, ihre Krankenkasse wählen zu können. Der dadurch ausgelöste Wettbewerb unter den Kassen führte zwingend zu der Entscheidung, die unterschiedliche Morbiditätsstruktur der Versicherten durch einen Risikostrukturausgleich zu korrigieren, denn der Wettbewerb sollte über die Qualität der Leistungen und die Beitragshöhe stattfinden, nicht aber über einen Wettbewerb um Versicherte, die ein gutes Risiko darstellen.

In diesem Zusammenhang wurde auch die Krankenhausfinanzierung auf eine neue Grundlage gestellt: Sonderentgelte und Fallpauschalen sollten sukzessive die tagesgleichen Pflegesätze ersetzen und so zu einer leistungsorientierten Finanzierung führen. Tatsächlich gelang es in den Folgejahren aber nur, sich im Rahmen der Selbstverwaltung auf eine beschränkte Zahl von Fallpauschalen und Sonderentgelten zu einigen, weil die Vorstellungen über die notwendigen Kosten zwischen den Verhandlungspartnern zu weit auseinanderlagen. Im Ergebnis stagnierte der Anteil der Fallpauschalen an den Krankenhausbudgets bei 20–25 %, so dass sich der Gesetzgeber mit der Gesundheitsreform 2000 schließlich entschloss, die Einführung von Fallpauschalen verbindlich vorzuschreiben.

Ab dem Jahr 2003 konnten die Krankenhäuser freiwillig nach Fallpauschalen abrechnen, ab 2004 mussten alle Häuser das Abrechnungssystem umstellen und die endgültige Einführung sollte zunächst zum 01.01.2005 erfolgen. Nach anhaltendem Widerstand der Krankenhäuser, die die Einführungszeit für zu kurz hielten, wurden die Fristen dann einmal auf 2007 (1. Fallpauschalenänderungsgesetz) und schließlich auf den 01.01.2009 verlängert (2. Fallpauschalenänderungsgesetz). Die freiwillige Teilnahme wurde dadurch attraktiv gemacht, dass den teilnehmenden Krankenhäusern eine Budgetkürzung von 1 %, die im Rahmen von Sparmaßnahmen eingeführt wurde, erspart blieb. Zusätzlich wurde der Anpassungsprozess doppelt abgefedert, weil zwar nach Fallpauschalen abgerechnet werden sollte, aber das Budget zunächst noch traditionell verhandelt und beschlossen wurde. Das Budget sollte dann in Stufen, und zwar beginnend im ersten Jahr mit 15 % bis zum 01.01.2009 auf 100 % auf der Basis der nach Fallpauschalen ermittelten Budgets angepasst werden. Weiterhin wurden die Abweichungen der so ermittelten Budgets vom traditionellen Budget auf zunächst 1 % und im letzten Jahr vor der vollständigen Anpassung auf 3 % begrenzt, was für den Krankenhaussektor eine relativ komfortable Win-Win-Situation darstellte, weil die wirtschaftlich arbeitenden Krankenhäuser das nach Fallpauschalen ermittelte Budget voll behalten konnten. Die Verluste der unwirtschaftlichen Häuser wurden damit begrenzt, was nichts anderes heißt, als dass sie von den Krankenkassen finanziert wurden. Die Klagen der Krankenhäuser nach 2004 bezogen sich dann auch eher auf globale Budgetabsenkungen durch gesetzliche Vorgaben wie den pauschalen 1 %-Abzug für Integrationsverträge, das Sparvolumen von 350 Mio. € im Zusammenhang mit der Gesundheitsreform 2007, die hohen Tarifabschlüsse für Ärztinnen und Ärzte im Jahr 2006, die Steigerungen bei den Energiekosten und die Mehrwertsteuererhöhung von 16 auf 19 % im Jahr 2007. Zwischen 2006 und 2008 haben sich die Krankenhausbudgets mit einer Steigerung um 5,1 % sehr günstig entwickelt, wobei die Entwicklung uneinheitlich war. Etwa zwei Drittel der Häuser hat in der Konvergenzphase ein größeres Budget realisiert, ein Drittel hat Budgetanteile verloren. Entgegen der Erwartung, dass die krankenhausindividuellen Fallwerte sich dem Landesbasisfallwert von oben oder unten annähern, ist es in einem Fünftel der Krankenhäuser zu einem Wechsel zwischen Gewinner- und Verliererposition gekommen (Leclerque und Friedrich 2010, S. 306 ff.).

Da die politische Absicht, Fallpauschalen zur Grundlage der Krankenhausfinanzierung zu machen, seit 1993 klar war, kann man nicht wirklich davon sprechen, dass der Beschluss für die verbindliche Einführung im Jahr 2000 eine Überraschung darstellte, aber dennoch hat er die Krankenhäuser relativ unvorbereitet getroffen. Denn für eine verbindliche Einführung gibt es zwei wesentliche Voraussetzungen: Es muss erstens ein verbindliches System der Eingruppierung der Fälle geben und es muss zweitens das ökonomische Gewicht einer DRG zu anderen DRGs, also das Relativgewicht, festgelegt werden. Erst wenn diese relativen Gewichte bestimmt sind, kann eine DRG, die mittels des Basisfallwerts mit einem Euro-Betrag bewertet wird, die Grundlage für die Bewertung aller anderen DRGs bilden, die dann jeweils ein Vielfaches dieses Basisfallwertes sind. Das Produkt aus den Fallzahlen gewichtet mit der Fallschwere und dem Basisfallwert ist dann das Erlösbudget auf der Basis von Fallpauschalen eines einzelnen Krankenhauses.

Der erste Schritt, die Auswahl eines Schemas, um die einzelnen Behandlungsfälle zu kategorisieren, war noch relativ einfach, weil es dazu seit langen Jahren Vorbilder in den Vereinigten Staaten gab und mit der ICD-10 ein organbezogenes Klassifikationsschema der WHO bestand, das in den Krankenhäusern bekannt und eingeführt war. Die Entscheidung fiel dann auf das australische AR-DRG-System, das auf US-Vorbildern fußte, aber wesentlich weiterentwickelt wurde (Fischer 2003, S. 29 ff.). Ausschlaggebend für das australische System war neben dem hohen Differenzierungsgrad, dass es sehr viel kostengünstiger bereitgestellt wurde als privatwirtschaftliche Angebote aus den USA. Es wurde auf die deutschen Verhältnisse angepasst, was wegen der unterschiedlichen Krankenhausstrukturen und Prozeduren in Deutschland und Australien zwingend war. Grund ist weniger der berühmte Känguru-Tritt als Ursache einer Verletzung als die andere Krankenhausstruktur (Recht zur ambulanten Behandlung, viele, relativ kleine Häuser wegen der dünnen Besiedlung), die die deutschen und australischen Verhältnisse wenig vergleichbar machen (Hajen 2001, S. 580 ff.). Das Ergebnis waren die »German Diagnosis Related Groups« (G-DRGs), die jährlich angepasst werden, um eine möglichst hohe Homogenität in den einzelnen Fallgruppen zu erreichen. Das System der Fallpauschalen wurde durch das »Institut für das Entgeltsystem im Krankenhaus GmbH« (InEK) entwickelt, das auf der Basis des § 17b KHG gegründet wurde und dessen Träger die Deutsche Krankenhausgesellschaft e.V., die Spitzenverbände der Krankenkassen und der Verband der Privaten Krankenversicherung e.V. sind. Es wird in einem sehr transparenten Verfahren, das die Beteiligten zur Mitarbeit einlädt, jährlich fortgeschrieben und den veränderten Bedingungen bei Diagnosen und Therapien angepasst (Institut für das Entgeltsystem im Krankenhaus 2021a). Jeder Krankenhausfall wird nach den gesundheitsrelevanten Merkmalen kategorisiert, und zwar auf der Basis der Eintragungen in der Fallakte der Patientinnen und Patienten, die von speziell geschultem Personal kodiert werden. Anschließend wird mit Hilfe einer »Grouper«-Software jeder Fall einer DRG zugeordnet, die dann die Basis für die Abrechnung mit den Krankenkassen ist. Ausschlaggebend sind dabei die Haupt- und Nebendiagnosen am Ende (»nach Analyse«) des Krankenhausaufenthaltes, weil bei der Aufnahme falsche Diagnosen möglich sind, der Aufwand sich aber nach der (hoffentlich) richtigen Diagnose richtet. Die Hauptdiagnose wird dabei wie folgt definiert: »Die Diagnose, die nach Analyse als diejenige festgestellt wurde, die hauptsächlich für die Veranlassung des stationären Krankenhausaufenthaltes des Patienten verantwortlich ist.« (Institut für das Entgeltsystem im Krankenhaus 2021b, S. 4). Die Zuordnung zu einer Hauptdiagnosegruppe erfolgt nach den Organen oder Erkrankungen (▶ Tab. 8.3).

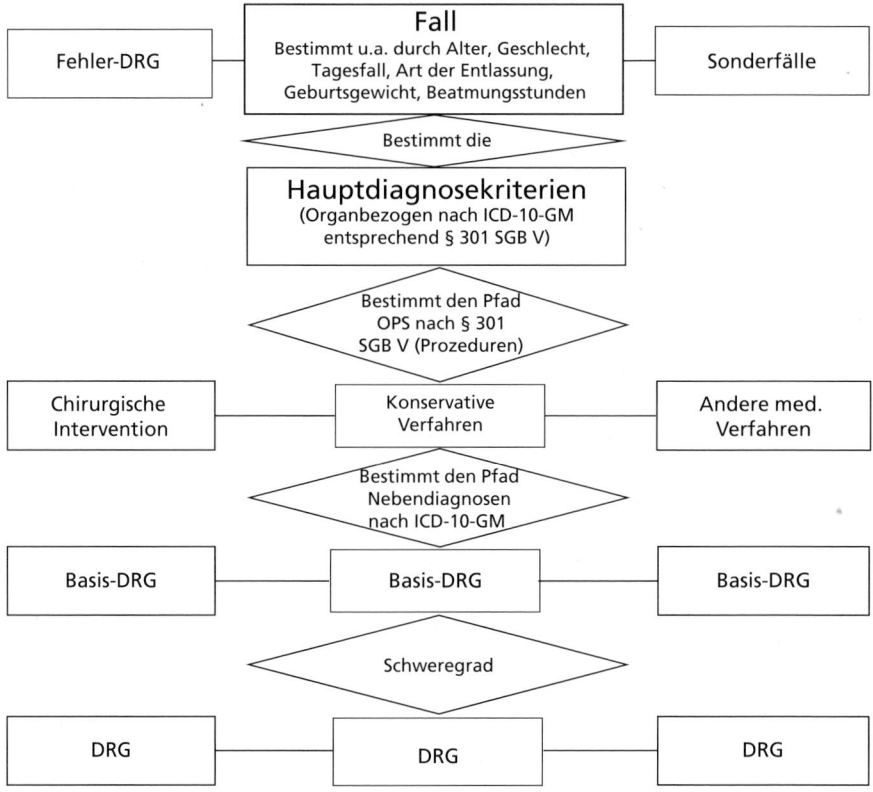

Abb. 8.5: aG-DRG-Eingruppierungsschema

Dann werden die notwendigen Prozeduren auf der Basis von Operationen- und Prozedurenschlüssel (OPS) zugeordnet, denn es macht einen großen Unterschied in den Kosten aus, ob eine Herzerkrankung mit Medikamenten konservativ behandelt wird, ein chirurgischer Eingriff notwendig ist oder mit einem Katheter interveniert wird. Daraus ergeben sich die sogenannten Basis-DRGs, die dann mit dem Schweregrad der Erkrankung und eventuellen weiteren Erkrankungen (»Komorbiditäten«), die die Behandlung teurer machen, weiter ausdifferenziert werden. Erst dann steht die DRG fest, die die Basis der Abrechnung bildet, aber auch eine medizinisch sinnvolle Größe für Qualitätsvergleiche und betriebliche Steuerung ist (▶ Abb. 8.5). In der längeren Perspektive können DRGs auch eine Planungsgröße in der Krankenhausplanung werden, weil damit Leistungsbedarfe beschrieben werden können, die durch ein entsprechendes Angebot befriedigt werden müssen.

Durch das »Gesetz zur Stärkung des Pflegepersonals« (Pflegepersonal-Stärkungsgesetz, PpSG), welches am 01.01.2019 in Kraft trat, kam es erstmals wieder zu einer grundlegenden Reform der stationären Vergütung in Deutschland seit der DRG-Einführung im Jahr 2004. Hintergrund dieser Entwicklung waren intensive Diskussionen um eine Verbesserung der Arbeitssituation des Pflegepersonals in den Kliniken. In diesem Kontext verweist Simon darauf, dass »[...] der Pflegedienst auf Normalstationen, [...] seit Einführung des DRG-Systems – zugespitzt formuliert – keine Erlösrelevanz [besitzt und somit] [...] lediglich [ein] ›Kostenfaktor‹ [sei], den es zu minimieren gilt« (Simon 2019, S. 244). Durch das PpSG wurden Anpassungen im Krankenhausfinanzierungsgesetz (KHG) und dem Krankenhausentgeltgesetz (KHEntgG) vorgenommen, um ein zweckgebundenes Pflegebudget (§ 6a KHEntgG) zu etablieren und somit die Pflegepersonalkosten zu finanzieren. Die Gesamtvergütung eines stationären Aufenthalts besteht somit zukünftig aus einer Kombination von Fallpauschalen (auf Basis von DRGs) und einer Pflegepersonalkostenvergütung, die zwar in Abhängigkeit vom Schweregrad der Fallpauschale unterschiedlich hoch ausfallen kann, jedoch pro Belegungstag vergütet wird. Es kam also zu einer Ausgliederung der Pflegepersonalkosten der Krankenhäuser aus den bisherigen G-DRG-Fallpauschalen und einer Vergütung über ein krankenhausindividuelles Pflegebudget nach dem Selbstkostendeckungsprinzip (§ 17b Abs. 4 KHG). Der Pflegeanteil der bisherigen G-DRG-Vergütung wurde aus dem bestehenden G-DRG-System in eine gesonderte Vergütung (»Pflegebudget«) überführt, die keinem Effizienzdruck unterliegt und deren Finanzierung parallel zu DRG-Fallpauschalen mittels eines krankenhausindividuellen Pflegebudgets erfolgt. Die neuen G-DRGs ohne Pflegepersonalkosten firmieren unter der Bezeichnung aG-DRG (»a« steht für »ausgegliedert«). Zur begrifflichen Klarstellung sei an dieser Stelle darauf hingewiesen, dass – analog zum G-DRG-System – »[d]ie einzelne Fallpauschale des aG-DRG-Katalogs [...] weiterhin als DRG bezeichnet« wird (Institut für das Entgeltsystem im Krankenhaus 2021c, S. xiii). Das Pflegebudget wird auf der Basis von Ist-Kosten zwischen den Krankenhäusern und den Krankenkassen individuell verhandelt und enthält nur die Kosten für die »Pflege am Bett«. Alle weiteren Kosten für pflegerische Leistungen sind nach wie vor Bestandteil der DRGs (§ 6a KHEntgG).

Historisch konnte der Erlös für einen Krankenhausfall aus dem Produkt von Basisfallwert und DRG-spezifischem Relativgewicht, das vom InEK im jeweiligen Fallpauschalenkatalog veröffentlicht wurde, ermittelt werden. Mit der Umstellung auf das aG-DRG-System verfügt jede Fallpauschale ab sofort über zwei Relativgewichtswerte: Das erste Relativgewicht als Entgelt für die DRG sowie das zweite Relativgewicht für das Pflegeentgelt. Das Gesamtentgelt für einen Krankenhausfall kann somit wie folgt ermittelt werden:

Gesamtentgelt pro Fall =
[*Landesbasisfallwert* × [*Relativgewicht*]$_{(DRG)}$] + [*Pflegeentgeltwert* × *Verweildauer* × [*Relativgewicht*]$_{(Pflege)}$]

Das Relativgewicht für die DRG kann dabei der Spalte »Bewertungsrelation Hauptabteilung« im jeweils aktuellen Fallpauschalenkatalog des InEK entnommen werden, das für die Berechnung der Vergütung von pflegerischen Leistungen relevante Relativgewicht findet sich in der Spalte »Pflegeerlös Bewertungsrelation pro Tag«. Während die Landesbasisfallwerte für jedes Bundesland verhandelt werden, ist der Pflegeentgeltwert das Ergebnis jährlicher Budgetverhandlungen zwischen Krankenkassen und Kliniken und somit krankenhausindividuell festgelegt. Hier spiegelt sich die Charakteristik der Steuerung des deutschen Gesundheitssystems mit einer starken Mesoebene wider. Auch basieren die Kalkulationen des aG-DRG-Systems durch das InEK auf den Kostendaten des Vorjahres, so dass hier im Zuge der Verhandlungen noch Steuerungsoptionen für die Akteurinnen und Akteure bestehen. Insbesondere in der Übergangsphase konnten nicht alle Kliniken individuelle Pflegeentgeltwerte verhandeln, so dass vorübergehend ein einheitlicher Wert festgelegt wurde. Für das Jahr 2021 betrug dieser Wert 163,09 €. Im Rahmen des »Gesetzes zur Zahlung eines Bonus für Pflegekräfte in Krankenhäusern und Pflegeeinrichtungen« (Pflegebonusgesetz) vom 28.06.2022 wurde der § 15 KHEntgG Abs. 2a Satz 1 entsprechend angepasst, so dass seit dem 01.07.2022 mit 200 € und ab dem 01.01.2023 mit 171 € zu kalkulieren ist.

Nach wie vor besteht damit eine Mischung aus für alle Kliniken festgelegtem Wert (dem Relativgewicht) und einer Verhandlungslösung (für den Landesfallbasiswert bzw. den Pflegeentgeltwert). Der Pflegerlös ist nicht an die obere bzw. untere Verweildauergrenze gekoppelt, sondern wird tageweise berechnet, wobei der Entlassungstag nicht mitgezählt wird. Im Rahmen der Verhandlung legen die Krankenhäuser ihre pflegebudgetrelevanten Kosten detailliert dar, um ein krankenhausindividuelles Pflegebudget zu vereinbaren (§ 6a Abs. 1 KHEntgG). Dabei gelten die Pflegepersonalkosten (bis zur Höhe tarifvertraglich vereinbarter Vergütungen) grundsätzlich als wirtschaftlich im Sinne des § 12 SGB V (»Wirtschaftlichkeitsgebot«). Das Pflegebudget unterliegt somit einer zweckgebundenen Verwendung für die Finanzierung der Pflegepersonalkosten (§ 6a Abs. 2 KHEntgG). Als weitere Änderung im Vergleich zum bisherigen G-DRG-System entfallen mit der Umstellung auch die Zusatzentgelte für spezielle pflegerische Aufwände, z. B. für Pflegekomplexmaßnahmen-Scores (PKMS), sowie der damit verbundene Dokumentationsaufwand für die Kliniken.

8.3.2 Bestimmung von Relativgewichten

Das System der Fallgruppen und das Eingruppierungssystem weisen keine großen nationalen Besonderheiten auf. Um die medizinische Qualität zu vergleichen, reicht ein einheitliches Kodierungssystem aus. Dafür ist es zunächst auch entwickelt worden.

Tab. 8.3: aG-DRG-Hauptdiagnosegruppen (nach Institut für das Entgeltsystem im Krankenhaus 2021c, S. 17 ff.)

MDC	Hauptgruppe	DRG
Prä-MDC	Prä-MDC	A01A–B61B
MDC 01	Krankheiten und Störungen des Nervensystems	B01A–B86Z
MDC 02	Krankheiten und Störungen des Auges	C01A–C65Z
MDC 03	Krankheiten und Störungen des Ohres, der Nase, des Mundes und des Halses	D01A–D67Z
MDC 04	Krankheiten und Störungen der Atmungsorgane	E01A–E79C
MDC 05	Krankheiten und Störungen des Kreislaufsystems	F01A–F98C
MDC 06	Krankheiten und Störungen der Verdauungsorgane	G01Z–G77B
MDC 07	Krankheiten und Störungen an hepatobiliärem System und Pankreas	H01A–H78Z
MDC 08	Krankheiten und Störungen an Muskel-Skelett-System und Bindegewebe	I01Z–I98Z
MDC 09	Krankheiten und Störungen an Haut, Unterhaut und Mamma	J01Z–J77Z
MDC 10	Endokrine, Ernährungs- und Stoffwechselkrankheiten	K01Z–K77Z
MDC 11	Krankheiten und Störungen der Harnorgane	L02A–L90C
MDC 12	Krankheiten und Störungen der männlichen Geschlechtsorgane	M01A–M64Z
MDC 13	Krankheiten und Störungen der weiblichen Geschlechtsorgane	N01A–N62B
MDC 14	Schwangerschaft, Geburt und Wochenbett	O01A–O65B
MDC 15	Neugeborene	P01Z–P67E
MDC 16	Krankheiten des Blutes, der blutbildenden Organe und des Immunsystems	Q01Z–Q63B
MDC 17	Hämatologische und solide Neubildungen	R01A–R77Z
MDC 18A	HIV	S01Z–S65Z
MDC 18B	Infektiöse und parasitäre Krankheiten	T01A–T77Z
MDC 19	Psychische Krankheiten und Störungen	U01Z–U66Z
MDC 20	Alkohol- und Drogengebrauch und alkohol- und drogeninduzierte psychische Störungen	V40Z–V64Z
MDC 21A	Polytrauma	W01A–W61B
MDC 21B	Verletzungen, Vergiftungen und toxische Wirkungen von Drogen und Medikamenten	X01A–X64Z
MDC 22	Verbrennungen	Y01Z–Y63Z

Tab. 8.3: aG-DRG-Hauptdiagnosegruppen (nach Institut für das Entgeltsystem im Krankenhaus 2021c, S. 17 ff.) – Fortsetzung

MDC	Hauptgruppe	DRG
MDC 23	Faktoren, die den Gesundheitszustand beeinflussen, und andere Inanspruchnahme des Gesundheitswesens	Z01A–Z66Z
MDC 24	Sonstige DRGs	801A–863Z
MDC 25	Teilstationäre pädiatrische Behandlung	740Z–749Z
	Fehler-DRGs	960Z–962Z

Sollen die DRGs für Abrechnungszwecke und Wirtschaftlichkeitsvergleiche genutzt werden, muss jede DRG ein ökonomisches »Gewicht« bekommen, das ein Indikator für den relativen Ressourcenaufwand ist (Schmitz und Platzköster 2004, S. 21 ff.). Diese Relativgewichte kann man nicht aus einem anderen Land übernehmen, weil sich dort die gewählten Prozeduren und die Kosten pro DRG stark von den eigenen Bedingungen unterscheiden. Gründe dafür sind u. a.

- unterschiedliche Krankenhausstrukturen, insbesondere das Recht zur ambulanten Behandlung,
- durchschnittliche Größe der Krankenhäuser,
- Qualität und Ausreichendheit nachfolgender Versorgungsstufen wie Pflege und Rehabilitation,
- Kostenstrukturen, insbesondere die Bezahlung der Ärztinnen und Ärzte sowie des Pflegepersonals,
- Finanzierung der Investitionen aus den Krankenhauserlösen oder dem Staatshaushalt.

Selbst innerhalb Australiens, dessen DRG-System Deutschland in der Grundstruktur übernommen hat, berechnet jeder Staat (entspricht unseren Ländern) seine eigenen Relativgewichte. Bei der Berechnung der Relativgewichte können nun verschiedene Wege beschritten werden:

- Krankenkassen und Krankenhäuser könnten sich verständigen, welches Relativgewicht jede DRG bekommen soll. Da schon innerhalb der Ärzteschaft umstritten ist, was erstens die angemessene Behandlungsmethode bei einer bestimmten Diagnose ist, und zweitens, was sie kosten darf, dürfte eine Einigung innerhalb der Selbstverwaltung aussichtslos sein. Sie würde zumindest sehr viel mehr Zeit kosten, als der Gesetzgeber zubilligen würde. Eine staatliche Ersatzvornahme wäre auch keine Lösung, weil sie nur auf ausländische Relativgewichte zurückgreifen könnte, die die deutsche Versorgungsrealität nicht widerspiegeln.
- Der Gesetzgeber könnte die jeweils geringsten Kosten, die in einem Krankenhaus für eine DRG vorkommen, zum »Benchmark« machen und als Bezugsgröße für das Entgelt festlegen. Eine so gefundene Soll-Größe würde alle Krankenhäuser

innerhalb kürzester Zeit finanziell ruinieren, die diesen Wert überschreiten, was das Vorgehen illusorisch macht.
- Es könnte eine repräsentative Stichprobe aus allen Krankenhäusern gezogen werden, die dann zur Meldung ihrer Daten verpflichtet werden. Das setzt aber ein entsprechendes Rechnungswesen voraus, was es zum Zeitpunkt der Einführung der DRGs nicht gab. Erst mit dem »Gesetz zur Reform der Strukturen der Krankenhausversorgung« (Krankenhausstrukturgesetz), das seit dem 01.01.2016 in Kraft ist, ist in § 17b KHG eine repräsentative Stichprobe vorgesehen (Institut für das Entgeltsystem im Krankenhaus 2022).
- Die realistische Alternative war, die tatsächlichen Kosten der Krankenhäuser pro Fall zu erheben. Das kann im Idealfall, wenn alle Daten aus sämtlichen Krankenhäusern vorliegen, auf der Basis einer Vollerhebung oder, um Kosten der Erhebung zu sparen, durch eine Stichprobe geschehen. Beides setzt voraus, dass überhaupt eine Kostenträgerrechnung existiert, aus der die Kosten pro DRG zu ermitteln sind. Da die Pflegesatzverordnung den Krankenhäusern vor Einführung der DRGs nur ein Rechnungswesen nach Kostenarten und Kostenstellen vorgeschrieben hatte, lagen fallbezogene Daten nicht vor. Als Ausweg wurde ein Weg beschritten, indem Krankenhäuser freiwillig ihre aus den Rechnungen der Patientinnen und Patienten ermittelten Daten an das »Institut für das Entgeltsystem im Krankenhaus GmbH« (InEK) melden konnten, das per Gesetz geschaffen wurde, um das G-DRG-System zu entwickeln. Auf der Basis der gemeldeten Daten berechnet das InEK die Relativgewichte und passt das aG-DRG-System jährlich den neuen Daten an, um möglichst homogene DRGs zu erhalten, die den Ressourcenverbrauch sachgerecht abbilden. Die Meldungen entsprechen nicht einer repräsentativen Stichprobe, sondern könnten verzerrt sein, wenn besonders wirtschaftliche Krankenhäuser auf eine Meldung verzichten.

Zunächst hatten sich nur wenige Krankenhäuser beteiligt und die Häuser der höchsten Versorgungsstufe fehlten fast vollständig, was eine Verzerrung der Relativgewichte zur Folge hatte, die Krankenhäuser der Grundversorgung begünstigte und die aufwendigeren Leistungen unterbewertete. Die Datenbasis wurde dann aber von Jahr zu Jahr breiter und das System differenzierter, auch indem neue Fallgruppen geschaffen wurden. Im Jahr 2021 gab es 272 Kalkulationskrankenhäuser (2020 waren es 282 Kliniken) (Institut für das Entgeltsystem im Krankenhaus 2021a, S. 6). Es mussten auch Konzessionen an die Zahl der Fallgruppen gemacht werden, die ursprünglich 2003 auf 664 beschränkt war, um das System leichter handhabbar zu machen. Im Jahr 2010 ist die Zahl der DRGs nach Einigung der Spitzenverbände auf 1.200 erhöht worden. Für das Kalkulationsjahr 2022 waren es 1.292 DRGs basierend auf einer Datenbasis von 3,8 Mio. Fällen (Institut für das Entgeltsystem im Krankenhaus 2021a, S. 6). Das ist der Preis für eine exaktere Abbildung der Fälle. Das deutsche aG-DRG-System und das vom InEK gewählte Verfahren eines »lernenden Systems«, in das die Beteiligten ihre fachlich begründeten Änderungswünsche einbringen können, hat sich als anpassungsfähig erwiesen und ist ein gutes Beispiel, wie Systemänderungen erfolgreich eingeführt werden können. Der Staat hat klare, zeitliche Vorgaben gemacht, mit Ersatzvornahmen gedroht und sie in den ersten beiden Jahren auch vorgenommen, weil die Selbstverwaltung zu keinen Ergebnissen kam. Das Instrument der Ersatzvornahme wurde bei unüberbrückbaren Gegensätzen benutzt, wobei die fachliche Vorbereitung in den Gremien der Selbstverwaltung lag, aber eine letzte Einigung über Grundsatzfragen nicht erreichbar war und der Staat als »Schlichter« in Anspruch genommen wurde. Das System hat sich dann aber schnell eingespielt und in den Selbstverwaltungsgremien wurden die notwendigen Beschlüsse gefasst. Finanziert wird das InEK über einen DRG-Systemzuschlag (§ 17b Abs. 5 KHG), um die Weiterentwicklung sicherstellen zu können. Für das Jahr 2022 betrug dieser Zuschlag 1,26 € pro Fall, wobei auf die Finanzierung der Kalkulationskrankenhäuser 1,00 € und auf die Finanzierung des InEK 0,26 € entfallen (Institut für das Entgeltsystem im Krankenhaus 2021d).

Die Kodierqualität hat in den Krankenhäusern mittlerweile ein hohes Niveau erreicht und das System funktioniert. Laufende Änderungen im System sollten nicht als Beleg für mangelnde Funktionsfähigkeit gelten, sondern als Ausdruck eines dynamischen Anpassungsprozesses, der gewollt ist, weil sich die Medizin ändert und die jährliche Neuberechnung der DRGs Veränderungen des Ressourcenaufwandes widerspiegelt, die zur Streichung oder Neudefinition von einzelnen DRGs führen können. Bereits im Jahr 2009 meldeten insgesamt 253 Krankenhäuser fallbezogene Kostengrößen, so dass die Kalkulation der Relativgewichte und die Abgrenzung der DRGs ein hohes Maß an Zuverlässigkeit erreicht hatten. Richtig ist, dass für die Kliniken der Dokumentations- und Kodieraufwand gestiegen ist, was aber eine logische Folge des Prinzips ist, dass nur noch Leistungen bezahlt werden, die auch dokumentiert sind. Gleichzeitig gab es in der Einführungsphase größere Reibungsflächen zwischen Krankenkassen und Krankenhäusern, weil die Kassen fürchteten, dass die Krankenhäuser eine Höherkodierung vornehmen, auch wenn sie medizinisch nicht indiziert war, um höhere Entgelte zu erzielen (»Up-Coding«) (Milstein und Schreyögg 2020, S. 32 ff.), oder durch Wiedereinweisungen oder Verlegungen versuchen, die Zahl der Fälle zu erhöhen oder teure Fälle in andere Krankenhäuser abzuschieben. Letzteres wird dadurch gebremst, dass die Fallpauschale mit dem aufnehmenden Krankenhaus geteilt werden muss und Wiederaufnahmen nur unter sehr restriktiven Bedingungen als neuer Fall gezählt werden, so dass die finanzielle Haftung auch ein starkes Motiv für gute Qualität bei der Entlassung ist.

Der bewussten Falschkodierung kann nur durch Kontrolle beggnet werden. Sehr viel schwerer zu kontrollieren sind Formen des »Right-Coding«, bei der die einschlägige Hauptdiagnose nicht nach medizinischen Kriterien gewählt wird, sondern danach, wo ein höherer Erlös erzielt wird. Die Empirie ist nicht eindeutig, was auch daran liegt, dass letztlich erst seit 2009 das G-DRG-System flächendeckend zur Anwendung kommt und in der Einführungsphase notwendigerweise auch Fehler produziert wurden. Die Prüfung von Krankenhausrechnungen durch den Medizinischen Dienst weist darauf hin, dass es bei der Diagnosestellung, ob ein stationärer Aufenthalt überhaupt nötig ist, und bei der Verweildauer die größten Beanstandungen gibt, also primäre Fehlbelegung und nicht bewusstes Up-Coding das zentrale Problem ist (Reifferscheid et al. 2013, S. 13 f.).

Der Kontrollaufwand hat durch die DRG-Abrechnung zweifellos zugenommen. Das System ist kompliziert und es ist schwer zu entscheiden, ob von den Krankenhäusern bewusst falsch dokumentiert wird, um höhere Einnahmen zu erzielen, oder ob Fehler aus Unkenntnis gemacht werden. Im Jahr 2018 wurden etwa 2,6 Mio. stationäre Fälle geprüft, bei etwa der Hälfte aller Fälle empfahl der Medizinische Dienst der Krankenversicherung (MDK) eine Kürzung des Rechnungsbetrages, was zu Rückforderungen durch die Krankenkassen in Höhe von ca. 3 Mrd. € geführt hat. Das scheint den Aufwand auf den ersten Blick allemal zu rechtfertigen, auch wenn für veranlasste MDK-Prüfungen ohne Rechnungskürzung insgesamt etwa 400 Mio. €. an Aufwandspauschalen gezahlt wurden. Dennoch entstanden im Rahmen der Krankenhaus-Abrechnungsprüfung auch erhebliche Transaktionskosten auf Seiten der Krankenkassen, der Krankenhäuser sowie des MDK in Höhe von etwa 800 Mio. € (Augurzky et al. 2019, S. 10 f.). Dies wäre auf den ersten Blick noch nicht weiter dramatisch, da auch entsprechende Einsparungen zu erwarten sind, Augurzky et al. weisen jedoch richtigerweise darauf hin, dass durch die Abrechnungsprüfung in erheblichem Maße »[…] medizinische Ressourcen in administrativen Tätigkeiten, die auch in anderen Bereichen des Gesundheitswesens gebraucht werden […]« gebunden werden (Augurzky et al. 2019, S. 11). Angesichts dieser Entwicklung hat der Gesetzgeber reagiert und mit dem »Gesetz für bessere und unabhängigere Prüfungen« (MDK-Reformgesetz) vom 14. 12. 2019 die Prüfquoten neu geregelt.

Innerhalb eines Landes ist jedenfalls das Ziel erreicht, dass die gleiche Leistung zu einem gleichen Entgelt führt. Die Krankenhäuser bekommen nicht länger wie im System der Tagespauschalen ihre Kosten erstattet, sondern werden nach Leistung bezahlt. Nicht der »Input« in Form von Kosten des Krankenhauses entscheidet über die Höhe des Budgets, sondern der »Output« in Form von behandelten Fällen: »Das Geld folgt der Leistung«.

8.3.3 Fallpauschalen als Entgeltsystem

Mit der Kodierung aller Fälle im aG-DRG-System und der Bildung der Relativgewichte ist die Basis gelegt, um Fallpauschalen auch als Entgeltsystem nutzen zu können. Dazu ist es nötig, dass die DRG mit dem Wert 1 mit einem Geldwert belegt wird. Alle anderen DRGs werden mit einem Vielfachen oder einem Bruchteil dieses Wertes gewichtet. Will man DRGs als Entgeltsystem verwenden, können sie als ein Maßstab zur Verteilung eines vorab entschiedenen Budgets benutzt werden: Das einzelne Krankenhaus würde dann danach bezahlt, was es leistet, denn je höher der Anteil der schwierigen Fälle mit hoher Gewichtung, desto höher ist der Anteil am Gesamtbudget. Alternativ kann ein Basisfallwert

- zwischen jedem einzelnen Krankenhaus und jeder Krankenkasse verhandelt werden,
- zwischen allen Krankenkassen und allen Krankenhäusern entweder auf Landes- oder auf Bundesebene als einheitlicher Basisfallwert vereinbart werden
- oder die Basisfallwerte werden bundesweit oder auf Landesebene als Höchstpreise oder Richtpreise festgelegt, so dass es individuelle Abweichungen nach oben und unten geben kann.

Der Bundesgesetzgeber hat sich 2009 darauf festgelegt, dass die Basisfallwerte auf Landesebene zwischen den Kassen und den Krankenhäusern als Festpreise verhandelt werden, so dass die regionalen Besonderheiten Berücksichtigung finden, die Krankenhäuser aber eine ansonsten hohe Planungssicherheit haben. Damit ist jedoch nur ein eingeschränkter Wettbewerb zwischen den Krankenhäusern möglich, weshalb die Krankenkassen die Möglichkeit fordern, zumindest für die elektive stationäre Versorgung selektive Verträge mit einzelnen Krankenhäusern abschließen zu können. Erst dann würde der Basisfallwert den Charakter eines Preises bekommen. Dies erfordert jedoch eine neue, ordnungspolitische Entscheidung des Gesetzgebers, die zurzeit nicht absehbar ist, die aber unter dem Druck der Kostenbegrenzung erneut auf die politische Tagesordnung kommen könnte. Im gegenwärtigen System lohnen sich Selektivverträge mit Krankenkassen, die Preiszugeständnisse enthalten, nur in den Fällen, in denen sie durch Steuerung der Patientinnen und Patienten durch ihre Kassen auf höhere Fallzahlen und damit eine bessere Kapazitätsauslastung kommen.

Das System der Fallpauschalen ist in Teilbereichen flexibilisiert, da es Zu- und Abschläge für z. B. die Notfallversorgung und die Ausbildungsfunktion zulässt (§ 9 Abs. 1 Satz 1 Nr. 3 KHEntgG). Für die Versorgung dünn besiedelter Räume können von der Selbstverwaltung Zuschläge vereinbart werden. Das ist nicht unproblematisch, weil es die Wirtschaftlichkeit benachbarter Krankenhäuser negativ beeinflusst, aber es ist eine gewisse »Notbremse«, wenn die regionale Versorgung zum bestehenden Basisfallwert anders nicht gewährleistet werden kann.

Für Fälle, die nicht in das DRG-Schema passen, können gesonderte Vergütungen vereinbart werden. Für innovative Verfahren (»Neue Untersuchungs- und Behandlungsmethoden«, NUB), die aufwandstechnisch noch nicht sachgerecht in einer DRG oder in den Zusatzentgelten abgebildet sind, können ebenfalls Sonderzahlungen verhandelt werden (§ 6 Abs. 2 KHEntgG). Die psychiatrischen Kliniken waren bis 2012 vollständig ausgeklammert, da ihre Kosten überwiegend durch den Zeitaufwand der Therapien bestimmt waren, so dass tagesgleiche Pflegesätze hier eine brauchbare Annäherung an die Leistung darstellten. Hier sollte ab 2013 nach pauschalierten Leistungskomplexen (»Pauschalierendes Entgeltsystem Psychiatrie/Psychosomatik«, PEPP) abgerechnet werden, was ein Teil der Krankenhäuser auch eingeführt hatte. Der Widerstand der Leistungserbringenden gegen das neue, pauschalierte Entgeltsystem war aber so groß, dass es nicht unmittelbar eingeführt wurde, sondern zunächst weiterhin die Budgets zwischen Kassen und Krankenhäusern für die psychiatrischen Fälle verhandelt wurden (▶ Kap. 8.1.1). Dabei soll die sektorenübergreifende Versorgung gestärkt und die Vergleichbarkeit der Leistungen durch die Erhebung von Daten erhöht werden (»Gesetz zur Weiterentwicklung der Versorgung und der Vergütung für psychiatrische und psychosomatische Leistungen« (PsychVVG) vom 25.11.2016). Seit dem 01.01.2018 ist für psychiatrische und psychosomatische Krankenhäuser die PEPP-Teilnahme verpflichtend.

Wenn die tatsächliche Verweildauer von der in der DRG unterstellten Dauer abweicht (grobe Regel: Abweichungen nach oben über das Dreifache oder nach unten unter ein Drittel der durchschnittlichen Verweildauer), kommt es zu Zu- oder Abschlägen von der Fallpauschale. Mit der unteren Grenzverweildauer soll verhindert werden, dass es aus wirtschaftlichen Gründen zu vorzeitigen Entlassungen (häufig auch als »blutige Entlassungen« bezeichnet) kommt. Die obere Grenzverweildauer ist der Versuch, die Fallmenge zu begrenzen: Für Mehrmengen wird ein Abschlag von den Fallpauschalen mit den Krankenkassen vereinbart, der bei ca. 30 % liegt. Dieser Wert basiert auf der Annahme, dass 70 % der Kosten eines Krankenhauses (vor allem Personal, Investitionen) nicht von der Zahl der behandelten Fälle abhängen, sondern fix sind und bei einer höheren Fallzahl nicht zusätzlich vergütet werden sollen. Umgekehrt heißt das aber, dass es sich für ein Krankenhaus sehr wohl lohnt, mehr Fälle als vereinbart zu behandeln, wenn seine Zusatzkosten geringer sind als die unterstellten 30 % und damit ein Deckungsbeitrag erzielt werden kann oder der Gewinn gesteigert wird. Hieraus lässt sich der Anstieg der GKV-Krankenhausausgaben gut erklären, wobei der Anstieg nach 2005 deutlich steiler geworden ist (▶ Abb. 8.1). Hinzu kommt, dass es für ein einzelnes Krankenhaus durchaus rational sein kann, in einem einzelnen Jahr mehr Fälle zu behandeln, ohne kostendeckende Erlöse zu erhalten, weil im Folgejahr die höheren Fallzahlen von den Kassen als neue Basis für das Budget akzeptiert werden.

Die Fallzahlen sind auch schon vor der Einführung von DRGs gestiegen, was darauf hinweist, dass dafür nicht nur finanzielle Anreize zur Erklärung herangezogen werden können. Eine wichtige Ursache liegt im Fortschritt der Medizin und ist deshalb eine positive Entwicklung. Mehr Krankheiten können heute erfolgreich im Krankenhaus behandelt werden, und auch bei älteren Menschen sind heute Therapien möglich, die vor Jahren kaum denkbar waren. Das schließt dennoch nicht aus, dass bei einigen Krankheiten eine ambulante Behandlung zu gleichen Ergebnissen führen würde, der stationäre Aufenthalt also als primäre Fehlbelegung zu werten ist. Die älter werdende Bevölkerung und der medizinische Fortschritt können den Fallzahlenanstieg aber nicht vollständig erklären, sondern es gibt auch starke ökonomische Anreize. Auf der Kostenseite sinken durch höhere Fallzahlen angesichts des hohen Anteils fixer Kosten die Durchschnittskosten (»Skaleneffekte«) und auf der Erlösseite gibt es zusätzliche Einnahmen. Darin liegt auch ein Motiv, die Verweildauer zu verkürzen, weil dann bei gleicher Kapazität mehr Fälle abgerechnet werden können. Dagegen ist nichts einzuwenden, wenn kurze Liegezeiten medizinisch vertretbar sind. Aus finanzieller Sicht werden die Krankenhäuser aber vermeiden, die untere Grenzverweildauer, ab der die Fallpauschalen gekürzt werden, zu unterschreiten. Die empirischen Daten geben keinen Hinweis, dass es zu »blutigen Entlassungen« kommt, im Gegenteil, die berichtete Qualität ist durchgängig gestiegen. Es hat aber eine stärkere Inanspruchnahme von Pflegeheimen und Rehabilitationseinrichtungen gegeben, wohingegen eine Verlagerung von Kosten in den vertragsärztlichen Bereich nicht belegt werden konnte (Reifferscheid et al. 2013, S. 3 ff.; Institut für das Entgeltsystem im Krankenhaus und Institut für Gesundheits- und Sozialforschung 2011, S. 471 ff.).

Mit den Fallpauschalen wurde ein grundlegender Systemwandel eingeleitet, der auf mehr Wirtschaftlichkeit und Qualität abzielt. Selbst wenn der Prozess nicht so schnell vonstattenging wie ursprünglich geplant, ist es doch für die Krankenhäuser ein fast revolutionärer Prozess, weil die Entgelte erstmals in ihrer Geschichte die Leistung bezahlen und nicht das Vorhalten von Kapazitäten finanzieren.

Das Budget des einzelnen Krankenhauses ist, von Sonderzahlungen und Einnahmen außerhalb der Versorgung der GKV-Versicherten abgesehen, das Produkt aus den Fallerlösen multipliziert mit der Anzahl der Fälle. Je komplizierter die Fälle, was sich in hohen Relativgewichten ausdrückt, desto höher sind auch die Erlöse. Ob ein Krankenhaus komplexe oder weniger schwierige Fälle versorgt, lässt sich am Case-Mix ablesen, der die Summe aller Relativgewichte eines Krankenhauses in einem Jahr darstellt. Der Case-Mix-Index ist das daraus abgeleitete, durchschnittliche Kostengewicht eines Krankenhauses, also der Case-Mix dividiert durch die Anzahl der Fälle. Der Case-Mix ist eine Schlüsselgröße, um die Wirtschaftlichkeit eines Krankenhauses zu beurteilen, denn wenn die vorgehaltenen Kapazitäten quantitativ und qualitativ nicht zu der Fallschwere und der Zahl der Fälle passen, hat das Krankenhaus ein Problem, die Kosten unter den durchschnittlichen Entgelten pro Fall zu halten.

Der im Jahr 2003 eingeführte Landesbasisfallwert ist der Geldwert, den die Krankenhäuser für einen durchschnittlichen Leistungsfall erhalten, und damit das Preisniveau. Je nach Fallschwere des Einzelfalles, die über die DRG erfasst wird, gibt es einen höheren oder niedrigeren Wert für die Einzelleistung. Um abrupte Brüche mit dem bisherigen Krankenhausbudget zu vermeiden, wurde im Gesetz eine Konvergenzphase bis 2009 vorgesehen, in der der krankenhausindividuelle Basisfallwert an den landesweiten Fallwert angeglichen werden konnte. Danach folgte nochmals eine fünfjährige Übergangsperiode, um eine »sanfte« Anpassung zu ermöglichen. Der Landesbasisfallwert durfte vom Bundesdurchschnitt nach oben um 2,5 % und nach unten um 1,25 % abweichen.

Der Landesbasisfallwert wird zwischen den Kassen und den Krankenhäusern auf Landesebene verhandelt. In der Konvergenzphase, also bis 2009, mussten sich die Krankenhäuser mit einem höheren Basisfallwert an den Landesbasisfallwert anpassen, wenn sie dauerhafte Verluste, die ihre Träger belasten, vermeiden wollten. Die Häuser, die schon unter diesem Wert lagen, machten Überschüsse. Der ökonomische Druck, mit den Kosten wenigstens die Höhe der Fallpauschale nicht zu überschreiten, war also hoch und erforderte von den Häusern eine Anpassungsstrategie, wobei die Konvergenzphase den Krankenhäusern Zeit verschaffte, um ihre Strukturen anzupassen.

Tab. 8.4: Landesbasisfallwerte 2012, 2015, 2019 und 2021 (nach GKV-Spitzenverband 2022d)

Bundesland	Landesbasisfallwert in €			
	2012	2015	2019	2021
Baden-Württemberg	3.036,13	3.226,64	3.539,12	3.750,41
Bayern	3.051,50	3.255,50	3.533,70	3.739,35
Berlin	2.970,07	3.190,81	3.532,50	3.750,11
Brandenburg	2.949,97	3.190,81	3.530,00	3.741,50
Bremen	3.045,33	3.250,59	3.547,00	3.749,00

Tab. 8.4: Landesbasisfallwerte 2012, 2015, 2019 und 2021 (nach GKV-Spitzenverband 2022d) – Fortsetzung

Bundesland	Landesbasisfallwert in €			
	2012	2015	2019	2021
Hamburg	3.043,47	3.197,00	3.534,91	3.743,70
Hessen	3.004,70	3.176,96	3.532,67	3.740,21
Mecklenburg-Vorpommern	2.955,00	3.190,81	3.529,85	3.746,00
Niedersachsen	2.945,98	3.190,81	3.528,55	3.739,40
Nordrhein-Westfalen	2.975,72	3.190,81	3.537,00	3.735,55
Rheinland-Pfalz	3.191,91	3.393,00	3.683,97	3.851,85
Saarland	3.107,75	3.283,00	3.568,50	3.773,00
Sachsen	2.957,25	3.190,81	3.528,65	3.738,74
Sachsen-Anhalt	2.962,50	3.190,81	3.528,65	3.738,74
Schleswig-Holstein	2.945,74	3.190,81	3.528,50	3.739,00
Thüringen	2.924,87	3.190,81	3.528,65	3.738,74

Die Landesbasisfallwerte unterschieden sich historisch zwischen den Bundesländern zu Beginn sehr stark, haben sich aber im Laufe der Jahre angeglichen, wobei die Anpassung durchgängig nach oben erfolgte. Im Saarland und in Rheinland-Pfalz liegt eine Sondersituation vor, weil zusätzliche Altersrenten aus dem laufenden Etat finanziert werden müssen. Die Politik verfolgte von Beginn an das Ziel, einen einheitlichen Basisfallwert (»Bundesbasisfallwert«) für ganz Deutschland zu erreichen, weil eine einheitliche Leistung auf der Basis von DRGs auch zu den gleichen Erlösen führen sollte. Dieses Ziel ist mittlerweile weitgehend erreicht worden. Der Wettbewerb unter den Krankenhäusern und die stärkere Verhandlungsposition der Kassen, die von der größeren Preistransparenz profitieren, haben diesen Prozess ermöglicht. Die Fallpauschalen stellen für die Krankenhäuser Transparenz her, mit welchen DRG-Gruppen sie Gewinne und Verluste machen, wenn sie über eine entsprechende Kostenträgerrechnung verfügen. Sie können damit ihre betriebliche Strategie festlegen, um im Wettbewerb bestehen zu können.

8.3.4 Qualitätssicherung

Finanzierung über Pauschalen setzt Anreize, möglichst wirtschaftlich zu handeln. Es besteht aber auch das Risiko, dass durch eine Erhöhung der Fallmenge versucht wird, die Erlöse zu erhöhen oder weniger Leistungen zu erbringen, als medizinisch angemessen sind. Deshalb ist extern überprüfbare Qualitätssicherung eine notwendige Begleitung der Fallpauschalenfinanzierung. Qualitätssicherung soll selbstverständlich in erster Linie ein internes Instrument der Krankenhäuser sein, um Diagnosen und Therapien auf hohem Niveau zu erbringen. Dazu dienen die Standards einer evidenzbasierten Medizin und die von den Fachgesellschaften konsentierten Behandlungsleitlinien. Beide beruhen auf der Grundlage, dass Medizin eine Naturwissenschaft ist und das Gesetz der großen Zahl Aussagen zulässt, was in der Regel eine richtige Behandlung ist. Jede erkrankte Person ist aber ein Individuum und bei ganzheitlicher Betrachtung kann es richtig sein, vom vorgegebenen Standard abzuweichen. Das muss allerdings begründet und dokumentiert werden. Die Analyse von Qualitätsindikatoren durch externe Dritte ist ein ergänzendes Instrument, was den Vergleich mit anderen Behandlern erlaubt. Die Krankenhäuser melden ihre Qualitätsberichte (Struktur-, Prozess- und Ergebnisindikatoren) auf Landesebene an eine »Landesstelle für Qualitätssicherung«, die bei Auffälligkeiten in einen »Strukturierten Dialog« mit dem Krankenhaus oder der betroffenen Abteilung eintritt. Sanktionen folgen daraus nicht.

Die Berichte der Krankenhäuser sind auch die Basis für die veröffentlichten Qualitätsberichte. Die Schwierigkeit besteht darin, die Daten so aufzubereiten, dass die unterschiedliche Risikostruktur der einzelnen Krankenhäuser berücksichtigt wird und Laien in der Lage sind, daraus Schlüsse zu ziehen, welches Krankenhaus für sie am besten geeignet ist. Das kaum lösbare Dilemma besteht darin, dass über Qualität in der Vergangenheit berichtet wird, und zwar bezogen auf eine Einrichtung, nicht über die behandelnden Ärztinnen und Ärzte. Ergebnisindikatoren sind die Ausnahme, wenn sie überhaupt berichtet werden, etwa in der Form von Wiedereinweisungsraten oder Infektionen im Krankenhaus. Sie sagen nichts darüber aus, ob der Eingriff medizinisch notwendig war oder ob das Interesse an der Auslastung der Kapazität zu ökonomisch motivierten Behandlungen führt. Die mögen dann in hoher Qualität erbracht worden sein, waren aber überflüssig. Die Fallzahlen sind in Deutschland seit 1991 stark gestiegen (▶ Abb. 8.1), bei einer im Wesentlichen unveränderten Kapazität. Das kann man positiv als eine Produktivitätssteigerung interpretieren, aber es wirft auch die Frage auf, ob in Deutschland zu viel operiert wird. Gerade bei elektiven Eingriffen wie Gelenkprothesen ist die Steigerung auch im internationalen Vergleich auffällig. Schreyögg et al. zeigten in ihrer Studie, dass bei einer Steigerung der Fallpauschalen um 1 % die Fallzahlen um 0,13 % steigen. Das ist kein robuster Wert, begründet aber die Vermutung, dass die Krankenhäuser auf die Preise reagieren, wie in jedem anderen Markt. Es handelt sich aber um eine statistische Korrelation, die keine Kausalität begründet. Fallzahlen steigen, weil die Bevölkerung älter wird und der medizinische Fortschritt neue Behandlungsmöglichkeiten eröffnet. Um isolieren zu können, wie groß der Anteil der rein erlösgetriebenen Fälle ist, müssten Daten zur Indikationsqualität vorliegen, die es bisher nur in Einzelfällen gibt (Schreyögg et al. 2014, S. 29 ff. und 89 ff.). Ein wichtiger Ansatz, um die Indikationsqualität zu verbessern, ist das mit dem »Gesetz zur Stärkung der Versorgung in der gesetzlichen Krankenversicherung« (GKV-Versorgungsstärkungsgesetz) in § 27b SGB V eingeführte Recht, eine Zweitmeinung einzuholen. Eine Befragung zeigt, dass 45 % der Patientinnen und Patienten nach Beratung durch eine/n zweite/n Ärztin/Arzt ihre Meinung geändert haben (Geraedts und Kraske 2016, S. 42).

Mit dem »Gesetz zur Weiterentwicklung der Finanzstruktur und der Qualität in der GKV« (GKV-FQWG) vom Juni 2015 ist mit der Errichtung des »Instituts für Qualitätssicherung und Transparenz im Gesundheitswesen« (IQTIG) ein Meilenstein gesetzt worden, der die Qualitätssicherung, wenn sich die mit der Gründung als Einrichtung der gemeinsamen Selbstverwaltung verbundenen Erwartungen erfüllen, deutlich effektiver machen wird. Wie bisher melden die Landesstellen Qualitätsindikatoren der Krankenhäuser, die aber auch Ergebnisqualität umfassen sollen. Wichtig ist vor allem die Vorgabe des GKV-Versorgungsstärkungsgesetzes, dass die Qualität sektoren- und einrichtungsübergreifend berichtet wird, denn der Erfolg einer Behandlung kann nicht ausschließlich nach den wenigen Tagen eines Krankenhausaufenthaltes beurteilt werden. Das wird ein langer Weg werden, denn die entsprechenden Daten müssen Indikationsgebiet für Indikationsgebiet erst erhoben und verarbeitet werden. Aber ein Anfang ist gemacht und das IQTIG hat mit seinem aktuellen Ergebnisbericht deutlich gemacht, wie es methodisch vorgehen will (Institut für Qualitätssicherung und Transparenz im Gesundheitswesen 2020). Es bescheinigt den deutschen Krankenhäusern ein hohes Qualitätsniveau, wenngleich auch weitere Verbesserungspotentiale bestehen. Methodisch stellt das IQTIG das Ausmaß der Gefährdung von Patientinnen und Patienten durch schlechte Qualität in den Mittelpunkt. Das Gesetz sieht auch Zu- und Abschläge bei den Fallpauschalen für gute bzw. schlechte Qualität vor. Die Empfehlungen der Qualitätsberichte sind für die Krankenhausplanung auf Landesebene nicht verbindlich, aber sie werden absehbar eine tatsächliche Wirkung entfalten. Welches Land könnte es riskieren, eine Abteilung oder sogar ein ganzes Krankenhaus in seinem Krankenhausplan fortzuführen, das vom IQTIG mit dem Etikett einer erheblichen Gefährdung von Patientinnen und Patienten versehen wurde? Die große Herausforderung liegt darin, valide Indikatoren zu entwickeln, die gleichzeitig gerichtsfest sind. Das wird ein schwieriger und langwieriger Prozess sein, aber das IQTIG hat sehr mutig einen richtigen Weg beschritten.

8.3.5 Strategien der Krankenhäuser als Reaktion auf die Fallpauschalenfinanzierung

Oben wurden die Faktoren genannt, die den Krankenhäusern einen gleitenden Übergang in ein Fallpauschalensystem ermöglichen sollen. Im Abschnitt über die Ausgaben der GKV für stationäre Versorgung wurde ausgeführt, dass die Anzahl der Betten, die Verweildauer und auch die Fallzahlen gesunken sind, so dass anhand dieser Indikatoren davon gesprochen werden könnte, dass die Ziele der Fallpauschalenfinanzierung bereits erfüllt wurden. Allerdings sind die Ausgaben für Krankenhäuser weiter gestiegen. Das kann man teilweise einer zu langsamen und zaghaften Einführung der DRG-Finanzierung zuschreiben, die letztlich erst 2009 in der Fläche wirksam geworden ist, aber sie ist auch durch die größere Fallschwere verursacht. Dabei ist schwer zu trennen, was Ergebnis eines medizinisch nicht gerechtfertigten »Up-Codings« ist (Milstein und Schreyögg 2020, S. 32 ff.), was einer veränderten Morbidität zuzurechnen ist oder was den Kostensteigerungen wegen des medizinischen Fortschritts oder anderer »Kostentreiber« (z. B. Energie, Gehaltstarife) zuzuschreiben ist.

Die Krankenhäuser sind durch die DRGs seit ihrer Einführung unter einem stärkeren Wettbewerbsdruck, allein schon deshalb, weil der Case-Mix-Index für jedes Krankenhaus, aber auch für jede einzelne Abteilung, im Betriebsvergleich erkennen lässt, wie wirtschaftlich gearbeitet wird. Vergleichbare Krankenhäuser machen untereinander einen Betriebsvergleich (»Benchmarking«), um sich am besten Vorbild zu orientieren, aber auch die Kassen verfügen über die Daten aller Krankenhäuser, so dass sie in einer starken Verhandlungsposition sind, wenn Häuser höhere Kosten geltend machen als Wettbewerber. Die Krankenhäuser müssen ihr Rechnungswesen und Controlling so gestalten, dass sie DRG-bezogen ihre Stärken und Schwächen erkennen, um dann entsprechend steuern zu können. Das kann Kostensenkung bedeuten, das kann aber auch eine gezielte Strategie sein, den Patientinnen- und Patienten-Mix innerhalb des Versorgungsauftrages so zu steuern, dass Verluste vermieden oder Überschüsse erzielt werden, die gegebenenfalls auch Verlustbereiche subventionieren können. Das setzt erstens eine leistungsfähige Kostenträgerrechnung voraus, zweitens brauchen Anpassungen Zeit und erfordern drittens häufig zusätzliche Investitionen.

Kürzere Verweildauer und Konkurrenz durch den ambulanten Sektor werden die Überkapazitäten im stationären Sektor noch verstärken. Die Bettenauslastung ist seit 1998 deutlich gesunken, wobei die Vorhaltung von Betten auch durch eine falsche Anreizstruktur bei der Zuweisung von Investitionspauschalen durch die Länder bedingt ist, die in der Regel nach der Bettenzahl bemessen wird. Die Schätzungen für die überflüssigen Betten schwanken zwischen 15 und 30 %. Niemand wird das genau beziffern können, weil es sehr darauf ankommt, was künftig im Krankenhaus behandelt werden muss und wie sich medizinischer Fortschritt und veränderte Morbidität einer schrumpfenden und älteren Bevölkerung entwickeln werden (Bruckenberger et al. 2006, S. 21 f. und 84 ff.). Bei der Schließung von Krankenhäusern muss im Einzelfall überprüft werden, ob die Versorgung der Bevölkerung gewährleistet ist. Der Krankenhaussimulator des GKV-Spitzenverbandes, der die Fahrzeiten zum nächsten Krankenhaus analysiert, wenn eine Einrichtung geschlossen wird, zeigt jedenfalls, dass dies nur in wenigen Fällen zutrifft. Zu viele Krankenhäuser gibt es eher in den Ballungsgebieten (GKV-Spitzenverband 2022e).

Auf jeden Fall werden sich die Krankenhäuser im Wettbewerb positionieren müssen und über ein besonderes Profil, was nur durch Spezialisierung und ausgewiesene Qualität zu erreichen ist, Marktanteile sichern. Dabei werden selektive Verträge mit Krankenkassen eine größere Rolle spielen, aber auch die Fähigkeit, vertikale und horizontale Kooperationen zu begründen, um Leistungen »aus einer Hand« anbieten zu können. Die Patientinnen und Patienten kommen mit ihren Krankheitsproblemen und möchten eine ganzheitliche Betreuung vorfinden, ohne ihren »Gang durch die medizinischen Disziplinen« selbst organisieren zu müssen. Qualität ist eng mit der Zahl der behandelten Fälle verbunden, weil damit Wissen und Fähigkeiten akkumuliert werden. Aus diesem Grund, aber auch, um die Kostenvorteile der Spezialisierung zu nutzen, werden sich die Krankenhäuser spezialisieren oder zu größeren Einheiten in Form von Kooperationen oder Fusionen zusammenschließen, damit eine bessere interne Arbeitsteilung erreicht werden kann. Dieser Prozess ist in vollem Gange.

Die Zahlungsunfähigkeit als Grund für eine Schließung wird die Ausnahme sein, weil die Probleme vorher erkannt werden (sollten) und Gegenstrategien auslösen, aber die Autoren des Rheinisch-Westfälischen Wirtschaftsforschungsinstituts sehen in der Schließung von Krankenhäusern auch die Voraussetzung, dass die Krankenhäuser insgesamt ihre Wirtschaftlichkeit erhöhen können (Augurzky et al. 2005, S. 64 ff.). Die Schließung von Krankenhäusern kann notwendig sein, gerade wenn die Versorgung der Region nicht gefährdet wird und eine zu große Kapazität die Wirtschaftlichkeit benachbarter Häuser in Frage stellt. Der Druck wird auch dauerhaft bleiben, denn die DRGs werden jährlich neu berechnet und die Basisfallwerte werden immer neu verhandelt. Die Höhe der jeweiligen Fallpauschale ist der Bezugspunkt für alle Planungen eines einzelnen Krankenhauses und stellt es unter enormen Wettbewerbsdruck. Die Logik des Prozesses stellt auf Durchschnittswerte ab. Die werden aber erst sinken, wenn sich die Wirtschaftlichkeit erhöht. Sinnvolle Krankenhausschließungen treffen aber auf erheblichen Widerstand in Ländern und vor allem Kommunen. Die Krankenhäuser sind in Kreisstädten oftmals der größte Arbeitgeber. Ein Krankenhaus vorzuhalten, ist nicht selten auch eine Frage des politischen Prestiges. Hier treffen sich dann die Interessen von Kommunalpolitik und Abgeordneten des Bundestages, denen es im Zweifelsfall im engen Bündnis mit der »Deutschen Krankenhausgesellschaft e.V.« als Interessenvertretung der Krankenhäuser gelingt, zusätzliche Mittel für den Krankenhaussektor durchzusetzen. Mehr Geld erspart harte Entscheidungen, aber das mit der Einführung von DRGs auch verfolgte Ziel, unwirtschaftliche Krankenhäuser zu schließen, konnte so nicht erreicht werden.

Aber auch die Umstellung auf das aG-DRG-System zwingt die Kliniken, ihre Strategien anzupassen. Die politische Zielvorgabe lautete, eine aufwandsgerechtere Vergütung und separate Pflegepersonalkostenvergütung nach dem Selbstkostendeckungsprinzip zu realisieren. Expertinnen und Experten sind sich jedoch uneinig darüber, ob diese Ziele mit den neuen Systemstrukturen erreicht werden. Vielmehr mehren sich Befürchtungen, dass pflegerisches Personal aufgrund der Ist-Kostenfinanzierung für pflegeferne Tätigkeiten herangezogen werden könnte, um die Kosten für Servicepersonal (die nicht explizit durch die Krankenkassen erstattet werden) einzusparen (Kaltenbach 2021, S. 318).

8.3.6 Horizontale Kooperation und Integration

Unter einer *horizontalen* Kooperation oder Integration soll im Folgenden die Kooperation und Integration von Krankenhäusern untereinander verstanden werden. Das bedeutet, dass mindestens zwei Krankenhäuser gleicher oder ähnlicher Versorgungsstufe zusammenarbeiten (»Unternehmensverbund«). Wesentliches Merkmal des Begriffs der Kooperation – im Gegensatz zur Integration – ist dabei der Erhalt der rechtlichen und wirtschaftlichen Selbständigkeit der beteiligten Unternehmen. Während bei einer Integration eine Unternehmung ihre ökonomische Selbstständigkeit verliert und gleichsam in einer anderen Unternehmung aufgeht, bleibt sie bei einer Kooperation selbstständig. Allerdings ist der Übergang zwischen diesen Formen fließend. Beispielsweise kann ein Kooperationsvertrag so formuliert sein, dass von den Beteiligten keine relevanten Entscheidungen mehr eigenständig getroffen werden können. Andererseits kann die Organisationsstruktur einer integrierten Unternehmung so gestaltet sein, dass die Organisationseinheiten, z. B. als »Profit Center«, eine große ökonomische Selbständigkeit behalten. Die Entscheidung über die Enge der Beziehungen ist, wie die Transaktionskostentheorie zeigt, abhängig von den Strukturbedingungen der zugrundeliegenden Transaktionen (Williamson 1990, S. 59 ff.).

Die Vorteile einer horizontalen Unternehmensverbindung liegen zunächst in der Ausnutzung von Synergieeffekten im Krankenhaus:

- Den Einsatz von nicht beliebig teilbaren Aggregaten und Personalleistungen (»indivisibilities«): Die meisten Krankenhäuser haben nur geringe finanzielle Möglichkeiten, hochwertige Kapazitäten und hochqualifiziertes Personal zur Deckung des notwendigen Bedarfs an speziellen Leistungen wirtschaftlich vorzuhalten. Neue Techniken und Behandlungsverfahren, die z. B. durch die Anschaffung von medizinischen Geräten sehr kostenintensiv sind und wenig genutzt werden, können daher nicht eingeführt werden. Durch die Kooperation oder Integration können medizinische Großgeräte und spezialisierte Ärztinnen und Ärzte optimal ausgelastet werden und Pflegepersonal flexibel je nach Bedarf auf die Krankenhäuser verteilt werden.
- Eine geringere Reservekapazität zum Ausgleich von Nachfrage- und Angebotsschwankungen (»Prinzip der zentralisierten Reserven«): Der Umfang der Lagerhaltung von Medikamenten und Medizinprodukten kann relativ zur Kapazität in einem Krankenhausverbund kleiner sein. Dieser bietet weiter die Möglichkeit, dass benachbarte Häuser sich z. B. eine Notfallstelle auf der Grundlage eines gemeinsamen Notfalldienstplanes teilen. Somit müssen nicht alle Häuser durchgehend Personal- und Raumkapazitäten bereithalten.
- Die Realisierung von Spezialisierungsvorteilen durch Arbeitsteilung: Im Rahmen einer Arbeitsteilung können sich einzelne Kliniken auf bestimmte Leistungen des Gesamtangebotes spezialisieren. Eine Spezialisierung nach Verrichtung bedeutet, dass z. B. ein Krankenhaus alle operativen Fachrichtungen vorhält, während ein anderes im Bereich der inneren Medizin tätig ist. Der Vorteil einer solchen Spezialisierung liegt darin, dass die Aufgabe wirtschaftlicher erledigt werden kann. Übernimmt beispielsweise ein Krankenhaus nur einen bestimmten Operationskatalog, steigen die Operationszahlen und die Arbeit wird routinierter ausgeführt. Das erhöht die Prozess- und Ergebnisqualität und reduziert die Kosten aufgrund der kumulierten Erfahrungen (»Lernkurveneffekt«).
- Das Wissen und die Erfahrungen von Fachärztinnen und -ärzten und Fachkräften, deren Spezialwissen selten benötigt wird, können klinikübergreifend eingesetzt werden: Der Informationsaustausch über technische Medien (»Telemedizin«) wird dabei eine größere Rolle spielen. Durch neue bildgebende Verfahren und die Übermittlung der daraus resultierenden Ergebnisse über das Internet ist es möglich, den Ort der Bilderstellung und die Befundung räumlich zu trennen

und damit die Expertise von Spezialistinnen und Spezialisten zu nutzen, auch wenn sie nicht in der eigenen Einrichtung anwesend sind.
- Ein Krankenhausverbund bietet ferner die besten Möglichkeiten, ein gruppeninternes Benchmarking durchzuführen, weil ein intensiverer Informationsaustausch möglich ist. Das gruppeninterne Benchmarking bietet dann besonders große Vorteile, wenn es um den Austausch sehr detaillierter und sensibler Daten geht. In der Regel lassen sich Kosten- oder Qualitätsprobleme nur dann genau diagnostizieren, wenn die Leistungsprozesse bis ins Detail zurückverfolgt werden können, um zu erkennen, wo die Ursache der Unwirtschaftlichkeit liegt.
- Die Realisierung von Ersparnissen durch zentralisierten Einkauf. Dieser erlaubt günstigere Einkaufskonditionen aufgrund von Großbestellungen und einer höheren Einkaufsmacht. Zu nennen wären hier im medizinisch-technischen Bereich die Krankenhausapotheken, Medizinprodukte und Laboreinrichtungen. Zu diesen Ersparnissen zählen auch die günstigeren Konditionen bei der Finanzierung von Investitionen über den Kapitalmarkt.

Die Formen der horizontalen Kooperation sind nicht von der Trägerschaft abhängig, aber es bedarf offensichtlich erst des Wettbewerbsdrucks, dass sich innerhalb der öffentlichen und freigemeinnützigen Träger oder zwischen ihnen Formen der Kooperation entwickeln. Zu lange war das Betreiben einer »eigenen« Klinik ein Prestigeprojekt der Kommunalpolitik oder des jeweiligen Trägers, um die sozialpolitische Kompetenz sichtbar zu machen. Neue Formen der Kooperation werfen aber auch die Frage auf, ob es regional zu wettbewerbsbeschränkendem Verhalten kommt, was Krankenhäusern wie anderen Wirtschaftsunternehmen nach nationalem und europäischem Wettbewerbsrecht untersagt ist (Böge 2007, S. 35 ff.). Das Problem stellt sich noch schärfer, wenn durch Fusionen ein einheitliches Unternehmen geschaffen wird. Die privaten Klinikbetreiber sehen gerade in der Strategie, in einer Region eine marktbeherrschende Stellung zu erlangen, ein erfolgreiches Konzept, um hohe Qualität und Wirtschaftlichkeit zu erreichen, indem sie Synergieeffekte ausnutzen. Auf jeden Fall prüft das Bundeskartellamt Fusionen, wenn eine Marktbeherrschung zu befürchten ist. Der Konflikt zwischen Versorgungszielen und dem Missbrauch von Marktmacht wird noch stärker, wenn es mehr selektive Verträge gibt oder der Basisfallwert in der Zukunft einmal frei verhandelt werden sollte. Insbesondere in ländlichen Räumen, die durch wenige Krankenhäuser oder nur ein Krankenhaus versorgt werden, kann sehr schnell eine Marktmacht entstehen, die im Widerspruch zu den Vorstellungen von Wettbewerb steht. Hier lohnt ein Blick in die USA, wo Krankenhäuser durch horizontale und vertikale Konzentration, indem sie große ärztliche Praxen aufgekauft haben, eine große Marktmacht bekommen haben und hohe Preise gegenüber den Versicherern durchsetzen können.

8.3.7 Vertikale Kooperation und Integration

Bei der *vertikalen* Kooperation und Integration arbeiten Krankenhäuser mit Einrichtungen der ambulanten Versorgung, der Rehabilitation, der Pflege und der

Gesundheitsvorsorge zusammen. Die Zusammenarbeit kann sich auf die vor- oder nachgelagerte Stufe erstrecken (»Rückwärts- bzw. Vorwärtsintegration«).

Wesentliche Vorteile vertikaler Kooperation und Integration sind zunächst eine Senkung der Produktionskosten und Qualitätsverbesserungen, die sich durch die Sicherung eines kontinuierlichen Behandlungsablaufs ergeben. Für die Gesundheitsversorgung bedeutet dies beispielsweise:

- Durch Integration werden Doppeluntersuchungen vermieden.
- Die Unsicherheit der Patientinnen und Patienten, wie und durch wen sie im Laufe ihrer Krankheit behandelt werden, nimmt ab.
- Die Patientinnen und Patienten erleben eine kontinuierliche Betreuung im Sinne eines effektiven Disease Managements.
- Der Informationsaustausch als ein wesentlicher Teil der Qualitätssicherung und der Wirtschaftlichkeit ist besser gewährleistet.

Ein weiterer Vorteil vertikaler Integration ist die Reduktion der Transaktionskosten. Unter Transaktionskosten werden in Abgrenzung zu den Produktionskosten die Kosten verstanden, die im Zusammenhang mit der Suche nach geeigneten Vertragspartnern, mit dem Vertragsabschluss und der Konfliktschlichtung entstehen. Die Transaktionskosten können unter bestimmten Bedingungen (Häufigkeit, Unsicherheit der Transaktionen und hohe transaktionsspezifische Investitionen) reduziert werden, wenn eine Unternehmung diese Leistungen selbst oder in enger Kooperation mit anderen Unternehmen erstellt (Williamson 1990, S. 101 ff.).

Schließlich weisen vertikale Unternehmensverbindungen auch strategische Marktmachtvorteile auf. Die Kooperation mit niedergelassenen Ärztinnen und Ärzten erhöht die Wahrscheinlichkeit, dass diese vorzugsweise in das Krankenhaus einweisen, mit dem ein Kooperationsvertrag besteht. Vertikale Integrationsformen ermöglichen dem Krankenhaus daher, durch die ausschließliche Bindung der komplementären Leistungsanbietenden marktbeherrschende Positionen zu erlangen und abzusichern bzw. einen Substitutionswettbewerb durch andere Leistungsanbietende zu unterbinden.

Für die Krankenhäuser in der Bundesrepublik gibt es verschiedene Formen vertikaler Kooperation und Integration:

- Die traditionelle Zusammenarbeit mit den niedergelassenen Ärztinnen und Ärzten: Sie ist institutionell durch die Rückverweisung an die behandelnden Ärztinnen und Ärzte, die die Einweisung ins Krankenhaus veranlasst haben, gegeben, kann in ihrer Qualität und Bindungswirkung aber gesteuert werden, z. B. über die Ausführlichkeit und schnelle Übermittlung der Entlassbriefe, die Einbeziehung in Konsultationen oder das Angebot von medizinischer Fortbildung. Aus der Perspektive des Krankenhausmarketings kommt der Zusammenarbeit mit den niedergelassenen Ärztinnen und Ärzten eine zentrale Rolle zu.
- Weitere Kooperationen bestehen im Rahmen von Großgerätegemeinschaften, zwischen Praxiskliniken und Notfalldiensten und Kooperationen in besonderen Organisationsformen (Qualitätszirkel, Perinatalzentren, Rheumazentren, Diabeteszentren oder Umweltambulanzen): Krankenhäuser suchen auch eine enge

Kooperation, indem sie niedergelassenen Ärztinnen und Ärzten die Errichtung eines ärztlichen Zentrums auf dem Gelände der Klinik ermöglichen.
- Das System der Belegärztinnen und -ärzte (d. h. niedergelassene Ärztinnen und Ärzte operieren ihre Patientinnen und Patienten in einem Krankenhaus, das die Pflegeleistung erbringt und Einrichtungen wie Operationssäle stellt) führt zu einer engen Zusammenarbeit. Die Anzahl der Belegärztinnen und -ärzte in Deutschland ist in den vergangenen Jahren deutlich gesunken, von 5.781 (2011) auf 4.024 (2021), wobei knapp ein Viertel Hals-Nasen-Ohren-Ärztinnen und -Ärzte sind (Kassenärztliche Bundesvereinigung 2022a).
- Seit der Gesundheitsreform 2003 haben die Krankenhäuser auch die Möglichkeit, eigenständig Medizinische Versorgungszentren zu gründen und darüber ambulante Leistungen zu erbringen. Gleichzeitig ist das ein wirksames Instrument, den stationären Behandlungsbedarf in das eigene Haus zu lenken. Im Jahr 2020 gab es in Deutschland 3.846 MVZs, davon waren 1.725 in der Trägerschaft von Krankenhäusern, 1.707 hatten Vertragsärztinnen und -ärzte als Träger und in sonstiger Trägerschaft wurden 650 MVZs betrieben (Kassenärztliche Bundesvereinigung 2022a). Die Gesundheitsreform 2007 erweiterte die Möglichkeiten noch zusätzlich, weil nunmehr auch zugelassen ist, dass Ärztinnen und Ärzte mit einem Teil ihrer Arbeitszeit im Krankenhaus und einem anderen Teil im MVZ tätig sein dürfen. Träger eines MVZ können nur Ärztinnen und Ärzte oder Krankenhäuser sein, die Leitung muss in ärztlicher Hand liegen.
- Das Bewusstsein für die Notwendigkeit einer möglichst früh einsetzenden medizinischen Rehabilitation hat in den letzten Jahren deutlich zugenommen. Damit verstärkt sich die Bereitschaft von Krankenhäusern, mit benachbarten Rehabilitationseinrichtungen zu kooperieren. Viele Integrationsverträge beinhalten die Zusammenarbeit von Akutkrankenhaus und Rehabilitationseinrichtung. Kritisch ist in der Zusammenarbeit, dass das Erfordernis der Rehabilitationsfähigkeit bei der Entlassung aus dem Krankenhaus erfüllt wird und nicht versucht wird, vorzeitig in die Rehabilitation zu entlassen und so Kosten der Akutbehandlung zu verlagern. Da im Rehabilitationsbereich ein heftiger Wettbewerb um Patientinnen und Patienten herrscht, weil die Kapazität größer als die Nachfrage ist, sind die Rehabilitationskliniken in einer relativ schwachen Verhandlungsposition. Sie sind in der Regel von der Qualifikation des pflegerischen und ärztlichen Personals nicht darauf ausgerichtet, Funktionen in der Akutbehandlung zu übernehmen, wollen aber in der Regel die Zusammenarbeit mit einer Akutklinik nicht gefährden, so dass die eher fließenden Grenzen der Definition des überweisenden Krankenhauses unterliegen.
- Die Zusammenarbeit mit Einrichtungen der ambulanten und stationären Pflege: Zu einem guten Entlassungsmanagement des Krankenhauses gehört eine enge Zusammenarbeit mit Pflegeeinrichtungen und eine Einschätzung, welcher Pflegebedarf bei den Patientinnen und Patienten besteht, wenn sie nach Hause entlassen werden. Im Grundsatz treffen die Patientinnen und Patienten die Entscheidung, wen sie mit Pflegedienstleistungen beauftragen oder ob sie Geldleistungen beantragen, wenn die entsprechenden rechtlichen Voraussetzungen erfüllt sind. Faktisch gibt es häufig Kooperationen mit Pflegediensten.

Mit der Gesundheitsreform 2007 können Pflegedienste auch in Integrationsverträge einbezogen werden, was für die Kontinuität der Behandlung ein Vorteil ist.
- In der Perspektive könnte sich das Krankenhaus zu einem medizinischen Versorgungszentrum entwickeln, dass die unterschiedlichsten Angebote regional bündelt und die einzelnen Sektoren bezogen auf die Patientinnen und Patienten koordiniert (»Case Management«). In staatlichen Gesundheitssystemen, die nicht so strikt zwischen den Sektoren trennen, kann sogar das Krankenhaus selbst Anbieter dieser Leistungen sein, indem ein Teil der häuslichen Pflege und der ärztlichen Behandlung durch Personal des Krankenhauses erfolgt. In Großbritannien hat man mit diesem Konzept des »home care«, das eine kontinuierliche Behandlung gewährleistet, gute Erfahrungen gemacht. Australien verfolgt ein ähnliches Konzept mit »hospital at the home«, indem die Krankenhäuser aus ihrer Fallpauschale die Kosten der häuslichen Pflege tragen müssen, aber auch frei sind, zu entscheiden, ob Patientinnen und Patienten in der häuslichen Umgebung therapiert werden können und was unter Kosten- und Qualitätsgesichtspunkten die bessere Alternative ist.
- Aus den Formen der vertikalen Integration können ebenfalls Probleme des Missbrauchs wirtschaftlicher Macht entstehen, insbesondere wenn Krankenhausketten alle Leistungen innerhalb des Unternehmens anbieten. Aber die möglichen Gefahren einer marktbeherrschenden Stellung sind im Vergleich zur horizontalen Integration geringer, weil der relevante Markt räumlich größer und die Nachfrage nach Pflegeleistungen auch breiter ist und nicht vom Krankenhaus beherrscht werden kann.

8.4 Krankenhausplanung

Die Krankenhausplanung und damit die Kontrolle der Investitionsentscheidungen der Krankenhäuser liegt in der Bundesrepublik in den Händen der Länder (§ 6 KHG, Art. 72 GG). Zur Durchsetzung der Planungsvorgaben übernehmen die Länder die Finanzierung der Investitionskosten der Plankrankenhäuser. Krankenhausplanung und öffentliche Finanzierung der Krankenhäuser sind daher eng miteinander verknüpft: Die Finanzierung ist gleichsam der goldene Zügel, mit der die Planung umgesetzt wird.

Bei der Krankenhausplanung arbeiten die Länder eng mit den Krankenhäusern und Krankenkassen zusammen und bemühen sich um einvernehmliche Regelungen. Nach den geltenden Regelungen sind die Krankenhausträger und die Krankenkassen an der Planung jedoch nur nachrangig beteiligt, obwohl sie von den Entscheidungen unmittelbar betroffen sind, denn die Folgen von Fehlplanungen sind von ihnen über höhere Betriebskosten zu tragen. Ihre Mitwirkung beschränkt sich auf ein Anhörungsrecht und auf die Möglichkeit, gegen die Entscheidungen der zuständigen Landesbehörde zu klagen. Allerdings können die Krankenhäuser und Krankenkassen eine gegenüber dem Krankenhausplan geringere Bettenzahl vereinbaren, soweit die Leistungsstruktur des Krankenhauses nicht verändert wird (§ 109 SGB V). Diese Möglichkeit ist faktisch so gut wie nie genutzt worden und wohl auch wenig aussichtsreich, weil die staatliche Planbehörde zustimmen müsste, dass ihre Planungen falsch sind.

Grundlage der Krankenhausplanung ist in den meisten Ländern die aus den 1960er Jahren stammende »analytische Bettenbedarfsformel« (»Hill-Burton-Formel« basierend auf dem im Jahr 1947 verabschiedeten US-amerikanischen »Hospital Survey and Construction Act«), mit der anhand der nachfolgenden Kriterien der Bettenbedarf (BB) ermittelt wird (Deutsche Krankenhausgesellschaft 2021b, S. 26 f.):

- Zahl der Einwohnerinnen und Einwohner (E),
- Krankenhaushäufigkeit (KH), d. h. die Krankenhausaufnahmen je 1.000 Einwohnerinnen und Einwohner pro Jahr,
- durchschnittliche Verweildauer (VD), wobei Aufnahme- und Entlassungstag zusammen als ein Tag gezählt werden, und
- erwünschter Bettennutzungsgrad (BN).

Formal kann der Bettenbedarf nun wie folgt kalkuliert werden:

$$BB = \frac{E \times KH \times VD \times 100}{BN \times 1.000 \times 365}$$

Der Bettenbedarf wird dabei nach Fachrichtungen differenziert. Bei den Zahlen handelt es sich teilweise um Ist-Zahlen, teilweise um prognostizierte Werte. Der erwünschte Bettennutzungsgrad ist dagegen eine normierte Größe.

Beträgt die Bevölkerungszahl einer Region z. B. 1 Mio. Personen, die Krankenhaushäufigkeit 200 Fälle auf 1.000 Einwohnerinnen und Einwohner, die durchschnittliche Verweildauer 7 Tage und der erwünschte Bettennutzungsgrad 85 %, so errechnet sich ein Bettenbedarf von zum Beispiel:

$$BB = \frac{1.000.000 \times 200 \times 7}{0,85 \times 1.000 \times 365} = 4.513 \text{ Betten}$$

Bei der Krankenhausplanung gilt als Richtschnur, dass die für die Sicherstellung der Krankenhausversorgung des Landes als notwendig erachteten Kapazitäten i. d. R. zu 85 % ausgelastet sein sollten. Dieser Überhang schafft einen Puffer für saisonale Schwankungen, Epidemien und unerwartete Notfälle. Die durchschnittliche Bettenauslastung in Deutschland ist demgegenüber kontinuierlich gesunken. Im Jahr 1998 lag sie noch bei 82,3 %, 2019 nur noch bei 77,2 % (Deutsche Krankenhausgesellschaft 2021a), was die Wirtschaftlichkeit belastet, aber in einem Entgeltsystem auf der Basis von Fallpauschalen keine direkten Auswirkungen auf das Budget hat, weil nicht Zielzahlen für Betten verhandelt werden, sondern Fallzahlen, die zu Ausgleichszahlungen führen, wenn sie über- oder unterschritten werden. Das Bett ist aber in den meisten Fällen immer noch die relevante Plangröße in den Landeskrankenhausplänen, die für jedes Plankrankenhaus den Standort und abteilungsscharf die Zahl der Betten festlegen. Krankenhausplanung ist allerdings eine rollierende Planung und die Planungszeiträume werden immer kürzer, so dass darüber eine relativ hohe Anpassungsfähigkeit gegeben ist. Nicht ohne Grund betonen Kritikerinnen und Kritiker, dass die Krankenhausplanung nur nachvollzieht, was Ergebnis des Wettbewerbs unter Krankenhäusern ist, und deshalb auf sie verzichtet werden könne. Der Staat solle sich darauf beschränken, die Qualität der Krankenhäuser zu überprüfen, aber ansonsten auf den Wettbewerb vertrauen (Ebsen 2007, S. 118 ff.).

Der Verzicht auf eine quantitative Planung verkennt allerdings die Rolle des Krankenhausplanes als Ressortplanung für die mittelfristige Finanzplanung der Länder, in der objektbezogen die Mittel für Krankenhausinvestitionen festgelegt werden. Sie umfasst eine fünfjährige Planungsperiode, die bezogen auf das laufende Haushaltsjahr einen um drei Jahre längeren Planungshorizont hat. Solange es die duale Krankenhausfinanzierung gibt, wird es deshalb auch in irgendeiner Form eine Krankenhausplanung geben müssen. Ob sie so detailliert sein muss wie gegenwärtig, nämlich nach Standorten und medizinischen Fachrichtungen und unter Vorgabe der Bettenzahl, ist eine andere Frage, die eher zu verneinen ist. In der Zukunft könnte es eher eine Rahmenplanung sein, die Standorte vorgibt, aber die Feinsteuerung den Krankenhäusern und Krankenkassen überlässt. Der Staat muss dann allerdings ein neues Instrumentarium entwickeln, um zu überprüfen, ob die Versorgungsverträge zwischen den Selbstverwaltungspartnern den absehbaren Bedarf in der Region decken. Dazu können Bedarfsplanungen auf der Basis von DRGs eine zentrale Rolle spielen, aber letztlich wird auch bei einer Leistungsplanung zu entscheiden sein, welcher Teil der Leistungen ambulant und welcher Teil stationär erbracht werden muss (Robra et al. 2004, S. 137 ff.). Die zweite Herausforderung an die Länder wird deshalb sein, dass sie ihren Sicherstellungsauftrag nur erfüllen können, wenn sie auch die Entwicklung des ambulanten Sektors, der Rehabilitation und der Langzeitpflege in ihre Planung einbeziehen. Dazu sind die durch das GKV-Versorgungsstrukturgesetz in 2012 gebildeten Landesausschüsse nach § 90 Abs. 4 SGB V, in denen Leistungserbringende, Kassen und Vertreterinnen und Vertreter des Landes beteiligt sind – eine nützliche Institution, wenn sie entsprechend genutzt wird. Die richtige Forderung, die bisherige, sehr starke sektorale Trennung in der medizinischen Versorgung zu überwinden, muss auch Konsequenzen für die Planung haben. Jeglicher Verzicht auf Planung und die Hoffnung, der Wettbewerb würde zu einer ausreichenden Versorgung führen, verkennt, dass Marktmechanismen eben nicht auf den Gesundheitssektor übertragen werden können, dass es aber sehr wohl ökonomische Interessen gibt, die eine einzelwirtschaftliche Optimierung anstreben, aber nicht automatisch dazu führen, dass die stationäre Versorgung einer Region gewährleistet ist.

Als Reformansätze werden vorgeschlagen, die duale Finanzierung zu Gunsten einer monistischen Finanzierung aufzugeben und die staatliche Planung auf eine indikative, also lediglich orientierende Rahmenplanung zu reduzieren. Bei einer monistischen Finanzierung übernehmen die Kostenträger, also die Krankenkassen, zusätzlich zu den Betriebskosten auch die Investitionskosten.

Was die Planungsfunktion angeht, so könnte der Staat sich auf eine indikative Planung zurückziehen, unter Einbeziehung anderer Versorgungsbereiche (Sachverständigenrat für die Konzertierte Aktion im Gesundheitswesen 1992, Ziff. 236).

Die konkrete Planung wäre dann Gegenstand der Verhandlung zwischen den Krankenhäusern und Krankenkassen. Der Staat könnte alternativ den Sicherstellungsauftrag an die Krankenkassen übertragen, was aber wenig sinnvoll ist, weil die Krankenkassen untereinander im Wettbewerb stehen und insbesondere in der Zukunft versuchen werden, sich durch Versorgungsverträge mit einzelnen Krankenhäusern zu profilieren.

Auch der Übergang zu einer monistischen Finanzierung ist schwierig, weil die Krankenhäuser in eine neue Finanzierungsphase mit einer ganz unterschiedlichen Investitionsausstattung starten. Ein Krankenhaus ist vielleicht im letzten Jahr neu gebaut worden, ein anderes hat vor zwanzig Jahren die letzte Grundsanierung erlebt. Ein sofortiger Übergang auf Zuschläge für Investitionen zu den Fallpauschalen, was langfristig eine gute Lösung wäre, scheidet deshalb aus, sollen die Wettbewerbsunterschiede nicht auf Dauer festgeschrieben werden, sondern es wird einen längeren Prozess des Übergangs geben müssen, in dem über Einzelinvestitionen zu entscheiden ist. Es ist schwer vorstellbar, dass dies allein die Krankenkassen oder die Selbstverwaltung insgesamt entscheiden können, wenn man Wettbewerb unter Kassen und Krankenhäusern will. Insofern sollten die Methoden der Krankenhausplanung fortentwickelt werden, indem insbesondere die Möglichkeiten der DRGs genutzt werden, aber sie sollten nicht ersatzlos entfallen. Die Qualität der Ergebnisse hängt entscheidend davon ab, in welchem Verfahren sie erstellt werden: Die Partizipation der Beteiligten mit ihrem jeweiligen Sachverstand, also Krankenhäuser, Verbände der Ärztinnen und Ärzte und anderer Heilberufe und der Krankenkassen ist deshalb wichtig, um die künftige Entwicklung gut abschätzen zu können und einen Konsens herzustellen, welche Kapazitäten an welcher Stelle zu welchem Zeitpunkt benötigt werden. Das entspricht einer modernen Staatsauffassung, die den Staat in einer Moderationsfunktion beim Aushandeln von Konflikten versteht, der also die »Arenen« der Diskussion und Einigung organisiert, der aber auch aus eigenmächtiger Kompetenz handeln kann, wenn es zu keiner Einigung kommt oder die Interessen der Gruppen höher bewertet werden als die Verfolgung des allgemeinen Wohls. Was das allgemeine Wohl in der Krankenversorgung ist, kann nicht allgemein bestimmt werden, sondern auch dazu bedarf es der Festlegung über demokratisch legitimierte Verfahren. Wichtig ist nur, dass der Staat am Ende über Instrumente verfügen muss, seine Ziele durchzusetzen (Böhret und Konzendorf 1997, S. 19ff.).

9 Arzneimittelversorgung

9.1 Bedeutung des Arzneimittelsektors

Die Arzneimittelversorgung gehört zu den wichtigsten Bereichen des Gesundheitssektors. Sie ist in Deutschland im Vergleich zu anderen Sektoren am stärksten marktwirtschaftlich geprägt, weil auf der Ebene der pharmazeutischen Unternehmen keine direkte Preisregulierung erfolgt. Die Produktion und der Vertrieb von Arzneimitteln sind allerdings sehr stark durch staatliche Vorgaben gesteuert. Die Auswahl und die Preise der von der GKV finanzierten Medikamente werden zudem durch eine Vielzahl von Regulierungen indirekt beeinflusst und sind zentrale Diskussionspunkte bei allen Gesundheitsreformen, weil sie einen großen Einfluss auf die Ausgabensteigerungen und Beitragssätze in der GKV haben. In Deutschland sind die Ausgaben für Arzneimittel in der gesetzlichen Krankenversicherung (GKV) von 30,3 Mrd. € im Jahr 2010 auf 41,0 Mrd. € im Jahr 2019 gestiegen, was 17,1 % der Gesamtausgaben der GKV entspricht. Der Arzneimittelumsatz in Apotheken, Drogerie- und Verbrauchermärkten (rezeptpflichtige und rezeptfreie Präparate) belief sich im Jahr 2019 auf knapp 59 Mrd. € (Bundesministerium für Gesundheit 2022). Der Stellenwert der Arzneimitteltherapie ist jedoch noch größer. Zum einen ist in den für die GKV ausgewiesenen Ausgaben lediglich die Erstattung für die zu Lasten der Krankenkassen verordneten Arzneimittel aus öffentlichen Apotheken enthalten. Hinzu kommen die Eigenanteile der Patientinnen und Patienten, die selbstgekauften Arzneimittel und die in Krankenhäusern verwendeten. Zum anderen prägt die Arzneimitteltherapie das Verhältnis zwischen Ärztinnen und Ärzten sowie Patientinnen und Patienten und auch den Umgang der Patientinnen und Patienten mit ihrer Krankheit oft in entscheidendem Maße:

- Etwa 60 % aller ambulanten ärztlichen Konsultationen führen zu einer Arzneimittelverordnung, so dass täglich etwa 2,8 Mio. arzneimittelbezogene Entscheidungen getroffen werden (Glaeske 2007, S. 347 ff.).
- Dies resultiert daraus, dass für die Ärztinnen und Ärzte die Verordnung eines Medikaments eine schnelle, ökonomische und wenig aufwendige Therapieform ist, mit der sie den Patientinnen und Patienten den Eindruck einer direkten, sofortigen, kompetenten Hilfe vermitteln können. Sie können dabei auf den medizinischen Sachverstand, die Fertigungstechnik und die Qualitätssicherung anderer, nämlich der pharmazeutischen Industrie, der Apothekerinnen und Apotheker sowie der Zulassungsbehörden, zurückgreifen und entlasten sich in-

sofern teilweise von Risiken und Komplikationen eigener unmittelbarer Leistungen.
- Der Einsatz von Arzneimitteln hat sowohl in der Vergangenheit als auch in der Gegenwart zum Teil unbestreitbare Erfolge gezeigt und hat – zusammen mit der Chirurgie – das heutige naturwissenschaftliche Bild der Medizin entscheidend mitbegründet (Enquête-Kommission 1990, S. 242). Insbesondere die Fortschritte in der Forschung und Entwicklung, z. B. bei Biopharmazeutika zur Behandlung von Autoimmun- und Krebserkrankungen, die zu zielgerichteten Therapien führen und nicht ausschließlich auf symptomatische Behandlung ausgerichtet sind, konnten dazu beitragen, dass nun oftmals Therapieoptionen für bislang unheilbare Krankheiten existieren (Kesik-Brodacka 2018, S. 306 ff.).
- Eine Arzneimitteltherapie wird von Patientinnen und Patienten vielfach als weniger belastend empfunden als konkurrierende Therapieformen, also etwa chirurgische Eingriffe oder einschneidende Veränderungen in der Lebensführung; sie sichert zudem in gewissen Grenzen eine autonome, aktive Beteiligung an der Therapie und beeinträchtigt Mobilität und Fortführung des alltäglichen Lebens meist wenig.

9.2 Der Arzneimittelmarkt und seine Besonderheiten

9.2.1 Marktabgrenzung

Arzneimittel sind alle Stoffe oder Stoffzusammensetzungen, die als Mittel zur Heilung oder Verhütung menschlicher oder tierischer Krankheiten bezeichnet werden; weiterhin alle Stoffe oder Stoffzusammensetzungen, die für ärztliche Diagnosen, zur Wiederherstellung, Besserung oder Beeinflussung der menschlichen und tierischen Körperfunktionen bestimmt sind (EG-Richtlinie 65/65/EWG; siehe auch § 2 Arzneimittelgesetz). Diese Definition ist relativ weit gefasst und wird im Arzneimittelgesetz (AMG) weiter präzisiert und insbesondere gegenüber Lebens- und Genussmitteln, Mitteln zur Körperpflege und Kosmetika abgegrenzt. Sie dient zunächst nur arzneimittelsicherheitsrechtlichen Zwecken, indem Stoffen, die dieser Definition genügen, besondere Verpflichtungen bei der Marktzulassung, Vermarktungsbeschränkungen (Apothekenpflicht, Rezeptpflicht, Werbebeschränkungen etc.), eine Überwachung möglicher Schäden etc. auferlegt werden. Auf der anderen Seite ist die Anerkennung als Arzneimittel eine notwendige Voraussetzung für die Finanzierung zu Lasten der GKV. Daher kann – in bestimmten Grenzen – die Einordnung und Zulassung eines Stoffes als Arzneimittel im Sinne des AMG Gegenstand strategischer Unternehmensentscheidungen für das Marktverhalten von Bedeutung und dabei zwischen Unternehmen und Behörde strittig sein.

Für markttheoretische bzw. wettbewerbspolitische Fragestellungen ist die sachliche Marktabgrenzung weiter zu präzisieren. Nach dem Substitutionskonzept fasst man Güter zu einem Markt zusammen, die aus der Sicht der Nachfragenden als austauschbar angesehen werden. Demzufolge ist der gesamte Arzneimittelmarkt zum einen in Teilmärkte für einzelne Indikationen bzw. Indikationsgruppen aufzuteilen, da zwischen diesen keine Substitutionsbeziehungen bestehen. Ein Diabetespräparat eignet sich nicht zur Behandlung von onkologischen Krankheitsbildern. Solche Abgrenzungen sind aber nicht einfach und nicht immer schlüssig, da es eine Reihe zusammenhängender und unspezifischer Indikationen gibt und einzelne Medikamente in mehreren Indikationsgebieten eingesetzt werden können. So wurde beispielsweise der ursprünglich für Pilzinfektionen entwickelte Wirkstoff Ketoconazol im Zuge eines »Drug Repurposing« im Jahr 2014 für die Behandlung des endogenen Cushing-Syndroms neu zugelassen (Balzulat und Schmidtko 2020).

Zum anderen gehören nach dem Substitutionskonzept grundsätzlich alle konkurrierenden Therapiekonzepte für eine bestimmte Indikation zu einem Markt, ggf. also auch nicht-medikamentöse Therapien, wie etwa chirurgische Eingriffe (z. B. bei bestimmten rheumatischen Erkrankungen), Krankengymnastik oder Anpassung der Ernährungsgewohnheiten (z. B. Typ-II-Diabetes). Tatsächlich kommen aber die nicht-medikamentösen Therapien oft nur begrenzt als Substitute in Frage, da sie oft nur auf Spezialfälle anwendbar sind und unter Umständen hohe Anforderungen an die Mitwirkung der Patientinnen und Patienten (»Compliance«) stellen. Der Medikamentenverordnung kommt ein hoher Stellenwert im Verhältnis zwischen Ärztin/Arzt und Patientin/Patient zu. Es ist daher anzunehmen, dass die Substitutionselastizitäten, insbesondere die Kreuzpreiselastizitäten, zwischen medikamentösen und nicht-medikamentösen Therapien zu gering sind, als dass eine entsprechende Ausweitung der Marktabgrenzung zu rechtfertigen wäre.

Die räumliche Marktabgrenzung, ebenfalls nach dem Substitutionskonzept, hängt im Wesentlichen von Art und Umfang der Transportwege und der Handelsbeziehungen ab. So weist der Arzneimittelmarkt eine zunehmende internationale Integration mit hohen und wachsenden Im- und Exporten auf. Direkte Handelspartner für Fertigarzneimittel sind überwiegend westliche Industriestaaten (z. B. Schweiz und die USA), die Grundstoffe werden aber auch aus Schwellenländern importiert und dann weiterverarbeitet. Die Daten sind durch die im internationalen Vergleich stark streuenden Preisstrukturen verzerrt. Auch ist der internationale Handel mit Pharmazeutika dadurch begrenzt, dass für das Inverkehrbringen oftmals eine nationale Zulassung nach unterschiedlichen Zulassungsanforderungen erforderlich ist. Zumindest im europäischen Bereich wurden die Voraussetzungen für die gegenseitige Anerkennung von Zulassungen und für die Angleichung der Anforderungen ständig verbessert. Innerhalb der Europäischen Union können die pharmazeutischen Unternehmen in Abhängigkeit des zuzulassenden Wirkstoffes zwischen einer zentralisierten Zulassung im gesamten europäischen Wirtschaftsraum (»Centralised Procedure«, Verordnung (EG) Nr. 726/2004) über die zuständige Behörde (d. h. European Medicines Agency (EMA) mit Sitz in Amsterdam) bzw. einer dezentralen Zulassung in den gewünschten EU-Mitgliedstaaten (»Decentralised Procedure«, Art. 28–29 der Richtlinie 2001/83/EG) wählen, oder sie beantragen, dass ein nach dem nationalen Recht eines Mitgliedsstaates (»Referenzstaat«) zugelassenes

Medikament auch in einem anderen Mitgliedsstaat anerkannt wird (»Mutual Recognition Procedure«). Das entspricht der »Regulierungsphilosophie« des EU-Binnenmarktes, die seit der Präsidentschaft der EU-Kommission von Jacques Delors (1985–1995) keine Harmonisierung der einzelstaatlichen Gesetze anstrebt, sondern die wechselseitige Anerkennung der nationalen Regelungen.

Die zeitliche Marktabgrenzung spielt keine wesentliche Rolle, da Angebote aus vergangenen oder künftigen Perioden das aktuelle Marktgeschehen kaum beeinflussen. Es gibt aber Ausnahmen: Beispielsweise wirkt sich die Ankündigung neuer Regelungen zur Kostendämpfung im Gesundheitswesen oder über das Ausmaß von Selbstbeteiligungen regelmäßig in Hortungsversorgungen aus. So stiegen die Arzneimittelausgaben im vierten Quartal 2003 steil an, weil ab dem 01.01.2004 die Zuzahlungen bei vielen Medikamenten teurer wurden oder sie ganz aus dem Leistungskatalog der GKV gestrichen wurden (»nicht-verschreibungspflichtige Medikamente«). Die Größenordnung der vorgezogenen Ausgaben wurde auf 630 Mio. € geschätzt (Klauber und Selke 2005, S. 29 ff.).

Grenzt man Märkte nach dem Industriekonzept ab, so stellt man vor allem auf die Ähnlichkeit der Produktionstechnologien ab, die die Hersteller verwenden. Dann wird der Übergang zu anderen Produkten der chemischen Industrie oder der Agrarindustrie fließend, die im weiteren Sinne den körperlichen Zustand von Menschen beeinflussen, nicht aber der Krankheitsbehandlung dienen. Gemeint sind z. B. Nahrungsergänzungsmittel, Kräutertees, Badezusätze, Stärkungsmittel und andere Mittel zu Besserung des Wohlbefindens.

9.2.2 Vertriebswege und Marktsegmente

Der Arzneimittelmarkt kennt eine Vielzahl von Vertriebswegen von der Herstellung bis zur Auslieferung an die Patientinnen und Patienten, die teilweise durch sozial- und arzneimittelrechtliche Vorgaben definiert werden. Zu unterscheiden sind zunächst die Hauptebenen Hersteller, Großhandel und Einzelhandel, zwischen denen eine Reihe von Verzahnungen und Überschneidungen bestehen.

Als Hersteller dominieren in- und ausländische pharmazeutische Unternehmen mit der Produktion von Fertigarzneimitteln. Niedergelassene Apotheken und Krankenhausapotheken haben vor hundert Jahren in großem Umfang Medikamente selber hergestellt (sog. Rezepturen) und tun dies immer noch, aber heute spielt dieser Anteil am Umsatz keine große Rolle mehr. Eine Ausnahme bilden einige Krebsmedikamente. Im Jahr 2019 wurden für die GKV-Versicherten auf Basis ärztlicher Verordnungen knapp 13 Mio. Rezepturen hergestellt (Bundesvereinigung Deutscher Apothekerverbände 2021, S. 10).

Apotheken nehmen hauptsächlich die zentrale Rolle der Distribution von Arzneimitteln wahr. Sie erfüllen damit einen öffentlichen Versorgungsauftrag, der ihnen in Form der Apothekenpflichtigkeit von Medikamenten einerseits Privilegien verschafft, aber andererseits auch mit Pflichten verbunden ist (z. B. Vorratshaltung zur schnellen Verfügbarkeit eines Medikamentes). Am Ende der Vertriebswege stehen in der Auslieferung an Patientinnen und Patienten die niedergelassenen Apotheken, die Krankenhausapotheken sowie die Ärztinnen und Ärzte (Ärztemuster, direkte Medikation z. B. bei Spritzen), aber auch der allgemeine Einzelhandel (z. B. Drogerien bei nicht-apothekenpflichtigen Medikamenten). Die pharmazeutische Industrie in Deutschland produzierte im Jahr 2019 einen Produktionswert (Umsatz minus Vorleistungen) von 31,1 Mrd. € (2010: 26,9 Mrd. €) (Bundesverband der Pharmazeutischen Industrie 2020, S. 8). Gemessen am Umsatz (in Mio. US-Dollar) ist Deutschland hinter den USA, China und Japan der viertgrößte Pharmamarkt der Welt (Bundesverband der Pharmazeutischen Industrie 2020, S. 39). Deutschland ist nicht mehr die »Apotheke der Welt«, aber es werden immer noch deutlich mehr Medikamente exportiert als importiert (hauptsächlich aus der Schweiz, den USA sowie den Niederlanden) (Bundesverband der Pharmazeutischen Industrie 2020, S. 11). Im Jahr 2019 gab es 546 pharmazeutische Betriebe mit 143.166 Beschäftigten (Bundesverband der Pharmazeutischen Industrie 2021a, S. 6 und 9). Die Branche ist hoch konzentriert: So entfallen auf die zehn größten Unternehmen bereits 42 % des Umsatzes im Apothekenmarkt (Tebroke 2021). Der hohe Produktionswert, die Zahl der Beschäftigten und der wirkungsmächtige Lobbyismus der Pharmaindustrie, in der Arbeitgebende und Gewerkschaften in der Regel an einem Strang in die gleiche Richtung ziehen, machen die Branche zu einem wichtigen »Player« in der Gesundheitspolitik. Dabei geht es nicht nur um die Innovationskraft der Unternehmen und eine bestmögliche Versorgung mit Medikamenten, sondern immer auch um Industriepolitik im nationalen und internationalen Kontext.

Der größte Teil des Inlandsumsatzes gelangt über den Großhandel in den Endverkauf. Der Großhandel hat bei Auslieferung über Apotheken eine starke Position, u. a. wegen der dort wahrgenommenen Lagerhaltungsfunktion und wegen des Mehrbesitzverbots bei Apotheken, das die Bildung von Apothekenketten verhindert, die als Direktverhandlungspartner für die Industrie interessant wären. Das Mehrbesitzverbot wurde zwar gelockert, so dass Apothekerinnen und Apotheker nun eine Apotheke und bis zu drei Filialapotheken betreiben dürfen (§ 1 Abs. 2 ApoG), aber die Bildung von Apothekenketten, die einen Wettbewerbsdruck ausüben würden, ist damit nicht möglich. Das deutsche Recht wurde vom Europäischen Gerichtshof mit seinem Urteil vom 19.05.2009 als mit dem Gemeinschaftsrecht vereinbar anerkannt. Das Urteil wurde im Hinblick auf die Binnenmarktfreiheiten von vielen Fachleuten nicht erwartet, entspricht aber der Logik, dass die Organisation der Krankenversorgung den Mitgliedsstaaten obliegt. Am 19.10.2016 hat der Europäische Gerichtshof ein Urteil zu Versandapotheken gefällt (Rechtssache C-148/15), dass das Verbot für Versandapotheken, ihren Kundinnen und Kunden Boni und Preisnachlässe zu gewähren, als unvereinbar mit den Binnenmarktfreiheiten erklärt, weil es Versandapotheken mit Standort im EU-Ausland benachteilige. Der damalige Bundesgesundheitsminister Hermann Gröhe (CDU) hatte sich der Argumentation der deutschen Apothekerinnen und Apotheker angeschlossen, dass eine Umsetzung des Urteils die Sicherheit der Arzneimittelversorgung, insbesondere im ländlichen Raum, bedeuten würde. Er strebte ein Verbot des Versandhandels für Medikamente an. Damit wäre zwar eine Diskriminierung deutscher Versandapotheken gegenüber der ausländischen Konkurrenz abgewendet, aber es wäre auch ein Verzicht auf Wettbewerb, was nicht im Interesse der Verbraucherinnen und Verbraucher liegt. Die SPD als Partner in der Großen Koalition hatte dem Verbot des Versandhandels widersprochen und sich stattdessen für differenzierte Apothekenzuschläge ausgesprochen, um die Versorgung zu sichern. Durch das »Gesetz zur Stärkung der Vor-Ort-Apotheken« (VOASG), das am 15.12.2020 in Kraft getreten ist, findet der lange Diskurs über die Versandapotheken und die Preise von verordnungspflichten Präparaten zunächst ein Ende. So sind nun auch ausländische Versandapotheken verpflichtet, die deutsche Preisbindung für rezeptpflichtige Arzneimittel zu akzeptieren, wenn entsprechende Rezepte von GKV-Versicherten eingereicht werden.

Neben den Apotheken sind die Krankenhausapotheken weitere Abnehmer, die für die Arzneimittelhersteller ein wichtiges Marktsegment darstellen, weil die im Krankenhaus verordneten Medikamente im Entlassungsbrief an die niedergelassenen Ärztinnen und Ärzte aufgeführt werden und damit häufig weiter verordnet werden, wenn die Patientinnen und Patienten damit gute Erfahrungen gemacht haben. Deshalb erhalten Krankenhausapotheken erhebliche Preisnachlässe, weil ein neues, teures Medikament darüber gut im Markt platziert werden kann. Dieser preissteigernden Wirkung stehen aber auch Kostensenkungen gegenüber, die durch neue Medikamente an der Schnittstelle zwischen ambulantem und stationärem Sektor erzielt werden, denn die kürzere Verweildauer im Krankenhaus ist auch innovativen Medikamenten zu verdanken, insbesondere in der Krebstherapie und nach Transplantationen.

Innerhalb des ambulanten Sektors ist das Inverkehrbringen von zugelassenen Arzneimitteln je nach Gefährdungspotential an bestimmte weitere rechtliche Voraussetzungen geknüpft, die zu Marktzutrittsbeschränkungen für neue Arzneimittel führen können (▶ Kap. 9.2.3). Zu diesen Voraussetzungen gehören insbesondere die Verschreibungs- und die Apothekenpflicht. Die EU-Richtlinie 92/26/EWG belässt die Entscheidung über Verschreibungs- und Apothekenpflicht bei den Mitgliedstaaten.

Die §§ 43 ff. Arzneimittelgesetz (AMG) sehen vor, dass im ambulanten Bereich Arzneimittel grundsätzlich nur von Apotheken im Einzelhandel abgegeben werden dürfen. Basis für den Apothekenabgabepreis ist der Herstellerabgabepreis. Die Komponenten der Verkaufspreise der Apotheken für Arzneimittelpreise in der GKV (Fertigarzneimittel) sind (Bundesvereinigung Deutscher Apothekerverbände 2021, S. 30, i. V. m. AMPreisV):

	Abgabepreis des pharmazeutischen Unternehmens (ApU)
+	Großhandelshöchstzuschlag (3,15% auf ApU (max. 37,80 €) + 0,70 €
=	**Apothekeneinkaufspreis (AEP)**
+	Apothekenzuschlag (3% auf AEP + 8,35 €)
+	Notdienstzuschlag (0,21 €)
+	Förderzuschlag für pharmazeutische Dienstleistungen (0,20 €)
=	**Netto-Apothekenverkaufspreis (Netto-AVP)**
+	Mehrwertsteuer (19% auf Netto-AVP)
=	**Brutto-Apothekenverkaufspreis (Brutto-AVP)**
–	Gesetzliche Zuzahlungen der Versicherten (10% vom Brutto-AVP)
–	Gesetzlicher Apothekenabschlag (1,77 €; 2 € vom 01.02.2023–31.01.2025)
–	Gesetzlicher Herstellerabschlag (bei nicht festbetragsgebundenen Arzneimitteln 7% (12% vom 01.01.2023–31.12.2023) vom ApU bei patentgeschützten

Originalen und 16% bei Generika; bei festbetragsgebundenen Arzneimitteln 10%; falls der Arzneimittelpreis 30% unterhalb des Festbetrags liegt, entfällt der Herstellerabschlag (§ 130a SGB V))

= **Effektive Ausgaben der GKV (ohne Berücksichtigung von Rabattverträgen)**

Die Ausgaben der GKV im Jahr 2019 beliefen sich auf 35,4 Mrd. €, davon entfielen 65,7% auf die pharmazeutische Industrie, 16% auf die Mehrwertsteuer, 15,1% auf die Apotheken sowie 3,2% auf den pharmazeutischen Großhandel (Bundesvereinigung Deutscher Apothekerverbände 2021, S. 34). Eine Besonderheit in Deutschland ist, dass auf Medikamente der volle Mehrwertsteuersatz von 19% erhoben wird, was im internationalen Vergleich die große Ausnahme ist. Nur Dänemark (25%) und Bulgarien (20%) hatten im Jahr 2020 in der Europäischen Union einen höheren Steuersatz (Bundesvereinigung Deutscher Apothekerverbände 2021, S. 87). Zahlreiche Länder (z. B. Italien, Finnland, Österreich, Niederlande) erheben auf (verschreibungspflichtige) Arzneimittel nur einen reduzierten Mehrwertsteuersatz. Ärztinnen und Ärzte sowie Krankenhäuser sind hingegen von der Mehrwertsteuer befreit, worin keine stringente Logik zu erkennen ist. »Der Zweck der Mehrwertsteuer besteht darin, einen Teil aus der kommerziellen Tätigkeit herauszunehmen und sicherzustellen, dass alle kommerziellen Transaktionen gerecht besteuert werden [...]. Den Verkauf von Medikamenten aus der Sicht der Patienten als eine rein kommerzielle Transaktion zu betrachten, verfehlt jedoch den Sinn. Millionen von Patienten benötigen täglich bestimmte verschreibungspflichtige Medikamente, und andere sind auf die Hilfe von rezeptfreien Medikamenten angewiesen, um Schmerzen zu lindern oder Probleme zu behandeln, die keine professionelle medizinische Behandlung erfordern.« (Wirtz 2020). Aber Steuersysteme sind eben nicht immer logisch, sondern historisch gewachsen, und jede Änderung führt zu Verteilungskonflikten. Im Fall des Wegfalls oder der Reduzierung der Mehrwertsteuer wäre der Staatshaushalt der Verlierer.

Der § 48 AMG ermächtigt das zuständige Bundesministerium per Rechtsverordnung, die Verschreibungspflicht für solche Arzneimittel zu bestimmen, die ohne ärztliche Aufsicht auch bei bestimmungsgemäßem Gebrauch ein medizinisch unvertretbares Gefahrenpotential darstellen. Für bestimmte suchtgefährdende Stoffe werden ferner durch das Betäubungsmittelgesetz Abgabebeschränkungen festgelegt.

Aufgrund sozialrechtlicher Regelungen (SGB V) wird ein Teil der ambulant eingesetzten Medikamente von den gesetzlichen Krankenkassen erstattet, sofern sie ärztlich verordnet werden. In diesem Zusammenhang ist auf eine sorgfältige Unterscheidung der Begriffe Verordnung (begründet einen Anspruch auf Bezahlung durch die Kasse) und Verschreibung (ermöglicht den Bezug von Arzneimitteln, die nach dem AMG verschreibungspflichtig sind) zu achten. Es können auch Arzneimittel verordnet werden, die nicht verschreibungspflichtig sind oder auf Privatrezept verschrieben werden, wenn sie nicht verordnungsfähig sind.

Ferner ist das Marktsegment für Selbstmedikation von Bedeutung. Der Begriff der Selbstmedikation (»Over-the-Counter«, OTC) wird uneinheitlich gebraucht. Die Abgrenzung zur ärztlich veranlassten Medikation erfolgt entweder nach dem Kriterium der Finanzierung durch Kassen oder durch die Patientinnen und Patienten

9.2 Der Arzneimittelmarkt und seine Besonderheiten

oder nach dem der Auswahl einer Arznei durch Ärztin/Arzt oder Patientin/Patient. Es ergeben sich die in Tabelle 9.1 dargestellten Fälle (▶ Tab. 9.1).

Tab. 9.1: Begriffsabgrenzung Selbstmedikation

		Finanzierung durch	
		Patient/-in	Krankenkasse
Auswahl durch	Patient/-in	Selbstmedikation i. e. S. (bei Verschreibungspflicht mit Privatrezept)	Durch Patient/-in initiierte ärztliche Verordnung (Wunschmedikation)
	Arzt/Ärztin	Ärztlich initiierte Selbstmedikation (bei Verschreibungspflicht mit Privatrezept)	Ärztliche Verordnung

Auf die sogenannten OTC-Präparate, die rezeptfrei, aber apothekenpflichtig oder freiverkäuflich sind, entfiel im Jahr 2020 ein Umsatz von 6,7 Mrd. €. Von immer noch relativ geringer Bedeutung ist der Vertrieb von verschreibungspflichtigen Arzneimitteln über den Versandhandel (Bundesvereinigung Deutscher Apothekerverbände 2021, S. 20). Er ist seit der Gesundheitsreform 2003 zulässig und könnte insbesondere dann ein größeres Volumen erreichen, wenn in Verträgen zwischen Kassen und Versandapotheken (die Bestellungen müssen nicht zwingend über das Internet getätigt werden) Rabatte vereinbart werden und die Qualität gesichert ist. Gerade bei chronisch Erkrankten, die über einen langen Zeitraum eine planbare Menge von Medikamenten benötigen und bei denen der Beratungsbedarf eher gering ist, liegt hier ein Einsparpotential für die GKV. Auf diesen Markt zielen ausländische Versandhändler, deshalb hat das Urteil des Europäischen Gerichtshofes zur Unzulässigkeit der Preisbindung vom Oktober 2016 bei den inländischen Apotheken so großen Protest ausgelöst.

Die Versandapotheken profitieren gegenüber den traditionellen Vertriebswegen durch geringere Lagerhaltungs- und Vertriebskosten. Auch durch die Beschränkung des Sortiments können Kostenvorteile entstehen, die den öffentlichen Apotheken verwehrt sind, weil diese die gesetzliche Pflicht haben, auch kurzfristig alle Arzneimittel bereitzustellen. Als Ergebnis des Wettbewerbs mit dem Versandhandel und seinen Möglichkeiten der »Rosinenpickerei« (»Cream Skimming«) könnte die Wirtschaftlichkeit der bestehenden Apotheken und eine ausreichende Versorgung gerade in dünn besiedelten Gebieten gefährdet werden. Dies ist einer der Gründe, warum die Interessenverbände der Apothekerinnen und Apotheker gegen die Auflösung des Vertriebsmonopols opponieren. Ihr zweiter Einwand ist die fehlende Beratung der Patientinnen und Patienten und eine mangelhafte Sicherheit bei der Verteilung der Medikamente. Die bisherigen Erfahrungen mit Internetapotheken, z. B. beim ehemaligen Marktführer DocMorris mit Firmensitz in den Niederlanden, zeigen aber, dass Lösungen möglich sind, die nicht schlechter sind als der Status quo. Auch in den öffentlichen Apotheken werden Medikamente über Botinnen und Boten ausgeliefert oder an von den Patientinnen und Patienten beauftragte Personen ausgehändigt. Die persönliche Beratung der verschreibenden Ärztinnen und Ärzte sowie der Patientinnen und Patienten ist sicherlich ein richtiger Anspruch, aber nicht tägliche Realität.

Apothekenschließungen sind als eine Folge stärkeren Wettbewerbs nicht auszuschließen, aber umgekehrt kann es nicht Aufgabe der GKV sein, unwirtschaftliche Vertriebsformen zu subventionieren (Paetow 2002, S. 175 ff.). Ein Versorgungsproblem kann es schon jetzt in ländlichen Regionen geben, aber offensichtlich nicht in den Städten, wo mehrere Apotheken in kurzem Abstand keine Seltenheit sind. Mit 18.753 Apotheken (2020) existieren in Deutschland mehr Apotheken als Bäckerläden (10.181 in 2020) (Bundesvereinigung Deutscher Apothekerverbände 2021, S. 15) – eine sicher mehr anekdotische Feststellung, die aber die Tendenz richtig beschreibt, dass Deutschland ein teures System der Verteilung von Arzneimitteln hat.

Der Wettbewerb würde vermutlich sehr viel intensiver werden, wenn das Mehrbesitzverbot für Apotheken endgültig aufgehoben würde. Zwar wurden hier schon Lockerungen getroffen, weil Apothekerinnen und Apotheker bis zu drei Filialapotheken besitzen dürfen (§ 1 AMG), aber erst wenn Kapitalgesellschaften für den Betrieb von Apotheken zugelassen würden und Apothekenketten in einen Wettbewerb um den lukrativen Markt eintreten dürften, wären spürbare Preissenkungen zu erwarten. Die Preisfreigabe für nicht-verschreibungspflichtige Medikamente hat ebenfalls Spielräume geschaffen, die bisher jedoch nicht zu großen Preisbewegungen geführt haben.

9.2.3 Angebotsstrukturen und Marktzugang

Der Pharmamarkt ist national und international ein ausgesprochener Wachstumsmarkt, wobei in den letzten Jahren eine Vielzahl von Fusionen stattgefunden hat. So verfügten im Jahr 2019 zehn Hersteller im gesamten GKV-Arzneimittelmarkt über einen Anteil von 33,5 % (Schröder et al. 2020, S. 91). Weltweit vereinten bereits lediglich fünf Hersteller ein Viertel des verschreibungspflichtigen Marktes auf sich, wobei Unternehmen aus den USA und der Schweiz dominieren (Evaluate 2020, S. 19). Deutschland gehört eindeutig zu den Verlierern in den Konzentrationsprozessen der letzten Jahre, wobei es keine Empirie gibt, die den Bedeutungsverlust als Ergebnis einer zu hohen Regulierung belegt. Großbritannien hat eine sehr viel striktere Steuerung der Arzneimittelpreise, aber die heimische Pharmaindustrie ist dynamischer. Eher dürfte die Ursache darin liegen, dass die ausländischen Anbieter mehr in Forschung investiert und innovative Arzneimittel entwickelt haben, wohingegen sich die deutschen Pharmaunternehmen zu stark auf Analogpräparate (Medikamente mit ähnlichen Wirkstoffen) und Generika (artgleiche Medikamente, die nach Auslaufen des Patentschutzes hergestellt werden) konzentriert haben (Nink und Schröder 2007, S. 232 und S. 238 ff.). Die starke Stellung der US-Unternehmen ist auch weniger den eigenen Aufwendungen für Forschung und Entwicklung (F&E) zu verdanken, sondern der staatlichen Forschungsförderung, die für den größten Teil der pharmazeutischen Innovationen verantwortlich ist, und dem Erwerb von Lizenzen, was auch nichts anderes ist als die Nutzung fremder Forschungsleistungen (Angell 2005, S. 75 ff.).

Auf den Teilmärkten für die einzelnen Indikationsgruppen ist die Anbieterkonzentration hoch bis sehr hoch. Die großen forschenden Hersteller haben sich meist auf bestimmte Indikationsbereiche spezialisiert und haben in einzelnen Indikationsgebieten, u. a. wegen bestehender Patente, monopolartige Marktstellungen errungen, die oftmals auch nach Patentablauf nicht durch den Marktzutritt anderer großer Hersteller gefährdet werden. Generell scheinen die großen Anbieter die Spezialisierungsgebiete gegenseitig zu respektieren, wofür nicht allein bewusster Wettbewerbsverzicht als vielmehr auch Unternehmenstraditionen und größenabhängige Kostenvorteile im F&E-Bereich ursächlich sind.

In den 1990er Jahren sind die Konzentrationsgrade durch Nachahmungswettbewerb zum Teil erheblich zurückgegangen. Dafür ist neben z. T. höherem Preisbewusstsein bei den Ärztinnen und Ärzten der Patentablauf einiger marktstarker Präparate verantwortlich. Deutschland ist weltweit in der Spitzengruppe der Verordnung von Generika: Im Jahr 2019 entfielen rund 87 % des Verordnungsvolumens (nach definierten Tagesdosen) auf Generikaprodukte, das war mehr als das Doppelte als im Jahr 2005. Das Verordnungsvolumen der patentgeschützten Arzneimittel ist hingegen im selben Zeitraum um 40 % gesunken (Schwabe und Ludwig 2020, S. 7). Der hohe Anteil der Generika am Gesamtmarkt der Fertigarzneimittel hat den Preisanstieg für Pharmazeutika stark gedämpft, weil die Kassen in diesem Marktsegment die Rabatte frei verhandeln können. Im Vergleich zum Ausland ist das deutsche Preisniveau allerdings immer noch hoch, wobei die tatsächliche Kostenbelastung für die GKV nicht mehr transparent ist, weil die Rabattverträge, die die Krankenkassen mit den Herstellern aushandeln, nicht veröffentlicht werden (Bauckmann et al. 2017, S. 181 ff.).

Die in den 1990er Jahren einsetzende weltweite Fusionswelle im Pharmabereich ist teilweise als Reaktion auf die wachsende Bedeutung der Generika zu interpretieren (Dolata 1995, S. 110 ff.). Als weitere Motive können angesehen werden:

- Verbesserung des Absatzes auf ausländischen Märkten durch Fusion mit im jeweiligen Land ansässigen Partnern.
- Rationalisierung als Antwort auf die weltweit sich verschärfende staatliche Regulierung und Kostendämpfung.
- Verbesserung der Marktzulassung von Medikamenten durch Kooperation mit ortsansässigen Firmen.
- Bündelung von Innovationspotentialen.

Insgesamt ist die Herstellerstruktur durch folgende Gruppierungen gekennzeichnet:

- Wenige große, forschende Unternehmen, meist mit der kapitalstarken Zulieferindustrie (Chemie) vertikal integriert, auf bestimmte Marktsegmente spezialisiert, dort wegen der Ausrichtung auf innovative Präparate oft in patentgeschützten monopolartigen Marktpositionen.

- Wenige große Generika-Hersteller mit der Tendenz zum Vollsortiment im patentfreien Marktsegment, meist auf umsatzstarke Teilmärkte orientiert.
- Viele kleinere Anbieter mit vorwiegend Nischenstrategien.

Wichtiger noch als die Angebotskonzentration sind für das Marktgeschehen die Marktzugangsbedingungen. Je leichter nämlich neue Konkurrenten auf einen Markt eintreten können, desto weniger können sich die etablierten Anbieter wettbewerbswidrig verhalten und desto geringer ist die Gefahr zunehmender Konzentration. Auch wenn in den letzten Jahren zunehmend ausländische Unternehmen und Generika-Anbieter auf den Arzneimittel(-teil-)märkten neu aufgetaucht sind, müssen die Marktzutrittsschranken in manchen Bereichen des Arzneimittelmarktes als hoch eingestuft werden.

Alle Hersteller, Importeure und Händler müssen über eine Herstellererlaubnis, Approbation oder eine vergleichbare Betriebszulassung verfügen, die meistens bestimmte Betriebsausstattungen und Sachkenntnisse voraussetzt. Kontingentierungen etwa der Anzahl von Apotheken gibt es in Deutschland, anders als in vielen anderen Ländern, jedoch nicht mehr.

Fertigarzneimittel dürfen nur in den Verkehr gebracht werden, wenn sie vom Bundesinstitut für Arzneimittel und Medizinprodukte (BfArM) oder durch ein europäisches Verfahren zugelassen sind (§§ 21–37 Arzneimittelgesetz). Die Zulassung ist gemäß § 1 AMG an den Nachweis gebunden von

- Qualität (gesicherter Fertigungsqualität),
- Wirksamkeit (positiver Einfluss auf die Gesundheit) und
- Unbedenklichkeit (vertretbares Verhältnis von Nutzen und Schäden).

In der Diskussion ist in Deutschland seit langem, zusätzlich zu diesen Kriterien eine »Vierte Hürde« einzuführen, die auch den Nachweis der Wirtschaftlichkeit verlangt (Wille 2002, S. 33 ff.; Rogowski 2013, S. 600 ff.). Im Ausland (z. B. Großbritannien, Australien oder Kanada) ist das bereits gängige Praxis und auch in der Gesundheitsreform 2003 stand es in den ersten Regierungsentwürfen, ist dann aber auf Druck der Pharmaindustrie im endgültigen Gesetzesbeschluss fallengelassen worden: Das neu errichtete »Institut für Qualität und Wirtschaftlichkeit im Gesundheitswesen« (IQWiG) sollte ursprünglich bei Arzneimitteln neben dem Nutzen auch die Wirtschaftlichkeit prüfen. Dieser Auftrag ist dann entfallen, was bei einer Gesetzesnovelle, die ausdrücklich die Kostendämpfung im Gesundheitswesen zum Ziel hatte, einigermaßen verwunderlich war, aber gut dokumentiert, dass Reformen im Gesundheitswesen immer von der Verteilung politischer Macht abhängig sind. In der Gesundheitsreform 2007 ist die Wirtschaftlichkeitsprüfung schließlich in das Gesetz aufgenommen worden, aber nicht wirksam geworden, weil es einen langen Streit um die Methode der Nutzenbewertung gab. Ausschlaggebend für die zwischen 2000 und 2010 um 10% gesunkenen Preise sind andere Preisdämpfungsmaßnahmen wie die Einführung von Festbeträgen und Zwangsrabatten, die insbesondere Generika verbilligt haben (▶ Kap. 9.3).

Die Zulassung von Arzneimitteln ist ein komplexer Prozess, der mit hohen Kosten verbunden ist:

- Bei Arzneimitteln mit spürbaren unerwünschten Nebenwirkungen werden entsprechend höhere Anforderungen an die Wirksamkeit gestellt.
- Das Zulassungsverfahren ist für die Industrie sehr zeit- und kostenaufwendig. Bis ein neuer Wirkstoff auf den Markt gelangt, entstehen der Pharmaindustrie für aufwendige Forschungsarbeiten im Bereich der klinischen, chemischen und pharmakologischen Prüfung Kosten bis zu 2,7 Mrd. US-Dollar für die Entwicklung eines neuen Arzneimittels (DiMasi et al. 2016, S. 20 ff.). Aber diesen Wert darf man nicht mit den Forschungskosten gleichsetzen, sondern er enthält auch die Kosten der Markterschließung und kapitalisierte Gewinnerwartungen für eine alternative Verwendung der Forschungsmittel. Selbst einige Anwendungsbeobachtungen, d. h. nicht-interventionelle Studien zur Erhebung von Erkenntnissen bei der Anwendung bereits zugelassener Arzneimittel, sind eher unter Marketingaktivitäten als unter Forschung und Entwicklung zu verbuchen, weil Ärztinnen und Ärzte für Langzeitbeobachtungen bezahlt werden und damit das Medikament im Markt positioniert wird, ohne dass damit Forschungsergebnisse verbunden werden können (Schott et al. 2020). Von der Pharmaindustrie unabhängige Studien beziffern den Forschungsaufwand pro neuem Medikament deutlich geringer als die pharmazeutische Industrie; deren Angaben dienen eher dazu, die hohen Preise zu rechtfertigen (Angell 2005, S. 65 ff.). Ein aktueller Literaturreview kommt zu dem Ergebnis, dass die Frage nach den »richtigen« Entwicklungskosten derzeit aufgrund methodisch unterschiedlicher Ansätze der einzelnen Studien nicht eindeutig zu beantworten sei und die Spannweite der publizierten Beträge zwischen 161 Mio. bis 4,54 Mrd. US-Dollar enorm groß ist (Schlander et al. 2021, S. 1243).
- Aber auch auf anderen Märkten werden die Preise nicht durch die Kosten bestimmt, diese bilden nur eine Untergrenze. Letztlich kommt es darauf an, was der Markt »hergibt«, was neben der Kaufkraft und Zahlungsbereitschaft von der politisch gewollten Steuerung abhängt (Angell 2005, S. 71).
- Die für Zulassungen zuständige Bundesoberbehörden (Bundesinstitut für Arzneimittel und Medizinprodukte (BfArM) bei Humanarzneimitteln bzw. Paul-Ehrlich-Institut (PEI) für Impfstoffe und biomedizinische Arzneimittel (§ 77 AMG)) bzw. die Europäische Arzneimittel-Agentur (»European Medicines Agency«, EMA) prüfen wegen der enormen Kosten von Arzneimittelprüfungen nur die eingereichten Unterlagen der Hersteller und führen selbst keine prospektiven Untersuchungen in Form von randomisierten klinischen Studien (»randomized controlled trial«, RCT) durch.
- Nachahmer (Generika-Anbieter), die selbst meist nicht über eigene Forschungskapazitäten verfügen, können sich frühestens zehn Jahre nach der Marktzulassung auf die Zulassungsunterlagen des Erstanmelders berufen (Richtlinie 2001/83/EG).
- Auch Medikamente, die im Ausland bereits zugelassen sind, bedürfen grundsätzlich einer erneuten inländischen Zulassung. Allerdings gibt es mittlerweile besondere Verfahren einer EU-weiten Zulassung, die auf der gegenseitigen Anerkennung nationaler Zulassungsverfahren beruhen (▶ Kap. 9.2.1). Der höhere finanzielle Aufwand für die EU-Zulassung wird durch die sehr viel geringeren Kosten bei der weiteren Zulassung in einem Mitgliedsland kompensiert.

Bei Medikamenten können neue Wirkstoffe, Produktionsverfahren und Anwendungsgebiete patentiert werden, so dass andere Unternehmen für bis zu 20 Jahre (im Durchschnitt zwölf Jahre) vom Markt für das jeweilige Produkt ausgeschlossen sind. Pharmazeutische Unternehmen innerhalb der Europäischen Union haben die Möglichkeit, ein »Ergänzendes Schutzzertifikat« zu betragen, um das Patent noch einmal um maximal fünf Jahre zu verlängern (Verordnung (EG) Nr. 469/2009).

Damit wird ein ökonomischer Anreiz gesetzt, innovative Arzneimittel zu entwickeln. Erst danach können sog. Zweitanmelder das Produkt als generische Arzneimittel anbieten, die billiger sind. Wenn das Originalpräparat vorher eine breite Anwendung hatte, verliert es damit seine Funktion als »Cash Cow«, also als ein Produkt, das »viel Umsatz bei hoher Profitabilität« generiert (Schawel und Billing 2018, S. 42). Die etablierten Unternehmen genießen aber noch sogenannte Produktdifferenzierungsvorteile und können sich gegen billigere Substitute wehren, weil ihre Produkte in den ärztlichen Verschreibungsgewohnheiten verankert sind, weil sie über einen umfangreichen Außendienst verfügen oder weil sie im Laufe der Jahre ein positives Markenimage aufgebaut haben. Langjährige Kooperations- und Vertrauensbeziehungen zu Ärztinnen und Ärzten und vor allem auch zu Krankenhäusern, die oftmals die Medikation nach Entlassung der Patientinnen und Patienten prägen und die in Medikamententests eingebunden sind, sowie aktive Abwehrstrategien gegen Konkurrenten tragen ein Übriges dazu bei, um den eigenen Marktvorteil zu verteidigen.

Zu diesen Strategien gehört auch die Entwicklung sogenannter Analogpräparate, die keinen neuen Wirkstoff, der eine Therapieverbesserung darstellt, enthalten, sondern durch Veränderungen einzelner Moleküle eine neue Patentanmeldung zulassen und damit eine autonome Preispolitik für Originalpräparate ermöglichen, also nicht den Festbetragsregeln unterliegen (▶ Kap. 9.3). Die Besonderheit des deutschen Arzneimittelmarktes besteht darin, dass ein Medikament mit der Zulassung gegenüber den Krankenkassen abrechnungsfähig wird. In anderen Ländern schließt nach der Zulassung eine Phase der Verhandlungen zwischen Kostenträger (je nach System der Staat oder die Krankenkasse) und Arzneimittelherstellern über den Preis an. Der Streit darüber, was eine Innovation im Sinne einer therapeutischen Verbesserung ist, wird deshalb in Deutschland auch so heftig geführt, weil ein Patent für ein neues Medikament, das das vorhergehende nur variiert, höhere Preise ermöglicht, ohne dass der hohe Entwicklungsaufwand für wirkliche Neuerungen anfällt. Hier hat das am 01.01.2011 in Kraft getretene Arzneimittelmarktneuordnungsgesetz (AMNOG) eine deutliche Änderung gebracht, die erstmals die Preissetzungsmacht der Pharmaunternehmen beschränkt (▶ Kap. 9.4.6). Danach kann die Pharmaindustrie bei einem neu zugelassenen Medikament zunächst den Preis beliebig festsetzen, aber sie muss im Anschluss an eine sogenannte Nutzenbewertung (§ 35a SGB V) innerhalb eines Jahres mit dem GKV-Spitzenverband über den Erstattungspreis verhandeln. Basis ist eine Empfehlung des Gemeinsamen Bundesausschusses (G-BA) auf der Basis eines Gutachtens des »Instituts für Qualität und Wirtschaftlichkeit im Gesundheitswesen« (IQWiG), ob überhaupt eine Innovation vorliegt oder das neue Medikament einer bestehenden Festbetragsgruppe zugeordnet wird, weil es keinen therapeutischen Zusatznutzen aufweist.

Kritisch ist an dieser Regelung, dass die Preisverhandlungen erst nach einem Jahr stattfinden. Damit dürften mögliche Abschläge schon von Beginn an im Herstellerpreis einkalkuliert werden. Dennoch war der Ansatz in der deutschen Gesundheitspolitik ein Novum, weil zum ersten Mal das alleinige Preissetzungsrecht der Pharmaindustrie durchbrochen wurde. In anderen Ländern ist es längst normal, dass die Preise neuer Medikamente verhandelt oder vom Staat festgesetzt werden. Die im Vergleich zu anderen europäischen Ländern hohen Preise in Deutschland werden von der Pharmaindustrie aber auch deshalb so vehement verteidigt, weil die deutschen Preise im Ausland häufig als Referenzwerte (»reference pricing«) herangezogen werden, an denen Preisverhandlungen oder -festsetzungen beginnen (Steimle und Schoch 2020, S. 427). Deshalb möchte die Pharmaindustrie auch keine Nettopreise, also nach Abzug der mit den Krankenkassen vereinbarten Rabatte, offenlegen, weil sich das auf die Preise auf ausländischen Märkten auswirken würde. Die Regierung der SPD-geführten Ampelkoalition beabsichtigt deshalb, das AMNOG weiterzuentwickeln und den Handlungsspielraum der Krankenkassen zur Begrenzung der Arzneimittelpreise zu erweitern. Ebenso ist zukünftig der verhandelte Erstattungspreis bereits ab dem siebten Monat nach Markteintritt gültig (SPD / BÜNDNIS 90/GRÜNE / FDP 2021, S. 87 f.).

In der Vergangenheit waren die Ausgaben der GKV für Arzneimittel ein wesentlicher Kostentreiber, weil der Pharmamarkt schlecht reguliert war. Die Regulierung näherte sich erst mit dem AMNOG der europäischen Normalität an, dass die Zulassung eines Medikaments nicht automatisch eine Erstattung zu dem von den Pharmaunternehmen verlangten Preisen bedeutet, sondern dass sie zumindest verhandelt, wenn nicht sogar durch den Staat festgelegt werden, wie beispielsweise in Großbritannien.

9.3 Steuerungsdefizite auf dem Arzneimittelmarkt

9.3.1 Preis-, Mengen- und Qualitätsprobleme

Die Entwicklung des Arzneimittelmarkts deutet auf eine Reihe von Steuerungsproblemen hin. Die Gesundheitspolitik hat immer wieder versucht, den Kostenanstieg bei den Arzneimitteln zu begrenzen, und zwar mit durchaus unterschiedlichem Erfolg. Die Situation erinnert ein wenig an die ungleiche Jagd zwischen Hase und Igel, wobei pharmazeutische Unternehmen, Großhandel und Apotheken es immer wieder verstanden haben, die von der Politik gesetzten Regeln zu konterkarieren. Ob die Regeln bewusst oder unbewusst schlecht waren, ist schwer zu entscheiden, jedenfalls war der Gesetzgeber häufig der gehetzte Hase, der den listenreichen Igeln der Pharmaindustrie nicht gewachsen war. Bisher hat jedenfalls keine der Reformen in den letzten 20 Jahren lange gehalten, sondern eine neue Regulierung provozierte die nächste Re-Regulierung. Mit Abstand am wirksamsten war die Einführung von Festbeträgen für patentfreie Arzneimittel, also ein

Höchstpreis für Erstattungen durch die GKV. Hinzu kommen die frei vereinbarten Rabatte. Gemessen am Preisniveau von 1989 sind die Preise für Festbetragsarzneimittel auf die Hälfte gesunken, das Preisniveau für Medikamente ohne Festbeträge ist hingegen um etwa 20 Prozentpunkte gestiegen. Über alle Arzneimittel ist das Preisniveau gesunken (Lohmüller et al. 2019, S. 290).

Die Entwicklung des Preisniveaus, das auf der Basis eines Warenkorbs abgeleitet wird, der den Durchschnittsverbrauch in der Zusammensetzung des Ausgangsjahrs erfasst, verbirgt allerdings die wesentliche Ursache der Ausgabensteigerung für Arzneimittel in der GKV, nämlich die Verlagerung der Verordnungen von relativ billigen zu teuren Arzneimitteln. Nicht steigende Preise bei eingeführten Medikamenten sind für die Ausgabendynamik über zwei Jahrzehnte ursächlich gewesen, sondern die stärkere Verschreibung von innovativen und nur vorgeblich innovativen Medikamenten, bei denen die Preise bis zur Gültigkeit des AMNOG im Jahr 2011 frei von der Pharmaindustrie festgelegt werden konnten. Dieser Struktureffekt ist der eigentliche Treibsatz für die Ausgabenentwicklung. Die Zahl der Verordnungen wächst seit dem Jahr 2010 nur sehr langsam, wobei zuletzt wieder ein leichter Rückgang zu verzeichnen war. Der Wert pro Verordnung ist hingegen über den betrachteten Zeitraum kontinuierlich angestiegen (▶ Tab. 9.2).

Tab. 9.2: Entwicklung von Verordnungen und Wert je Verordnung 2010–2018 (nach Lohmüller et al. 2019, S. 255)

Jahr	Anzahl Verordnungen (in Mio.)	Wert je Verordnung (in €)
2010	626	47,46
2011	625	47,51
2012	633	48,05
2013	645	48,89
2014	651	51,52
2015	657	53,81
2016	668	59,98
2017	664	62,48
2018	661	64,79

Hinweis: seit 2016 mit Zubereitungen.

Das spiegelt den Trend wider, sehr hochpreisige, patentgeschützte Medikamente zu verordnen. Die Strategie der Pharmaunternehmen hat sich seit dem AMNOG deutlich verändert. Nicht mehr die alten »Blockbuster« (d.h. Medikamente mit einem Jahresumsatz von mehr als 1 Mrd. US-Dollar) stehen im Mittelpunkt der Absatzstrategie, sondern auf spezielle Krankheiten zugeschnittene Medikamente, die fälschlich häufig als individuelle Arzneimittel bezeichnet werden. Sie sind aber nicht auf ein Individuum zugeschnitten, sondern auf eine Gruppe von Krankheiten,

9.3 Steuerungsdefizite auf dem Arzneimittelmarkt

deshalb ist die Kennzeichnung stratifizierte Arzneimittel richtiger. In den Nischen mit innovativen Medikamenten wird heute das »große Geld« verdient, weil nur hier zumindest in den ersten sechs Monaten nach der Markteinführung jeder Preis verlangt werden kann, der auch von den Kassen erstattet werden muss. Deshalb ist die Diskussion groß, was als ein innovatives Arzneimittel anerkannt wird.

Vielfach hatten die teuren, angeblich innovativen Medikamente keinen wesentlichen therapeutischen Vorteil, verdrängten aber aufgrund des aggressiven Marketings bewährte Wirkstoffe, deren Preise zum einen ohnehin von vornherein niedriger lagen und für die es oft überdies zahlreiche noch preiswertere Nachahmerangebote (»Generika«) gibt. Deshalb ist die entscheidende Frage, wer darüber entscheidet, ob ein Medikament tatsächlich eine neue therapeutische Wirkung hat, oder sie lediglich von den Herstellern behauptet wird, ob es sich also um sogenannte »Me-too-Präparate« handelt. Dazu sind Nutzenbewertungen notwendig, die seit dem AMNOG vom »Institut für Qualität und Wirtschaftlichkeit im Gesundheitswesen« (IQWiG) als Einrichtung der Selbstverwaltung von Krankenkassen und Leistungserbringern erstellt werden können.

Die Strukturkomponente ist der wichtigste Ansatzpunkt, um die Arzneimittelausgaben zu senken oder zumindest einen weiteren Anstieg zu verhindern: Teure Originalpräparate können durch Generika mit gleicher Wirksamkeit ersetzt werden, teure Generika können ohne Nachteile für die therapeutische Wirkung durch preisgünstigere Generika substituiert werden und schließlich kann vollständig auf Medikamente verzichtet werden, deren Nutzen zweifelhaft ist. Das mögliche Einsparpotential kann auch geschätzt werden, indem man es mit den Arzneimittelpreisen eines anderen Landes vergleicht, das bei ähnlichem Versorgungsniveau günstigere Preise hat. Im Vergleich mit den Niederlanden bezifferte der Arzneiverordnungs-Report 2015 das mögliche Einsparvolumen für 2014 auf 4,6 Mrd. € (Schwabe 2015, S. 34). Praktisch ist es schwierig, die theoretisch mögliche Einsparsumme zu erreichen. Entscheidend für den Arzneimittelverbrauch ist das ärztliche Verordnungsverhalten. Was die Entscheidung letztlich beeinflusst, ist empirisch wenig belegt. Angesichts der großen Anzahl an Medikamenten und der vielen Varianten ist es plausibel, dass das bisherige Verordnungsverhalten und die damit gemachten Erfahrungen einen starken Einfluss haben, aber auch die intensiven Bemühungen des pharmazeutischen Außendienstes sind nicht ohne Einfluss, insbesondere wenn sie mit materiellen Vorteilen verbunden werden. Aber schon die Abgabe von Ärztemustern (§ 47 AMG), ohne dass die behandelnden Ärztinnen und Ärzte einen persönlichen Vorteil davon hätten, beeinflusst das Verschreibungsverhalten und hilft, neue Medikamente im Markt zu positionieren, auch wenn sie teurer sind und keinen nachgewiesenen Vorteil bieten. Die Analyse des Verschreibungsverhaltens nach KV-Bezirken zeigt deutliche Unterschiede, ohne dass dafür bisher überzeugende Begründungen geliefert wurden, was einmal mehr zeigt, dass zu wenig Wissen darüber besteht, warum Ärztinnen und Ärzte ein bestimmtes Medikament auswählen (Sachverständigenrat zur Begutachtung der Entwicklung im Gesundheitswesen 2005, S. 295 ff.). Ärztinnen/Ärzte und Patientinnen/Patienten müssen die Möglichkeit haben, sich über herstellerunabhängige Institutionen zu informieren, und in Leitlinien sollten Empfehlungen zur Pharmakotherapie gegeben werden, die auf medizinischer Evidenz basieren (Sachverständigenrat zur Begutachtung der Entwicklung im Gesundheitswesen 2005, S. 327 f. und 374 ff.).

Ganz unabhängig von der Ausgabendynamik kann das Niveau von Mengen und Preisen als überhöht angesehen werden. Gerade bei älteren, multimorbiden Patientinnen und Patienten häuft sich der Medikamentenkonsum, so dass in Einzelfällen bis zu 20 Medikamente dauerhaft nebeneinander eingenommen werden (»Polypharmazie«). Dies wird von vielen Medizinerinnen und Medizinern als bedenklich angesehen, gerade weil sich unter diesen Arzneimitteln zahlreiche, vor allem für eine Dauertherapie gefährliche Mittel befinden (z. B. Psychopharmaka, Schlafmittel, Abführmittel) (Sachverständigenrat zur Begutachtung der Entwicklung im Gesundheitswesen 2009, S. 264 ff.). Andere Länder wie Großbritannien kommen mit deutlich weniger Arzneimitteln aus und haben dabei keine geringere Lebenserwartung. Angesichts der Vielfalt der Arzneimittel können Ärztinnen und Ärzte nur schwer die pharmakologische Kompetenz erwerben, um Qualität und Wirtschaftlichkeit eines Produktes beurteilen zu können. Gleichzeitig sollte sichergestellt sein, dass alle Patientinnen und Patienten das Medikament bekommen, das ihnen am besten hilft. Deshalb muss es ergänzende Steuerungsmechanismen geben, um das Verschreibungsverhalten zu lenken, ohne die ärztliche Therapiefreiheit unnötig einzuschränken. Seit dem 01. 10. 2016 gibt es nach § 31a SGB V den Anspruch auf einen Medikationsplan, der alle Verordnungen und möglichst auch die OTC-Präparate zusammenführt, wenn gleichzeitig mindestens drei Medikamente verordnet worden sind. Damit ist ein wichtiger Schritt in Richtung größere Transparenz getan. Die Ärztinnen und Ärzte können die Übersicht erstellen und Auffälligkeiten mit den behandelnden Kolleginnen und Kollegen sowie den Patientinnen und Patienten besprechen. Die Leistung wird von den Krankenkassen vergütet (Kassenärztliche Bundesvereinigung 2022b).

9.3.2 Marktfehler

Die Steuerungsdefizite sind weitgehend auf Marktversagen und unzureichende staatliche Regulierung zurückzuführen. Die Arzneimittelversorgung unterliegt grundsätzlich denselben Marktfehlern, die in Kapitel 3 für Gesundheitsgüter und für Versicherungs- und Gesundheitsmärkte im Allgemeinen beschrieben wurden (► Kap. 3). Dabei sind allerdings einige Besonderheiten herauszustellen.

Moral Hazard, also übermäßige Nachfrage nach Arzneimitteln, allein weil diese die Patientinnen und Patienten aufgrund eines bestehenden Versicherungsschutzes nichts oder abgesehen von gesetzlichen Zuzahlungen kaum etwas kosten, lässt sich nur bedingt nachweisen. Als wichtigstes Indiz mag die große Menge unverbrauchter Arzneimittel gelten, die Jahr für Jahr mehr oder minder fachgerecht entsorgt werden oder in Hausapotheken vorrätig gehalten werden. Aber dieses Phänomen findet sich auch bei freiverkäuflichen Präparaten, die selbst bezahlt werden, und besonders bei denen, die gegen Alltagserkrankungen eingesetzt werden. Dort lohnt sich das Aufbewahren überschüssiger Mengen für den nächsten Husten oder das nächste Magengrimmen. Der größte Teil der Arzneimittel wird aber von Menschen mit ernsthaften chronischen Erkrankungen verbraucht. Diese Medikamente sind oft mit spürbaren Nebenwirkungen verbunden, so dass allein deswegen ein Überkonsum unwahrscheinlich ist. Möglicherweise werden aber viele Medikamente aus Unsicherheit oder Angst vor Nebenwirkungen nicht eingenommen, oder weil deren Vielzahl die Compliance der Patientinnen und Patienten beeinträchtigt.

Informationsasymmetrien bestehen bei der Arzneimittelversorgung mehrfach. Weder sind die Ärztinnen und Ärzte in der Regel über die pharmakologischen Eigenschaften der Wirkstoffe auch nur annähernd so gut informiert wie die pharmazeutischen Unternehmen, noch die Patientinnen und Patienten so gut über den Sinn einer Verordnung wie das verordnende medizinische Fachpersonal. Manche Ärztinnen und Ärzte verschreiben Hunderte verschiedener Präparate oder wechseln ihr Verordnungsspektrum so rasch, dass sie kaum selbst hinreichende Erfahrungen aufbauen können. Außerdem wird der Erfolg oder Misserfolg gerade bei akuten Erkrankungen oft überhaupt nicht zurückgemeldet, sei es, weil die Therapie erfolgreich war, sei es, weil die Patientinnen und Patienten wegen eines Misserfolgs oder Nebenwirkungen die Therapie abgebrochen haben, die Ärztin oder den Arzt gewechselt haben oder zu stationär zu behandelnden Notfällen geworden sind. Schließlich sind auch bei chronisch Erkrankten sowohl die Compliance als auch Rückmeldungen unzuverlässig. Bei diesen patientinnen- und patientenbezogenen Informationsasymmetrien handelt es sich insofern um arzneimittelspezifische Probleme, da Arzneimitteltherapien typischerweise außerhalb der ärztlichen Praxis realisiert werden – anders etwa als bei chirurgischen Eingriffen, Bestrahlungen etc., für die die unmittelbare Anwesenheit der Patientinnen und Patienten erforderlich ist (»Uno-actu-Prinzip«) und insofern Compliance direkt überwachbar ist.

Durch diese Informationsasymmetrien gibt es erhebliche Spielräume für opportunistisches Verhalten, bei denen die »Agents«, also die pharmazeutischen Unternehmen bzw. die Ärztinnen und Ärzte, ihre Interessen gegenüber ihren eigentlichen »Principals« durchsetzen. So sehr die Ärztinnen und Ärzte auch am Wohl ihrer Patientinnen und Patienten interessiert sein mögen, sie müssen immer auch berücksichtigen, dass sie einen Wirtschaftsbetrieb führen und in zahlreiche berufsständische und sozialrechtliche Normen eingebunden sind. Sie stehen zudem in einem sozialen Kommunikationsverhältnis u. a. mit den Patientinnen und Patienten, aber auch mit den Pharmareferentinnen und -referenten. So werden sie manche Wunschverordnung zur Bindung ihrer Patientinnen und Patienten vornehmen (»Marketing mit dem Rezeptblock«), oder weil sie einen gut dotierten Vertrag über eine Anwendungsbeobachtung mit einem Hersteller haben. Die Grenzen zu einem Verhalten, das als Korruption bezeichnet werden kann, sind dabei nicht sehr scharf, auch wenn durch einen Gerichtsentscheid im Jahr 2012 festgestellt wurde, dass niedergelassene Ärztinnen und Ärzte wegen ihres Status als Freiberufliche sich im strafrechtlichen Sinne nicht schuldig machen (Bundesgerichtshof, Beschluss vom 11. 10. 2012, Az.: 5 StR 115/11). Der Gesetzgeber hat darauf im Jahr 2016 mit dem »Gesetz zur Bekämpfung von Korruption im Gesundheitswesen« (Antikorruptionsgesetz) reagiert, das für Ärztinnen und Ärzte und andere Heilberufe, aber nicht für Apothekerinnen und Apotheker, Bestechlichkeit als Straftatbestand einführt.

Entscheidend ist auf dem Arzneimittelmarkt die Marktmacht, die einerseits aus der Unternehmenskonzentration in Verbindung mit hohen Markteintrittsbarrieren, zumindest auf zahlreichen Teilmärkten, und andererseits aus der für das Gesundheitswesen typischen Dreiteilung der Nachfrage in Konsumierende, Disponierende und Bezahlende und der damit verbundenen Schwächung der Nachfragenden resultiert (► Kap. 3). Daher wird die Preisbildung auf diesen Teilmärkten praktisch nicht durch Marktkräfte begrenzt und eine politische Steuerung ist notwendig, die die Qualität der Arzneimittelversorgung und ihre Wirtschaftlichkeit im Blick hat. In der politischen Auseinandersetzung um die Steuerung der Arzneimittelversorgung kommt als dritter Faktor hinzu, dass die pharmazeutische Industrie für Beschäftigung und Exporte bedeutsam ist und zwar gerade für Produkte, die einen hohen Anteil von Forschung und Entwicklung enthalten oder zumindest enthalten sollten, um auch künftig wettbewerbsfähig zu sein. Deutschland als Produktions- und Forschungsstandort wird deshalb jenseits der gesundheitspolitischen Abwägungen regelmäßig Teil des Konfliktes und die pharmazeutische Industrie erweist sich bei jedem Reformversuch als ein einflussreicher Interessenverband, zumal auch die betroffene Gewerkschaft bei der Frage der Standortsicherung keine abweichende Position hat. Im Grundsatz kann die Steuerung auf der Seite der Leistungserstellenden (Industrie, Großhandel, Apotheken) oder der Nachfragenden (Ärztinnen und Ärzte, Patientinnen und Patienten) ansetzen, oder aber in einer Kombination der verschiedenen Möglichkeiten. Deutschland setzt dabei auf die indirekte Regulierung, nimmt also nicht unmittelbar Einfluss auf die Herstellerpreise, sondern versucht über indirekte Steuerung die Arzneimittelausgaben zu beeinflussen.

9.4 Regulierung der Arzneimittelversorgung

9.4.1 Selbstbeteiligung der Patientinnen und Patienten

Direkte Kostenbeteiligungen für Arzneimittel haben in der GKV eine lange Tradition, die bis ins Jahr 1925 zurückreicht. Zunächst war es eine feste Zuzahlung pro Rezept, ab 1977 wurde ein fester Betrag pro Verordnung verlangt und ab 1994 gab es eine nach der Packungsgröße gestaffelte, fixe Zuzahlung. Überforderungsregelungen stellten Kinder unter 18 Jahren sowie sozial Schwache wie z.B. Sozialhilfeempfängerinnen und -empfänger bis 1993 von Zuzahlungen vollständig frei, und für alle anderen Versicherten gab es eine Belastungsgrenze in Abhängigkeit vom Haushaltseinkommen, die sie vor Überforderung schützen sollte.

Selbstbeteiligungen der Patientinnen und Patienten verfolgen immer einen doppelten Zweck: Sie sollen die Ausgaben der GKV entlasten und Kosten direkt den Patientinnen und Patienten anlasten (»Fiskalischer Zweck«) und sie sollen durch die Eigenbeteiligung das Nachfrageverhalten nach Medikamenten beeinflussen, weil die finanzielle Beteiligung mit der Erwartung verbunden wird, dass dann weniger Medikamente nachgefragt werden (Sachverständigenrat zur Begutachtung der Entwicklung im Gesundheitswesen 2005, S. 326f.). Damit ist aber ein doppelter Zielkonflikt verbunden. Erstens werden nur die Kranken belastet, die Medikamente benötigen, was der wichtigsten Aufgabe einer Krankenversicherung widerspricht, zwischen Gesunden und Kranken umzuverteilen. Zweitens ist eine Verhaltensänderung nur zu erwarten, wenn die Zuzahlung so hoch ist, dass sie spürbar ist. Je höher, desto stärker die Steuerungswirkung, desto größer aber auch der Konflikt mit dem Ziel in der GKV, zwischen Einkommensstarken und Einkommensschwachen umzuverteilen. In diesen Dilemmata bewegt sich jede Änderung bei den Zuzahlungen. Selbstbeteiligungen führen stets unmittelbar zu Ausgabenreduktionen bei den Krankenkassen, nicht aber automatisch im Gesundheitswesen. Die Ausgaben werden vielmehr meist nur von allen Versicherten auf die kranken Versicherten verlagert.

Ob die Zuzahlungen auch sinnvolle Steuerungswirkungen zugunsten eines wirtschaftlicheren und rationaleren Arzneimittelkonsums auslösen, ist zu bezweifeln (▶ Kap. 3.3.6). Die im Ausland gesammelten Erfahrungen mit einer prozentualen Selbstbeteiligung bestätigen zumindest die Aussage, dass eine Steuerungswirkung bei einem hohen Prozentsatz zu erreichen ist. Wenn man allerdings auf eine Sozialklausel verzichtet, sinkt der Arzneimittelverbrauch bei Beziehenden niedriger Einkommen und chronisch Erkrankten. In der Folge sind negative Wirkungen auf den Gesundheitsstatus zu verzeichnen, die teilweise zu vermehrten Krankenhausbehandlungen führten und damit das Gegenteil der angestrebten Kostensenkung erreicht wurde (Nink und Schröder 2007, 220f.).

Hier ist erst mit dem »Gesetz zur Verbesserung der Wirtschaftlichkeit in der Arzneimittelversorgung« (Arzneimittelversorgungs-Wirtschaftlichkeitsgesetz, AVWG) im Jahr 2006 eine Änderung eingetreten, weil seitdem die Wahl preisgünstiger Arzneimittel im Festbetragssegment (der Preis muss mindestens 30% unter dem Festbetrag liegen) zu einem Erlass der Zuzahlungen führt, so dass die Patientinnen und Patienten einen starken Anreiz haben, von ihren Ärztinnen und Ärzten ein preisgünstiges Generikum verordnet zu bekommen (§ 31 Abs. 3 Satz 4 SGB V). Der GKV-Spitzenverband veröffentlicht zudem auf seiner Webseite die aktuellen Arzneimittellisten, die von Zuzahlungen befreit sind, so dass der Markt sehr viel stärker als je zuvor durch Preistransparenz geprägt wird. Das trifft aber nur auf den Markt für Generika zu. Jedoch ist hier zu beachten, dass nach § 130a Abs. 8 SGB V bestehende Rabattverträge zwischen den Krankenkassen und Arzneimittelherstellern Vorrang haben. Präparate, die den Rabattverträgen unterliegen und in der Zuzahlungsbefreiungsliste enthalten sind, sind ebenfalls von Zuzahlungen befreit. Die Krankenkassen haben zudem die Möglichkeit, für Arzneimittel, die nicht von der Zuzahlung befreit sind, über die Rabattverträge die Zuzahlung um die Hälfte zu ermäßigen oder ganz aufzuheben, wenn sich daraus voraussichtlich Einsparungen ergeben (§ 31 Abs. 3 Satz 5 SGB V). Da jedoch nur die Krankenkassen über detaillierte Informationen zu den jeweiligen Rabattverträgen verfügen, wird die Markttransparenz dadurch wieder eingeschränkt. Im Allgemeinen gilt, dass die Patientinnen und Patienten aufgrund der asymmetrischen Informationsverteilung gar nicht in der Lage sind, Medikamente nach wirtschaftlichen Gesichtspunkten auszuwählen, und insbesondere auch nicht einschätzen können, ob es eine Alternative mit gleichen Wirkstoffen gibt, die das teure Originalpräparat vermeidbar macht. Häufig sind teure Medikamente auch für die Behandlung der Patientinnen und Patienten zwingend notwendig und gerade Versicherte mit hohen Arzneimittelkosten haben keine Wahlmöglichkeit. Versicherte tendieren auch dazu, dem

Qualitätsversprechen des höheren Preises zu folgen, gerade, wenn die Zuzahlungsbeträge fix sind und daher Anreize bestehen, die ohnehin fällige Zuzahlung möglichst »auszureizen«. Gegen eine Haltung »teuer gleich besser« hilft nur Aufklärung, wobei die Ärztinnen und Ärzte eine besondere Verantwortung haben.

Drastische Selbstbeteiligungssätze, von denen eine Wirkung zu erwarten wäre, würden dem Solidaritätsprinzip in der Krankenversicherung widersprechen. Wird dies – wie in Deutschland – durch Überforderungs- und Härtefallregelungen aufgefangen, stellt sich ein paradoxer Effekt ein. Da der Medikamentenverbrauch geschlechts- und altersspezifisch stark streut und insbesondere bei typischerweise im Alter auftretender Multimorbidität auch personell auf Beziehende kleiner Renten konzentriert ist, summieren sich Selbstbeteiligungen bei den relativ wenigen, gesundheitlich stark belasteten Betroffenen rasch individuell zu einer Größe, die die Überforderungsgrenzen übersteigt. Dann aber ist die Selbstbeteiligungssumme fix und damit unabhängig von Höhe und Zusammensetzung des Arzneimittelkonsums und kann schon deswegen keine Steuerungswirkungen entfalten. Es entsteht vielmehr eine alters-, geschlechts- und morbiditätsspezifische konstante Arzneimittelgrundfinanzierung.

Es ist auch fraglich, ob es sinnvoll ist, wenn Patientinnen und Patienten ihre eigene ökonomische Entscheidung über die medizinische der Ärztinnen und Ärzte stellen, und dabei möglicherweise notwendige Medikamente nicht oder zu wenig einnehmen, damit Folgeschäden auslösen und letztlich höhere Kosten verursachen. Liegt der Zuzahlungsbetrag gar über dem Preis des Medikaments, ist bei rezeptfreien Mitteln eine ärztliche Konsultation gar nicht mehr erforderlich und viele Patientinnen und Patienten werden daher auf fachlichen Rat ganz verzichten. Insgesamt sind positive Steuerungswirkungen der Zuzahlungen wenig belegt, zumindest ist es sehr schwierig, den Saldo der positiven und negativen Effekte zu quantifizieren.

Mit der Gesundheitsreform 2003 wurde das bisherige System der packungsabhängigen Zuzahlung zugunsten einer prozentualen Beteiligung von 10 % des Apothekenabgabepreises verändert, wobei die Zuzahlung mindestens 5 € und höchstens 10 € beträgt, aber nicht höher als der Abgabepreis sein darf (§ 61 SGB V). Die Härtefallregelungen für Geringverdienende wurden abgeschafft und durch eine Belastungsgrenze ersetzt, die die Zuzahlungen auf 2 % der jährlichen Bruttoeinnahmen zum Lebensunterhalt begrenzt, bei chronisch Erkrankten auf 1 % (§ 62 SGB V). Die Gesundheitsreform 2007 gewährte die 1 %-Grenze nur, wenn die Wahrnehmung der gesetzlichen Vorsorgeuntersuchungen ärztlich bestätigt wurde. So richtig es ist, der Prävention und Compliance ein größeres Gewicht zu geben, ist eine finanzielle »Strafe« doch sehr problematisch und sollte besser durch Anreize durchgesetzt werden. Strafe als Lenkungsinstrument hat in der GKV im Prinzip keinen Platz.

Praktisch bedeutet die Inanspruchnahme der Belastungsgrenze Arbeitsaufwand für die Versicherten, weil sie Belege sammeln und die Befreiung bei ihrer Kasse jedes Jahr neu beantragen müssen. Wenn die Versicherten sicher sind, die Freistellungsgrenze zu überschreiten, können sie auch zu Beginn des Jahres pauschal die Mindestzuzahlung leisten und werden dann befreit. Für Kinder und Jugendliche bis zum 18. Lebensjahr werden grundsätzlich keine Zuzahlungen erhoben, was ein weiteres Element des Sozialausgleichs ist. Die Befreiungen unterstützen den sozialen Ausgleich, aber sie sind bürokratisch aufwendig und für einen Teil der Versicherten wenig praktikabel, etwa Heimbewohnerinnen und -bewohner oder ältere Menschen, die sich nicht mehr so gut organisieren können. Die Regelungen wirken in extremer Weise gegen Wohnungslose, die die verlangte »Zettelwirtschaft« aufgrund ihrer Lebensumstände nicht leisten können und für die eine Zuzahlung den Zugang zu notwendigen Medikamenten versperren kann. Eine Härtefallregelung wie im alten Gesetz hätte vieles leichter gemacht, ohne an den fiskalischen Zielen große Abstriche machen zu müssen.

Das Ziel von gesundheitspolitischen Entscheidungen ist es, mit Einnahmen aus Zuzahlungen die Kassen finanziell zu entlasten und die Versicherten zu belasten. Im Jahr 2019 betrug die Eigenbeteiligung der GKV-Versicherten an den Gesamtkosten etwa 2,4 Mrd. €, d. h. 5,4 % (Schröder et al. 2020, S. 90). Die Berechnung eines Durchschnittswerts pro versicherter Person ist jedoch ein schlechter Indikator für die Belastung der tatsächlich Betroffenen, weil sich die Zuzahlungen ausschließlich auf die Kranken konzentrieren. So zeigt eine Auswertung der Daten der AOK, dass 80 % der Zuzahlungen auf nur 16 % der Versicherten entfielen (Coca und Schröder 2012, S. 212).

Einen hohen Einspareffekt hat auch der mit der Gesundheitsreform 2003 beschlossene Ausschluss nicht verschreibungspflichtiger Medikamente aus dem Leistungskatalog der GKV, der als eine hundertprozentige Zuzahlung angesehen werden muss. Gemessen am Umsatzvolumen (ohne Mehrwertsteuer) der Apotheken von knapp 56,7 Mrd. € im Jahr 2020 haben die nicht verschreibungspflichtigen Arzneimittel, die auch nicht verordnet wurden, ein Volumen von 3,2 Mrd. €, was 5,6 % des Apothekenumsatzes entspricht (Bundesvereinigung Deutscher Apothekerverbände 2021, S. 78). Die Wirkungen sind allerdings schwer zu beurteilen, weil entweder die Versicherten aufgrund einer Selbstmedikation selbst bezahlen, dann tragen sie die volle Last, oder es könnte auch zu einem Verschreibungsverhalten der Ärztinnen und Ärzte kommen, die stattdessen ein medizinisch notwendiges Medikament verordnen, das noch bezahlt wird, aber möglicherweise teurer ist (Sachverständigenrat zur Begutachtung der Entwicklung im Gesundheitswesen 2005, S. 327). Auch aus medizinischen Gründen ist das problematisch, weil nicht verschreibungspflichtige Arzneimittel nicht weniger wirksam sind, sondern bei ihnen ist belegt, dass sie geringere Nebenwirkungen haben und besonders sicher sind, deshalb sind sie von der Verschreibungspflicht ausgenommen worden.

9.4.2 Positiv- und Negativlisten

Ebenfalls zu den klassischen Regulierungsinstrumenten gehören Ausschlusslisten für Arzneimittel, die die Erstattungspflicht durch die Krankenversicherung festlegen, und zwar entweder in Form von Negativlisten, die diejenigen Medikamente enthalten, die wegen bestimmter Mängel von der Kassenerstattung ausgeschlossen sind, oder in Form von Positivlisten mit den Präparaten, die aufgrund einer expliziten Prüfung durch unabhängige Expertinnen und Experten für erstattungsfähig erklärt worden sind. Deutschland hat sich bislang auf Negativlisten beschränkt und

Arzneimittel ausgeschlossen, die der Bagatellmedizin (z. B. gegen Erkältungskrankheiten) zuzuordnen sind oder die vornehmlich der Erhöhung der Lebensqualität dienen (z. B. Präparate zur Behebung der erektilen Dysfunktion). Die Kriterien für eine Aufnahme in die Negativliste sind in § 34 SGB V genannt, dazu gehört auch die Möglichkeit, unwirtschaftliche Arzneimittel auszuschließen. Eine extensive Negativliste käme einer Positivliste sehr nahe und provoziert vergleichbare Konflikte, denn ein Ausschluss von der Finanzierung durch die GKV bedeutet, dass der größte Absatzmarkt versperrt ist. Mit der Gesundheitsreform 2000 hatte die Bundesregierung einen Anlauf zu einer Positivliste genommen, ihr Vorhaben aber 2003 angesichts des Widerstandes der Pharmaindustrie aufgegeben. Positivlisten gibt es in vielen Ländern (z. B. die »Spezialitätenliste« in der Schweiz), aber sie sind umstritten. Ihr Vorteil ist, dass sie eine Auswahl der Medikamente durch Expertinnen und Experten erlauben, die danach entscheiden, welche Medikamente nach den Regeln der medizinischen Evidenz wirksam und sicher sind, aber auch das Kriterium der Wirtschaftlichkeit erfüllen. Damit kann auch das Verhältnis zwischen Ärztin/Arzt und Patientin/Patient entlastet werden, weil es klare Regeln für die Verordnungsfähigkeit gibt. Alle Arzneimittel, die nicht auf der Positivliste stehen, müssen die Patientinnen und Patienten selbst bezahlen oder zumindest den Differenzbetrag zum zugelassenen Medikament übernehmen. Andererseits können Positivlisten hemmend auf die Einführung von pharmazeutischen Innovationen wirken, weil das finanzielle Risiko für die pharmazeutischen Unternehmen steigt, wenn sie die Nichtaufnahme in die Positivliste befürchten müssen (Sachverständigenrat zur Begutachtung der Entwicklung im Gesundheitswesen 2005, S. 324 f.).

Ausschlusslisten führen unmittelbar dazu, dass für bestimmte Arzneimittel eine Selbstbeteiligung von 100 % oder zumindest eine Zuzahlungspflicht gilt. Insofern sind auch die Steuerungswirkungen ähnlich, je nach Reaktion von Ärztinnen und Ärzten sowie Patientinnen und Patienten. Ein Teil der ausgeschlossenen Medikamente wird durch erstattungsfähige Produkte substituiert, was u. a. dann nicht sinnvoll ist, wenn es sich dabei um unnötig »schwere Kaliber« handelt, die nur verordnet werden können, weil auch die Diagnose »nach oben korrigiert« wird. So wird aus der Erkältung eine chronische Bronchitis, deren Therapie teurer ist und unter Umständen die Patientinnen und Patienten stärker belastet.

In anderen Fällen werden Medikamente zweifelhafter Wirkung fortgelassen. Das erhöht zwar die Qualität der Versorgung, kann aber das Vertrauensverhältnis zwischen den Ärztinnen und Ärzten sowie Patientinnen und Patienten trüben, etwa weil der Eindruck entsteht, ein gewohntes und bewährtes Mittel sei entweder zuvor zu Unrecht verordnet worden, oder werde künftig aus rein ökonomischen Gründen vorenthalten.

Zwar könnten die Patientinnen und Patienten das ausgeschlossene Medikament aus eigener Tasche bezahlen. Damit würden aber gerade bedenkliche und umstrittene Arzneimittel in die fachlich unkontrollierte Selbstmedikation verwiesen. Auch wäre dann die Arzneimittelversorgung abhängig von der wirtschaftlichen Leistungsfähigkeit der Patientinnen und Patienten, was allerdings insofern kein Schaden wäre, als Einkommensschwächeren lediglich der Bezug qualitativ minderwertiger Mittel erschwert würde.

Eine Ausschlussliste greift immer auch in die Marktposition einzelner Unternehmen ein und könnte zu Konkursen und Arbeitsplatzverlusten bei den vielen auf nur wenige Fertigarzneimittel konzentrierten pharmazeutischen Unternehmen führen. Allerdings kann es nicht die Aufgabe der GKV sein, das Überleben von Unternehmen zu finanzieren, die unwirtschaftliche oder therapeutisch zweifelhafte Medikamente produzieren. Es werden vielmehr Anreize gesetzt, zweckmäßige und daher positivlistengeeignete Arzneimittel auch in den Indikationsbereichen zu entwickeln, in denen bislang solche Mittel fehlen.

Politischer Druck und die oben genannten Gründe haben dazu geführt, dass in Deutschland die Debatte um Positivlisten zwar nicht beendet ist, aber es wird erkennbar eine andere Strategie verfolgt. Die Arzneimittel werden einer Kosten-Nutzen-Bewertung unterworfen und dem G-BA wird die Entscheidung übertragen, wann ein Medikament im Vergleich zu anderen Mitteln unwirtschaftlich ist und deshalb nicht zu Lasten der GKV verordnet werden darf. Die Auseinandersetzung um synthetisches Insulin im Jahr 2006 ist dafür ein gutes Beispiel. Nach einer vorherigen Bewertung durch das Institut für Qualität und Wirtschaftlichkeit im Gesundheitswesen (IQWiG) hat der G-BA einen therapeutischen Vorteil des Insulin-Analogons verneint und eine Verschreibung zu Lasten der GKV nur dann zugelassen, wenn es nicht mehr kostet als das vergleichbare Humaninsulin (Gemeinsamer Bundesausschuss 2006). In der Folge sind die Preise auf breiter Front gesunken, weil kein Hersteller auf den GKV-Markt verzichten wollte.

Eine andere Entwicklung könnte dahin gehen, dass es krankenkassenspezifische Positivlisten geben kann. Dazu müsste aber eine gesetzliche Ermächtigung geschaffen werden, dass die Kassen nicht jedes zugelassene und verordnete Medikament bezahlen müssen, sondern die Ärztinnen und Ärzte aus einer kassenspezifischen Liste auswählen müssen, die alle Indikationsbereiche oder Teile davon umfassen muss (Institut für Gesundheits- und Sozialforschung et al. 2006, S. 412 f.). Der Gesetzgeber ist einen anderen Weg gegangen und hat mit der Gesundheitsreform 2003 die Möglichkeiten zu Rabattverträgen weit geöffnet. Mit der Streichung der »Aut-idem-Regelung«, also der Möglichkeit der Apothekerinnen und Apotheker, ein anderes Medikament mit gleichem Wirkstoff abzugeben, ist die Effektivität von Rabattverträgen im GKV-Wettbewerbsstärkungsgesetz seit dem Jahr 2007 erheblich gesteigert worden, weil das rabattierte Medikament vorrangig abgegeben werden muss. Damit wirken Rabattverträge bei Generika faktisch wie eine kassenspezifische Positivliste. Rabattverträge konnten nur in Ausnahmefällen für patentgeschützte Arzneimittel geschlossen werden, sondern sie deckten im Wesentlichen den Markt für Generika ab. In jüngerer Vergangenheit schließen die Krankenkassen jedoch vermehrt auch Rabattverträge für Originalpräparate ab. Die GKV erzielte in 2019 Erlöse in Höhe 4,9 Mrd. € aus Rabattverträgen (Schwabe und Ludwig 2020, S. 30). Der Markt für Generika ist zu einem erheblichen Teil abgedeckt und die Rabattverträge haben sich als ein Erfolgsmodell erwiesen.

Mit dem AMNOG wurde im Jahr 2011 die Möglichkeit geschaffen, dass GKV-Versicherte auch ein anderes Medikament als das rabattierte in Anspruch nehmen können, allerdings muss der Differenzbetrag aus eigener Tasche getragen werden. Von den Krankenkassen wurde befürchtet, dass diese Wahlfreiheit ihre Verhandlungsmacht gegenüber den Pharmaunternehmen beeinträchtigen könnte, weil sie die Abnahmemengen nicht mehr garantieren könnten. Da die Abrechnung nach dem Kostenerstattungsprinzip erfolgen soll, sah man auch hohe Verwaltungsaufkommen auf die Kassen zukommen. Die Befürchtungen haben sich nicht realisiert, weil die Versicherten diese Möglichkeit so gut wie nicht nutzen (Coca und Schröder 2012, S. 180f.). Dies entspricht der Erfahrung mit der geringen Inanspruchnahme von Kostenerstattungstarifen bei den GKV-Wahltarifen.

9.4.3 Formen der Preissteuerung

Deutschland weist im Vergleich zu anderen Ländern die Besonderheit auf, dass mit der Zulassung eines Arzneimittels auch zugleich über die Erstattungsfähigkeit durch die GKV entschieden ist und die pharmazeutischen Unternehmen im Grundsatz in der Preisgestaltung frei sind, es aber doch immer wieder zu direkten und indirekten Formen der gesetzlichen Preissteuerung gekommen ist, um den Ausgabenanstieg zu bremsen. In anderen Ländern wird auch ein strengerer Nachweis verlangt, dass ein neues Medikament einen therapeutischen Zusatznutzen hat, teilweise muss auch die höhere Wirtschaftlichkeit belegt werden (z.B. in Großbritannien). Die Preise werden sowohl in staatlichen Systemen als auch in sehr marktwirtschaftlichen Systemen wie in den USA zwischen Herstellern und Finanzierungsträgern verhandelt (Greß et al. 2006, S. 34ff.). Deutschland hat ein ganzes Bündel von Instrumenten von Preisstopps über Zwangsrabatte, Festbeträge und vertragliche Vereinbarungen, um die Preise auf dem Arzneimittelmarkt zu steuern, wobei sich die Festbeträge als ein sehr wirksames Instrument erwiesen haben.

Im Grundsatz ist das herstellende Unternehmen in der Preisgestaltung frei. Das GKV-Modernisierungsgesetz (GMG) im Jahr 2004 war eine unmittelbare Reaktion auf die hohe Steigerung der Arzneimittelausgaben und legte einen erhöhten Herstellerabschlag und Festbeträge für patentgeschützte Analogpräparate fest. Der zeitlich befristete Zwangsrabatt war ein Instrument indirekter Preissteuerung, aber er macht auch die Problematik von zeitlich befristeten »Notbremsungen« deutlich. Sie führen zu kurzfristigen Veränderungen des Preisniveaus, aber sie können kein Ersatz für strukturelle Reformen sein. Auch das Arzneimittelversorgungs-Wirtschaftlichkeitsgesetz (AVWG) im Jahr 2006 wiederholte den Fehler einer kurzfristigen Steuerung und vermied dabei das Wort Preisstopp (bis 2008), aber tatsächlich war es nicht anderes. Damit war die Freiheit der pharmazeutischen Unternehmen gewahrt, ihre Preise zu erhöhen, aber auf dem größten Marktsegment der GKV-Arzneimittelverordnungen hatten sie daraus keinen ökonomischen Vorteil. Im Zweifelsfalle wurden Preiserhöhungen dann später nachgeholt und provozierten damit neue Preisregulierungen. Im Jahr 2009 stand mit Minister Rösler zum ersten Mal in der Geschichte der Bundesrepublik ein Liberaler an der Spitze des Bundesgesundheitsministeriums, und zur Überraschung der Öffentlichkeit griffen die Eckpunkte des BMG zur Arzneimittelreform im März 2010 wieder zu den kurzfristig wirksamen Instrumenten eines Preisstopps bis Ende 2013 und eines Zwangsrabattes von 16% auf den Herstellerpreis statt bisher 6% auf verschreibungspflichtige Arzneimittel, die keiner Festbetragsgruppe zugeordnet wurden. Die Achterbahn der Zwangsrabatte setzte sich dann fort: Zum 01.04.2014 wurde mit dem SGB V-Änderungsgesetz der Zwangsrabatt befristet bis zum 31.12.2017 von 16% auf 7% reduziert und schließlich Ende Dezember 2016 bis 2022 verlängert (§ 130a SGB V). Diese Ad-hoc-Maßnahmen haben zur Stabilisierung der Preise im Bestandsmarkt beigetragen, waren aber keine strukturelle Änderung des Preisfindungsprozesses (Schaufler und Telschow 2016, S. 140f.). In Deutschland haben sich Festbeträge als Referenzpreise für von der GKV erstattete Arzneimittel als ein effizientes Instrument indirekter Preissteuerung erwiesen. Festbeträge wurden bereits im Rahmen des Gesundheitsreformgesetzes 1989 als eine echte Innovation in das Regulierungsinstrumentarium eingeführt, die in den Folgejahren zur Preisstabilität der Arzneimittel beigetragen hat. Die Preise im Festbetragsmarkt sind zwischen 1989 und 2003 um ein Drittel gesunken, im Nichtfestbetragsmarkt hingegen um 27% gestiegen (Nink und Schröder 2007, S. 197). Der G-BA wählt die Festbetragsgruppen aus und der Spitzenverband Bund der Krankenkassen wurde in § 35 Abs. 3 SGB V ermächtigt, den jeweiligen Festbetrag auf der Grundlage von rechnerischen mittleren Tages- oder Einzeldosen oder anderen geeigneten Vergleichsgrößen festzusetzen, wenn mehrere vergleichbare medikamentöse Alternativen zur Verfügung stehen, also überall dort, wo Medikamente verschiedener Hersteller aufgrund

- derselben Wirkstoffe (Stufe 1),
- pharmakologisch-therapeutisch vergleichbarer Wirkstoffe, insbesondere chemisch verwandter Stoffe (Stufe 2) oder
- therapeutisch vergleichbarer Wirkung, insbesondere Arzneimittelkombinationen (Stufe 3)

zu Gruppen zusammengefasst werden können. Wird ein Medikament mit höherem Preis verordnet, müssen die Patientinnen und Patienten die Differenz zum Festbetrag zuzahlen. Der Festbetragsmarkt, der im Wesentlichen die Generika abdeckt, hatte nach Berücksichtigung von gesetzlichen Generika- und Apothekenabschlägen in 2019 ein Volumen von 13,1 Mrd. €, was 76% der gesamten GKV-Arzneimittelversorgung entspricht, aber nur 31% des GKV-Gesamtumsatzes ausmacht (Bundesverband der Arzneimittel-Hersteller 2020, S. 14).

Die Festbeträge sind eine Form der indirekten Preiskontrolle auf dem Arzneimittelmarkt, da sich kein Hersteller erlauben kann, dauerhaft seine Preise über die Festpreise zu setzen, wenn er nicht seinen Absatz verlieren will. Diese Erfahrung musste auch die Firma Pfizer mit ihrem patentgeschützten Analogwirkstoff Atorvastatin im Jahr 2004 machen. Sie wehrte sich gegen den Einschluss in eine Festbetragsgruppe mit einer aufwendigen Öffentlichkeitskampagne, die sich an ärztliches Fachpersonal sowie Patientinnen und Patienten richtete, und weigerte sich, den Preis ihres Medikamentes Sortis® zu senken. Im folgenden Jahr sanken ihre Umsätze um 84% (Nink und Schröder 2007, S. 200). Da die Ärztinnen und Ärzte gegenüber den Patientinnen und Patienten begründen müssen, wenn sie ein teureres und für die Patientinnen und Patienten zuzahlungspflichtiges Präparat verschreiben möchten, beschränken sie sich konsequent auf Medikamente, deren Preis den Festbetrag nicht übersteigen, und zwingen so indirekt die pharmazeutischen Unternehmen, ihre Preise fast ausnahmslos auf die Höhe des Festbetrags abzusenken. Deshalb ist die Festbetragsregelung auch von der Pharmaindustrie heftig kritisiert worden und hat sowohl das Bundesverfassungsgericht als auch den Europäischen Gerichtshof beschäftigt. Der Vorwurf eines unzulässigen Eingriffs in die Rechte der Unternehmen und eines Verstoßes gegen nationales und europäisches Wettbewerbsrecht wurden jedoch zurückgewiesen (Bundesverfassungsgericht vom 17.12.2002, Az.: 1 BvL 28/95 und 1 BvL 30/95, EuGH vom 16.03.2004, Az.: C-264/01 und andere). Zwischen 2000 und 2003 hat die Bundesregierung die Festbeträge per Rechtsverordnung festgelegt, weil vor den Gerichten gegen die Entscheidungen in der Selbstverwaltung mit dem Argument geklagt wurde, dass die Spitzenverbände ein unzulässiges Kartell darstellen würden. Nach den Urteilen ist die Entscheidungskompetenz wieder auf die Selbstverwaltung übergegangen. Dabei sind die Kassen nach § 35 Abs. 5 SGB V gehalten, die Festbeträge nicht unrealistisch niedrig festzusetzen, sondern so, dass sie

- im Allgemeinen eine ausreichende, zweckmäßige und wirtschaftliche sowie in der Qualität gesicherte Versorgung gewährleisten,
- Wirtschaftlichkeitsreserven ausschöpfen,
- einen wirksamen Preiswettbewerb auslösen und sich deshalb an möglichst preisgünstigen Versorgungsmöglichkeiten ausrichten.

Dabei ist sicherzustellen, dass eine für die Therapie hinreichende Arzneimittelauswahl möglich ist. Die Festbeträge sind mindestens einmal im Jahr zu überprüfen und in geeigneten Zeitabständen an eine veränderte Marktlage anzupassen. Da die Kriterien vergleichsweise unbestimmt und widersprüchlich sind, geben sie den Kassen die Möglichkeit, sich differenziert an die jeweilige Marktlage anzupassen. Sie wurden gewissermaßen ermächtigt, sich gemeinsam wie ein Nachfragemonopolist zu verhalten. Aber sie müssen sich dabei am Markt orientieren und z.B. darauf achten, dass sie nicht durch zu niedrige Festbeträge eine kollektive Hochpreispolitik bei den Herstellern provozieren (Paetow 1989, 314ff.), die dann wiederum zu einer Anpassung der Festbeträge nach oben führen muss, oder dass sich zu diesen Bedingungen gar nicht genügend Anbieter finden, um die Patientinnen und Patienten ausreichend zu versorgen. Die Festbetragspolitik der Kassen bleibt also immer abhängig vom Marktverhalten der Hersteller.

Ein nachhaltiger Erfolg der Festbetragsregelung ist auch aus anderen Gründen fraglich. Zum einen ist die Bildung von Festbetragsgruppen durch den G-BA umstritten. Am einfachsten ist dies noch bei den Gruppen der Stufe 1, wenn auch die Hersteller nicht müde wurden, minimale Unterschiede in der sogenannten Bioverfügbarkeit auch bei wirkstoffgleichen Arzneimitteln hochzuspielen. Schwieriger wurde es bei den Stufen 2 und 3, bei denen keine perfekte Austauschbarkeit, sondern nur eine Auswählbarkeit gegeben ist. Die Gesetzesformulierungen sind stark interpretationsbedürftig und verlagern die Konfliktlösung in den G-BA. Nach § 35 Abs. 1 SGB V sind von der Festbetragsregelung patentgeschützte Medikamente ausgeschlossen, deren »Wirkungsweise neuartig ist oder die eine therapeutische Verbesserung, auch wegen geringerer Nebenwirkungen, bedeuten«. Erstmals können seit 2003 auch patentgeschützte Analogsubstanzen (»Me-too-Präparate«) in einer Festbetragsgruppe zusammengefasst werden, wovon sich der Gesetzgeber eine weitere Einsparung von einer Milliarde Euro versprach. Die Frage bei dem Streit um die Zugehörigkeit zu einer Festbetragsgruppe ist jedoch, ob eine Austauschbarkeit bzw. ein perfekter Vergleichsmaßstab überhaupt zwingend erforderlich ist. Die ärztliche Therapiefreiheit ist in keinem Fall tangiert und ökonomisch wäre gegen die Festsetzung eines gleichen Erstattungsbetrages trotz bestehender mäßiger Wirkungsunterschiede ebenfalls nichts einzuwenden. Das Argument der Hersteller, es widerspräche jeder Marktlogik, für nicht-identische Produkte gleiche Preise erzwingen zu wollen, kann nicht überzeugen, da

- auch ein funktionierender Markt die Preise keineswegs nach Wirksamkeit bestimmt, allenfalls eine monopolartige Marktstellung kann dem Hersteller ermöglichen, eine solche Preispolitik zu verfolgen;
- die Pharmapreise wesentlich durch die in relativ willkürlicher Mischkalkulation umverteilten Forschungskosten und nicht durch Produktionskostenunterschiede determiniert werden.

Zum zweiten gibt es zahlreiche »therapeutische Solisten«, also Medikamente, die als einzige für eine bestimmte Krankheit geeignet sind und für die zwangsläufig keine Festbetragsgruppe gebildet werden kann. Das bietet den Herstellern die Möglichkeit, sich durch kompensatorische Preiserhöhungen auf den festbetragsfreien Teilmärkten für die festbetragsbedingten Erlöseinbußen schadlos zu halten. Diese Strategie ist in den letzten Jahren verfolgt worden, indem für immer mehr Krankheiten spezifische Arzneimittel angeboten wurden, die für eine kleine Gruppe auch einen deutlichen medizinischen Nutzen haben. Das Problem besteht darin, dass auch für eine breitere Indikationsgruppe das neue Medikament in den Markt gedrückt wird, das gegenüber vorhandenen, billigeren Arzneimitteln keinen therapeutischen Vorteil hat.

Ausgenommen von der Festbetragsregelung sind neue, patentgeschützte Mittel, so dass für die Hersteller erhebliche Anreize zur »Flucht in die (Schein-)Innovation« bestehen. Bis für ein neues patentgeschütztes Medikament, das den Markt erschlossen hat, Festbeträge festgesetzt werden, können viele Jahre vergehen. Erst muss die Patentlaufzeit einschließlich der Verlängerung durch das europäische Schutzzertifikat (► Kap. 9.2.3) abgelaufen sein und es müssen sich genügend Nachahmer gefunden haben. Die wiederum müssen entweder das gesamte Zulassungsverfahren mit allen Tests durchlaufen, wofür sie meist nicht gerüstet sind, oder aber sich auf die Zulassungsunterlagen des ehemaligen Patentinhabers berufen. Das dürfen sie aber erst frühestens zehn Jahre nach Erstzulassung und Markteinführung. In der Tat sind in manchen Indikationsgebieten festbetragsfähige Medikamente durch neue, patentgeschützte und festbetragsfreie verdrängt worden. Dies mag ein Grund dafür sein, dass die jährlichen Einsparungen durch Festbeträge, aber auch das erfasste Marktvolumen gegen Ende der 1990er Jahre stagnierte und sogar zurückgingen.

Die Festbetragsregelung hat insgesamt zu erheblichen Preissenkungen im Festbetragssegment und damit zu Einsparungen ohne nennenswerte Qualitätseinbußen geführt. Im Jahr 2015 betrugen die Einsparungen durch Festbeträge nach Angaben des GKV-Spitzenverbandes 7,1 Mrd. €, was aber auch im Zusammenhang mit den Rabattverträgen zwischen pharmazeutischen Unternehmen und Krankenkassen bewertet werden muss, die zu Preisen unterhalb der Festpreise führen. Die Umsatzabdeckung ist von 1997 in Höhe von 60 % auf 36 % in 2015 gesunken, was die gewachsene ökonomische Bedeutung der Nicht-Festbetragsarzneimittel unterstreicht. Der Anteil an den Verordnungen liegt mit 80 % weiterhin hoch (Schaufler und Telschow 2016, S. 154). Die Ärztinnen und Ärzte haben zunehmend Generika verordnet, weil sie bei diesen Arzneimitteln sicher sein können, im Rahmen wirtschaftlicher Verordnungen zu bleiben, und nicht befürchten müssen, in Regress genommen zu werden. Allerdings verlassen sich die Ärztinnen und Ärzte vielfach darauf, mit der Verordnung von Festbetragsmitteln dem Wirtschaftlichkeitsgebot schon Genüge getan zu haben, und verzichten darauf, nach noch preisgünstigeren Medikamenten unterhalb der Festbeträge zu suchen. Ein Teil der Wirtschaftlichkeitsspielräume vor allem durch preisgünstige Nachahmerprodukte (Generika) bleibt daher ungenutzt. Sofern für ein Festbetragsmedikament ein Rabattvertrag besteht, müssen die Apotheken dieses Medikament für GKV-Versicherte nach § 129 SGB V abgeben, es sei denn, dass die verordnenden Ärztinnen und Ärzte den Austausch ausdrücklich ausgeschlossen haben (»Aut-idem-Regelung«).

Rabattverträge bergen aber auch eine wettbewerbspolitische Gefahr, weil sie den Konzentrationsprozess sowohl bei den Krankenkassen als auch bei den Pharmaunternehmen verstärken können. Der Gesetzgeber will mehr Wettbewerb, aber er hat gleichzeitig in § 69 SGB V die Rechtsbeziehungen der Krankenkassen und ihrer Verbände mit den Leistungserbringenden vom Wettbewerbsrecht freigestellt, d. h. sie unterliegen nicht dem Verbot der missbräuchlichen Nutzung wirtschaftlicher Macht und der Aufsicht des Kartellamtes. Die gebündelte Marktmacht aller AOKs übersteigt 40 %, auf anderen Märkten würde schon bei einem Marktanteil von 15 % das Verbot der Bildung von Einkaufskartellen gelten. Im Extremfall könnten sich alle Kassen zu einer Einkaufsgemeinschaft zusammenschließen und als Monopolist handeln. Das Bundeskartellamt plädierte deshalb in seiner Stellungnahme zum GKV-Wettbewerbsstärkungsgesetz (GKV-WSG) für eine vollständige Abschaffung des § 69 SGB V: Kurzfristig seien zwar durch die Bündelung von Marktmacht Kostenvorteile zu erzielen, aber in der langen Frist würde es sowohl auf Seiten der Kassen als auch der Arzneimittelhersteller zu einem Konzentrationsprozess kommen, der dem Wettbewerb schädlich ist. Kleine und mittlere Kassen könnten nur geringere Rabatte erzielen und wären dadurch im Wettbewerb in ihrer Existenz bedroht. Kleine und mittlere Hersteller könnten möglicherweise ebenfalls aus dem Wettbewerb ausscheiden, weil sich die Nachfrage auf einige wenige Präparate konzentriert, für die hohe Rabatte eingeräumt werden. Im Ergebnis könnte eine Oligopolsituation entstehen, in der der Wettbewerb beschränkt ist und die Preise steigen (Bundeskartellamt 2006, S. 5 ff.). Der Gesetzgeber ist nicht so weit gegangen, den § 69 vollständig zu streichen, aber er hat ihn in der Weise ergänzt, dass die §§ 19 bis 21 des Gesetzes gegen Wettbewerbsbeschränkungen entsprechend gelten. Ausgenommen bleiben Verträge, bei denen eine gesetzliche Pflicht zum Abschluss von Verträgen besteht. Die Anwendung des Kartellrechts auf die Krankenkassen führt zu einer Vielzahl von Widersprüchen zum Sozialrecht, weil die Kassen einen versorgungspolitischen Auftrag erfüllen und aus diesem Grund zu gemeinsamem Handeln verpflichtet sind. Rabattverträge werden von den Kassen nach den Regeln der öffentlichen Auftragsvergabe ausgeschrieben, wodurch die Anforderungen an wettbewerbskonformes Handeln hinreichend gesichert sind. Um wettbewerbsrechtlichen Bedenken entgegenzutreten, sind die Krankenkassen dazu übergegangen, große Ausschreibungen in regional differenzierte Einzellose aufzuteilen oder mehreren Anbietern den Zuschlag zu erteilen.

9.4.4 Arzneimittelbudgets

Budgetierung ist ein sowohl im In- als auch im Ausland eingesetztes Kostendämpfungsinstrument für alle Gesundheitssektoren. Arzneimittelbudgets können je nach Ausgestaltung dazu beitragen, dass die Ärztinnen und Ärzte mit ihrer Verordnungspraxis zur Wirtschaftlichkeit beitragen, indem sie nur wirksame Medikamente verschreiben und bei gleicher Wirkung das billigste. Aber es kommt entscheidend darauf an, wie die Anreize gesetzt werden. Würde man den Ärztinnen und Ärzten ein festes Budget geben, wäre der Anreiz zu wirtschaftlichem Verhalten am stärksten, denn Überschüsse würden das individuelle Einkommen erhöhen. Gleichzeitig wäre hier die Gefahr groß, dass die Patientinnen und Patienten nicht die Medikamente bekommen, die medizinisch angemessen sind, so dass diese Form der Budgetierung nicht empfohlen werden kann. Hinzu kommt, dass jede Budgetierung vor dem Problem steht, die individuellen Besonderheiten einer Praxis zu berücksichtigen, weil die Morbidität der Patientinnen und Patienten unterschiedlich ist und sich im Zeitablauf ändert. Ungerechtigkeiten können auch dadurch entstehen, dass die aktuellen Budgets aus pragmatischen Gründen aus den Abrechnungen der Vergangenheit abgeleitet werden, was aber der aktuellen Zahl und Zusammensetzung der Patientinnen und Patienten nicht entsprechen muss. Wenn die Ärztinnen und Ärzte zudem keine aktuellen Daten über ihre Medikamentenverordnungen im Verhältnis zu den vorgegebenen Budgets haben, was in den letzten Jahren durch den EDV-Einsatz deutlich verbessert wurde, verfügen sie über keine Möglichkeiten, zeitnah zu steuern. Dieses Dilemma ergibt sich auch, wenn ein Budget vorgegeben wird und Überschreitungen durch individuelle oder kollektive Regresse sanktioniert werden. Feste Budgets mit Sanktionen bergen auch immer die Gefahr, dass die einzelnen Ärztinnen und Ärzte versuchen, ihr eigenes Budget dadurch zu entlasten, dass sie kostenintensive Patientinnen und Patienten an eine fachärztliche Praxis oder sogar ins Krankenhaus überweisen, ohne dass es dafür eine medizinische Indikation gibt. Die Geschichte der Arzneimittelbudgets in Deutschland ist deshalb auch im Wesentlichen eine Geschichte immer neuer Anläufe, verschiedenste Formen von Arzneimittelbudgets durchzusetzen.

Die Budgetregelung, die im Rahmen des Gesundheitsstrukturgesetzes im Jahr 1993 für Arznei-, Verband- und Heilmittel eingeführt wurde, wies eine recht drastische Besonderheit auf: Die Ärzteschaft haftete insgesamt mit ihrem Einkommen für eventuelle Budgetüberschreitungen. Konkret sollten in der Höhe, in der das Volumen der Arzneimittelverordnungen eines Jahres das festgesetzte Budget überschritt, das Honorarvolumen für ärztliche Leistungen um den Differenzbetrag, maximal um 5 %, gekürzt werden. Die Höhe des Budgets mussten Krankenkassen und Vertragsärztinnen und -ärzte landesweit jeweils für das Folgejahr vereinbaren. Bei Ereignissen mit erheblicher Folgewirkung für die medizinische Versorgung konnte es durch Verordnung des Bundesgesundheitsministeriums angehoben werden. Sollten die Ausgaben das Budget unterschreiten, konnten die Vertragsparteien Vereinbarungen über die Verwendung des Unterschreitungsbetrages mit dem Ziel der Verbesserung der Qualität der Versorgung treffen (§ 84 SGB V i.d.F. der Gesundheitsreform 2000). Diese Form des kollektiven Regresses provoziert aber Fehlsteuerungen. Wird der Regressbetrag gleichmäßig auf die Ärzteschaft verteilt, bietet sich für die Ärztinnen und Ärzte als individuelle Strategie an, auf den Sparwillen der Kolleginnen und Kollegen zu hoffen und selbst durch großzügiges Verordnen Patientinnen und Patienten an die Praxis zu binden. Eine solche Strategie des »Marketings mit dem Rezeptblock« ist auch dann gerechtfertigt, wenn der Sparwille anderer Ärztinnen und Ärzte insgesamt nicht ausreicht, um eine Überschreitung des Budgets zu verhindern. Auch in diesem Fall stellen sich die Ärztinnen und Ärzte ökonomisch besser, die nicht mit Verschreibungen sparen. Sie werden zwar anteilig am Regress beteiligt, haben dabei aber »mehr für ihre Patientinnen und Patienten getan«. Verfolgen alle Ärztinnen und Ärzte diese individuell richtige Strategie, so werden sich die Verordnungsmengen sukzessive nach oben bewegen. Die ökonomische Theorie kennt solche Konstellationen gut. Sie sind eine Variante des »Gefangenendilemmas«, einer strategischen Situation aus der Spieltheorie, in der individuell rationales Verhalten zu kollektiver Irrationalität führt.

Nimmt man hingegen die Ärztinnen und Ärzte in dem Maße in Anspruch, in dem sie selbst für die Überschreitung des Arzneimittelbudgets verantwortlich sind, können einzelne Ärztinnen oder Ärzte finanzielle Einbußen klar durch eine Verringerung der Verordnungen zu Lasten der gesetzlichen Krankenversicherung abwenden oder wenigstens begrenzen. Nur in dieser Situation sind deutliche Verhaltensanreize zu erwarten. Dies umso mehr als für die individuell betroffenen Ärztinnen und Ärzte die Regressforderung erheblich über dem durchschnittlichen Regressbetrag pro Ärztin/Arzt liegen kann und dabei zugleich erhebliche Unsicherheit besteht. Das Risiko eines individuell zu hohen Verordnungsniveaus ist daher kaum überschaubar. Daraus folgt, dass eine Aufteilung einer etwaigen Regresszahlung nach dem Verursacherprinzip für die Wirksamkeit der Arzneimittelbudgets unerlässlich ist, auch wenn sie nur ansatzweise gelingt.

Die faktische Entwicklung bestätigte dies augenfällig. In den ersten Jahren nach Einführung des Arzneimittelbudgets sind die Verordnungsvolumina zum Teil deutlich unter der Budgetgrenze geblieben (2 Mrd. DM im Jahr 1993). Ganz offenbar wussten die Ärztinnen und Ärzte sehr gut, wo noch Wirtschaftlichkeitsspielräume, insbesondere durch Verschreiben billigerer Generika und durch Verzicht auf umstrittene Mittel, auszuschöpfen sind, und dies nach einhelliger Meinung ohne jegliche Nachteile für die Qualität der Versorgung. In den Jahren danach tastete sich die Ärzteschaft nach und nach an das Budget heran, im November/Dezember 1996 gingen die Arzneimittelausgaben zurück, nachdem zuvor klar geworden war, dass es 1996 zu einer erheblichen Überschreitung des Budgets mit z.T. drastischen Regressforderungen kommen würde und die Ärzteverbände zu zurückhaltender Medikation aufgerufen hatten. Im Jahr 1998 wurde das Budget erstmals flächendeckend überschritten.

Dafür war zum einen der oben geschilderte Mechanismus verantwortlich, denn die dafür verantwortlichen Kassenärztlichen Vereinigungen hatten es versäumt, verursachungsgerechte Verteilungsschüssel für mögliche Regresse zu entwickeln und durchzusetzen. Hinzu kamen eine entsprechende »Beratung« durch die Außendienste der pharmazeutischen Unternehmen und möglicherweise der Versuch, durch massives Überschreiten des Budgets die Budgetregelung insgesamt aus den Angeln zu heben. Dafür sprechen die scharfen Gefechte, die die Ärztinnen und Ärzte im Rahmen der Gesundheitsreform gegen entsprechende Regelungen geführt haben, nicht zuletzt, indem sie den Patientinnen und Patienten budgetbedingte Verordnungskürzungen und -verschiebungen angedroht haben.

Als das Gesundheitsministerium dann aber auf die Regresszahlungen wegen der Budgetüberschreitungen im Jahr 1998 gänzlich verzichtete, war der Anfang vom Ende einer Politik der Budgetbegrenzung eingeleitet. Während der gesamten Zeit der Gültigkeit des Gesetzes wurde kein einziger kollektiver Regress durchgesetzt (Sachverständigenrat zur Begutachtung der Entwicklung im Gesundheitswesen 2005, S. 319). Es endete nahezu in einer Posse, als sich 2001 die Pharmaindustrie mit einer einmaligen Abgabe von 400 Mio. € von allen Budgetbegrenzungen freikaufte. Preissenkungen, die ursprünglich per Gesetz durchgesetzt werden sollten, unterblieben und wurden durch eine in ihrer Wirksamkeit fragwürdige »Aut-idem-Regelung« ersetzt, d.h. die Ärztinnen und Ärzte sollten in der Regel nur noch den Wirkstoff verschreiben, die Apotheken hingegen das preisgünstigste Medikament aussuchen. Dafür fehlte aber jeder ökonomische Anreiz, weil der Gewinn der Apotheken zum damaligen Zeitpunkt mit steigendem Preis eines Medikaments zunahm. Es war nämlich gesetzlich vorgeschrieben, dass die Apotheken einen Zuschlag von 8 % zum Verkaufspreis für sich einbehalten konnte, so dass diese von der Abgabe teurer Medikamente profitierten. Das wurde erst mit der Gesundheitsreform 2003 geändert, die einen 3-prozentigen Zuschlag und eine fixe Abgabe von 8,10 € pro Verordnung vorsah.

Den bisherigen Arzneimittelbudgets folgte eine Regelung in § 84 SGB V, die auf Zielvereinbarungen zwischen Krankenkassen und Kassenärztlichen Vereinigungen über den Arzneimittelverbrauch setzten.

9.4.5 Richtgrößen und Sanktionen

Ebenfalls eine lange und wechselhafte Geschichte haben die Richtgrößen für das Volumen der je Ärztin/Arzt verordneten Arzneimittel. Es ist ein Instrument vorwiegend zur Mengensteuerung, auch wenn darunter der Umsatz an verordneten Arzneimitteln unter Berücksichtigung der Preise, verstanden wird. Die Richtgrößen, je nach Regionen, Arztgruppen, Indikationen und Altersgruppen differenziert, stellen – ähnlich wie deren Vorläufer in der Reichsversicherungsordnung vor dem SGB V, die Arzneimittelhöchstbeträge – für sich nicht mehr als eine unverbindliche Orientierungshilfe für das ärztlicher Verordnungsverhalten dar. Die Arznei- und Heilmittelbudgets werden nach § 84 Abs. 1 SGB V seit 2001 zwischen den Landesverbänden der Krankenkassen »gemeinsam und einheitlich« und den Kassenärztlichen Vereinigungen vereinbart. Das Gesetz nennt in § 84 Abs. 2 SGB V ausdrücklich die Faktoren, die bei einer Anpassung des Ausgabevolumens zu berücksichtigen sind:

- Veränderungen der Zahl und Altersstruktur der Versicherten,
- Veränderungen der Arzneimittelpreise,
- Veränderungen der gesetzlichen Leistungspflicht der Krankenkassen,
- Änderungen der Richtlinien des G-BA,
- wirtschaftlicher und qualitätsgesicherter Einsatz innovativer Arzneimittel,
- Veränderungen der sonstigen indikationsbezogenen Notwendigkeit und Qualität der Arzneimittelversorgung aufgrund getroffener Zielvereinbarungen,
- Verlagerungen zwischen den Leistungsbereichen und
- Ausschöpfung von Wirtschaftlichkeitsreserven.

Der umfangreiche Katalog ermöglicht eine flexible Anpassung der Richtgrößen an die tatsächliche Entwicklung. Eine wesentliche Steuerungswirkung entfalten die Orientierungsbudgets, wenn überhaupt, allerdings erst im Zusammenhang mit Wirtschaftlichkeitsprüfungen. Sie erfolgen auf der Basis von Vereinbarungen zwischen Krankenkassen und Kassenärztlichen Vereinigungen arztbezogen, und zwar sowohl für ärztliche als auch für ärztlich veranlasste Leistungen. Sie werden vorgenommen, wenn die Leistungen einer Ärztin oder eines Arztes Durchschnittswerte oder Richtgrößen überschreiten (»Auffälligkeitsprüfung)« oder aufgrund von arztbezogenen und versichertenbezogenen Stichproben, die mindestens zwei vom Hundert der Ärztinnen/Ärzte je Quartal umfassen (»Zufälligkeitsprüfung«).

Prüfungen nach § 106 SGB V werden durchgeführt, wenn die Richtgrößen um mehr als 15 % überschritten werden. Die Vertragsärztinnen und -ärzte haben den sich aus der Überschreitung der Richtgrößen ergebenden Mehraufwand den Krankenkassen zu erstatten (»Arzneimittelregress«), es sei denn, dieser ist aus den Besonderheiten der Praxis zu erklären. Die Möglichkeit eines individuellen Regresses ist damit gegeben und wird auch eine präventive Lenkungswirkung im Verordnungsverhalten der Ärztinnen und Ärzte entwickeln. Dies ist auch deshalb zu erwarten, weil die Kassenärztliche Vereinigung seit 2003 acht Wochen nach Einreichen der Rezepte den Ärztinnen und Ärzten eine individuelle Abrechnung erstellt, so dass sie Möglichkeiten zum Gegensteuern haben.

Generell sind Wirtschaftlichkeitsprüfungen anhand von Richtgrößen auch deswegen unzureichend, weil dabei solche Ärztinnen und Ärzte nicht auffallen, deren Verordnungsverhalten deshalb unwirtschaftlich ist, weil sie zu wenig oder falsche Präparate verordnen – mit entsprechenden Folgekosten in einer gegebenenfalls notwendigen stationären Behandlung oder Folgebehandlungen zu späteren Zeitpunkten. Auch bleibt das Problem, dass Richtgrößen mangels eindeutiger Behandlungsnormen nicht objektiv bestimmbar sind, sondern aus Vergangenheitsdaten abgeleitet werden müssen. Wenn alle Ärztinnen und Ärzte unwirtschaftlich verordnet haben, wird das nicht gemessen. Deshalb sind andere Instrumente zur Beeinflussung des Arzneimittelverbrauchs wie Kosten-Nutzen-Analysen oder preisregulierende Maßnahmen wie Festbeträge unverzichtbar.

Mit dem »Gesetz zur Ablösung des Arznei- und Heilmittelbudgets« (Arzneimittelbudget-Ablösegesetz, ABAG) sind 2002 die Arzneimittelbudgets formal abgeschafft worden. Stattdessen sollen zwischen den Krankenkassen und den Kassenärztlichen Vereinigungen entsprechende Vereinbarungen über regionale und nach Fachdisziplinen differenzierte Richtwerte für die Arzneimittelausgaben vereinbart werden. Mit dem Arzneimittelverordnungs-Wirtschaftlichkeitsgesetz (AVWG) ist 2006 der § 84 Abs. 4a SGB V neu gefasst worden, der einen Teil der Kritik der alten Regelung aufgreift. In den seit 2002 zwischen Kassen und Kassenärztlichen Vereinigungen vereinbarten Arzneimittelbudgets sollen für besonders verordnungsstarke Anwendungsgebiete entsprechende Tagestherapiekosten festgelegt werden. Sie ermöglichen eine Berücksichtigung der individuellen Situation der einzelnen Praxis und ihrer Patientinnen und Patienten und bieten die Chance, einen Vergleich der Arzneimittelkosten auf der Basis einer »best practice« festzulegen und damit Wirtschaftlichkeitsreserven zu erschließen. Die Konkretisierung erfolgt in der Selbstverwaltung, was ein schwieriger Einigungsprozess ist. Die gegenwärtige Regelung sieht vor, dass bei einer Überschreitung des individuell ermittelten Praxisbudgets um 15 % die Ärztinnen und Ärzte schriftlich von der Kassenärztlichen Vereinigung ermahnt werden und eine Beratung erfolgt. Wird das Budget um mehr als 25 % überschritten, müssen die Ärztinnen und Ärzte die Überschreitung durch die besondere Morbidität ihrer Patientinnen und Patienten begründen. Wenn das nicht plausibel erklärt werden kann, sind die Ärztinnen und Ärzte im Grundsatz gegenüber den Kassen regresspflichtig, was aber selten eintritt (Stargardt und Schreyögg 2013, S. 137). Auch wenn die Arzneimittelbudgets formal abgeschafft und durch Richtwerte ersetzt sind, bleibt die Verpflichtung der Ärztinnen und Ärzte, bei ihren Verordnungen das Gebot der Wirtschaftlichkeit einzuhalten, was durch die Kassenärztlichen Vereinigungen überprüft werden kann.

9.4.6 Verhandlungspreise bei patentgeschützten Arzneimitteln

Am Ende des ersten Jahrzehnts der 2000er Jahre stiegen die Ausgaben für Arzneimittel stark an und waren in zwei Jahren sogar höher als die Ausgaben für niedergelassene Ärztinnen und Ärzte. Ein Grund war der oben diskutierte Struktureffekt, dass generische Medikamente durch patentgeschützte Präparate mit sehr viel höheren Preisen ersetzt wurden. Die Pharmaunternehmen konnten die Preise nach Belieben festlegen, wenn es sich um pharmazeutische Innovationen handelte. Ob die neu in den Markt eingeführten Arzneimittel in allen Fällen tatsächlich einen medizinisch belegbaren Zusatznutzen hatten oder lediglich eine neue Darreichungsform und weniger Nebenwirkungen beinhalteten, war zweifelhaft. Häufig lag nicht ein neuer Wirkstoff vor, sondern eine Modifikation eines bekannten Medikamentes, das aber billiger war. Das ab dem 01.01.2011 gültige Arzneimittelmarktneuordnungsgesetz (AMNOG) brachte eine einschneidende Änderung im Erstattungsverfahren für Arzneimittel. Ein Unternehmen, das ein neues Medikament auf den Markt bringt, kann in den ersten sechs Monaten den Preis alleine bestimmen. Es muss aber drei Monate nach der Markteinführung beim G-BA ein Dossier einreichen, in dem auf der Basis von Studien begründet wird, warum das neue Medikament einen medizinischen Zusatznutzen gegenüber einer zuvor durch den G-BA festgelegten zweckmäßigen Vergleichstherapie aufweist. Der G-BA kann das »Institut für Qualität und Wirtschaftlichkeit im Gesundheitswesen« (IQWiG), eine unabhängige Einrichtung der Gemeinsamen Selbstverwaltung (§§ 139a, 139b

SGB V), mit der Prüfung des Zusatznutzens beauftragen. Das Gutachten wird innerhalb von drei Monaten veröffentlicht und auf dessen Basis eine Anhörung des pharmazeutischen Unternehmens sowie von Expertinnen und Experten durchgeführt. Danach entscheidet der G-BA innerhalb von sechs Monaten, ob ein Zusatznutzen vorliegt. Wird das verneint, wird das Medikament (sofern es festbetragsfähig ist) einer Festbetragsgruppe zugeordnet und es gilt der für diese Gruppe gültige Festbetrag. Anderweitig folgt eine Preisverhandlung mit dem GKV-Spitzenverband. Wenn ein Zusatznutzen zugesprochen wird, muss innerhalb der folgenden sechs Monate zwischen dem pharmazeutischen Unternehmen und dem GKV-Spitzenverband ein Preis für das neue Medikament verhandelt werden. Wird in den Verhandlungen keine Einigung erzielt, entscheidet eine Schiedsstelle (§ 130b Abs. 5 SGB V), die sich aus einer oder einem unparteiischen Vorsitzenden, zwei weiteren unparteiischen Mitgliedern sowie aus jeweils zwei Vertreterinnen oder Vertretern der Vertragsparteien (Arzneimittelhersteller und Krankenkassen) zusammensetzt (▶ Abb. 9.1).

Die Schiedskommission soll sich bei der Preisfestsetzung an den Arzneimittelpreisen anderer europäischer Länder orientieren. Ein Preisvergleich ist schwierig, weil dazu die Nettopreise herangezogen werden sollten, die den Krankenkassen oder dem staatlichen Versorgungssystem in Rechnung gestellt werden, also abzüglich von Rabatten, den Handelsspannen des Großhandels und der Apotheken und vor allem der Mehrwertsteuer, die in den einzelnen Staaten unterschiedlich hoch ist oder überhaupt nicht auf Arzneimittel erhoben wird. Auch der Vergleich nach Tagesdosen, unterschiedlichen Wirkstärken und Packungsgrößen führt zu unterschiedlichen Ergebnissen. Schließlich muss auch die Entwicklung der Wechselkurse beachtet werden, sofern es sich nicht um Euro-Länder handelt. Bei allen methodischen Problemen internationaler Vergleiche kann man jedoch im Ergebnis feststellen, dass bei patentgeschützten Arzneimitteln in anderen Ländern niedrigere Preise verlangt werden. Der zähe Kampf der pharmazeutischen Industrie bei der Auswahl der europäischen Länder, die in den Vergleich einbezogen werden, lässt rückschließen, dass in der Industrie ein hohes Preisniveau in Deutschland verteidigt wird. Befürchtet wird dort ein »Kellertreppeneffekt«, weil die deutschen Preise in vielen anderen Ländern Teil eines Referenzpreissystems sind, das logischerweise die Preisspirale nach unten drückt, wenn die niedrigeren ausländischen Preise auch in Deutschland durchgesetzt werden. Ein Vergleich zwischen dem Launchpreis der neu auf den Markt gekommenen, patentgeschützten Arzneimittel im ersten Jahr und dem Erstattungsbetrag im Zeitraum von 2011–2020 zeigt im gewichteten Mittel eine durchschnittliche Differenz von 20 % (-4 % im Vergleich zu 2019), wobei die Abschläge auch von der Art des Zusatznutzens abhängig sind (Bundesverband der Pharmazeutischen Industrie 2021b, S. 86).

Wird ein am Ende von gescheiterten Verhandlungen möglicher Schiedsspruch von einer der Parteien nicht akzeptiert, kann beim IQWiG ein Gutachten beantragt werden, das eine umfassende Kosten-Nutzen-Bewertung erstellt. Auf dieser Basis erfolgt dann eine endgültige Entscheidung, wobei der festgelegte Erstattungspreis rückwirkend gilt.

Die Nutzenbewertung auf der Basis eines Dossiers der pharmazeutischen Unternehmen kann kritisch betrachtet werden, andererseits wäre eine frühe Nutzen-

9.4 Regulierung der Arzneimittelversorgung

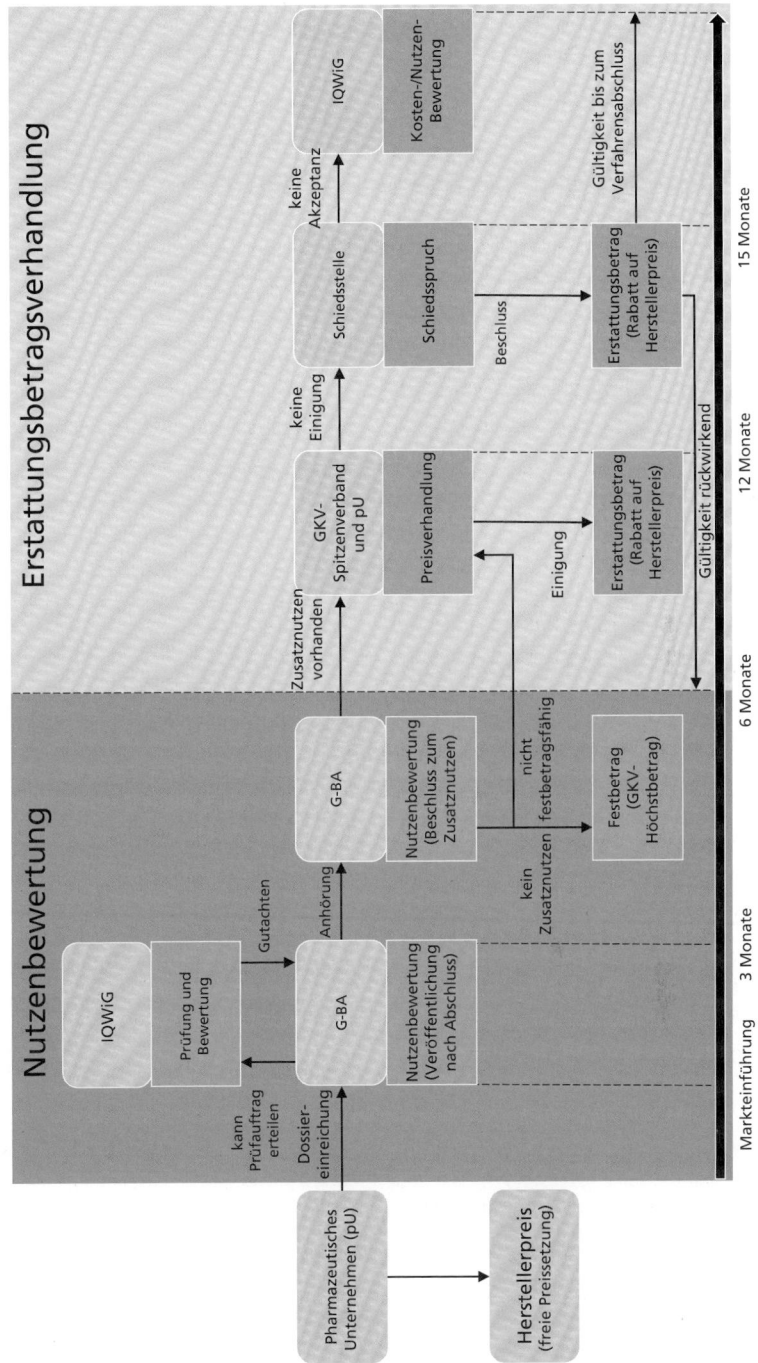

Abb. 9.1: AMNOG-Verfahren (in Anlehnung an Bundesverband der Arzneimittel-Hersteller 2022)

bewertung anders kaum machbar, weil sie eigene Studien des G-BA bzw. des IQWiG voraussetzen würde, die jedoch aufgrund der damit verbundenen hohen Kosten sowie des engen zeitlichen Rahmens nicht realisierbar sind. Um den langfristigen therapeutischen Nutzen zu beurteilen, bedarf es ohnehin viel längerer Studienzeiten. In diesem Kontext ist zu berücksichtigen, dass sich die Pharmahersteller bei der Planung ihrer Studien prinzipiell mehr an den Anforderungen der Zulassungsbehörden (i. d. R. U.S. Food and Drug Administration bzw. der European Medicines Agency) orientieren, als an den Vorgaben der nationalen Health-Technology-Assessment-Behörden. Das führt dazu, dass somit oftmals keine randomisierten klinischen Studien vorliegen, welche den Zusatznutzen gegenüber der durch den G-BA bestimmten zweckmäßigen Vergleichstherapie direkt belegen. Das pharmazeutische Unternehmen hat jedoch ein starkes Eigeninteresse, zumindest alle verfügbaren Daten vorzulegen, die für einen Zusatznutzen sprechen, um nicht in eine Festbetragsgruppe einsortiert zu werden.

Das Bundesministerium für Gesundheit hatte sich von der Nutzenbewertung und anschließenden Preisverhandlungen ursprünglich Einsparungen von mehr als zwei Milliarden Euro versprochen, was nicht erreicht wurde (Bundesministerium für Gesundheit 2016). Dazu hätte man die durch das AMNOG eröffnete Möglichkeit nutzen müssen, auch die bereits zugelassenen, patentgeschützten Medikamente im Bestandsmarkt in die Nutzenbewertung einzubeziehen. Diese Möglichkeit wurde 2014 mit dem 14. SGB V-Änderungsgesetz wieder gestrichen, weil der Gesetzgeber den Aufwand für die Erstellung der Dossiers angesichts auslaufender Patentlaufzeiten als zu hoch ansah. Auf jeden Fall hat man so Einsparmöglichkeiten vergeben und auch die Chance vertan, die Arzneimittel im Bestandsmarkt hinsichtlich ihrer Innovationseigenschaft zu überprüfen.

Mit dem AMNOG und der frühen Nutzenbewertung mit anschließenden Preisverhandlungen hat Deutschland den bisherigen Weg der freien Preissetzung bei innovativen Medikamenten durch die pharmazeutische Industrie verlassen. Damit ist der Anschluss an die in Europa übliche Praxis gefunden, dass die Zulassung eines Medikamentes nicht automatisch die Erstattung zu den verlangten Preisen bedeutet, sondern dass Preise zwischen dem GKV-Spitzenverband und den Pharmaunternehmen verhandelt werden. Bis Ende 2020 hatte der GBA 444 Beschlüsse zu neuen Medikamenten gefasst. Dabei kategorisierte der G-BA den Zusatznutzen wie folgt (Gemeinsamer Bundesausschuss 2021d, S. 40):

- Zusatznutzen erheblich: 3 Fälle
- Zusatznutzen beträchtlich: 94 Fälle
- Zusatznutzen gering: 72 Fälle
- Zusatznutzen nicht quantifizierbar: 83 Fälle
- kein Zusatznutzen: 192 Fälle

Die Zahlen belegen, dass weniger als die Hälfte der Medikamente, für die pharmazeutische Unternehmen einen Zusatznutzen beanspruchen, tatsächlich auch einen geringen bis erheblichen Zusatznutzen aufweisen. Es kann auch nicht unterstellt werden, dass die neue Regulierung bei patentgeschützten Arzneimitteln Innovationen verhindern würde, denn in 169 Fällen wurde ein Zusatznutzen anerkannt. Die Nutzenbewertung führt dazu, dass innovative Medikamente anerkannt werden und mit höheren Preisen vermarktet werden können. Sie dämpfen damit den Struktureffekt, ohne ihn aufheben zu können. Dazu trägt im Wesentlichen bei, dass die Innovationszyklen neuer Medikamente immer kürzer werden. Problematisch ist aber auch das Verordnungsverhalten der Ärztinnen und Ärzte, denn sie nehmen die Bewertungen der neuen Medikamente nur zum Teil zur Kenntnis, so dass die Arbeit des G-BA in der Praxis nicht umgesetzt wird. Beispielsweise nehmen die Verordnungen mit beträchtlichem Zusatznutzen etwa gleich schnell zu wie die ohne Zusatznutzen (Greiner et al. 2016, S. 204 ff.). Seit dem am 13.05.2017 in Kraft getretenen GKV-Arzneimittelversorgungsstärkungsgesetz (AMVSG) wurde die Informationslage verbessert, weil in der ärztlichen Praxissoftware die Ergebnisse der Nutzenbewertung abgebildet werden müssen. In der Zukunft bleibt die schwierige Aufgabe zu lösen, in den Preisverhandlungen einerseits das Interesse der Industrie zu berücksichtigen, ihre Forschungsaufwendungen für innovative Arzneimittel zu amortisieren, aber andererseits die Versicherten vor zu hohen Preissteigerungen von Arzneimitteln zu schützen.

Zusammenfassend bleibt festzuhalten, dass die Arzneimittelpreise auch in jüngster Zeit häufig Gegenstand der gesundheitspolitischen Diskussion sind, insbesondere da die Kostensteigerungen in anderen GKV-Leistungsbereichen im Vergleich weniger stark ausfallen. Angesichts kontinuierlich steigender Arzneimittelausgaben fordern die Vertreterinnen und Vertreter der gesetzlichen Krankenkassen von den zuständigen Gesundheitspolitikerinnen und -politkern ein »Arzneimittel-Sparpaket«, das insbesondere eine Senkung der Mehrwertsteuer auf Arzneimittel vorsieht, was ein milliardenschweres Einsparpotenzial eröffnen würde und die Beitragszahlerinnen und -zahler in der GKV entlasten könnte. Auch der AMNOG-Prozess ist Gegenstand der Kritik, da die pharmazeutischen Unternehmen bislang ihre Preise im ersten Jahr nach der Markteinführung frei festsetzen konnten. Die Ampelregierung hatte in ihrem Koalitionsvertrag bereits vorgesehen, Änderungen bei der freien Preissetzung durch den Hersteller vornehmen zu wollen. Mit dem GKV-Finanzstabilisierungsgesetz (GKV-FinSt) gilt der zwischen Herstellern und dem GKV-Spitzenverband verhandelte Erstattungsbetrag zukünftig rückwirkend ab dem siebtem Monat und nicht wie bisher ab dem 13. Monat nach dem erstmaligen Inverkehrbringen des Arzneimittels (SPD / BÜNDNIS 90/DIE GRÜNEN / FDP 2021, S. 68). Kritikerinnen und Kritiker fordern jedoch eine weitergehende Regelung in Form einer Aufhebung der bisherigen Praxis und damit einhergehend eine rückwirkende Gültigkeit des verhandelten Erstattungspreises ab dem Tag des Markteintritts.

Die Herausforderung der Gesundheitspolitik ist es somit, einerseits den Zugang zu Innovationen zu bewahren, und andererseits, die Finanzierbarkeit der Arzneimittelversorgung auch in Zukunft sicherzustellen

10 Gesundheitssysteme

10.1 Strukturmerkmale von Gesundheitssystemen

Die Analyse von internationalen Gesundheitssystemen ist Gegenstand der vergleichenden Gesundheitssystemforschung als Teildisziplin der Gesundheitsökonomie. Sie beschäftigt sich mit der Frage, inwieweit durch einen Vergleich unterschiedlich strukturierter Gesundheitssysteme und einer Auswertung der in verschiedenen Ländern gemachten Erfahrungen Erkenntnisse für die Gestaltung eines Gesundheitssystems gewonnen werden können (Schulenburg und Greiner 2000, S. 175 ff.). Dabei ist sich die Gesundheitssystemforschung der Tatsache bewusst, dass es kein allgemein gültiges optimales Gesundheitssystem geben kann, sondern stets die historischen und gesellschaftlichen Besonderheiten eines Landes zu berücksichtigen sind. Aber das Kennenlernen der Systeme anderer Staaten bietet die Chance, aus den dortigen Erfahrungen für die eigenen Reformen zu lernen.

Wesentliche Aufgabe der Gesundheitssystemforschung ist es zunächst, die typischen Strukturmerkmale herauszuarbeiten, die den besonderen Charakter eines Gesundheitssystems prägen. Dabei handelt es sich um solche Merkmale, die für die Leistungsfähigkeit (»performance«) eines Systems von besonderer Bedeutung sind. Wie diese Leistungsfähigkeit zu definieren ist und welchen Rang die jeweiligen Ziele einnehmen, darüber besteht allerdings keine einheitliche Auffassung. Hier spielen kulturell bedingte Unterschiede in den Präferenzen der Bürgerinnen und Bürger eines Landes eine große Rolle. So nimmt z. B. das Ziel einer gerechten Verteilung von Gesundheitsleistungen in Großbritannien und in Deutschland einen größeren Stellenwert ein als etwa in der US-amerikanischen Gesellschaft. Auch die Wahlfreiheit wird in den einzelnen Ländern unterschiedlich hoch wertgeschätzt. Im nächsten Abschnitt werden zunächst die Strukturmerkmale herausgearbeitet, von denen ein Einfluss auf die Leistungsfähigkeit eines Gesundheitssystems erwartet wird.

Unter dem Begriff eines »Gesundheitssystems« werden im Folgenden alle Institutionen und Aktivitäten verstanden, die auf die Versorgung der Bevölkerung mit Gesundheitsleistungen und deren Finanzierung ausgerichtet sind.

In der Gesundheitssystemforschung sind zur Kennzeichnung eines Gesundheitssystems folgende Merkmale herausgearbeitet worden: das Finanzierungssystem, das Allokationsverfahren, die Eigentumsstruktur der Ressourcen, die Kapazitäten, die Art der Vergütungssysteme, der Organisationsstruktur (Integrations- und Kooperationsgrad), der Spezialisierungsgrad der Versorgung sowie die Machtverteilung zwischen den Interessengruppen (▶ Tab. 10.1).

10.1 Strukturmerkmale von Gesundheitssystemen

Tab. 10.1: Strukturmerkmale von Gesundheitssystemen

Strukturmerkmal	Ausprägungen
Finanzierungssystem	• Steuern • Beiträge • Versicherungsprämien • »Out-of-Pocket«
Allokationsverfahren	• Staatliche Planung, Regulierung • Kollektivverhandlung (korporatistisch) • Markt- und Wettbewerbssteuerung
Organisationsstruktur	• Integriert • Fragmentiert
Eigentumsstruktur der Ressourcen	• Staatlich • Non-Profit • Privatwirtschaftlich
Vergütungssystem	• Prospektiv • Retrospektiv
Kapazitäten	• Dichte an Ärztinnen und Ärzten • Bettendichte • Gerätedichte
Spezialisierungsgrad	• Hausärztliche Versorgung • Allgemeine fachärztliche Versorgung • Spezialisierte fachärztliche Versorgung • Gesonderte fachärztliche Versorgung
Machtverteilung	• Nachfragedominiert • Angebotsdominiert

Das Finanzierungssystem entscheidet darüber, wie die Finanzmittel aufgebracht werden. Das kann durch allgemeine Steuern, durch zweckgebundene Beiträge oder durch private Finanzierungsformen (Versicherungsprämien und »Out-of-Pocket«-Zahlungen, also private Zahlungen bei Inanspruchnahme einer Leistung) erfolgen. Die Relevanz des Finanzierungssystems für die Leistungsfähigkeit eines Gesundheitssystems ergibt sich daraus, dass die Art der Finanzierung unterschiedliche Auswirkungen auf das Verhalten der Akteurinnen und Akteure (»Anreizeffekt«) sowie auf die Abgabenbelastung der Einkommen hat. Von staatlich finanzierten Gesundheitsleistungen wird wegen der leichteren Überwälzbarkeit der Kosten und dem Moral-Hazard-Verhalten der Nachfragenden und Anbietenden ein höheres Ausgabenniveau erwartet. Andererseits ist die Belastung der Einkommensschichten mit den Kosten des Gesundheitssystems gerechter verteilt als bei privat finanzierten Systemen. Der internationale Vergleich von Gesundheitssystemen zeigt jedoch am Beispiel der Vereinigten Staaten, dass das stark marktwirtschaftlich geprägte System zu den höchsten Gesundheitsausgaben pro Kopf führt (▶ Tab. 10.2) und die Verteilungsgerechtigkeit gering ist, weil z.B. im Jahr 2020 annähernd 28 Mio. Menschen (das entspricht 8,6% der Bevölkerung) unversichert waren (Keisler-Starkey und Bunch 2021, S. 4). Dieser schwerwiegende Mangel war bereits Anlass für die

Gesundheitsreform unter Präsident Barack Obama (»Patient Protection and Affordable Care Act«, auch als »Obamacare« bezeichnet).

Das Allokationsverfahren bezieht sich auf die Art der Bereitstellung des Leistungsangebots im Gesundheitssystem. Die Gesundheitssystemforschung unterscheidet hier – wie auch die ökonomische Systemtheorie – zwischen der Allokation vermittels staatlicher Planung und Regulierung und einer dezentralen, marktwirtschaftlichen Steuerung (▶ Kap. 3). Da in manchen Gesundheitssystemen die Verbände wesentliche Steuerungsfunktionen wahrnehmen, wird häufig als drittes Allokationsverfahren die korporatistische Steuerung unterschieden. Hier erfolgt die Allokation der Ressourcen über Kollektivverhandlungen zwischen den Verbänden der Anbietenden und denen der Versicherten, vertreten durch die Krankenkassen. Die Allokationsverfahren beeinflussen in unterschiedlicher Weise die Höhe der administrativen Kosten des Systems, den Innovationsgrad sowie die schichtspezifische Verteilung der Gesundheitsleistungen.

Die Eigentumsstruktur der Leistungsanbietenden verkörpert die Verfügungsrechte (»property rights«) im Gesundheitswesen. Die Eigentumsformen (öffentliche Organisationen, Non-Profit-Organisationen, privatwirtschaftliche Eigentumsformen) wirken auf die Leistungsfähigkeit – zusammen mit dem Allokationsverfahren, in das sie eingebettet sind – über ihre unterschiedlichen Anreizeffekte. Auch hier wird häufig die Meinung vertreten, dass staatliche Systeme weniger effizient als marktwirtschaftliche sind, was aber gemessen an dem erreichten Gesundheitsstatus ohne empirischen Beleg ist.

Die Organisationsstruktur eines Gesundheitssystems äußert sich im Grad der Integration und Kooperation der Anbietenden verschiedener Leistungsstufen. So können die Finanzierung einerseits und die Bereitstellung der Leistungen andererseits durch verschiedene Organisationen oder aber innerhalb der gleichen Organisation wie in den »Health Maintenance Organizations« (HMOs) der USA oder auch in der Schweiz erfolgen. Ebenso können ambulante und stationäre Leistungen entweder institutionell getrennt oder in integrierter und kooperativer Form erbracht werden (▶ Kap. 7 und 8). Der Integrationsgrad beeinflusst insbesondere die Transaktionskosten des Gesundheitssystems sowie die Qualität der Versorgung.

Das Vergütungssystem für Gesundheitsleistungen ist Teil der Informations- und Anreizstruktur eines Gesundheitssystems. Es steuert das Verhalten der Akteurinnen und Akteure auf der Angebotsseite und damit die Kosten und die Qualität der Versorgung. Unterschieden wird zwischen prospektiven (auf die Zukunft gerichteten) Vergütungssystemen, in denen die Preise oder die Budgets für medizinische Leistungen im Voraus festgelegt sind, und retrospektiven (auf die Vergangenheit gerichteten) Systemen, die auf dem Kostenerstattungsprinzip basieren. Retrospektive Vergütungssysteme gelten als ausgabenfördernd, da keine Wirtschaftlichkeitsanreize bestehen (Braun et al. 2009, S. 13).

Die Machtverteilung zwischen den Interessengruppen im Gesundheitssystem entscheidet schließlich darüber, in welcher Weise dessen Leistungsfähigkeit von den Interessen der dominierenden Gruppen geprägt ist. Angebotsdominierte Systeme gelten als innovativ, aber teuer, konsumentenbeherrschte Systeme als verteilungsgerecht und ausgabendämpfend. Die Machtverteilung ist u. a. bestimmt durch den

10.1 Strukturmerkmale von Gesundheitssystemen

Organisationsgrad der Interessengruppen und den Zentralisierungsgrad des politischen Systems (Hollingsworth 1986).

Neben diesen sich teilweise bedingenden Strukturelementen sind kulturelle Variablen wie die Bedeutung solidarischen und ethischen Verhaltens in der Gesellschaft oder die Ausgestaltung des ärztlichen Haftungsrechts für die Funktionsweise und die Leistungsfähigkeit eines Gesundheitssystems von Bedeutung. Ihr Einfluss lässt sich empirisch jedoch nur schwer messen. Die Solidarkultur ist in Europa historisch anders gewachsen als z. B. in den Vereinigten Staaten von Amerika, was Vergleiche schwierig macht. Demokratie ist in Europa gegen den absolutistischen Staat durchgesetzt worden, der Staat wurde quasi »erobert« und auch als Instrument der Umverteilung eingesetzt. Die Vereinigten Staaten, die hier als Beispiel für einen anderen Entwicklungsweg dienen, haben sich mit ihrer Befreiung von der Monarchie als Zivilgesellschaft etabliert, die in den Bundesstaaten und Kommunen fest verankert ist. Vieles, was in Europa dem Zentralstaat als Aufgabe zugewiesen ist, wird in den USA von Bundesstaaten und Kommunen wahrgenommen oder aber, so vor allem das Weltbild der republikanischen Partei, von Familie oder »charity« (barmherzige Organisationen, z. B. Kirchen), wenn der Markt versagt. Die Marktwirtschaft ist aber der dominierende Mechanismus, um Gesundheitsgüter zu verteilen. Insofern ist die Typologie von Wohlfahrtsstaaten von Esping-Andersen gut geeignet, um auch Gesundheitssysteme zu kategorisieren. Es erfolgt eine Unterscheidung der Sozialsysteme nach:

- dem Ausmaß der *De-Kommodifizierung*, also wie stark die Menschen auf den Markt und die Markteinkommen angewiesen sind oder rechtliche Ansprüche auf soziale Leistungen haben;
- der *Universalität*, also ob der Zugang zu Sozialleistungen für alle Staatsbürgerinnen und -bürger offen ist oder nur für bestimmte Gruppen, z. B. Arbeitnehmende, die Beiträge zur Sozialversicherung geleistet haben;
- der *Stratifizierung*, also ob das Sozialsystem die Schichtung der Gesellschaft überwindet oder konserviert (Esping-Andersen 1998, S. 21 ff.).

Gesundheitssysteme lassen sich zu einigen wenigen Systemtypen zusammenfassen. Systembildende Abgrenzungskriterien sind dabei vorwiegend die Art der Finanzierung der Gesundheitsleistungen und der staatliche Interventionsgrad, der vor allem in der Eigentumsstruktur der Ressourcen und dem Allokationsverfahren zum Ausdruck kommt. Dabei werden dem Systemvergleich häufig drei Typen (»Idealsysteme«) zugrunde gelegt:

- *Das liberale System:* Das liberale oder wettbewerbliche Gesundheitssystem verlässt sich weitgehend auf die Entscheidungsfähigkeit und -bereitschaft des Individuums bei der Vorsorge gegen die Krankheitsrisiken und der Bestimmung des Umfangs und der Art der Gesundheitsleistungen. Die Vorsorge erfolgt auf freiwilliger Basis durch Versicherungen. Die Ressourcen des Gesundheitssystems sind im Privateigentum bzw. im Eigentum von Non-Profit-Organisationen und werden über Marktprozesse gesteuert. Die Finanzierung erfolgt typischerweise über risikospezifische Prämien und die Eigenfinanzierung. Zwischen den vielfältigen

Versorgungsformen und Leistungsangeboten besteht Wahlfreiheit und Konkurrenz (»pluralistisches System«). Beispiele sind die Vereinigten Staaten von Amerika und in Europa, aber seit der Gesundheitsreform zu Beginn der 1990er Jahre in sehr viel geringerem Maße, die Schweiz. Wettbewerbssysteme gelten als ökonomisch effizient und innovativ, aber wenig verteilungsgerecht. Da in der Realität indes wegen der Besonderheiten der Märkte für Gesundheitsgüter die Leistungsanbietenden die Märkte dominieren können, lassen reale wettbewerbliche Systeme eine Tendenz zur Ausgabenexpansion erkennen.

- *Das staatliche System:* Im staatlichen Gesundheitssystem (häufig auch als staatlicher Gesundheitsdienst bezeichnet) erfolgt die Finanzierung durch Steuern. Hier legen staatliche Institutionen einen standardisierten Leistungskatalog für den Gesundheitssektor fest, entscheiden über die administrierten Preise der ärztlichen, stationären und sonstigen Leistungen, planen das Angebot an ambulanten und stationären Einrichtungen und sorgen für ein bestimmtes Qualitätsniveau des Angebots. Die Ressourcen des Gesundheitssystems sind zum großen Teil im Eigentum des Staates. Durch vorgegebene Budgets auf nationaler und regionaler Ebene (»Globalbudgets«) und pauschale Vergütungssysteme für die Leistungsanbietenden werden die Ausgaben begrenzt. Die Freiheit der Wahl von Ärztinnen und Ärzten ist eingeschränkt (»primärärztliches System«). Staatliche Gesundheitssysteme gelten als verteilungsgerecht und sparsam, aber als wenig innovativ. In Europa sind Beispiele das Vereinigte Königreich und einige skandinavische Staaten.
- *Das korporatistische System:* Das korporatistische Sozialversicherungssystem schließlich wird durch lohnbezogene Beiträge finanziert, die von sich selbstverwaltenden Krankenkassen in unterschiedlicher Höhe erhoben werden. Zwischen den Kassen erfolgt in der Regel ein finanzieller Risikoausgleich. Die Preise, Kapazitäten und die Qualität der Leistungen werden zwischen den Kassen und den Leistungsanbietenden bzw. ihren Verbänden in Kollektivverhandlungen und durch Kooperation bestimmt. Die Ressourcen sind überwiegend in privatem und gemeinnützigem Eigentum. Die Vergütung der Leistungsanbietenden erfolgt weitgehend nach Einzelleistungen bzw. Tages- oder Fallpauschalen. Die mit diesen Vergütungsformen einhergehende Tendenz zur Ausgabenexpansion wird in der Regel durch sektoral ausgehandelte Budgets begrenzt. Beispiele in Europa sind neben Deutschland die Niederlande, Belgien, Frankreich und Österreich.

Die realen Gesundheitssysteme (»Realsysteme«) weisen »Beimischungen« der jeweils anderen idealtypischen Systeme auf und stellen somit eine Kombination unterschiedlich ausgeprägter Elemente der Idealsysteme dar. Werden auch diese Mischformen zur Typenbildung herangezogen, können weitere Systemtypen unterschieden werden. So wird gelegentlich das Gesundheitssystem Kanadas als vierte Variante eines Gesundheitssystems bezeichnet. Die Finanzierungsstruktur entspricht einem staatlichen Gesundheitssystem, die Eigentumsstruktur der Leistungsanbietenden und das Allokationsverfahren einem Sozialversicherungssystem (Santerre und Neun 2010, S. 103). Auch die neuen Mitgliedstaaten in der Europäischen Union in Mittel- und Osteuropa sind nicht klar zuzuordnen: Sie haben überwiegend ein Sozialversicherungssystem eingeführt, sind aber in den Allokationsverfahren und der Finanzierung noch sehr stark durch das alte, planwirtschaftliche System (das auf den russischen »Semashko«-Typ zurückgeht) geprägt, so dass sie eine eigenständige Gruppe bilden (Tragakes und Lessof 2003, S. 8–23).

10.2 Gesundheitssysteme im Vergleich

Wer die Leistungsfähigkeit von Gesundheitssystemen vergleichen will, steht vor zwei Problemen: Zum einen sind allgemein akzeptierte Bewertungskriterien zu bestimmen (»Bewertungsproblem«), zum anderen ist der Einfluss des Gesundheitssystems auf die Leistungsfähigkeit von anderen Faktoren abzugrenzen (»Zurechnungsproblem«).

Die Bewertung der Leistungsfähigkeit von Gesundheitssystemen setzt eine eindeutige und vollständige Rangskala aller angestrebten gesundheitspolitischen Ziele voraus. Ein solch übernationales Zielsystem hätte die Aufgabe eines absoluten Vergleichsmaßstabs zu übernehmen. In Ermangelung eines solchen »Goldstandards« kann nur das jeweilige nationale Zielsystem zur Beurteilung herangezogen werden (Culyer et al. 1982, S. 131 ff.). Da sich die nationalen Zielsysteme jedoch historisch und kulturell bedingt unterscheiden, liefert ein derartiger Vergleich keine Erkenntnisse darüber, ob Elemente, die sich in einem System bewährt haben, in das Gesundheitssystem eines anderen Landes erfolgreich »importiert« werden können, oder welches Gesundheitssystem als Leitbild bei einer politisch gewünschten Angleichung der Systeme zu wählen ist.

Ein anspruchsvoller, internationaler Vergleich von Gesundheitssystemen ist angesichts dieser Schwierigkeiten kaum möglich. Die WHO hat mit ihrem Bericht »World Health Report 2000« den ehrgeizigen Versuch unternommen, die Gesundheitssysteme der ehemals 191 Mitgliedsstaaten einem »Ranking« zu unterziehen (World Health Organization 2000, S. 23 ff.). Aus methodischen Gründen ist dieser erste Versuch misslungen und in den Folgejahren nicht wiederholt worden, weil die Datenbasis zu gering und auch die Gewichtung der Beurteilungskriterien umstritten war. Die Gesundheitssystemforschung muss sich folglich darauf beschränken, einige besonders relevante Ziele auszuwählen, an denen sich in den meisten Ländern die Entscheidungen im Gesundheitssystem orientieren. Dazu wird man die folgenden Ziele rechnen dürfen:

- Die *gesundheitliche »Wohlfahrt«* der Bevölkerung. Dieses Ziel kann auch als Ergebnisqualität eines Gesundheitssystems bezeichnet werden. Es wird üblicherweise mit bestimmten Indikatoren der Mortalität und der Morbidität gemessen.
- Die *ökonomische Effizienz* der Leistungserstellung. Ein Gesundheitssystem ist danach ökonomisch effizienter als ein anderes, wenn es zu gleichen Kosten einen höheren Output oder das gleiche Ergebnis zu geringeren Kosten produziert. Das Effizienzziel steht in Anbetracht der zunehmenden internationalen Konkurrenz und der sinkenden öffentlichen Einnahmen in den Industrieländern seit länge-

rem im Vordergrund der Gesundheitspolitik. Die Bemühungen richten sich darauf, den Kostenanstieg zu verlangsamen, ohne die Qualität der Versorgung zu senken. Daher liegen zu den internationalen Unterschieden in den Ausgaben für Gesundheitsleistungen bislang die meisten empirischen Untersuchungen vor.
- Die *gerechte Verteilung* der Gesundheit und der Gesundheitsleistungen auf die verschiedenen Schichten und Gruppen der Bevölkerung. Das Gesundheitssystem soll jedem die gleiche Möglichkeit bieten, einen hohen Gesundheitsstatus zu realisieren, unabhängig von Einkommen, Vermögen, Bildung oder Wohnort. Das Verteilungsziel schließt die gerechte Verteilung der Einkommen ein, denn eine ungleiche Einkommensverteilung impliziert eine ungleiche Verteilung der Gesundheit in der Bevölkerung (▶ Kap. 3). Obgleich das Ziel einer gerechten Verteilung der Gesundheitsleistungen vor allem in den europäischen Ländern recht hoch eingeschätzt wird, ist diese Dimension der Leistungsfähigkeit bislang nur sehr wenig in systemvergleichenden Untersuchungen beachtet worden. Die WHO hat mit ihrem Bericht aus dem Jahr 2000 dazu einen bedeutenden Beitrag gebracht, weil sie nicht nur nach dem Niveau des Gesundheitsstatus, der Finanzierung des Gesundheitssystems oder seiner Zugänglichkeit fragte, sondern auch nach der jeweiligen Verteilung auf Bevölkerungsgruppen. Die Empirie stieß dabei an die Grenzen der vorliegenden Daten aus den einzelnen Staaten, aber der methodische Ansatz war ein großer Fortschritt bei der Beurteilung nationaler Gesundheitssysteme.

Neben der Festlegung der Beurteilungskriterien ist die zweite Aufgabe eines Systemvergleichs die Abgrenzung der Leistungen des Gesundheitssystems von anderen Bestimmungsfaktoren des Gesundheitsstatus und seiner Verteilung in der Bevölkerung.

Der Gesundheitsstatus der Bevölkerung ist ja nicht nur von der Qualität des Gesundheitssystems abhängig, sondern mehr noch von sozioökonomischen Merkmalen der Bevölkerung, von Umwelteinflüssen sowie von kulturellen Variablen, die u. a. den »Lifestyle« oder – in der ökonomischen Terminologie – die Präferenzstruktur der Bevölkerung für Gesundheit einschließen (▶ Kap. 2).

Die Beziehung zwischen dem Output eines Gesundheitssystems und seinen Determinanten kann, wie in der Gesundheitsökonomie üblich, als eine (makroökonomische) Produktionsfunktion für Gesundheit interpretiert werden. Das Konzept der Produktionsfunktion für Gesundheit zur Messung der Einflussfaktoren des Gesundheitsstatus geht zurück auf Auster et al. (1969, S. 411 ff.) und lässt sich wie folgt formalisieren:

$$H = H(A, S, U)$$

Dabei repräsentiert H einen Vektor von Indikatoren, die den Gesundheitsstatus der Bevölkerung abbilden, A ist ein Vektor mit sozioökonomischen Variablen (Einkommen, Alter, Bildungsniveau, gesundheitsrelevante Verhaltensweisen der Bevölkerung), der Vektor U enthält die Umweltvariablen (natürliche, technische Umwelt) und S ist ein Vektor mit den Merkmalen des Gesundheitssystems, die sich auf die Ausstattung mit medizinischen und paramedizinischen Sach- und Personalkapazitäten R und die konstitutiven Elemente des Organisationssystems O beziehen (S = $S(R,O)$).

Bei der Beurteilung von Gesundheitssystemen stellt sich nun das Problem, den Einfluss des Gesundheitssystems empirisch von den übrigen Determinanten des Gesundheitsstatus abzugrenzen. Als weitere Schwierigkeit kommt hinzu, dass es nicht möglich ist, alle relevanten Merkmale eines Gesundheitssystems in den Vergleich einzubeziehen. Die vorhandenen empirischen Untersuchungen beschränken sich daher auf die Analyse ausgewählter Merkmale, die als besonders prägend für die Leistungsfähigkeit eines Gesundheitssystems gelten.

Letztlich wird in internationalen Vergleichen ein pragmatischer Weg gewählt, welche Daten zu vertretbaren Kosten erhoben werden können und zumindest für alle entwickelten Länder vorliegen. Die WHO veröffentlicht Daten für alle Staaten oder für einzelne Regionen wie Europa, Afrika oder Asien. Für Vergleiche mit dem Zweck, aus anderen Ländern zu lernen, sind die Veröffentlichungen der OECD oder der Europäischen Union relevant, weil sie sich auf Staaten mit vergleichbarem Entwicklungsniveau beziehen. Dabei sind drei Gruppen von Indikatoren wichtig:

- Indikatoren zur Beschreibung des *Gesundheitsstatus:* Dazu gehören an erster Stelle die für jedes Land vorliegenden Daten zu Lebenserwartung bei der Geburt oder für einzelne Altersgruppen oder soziale Schichten. Sie können mit Qualitätsfaktoren (häufig verwendet werden »Quality-Adjusted Life Years«, QALYs) gewichtet werden, um zum Ausdruck zu bringen, dass gesund verbrachte Lebensjahre anders zu beurteilen sind als Jahre mit Krankheit (Getzen 1997, S. 50 ff.). Das ist methodisch aufwendig und nicht verzerrungsfrei, weil subjektive Bewertungen eingehen. Deshalb werden hier (▶ Tab. 10.2) nur das Lebensalter der Gesamtbevölkerung und die Kindersterblichkeit betrachtet, die wiederum die Lebenserwartung stark beeinflusst und am ehesten ein Maßstab für die Qualität und Zugänglichkeit des Versorgungssystems ist. Häufig verwendet und für viele Länder verfügbar sind auch Prävalenzraten von Krankheiten, wie die Zahl der Herzinfarkte oder Diabeteserkrankungen. Gesundheit direkt zu messen ist schwierig, deshalb werden häufig Ersatzindikatoren wie die Nicht-Raucher/-innen-Raten oder der Anteil der Bevölkerung mit Normalgewicht gewählt. Dazu gehören auch Erhebungen der subjektiven Befindlichkeit wie die Eigeneinschätzung des Gesundheitsstatus.
- Indikatoren zur Beschreibung der eingesetzten *Ressourcen:* Dazu gehören traditionell die Anzahl der Ärztinnen und Ärzte im Verhältnis zur Anzahl der Einwohnerinnen und Einwohner, die Anzahl der Krankenhausbetten und die Verweildauer in der Akutversorgung als Indikator für die Qualität der stationären Versorgung, aber auch Kennzahlen für die apparative Ausstattung mit medizintechnischen Geräten (z. B. Röntgengeräte oder Computertomographie-Scanner).
- Indikatoren des *finanziellen Aufwandes:* An erster Stelle zur Beschreibung des finanziellen Aufwandes stehen der Anteil der Gesundheitsausgaben am Bruttoinlandsprodukt und die Ausgaben pro Kopf, die zum Zweck der Vergleichbarkeit in einer einheitlichen Währung und in Kaufkraftparitäten (»Purchasing Power Parity«, PPP) ausgewiesen werden (in ▶ Tab. 10.2 in US-Dollar). Wie stark ein System marktwirtschaftlich oder sozialstaatlich geprägt ist, drückt der Anteil der

öffentlich finanzierten Ausgaben an den Gesamtausgaben aus. Je ärmer ein Land, desto höher ist in der Regel der »Out-of-Pocket«-Anteil, weil es weder eine staatliche Versorgung noch eine Privat- oder Sozialversicherung gibt. Die USA und die Schweiz sind zwei Beispiele von sehr wohlhabenden Ländern, in denen aufgrund ihrer eher marktwirtschaftlich ausgerichteten Gesundheitssysteme der Anteil der Eigenleistungen der Versicherten relativ hoch ist.

Die Darstellung der Indikatoren beschränkt sich in ▶ Tab. 10.2 auf vier Länder, von denen drei für einen Typ von Versorgung stehen:

- Deutschland steht als Beispiel für ein Land mit sozialer Krankenversicherung auf der Basis von paritätischer Beitragsfinanzierung der Arbeitnehmenden sowie Arbeitgebenden und korporatistischer Steuerung (häufig auch als »Bismarck-System« bezeichnet, da sein Ursprung auf den deutschen Reichskanzler Otto von Bismarck zurückgeht).
- Das Vereinigte Königreich steht für ein staatliches Gesundheitssystem auf der Basis von Steuerfinanzierung (nach seinem Erfinder auch als Beveridge-System bezeichnet), wenngleich auch hier in der Gegenwart bereits Elemente des Sozialversicherungssystems mit lohnabhängigen Beiträgen Einzug gefunden haben.
- Die Vereinigten Staaten von Amerika sind noch am ehesten ein Beispiel für ein marktwirtschaftliches System mit einem hohen Anteil privater Finanzierung in Form privater Versicherung und »Out-of-Pocket«-Zahlungen.

Die Niederlande sind ebenfalls ein Beispiel für ein System der Sozialversicherung, das von der Rechtsform her aber keinen Unterschied zwischen privaten und sozialen Krankenversicherungen macht. Die Unterschiede zwischen den Versicherungszweigen sind weitgehend aufgehoben und alle Niederländerinnen und Niederländer müssen sich krankenversichern. Die Niederlande werden häufig als Vorbild für eine Gesundheitsreform in Deutschland herangezogen, weil sie einerseits eine Form der Bürgerversicherung darstellen und andererseits zur Hälfte über Kopfprämien finanziert werden (▶ Kap. 10.3.3). Die Befürworter/-innen und Gegner/-innen jeweils beider Modelle in Deutschland finden hier Argumente für ihre Positionen. Deshalb werden sie neben den »Wohlfahrtsstaatstypen« gesondert diskutiert.

Tabelle 10.2 ist nur ein Ausschnitt aus einer Vielzahl möglicher Indikatoren, um ein Gesundheitssystem zu beschreiben (▶ Tab. 10.2). Sie zeigt aufgrund der wenigen ausgewählten Makrodaten, dass bei den vier gewählten Ländern die Lebenserwartung in den europäischen Ländern in etwa gleich ist, in den USA hingegen mehr als zwei Jahre kürzer. Der Anteil der Gesundheitsausgaben am Sozialprodukt ist mit 16,8 % im Jahr 2019 in den USA hingegen am höchsten, was mit dem Ergebnis übereinstimmt, dass die Gesundheitsausgaben pro Person im Vergleich zu den drei anderen Ländern etwa doppelt so hoch sind. Der öffentlich finanzierte Anteil ist mit 51 % hingegen am niedrigsten, was belegt, dass das am stärksten marktwirtschaftlich orientierte System im Gesundheitssektor eine niedrige Effizienz aufweist. Nimmt man die Lebenserwartung bei der Geburt als eine sicherlich grobe, aber dennoch aussagekräftige Kennzahl für die Ergebnisse eines Gesundheitssystems (vor allem mit der Einschränkung, welcher Anteil an gewonnener Lebenserwartung dem

Versorgungssystem zuzurechnen ist), dann wird bei den dargestellten Ländern in den USA mit dem höchsten Aufwand (Gesundheitsausgaben pro Kopf von 10.948 US-Dollar) der geringste Outcome (78,9 Jahre) erzielt. Nach dem ökonomischen Prinzip gilt, dass die Ressourcenallokation überlegen ist, die bei gleichem Ergebnis den geringsten Aufwand erfordert. Danach wäre Großbritannien von den vier Ländern mit Abstand am erfolgreichsten (Lebenserwartung von 81,4 Jahren bei Pro-Kopf-Ausgaben von nur 4.500 US-Dollar). Wie schwierig internationale Vergleiche sind, zeigt die Befragung zur Selbsteinschätzung der eigenen Gesundheit, auf die 87,9 % der amerikanischen Befragten mit »gut oder sehr gut« geantwortet haben, aber nur 65,5 % der Deutschen. Hier kommen wahrscheinlich stärker kulturelle Prägungen zum Tragen, denn durch objektive Daten zur Gesundheitssituation wird das nicht gestützt. Selbsteinschätzungen sind immer problematisch, weil der Maßstab, an dem die Individuen ihre eigene Befindlichkeit bewerten, unklar ist. Dennoch sollte auf die subjektive Zufriedenheit als einem Indikator für die Güte eines Gesundheitssystems nicht verzichtet werden.

Tab. 10.2: Indikatoren des Gesundheitssystems für vier OECD-Staaten (2019 oder nächste Verfügbarkeit) (nach Organisation for Economic Co-operation and Development 2021)

	Deutschland	Niederlande	Vereinigtes Königreich	Vereinigte Staaten
Lebenserwartung (in Jahren) bei der Geburt für Gesamtbevölkerung	81,4	82,2	81,4	78,9
Kindersterblichkeit (Todesfälle pro 1.000 Lebendgeborene)	3,2	3,6	3,7	5,7
Selbstbewertung der Gesundheit (gut oder sehr gut in %)	65,5	74,8	72,9	87,9*
Zahl der praktizierenden Ärztinnen/Ärzte pro 1.000 Einwohner/-innen	4,4	3,7	3,0	2,6
Krankenhausbetten pro 1.000 Einwohner/-innen	7,9	3,1	2,5	2,8
Gesundheitsausgaben pro Kopf in US-Dollar in PPP (inkl. »Out-of-pocket«-Ausgaben)	6.518	5.739	4.500	10.948
Anteil (in %) der Gesundheitsausgaben am BIP	11,7	10,2	10,2	16,8

Tab. 10.2: Indikatoren des Gesundheitssystems für vier OECD-Staaten (2019 oder nächste Verfügbarkeit) (nach Organisation for Economic Co-operation and Development 2021) – Fortsetzung

	Deutschland	Niederlande	Vereinigtes Königreich	Vereinigte Staaten
Öffentlich finanzierter Anteil in % der gesamten Gesundheitsausgaben	78	66	79	51

BIP = Bruttoinlandsprodukt; PPP = Purchasing Power Parity.
* Wegen methodischer Unterschiede mit anderen Ländern nicht direkt vergleichbar.

Interessante Einblicke bieten vergleichende Studien im Auftrag der privaten Stiftung »Commonwealth Fund« aus den USA, die seit Jahren die Gesundheitssysteme verschiedener Länder miteinander vergleicht. In einer repräsentativen Studie wurden nach dem Zufallsprinzip in jedem Land zwischen 750 und 4.800 Menschen befragt, die in den letzten zwei Jahren chronisch krank waren oder stationär behandelt wurden. Die Stichprobe bestand somit aus Personen, die eigene Erfahrungen mit ihrem Gesundheitssystem gemacht haben, und ist damit sehr viel aussagefähiger als ein repräsentativer Querschnitt durch die Gesamtbevölkerung. Kranke sind in gewisser Weise Expertinnen und Experten in eigener Sache und dürften in ihrer Bewertung des nationalen Gesundheitssystems weniger vom Hörensagen oder Presseveröffentlichungen abhängen (▶ Tab. 10.3).

Tab. 10.3: Bewertung der Gesundheitsversorgung durch Kranke in Deutschland, Niederlande, UK und USA im Jahr 2011 (nach Schoen et al. 2009, 2011)

% der Befragten mit Antwort »Ja«	Deutschland	Niederlande	Vereinigtes Königreich	USA
Kein Zugang zur Versorgung wegen zu hoher Kosten[1]	22	15	11	42
Zahlungen von mehr als 1.000 US-Dollar aus eigener Tasche (»Out-of-Pocket«)	12	11	1	36
Ernste Probleme oder außer Stande, Rechnungen zu bezahlen	6	14	1	27
Wartezeit von mehr als 6 Tagen auf allgemeinärztlichen Termin oder Krankenschwester/-pfleger	23	12	2	16
Wartezeit von weniger als einem Monat für fachärztlichen Termin	79	81	80	88

Tab. 10.3: Bewertung der Gesundheitsversorgung durch Kranke in Deutschland, Niederlande, UK und USA im Jahr 2011 (nach Schoen et al. 2009, 2011) – Fortsetzung

% der Befragten mit Antwort »Ja«	Deutschland	Niederlande	Vereinigtes Königreich	USA
Mängel in der Koordination der Behandlung in den letzten zwei Jahren[2]	56	37	20	42
Mängel bei der Krankenhausentlassung in den letzten zwei Jahren[3]	61	66	26	29
Fehler bei Medikation oder Laborergebnissen	16	20	8	22
Arzt/Ärztin-Patienten/Patientin-Verhältnis[4]	61	52	72	65
Fundamentale Änderungen des Gesundheitssystems nötig[5]	51	46	48	46
Totaler Umbau des Gesundheitssystems nötig[5]	26	9	12	33

[1] Im letzten Jahr wurde zumindest einmal aus Kostengründen auf die Einlösung eines Rezeptes verzichtet, die Dosis reduziert, kein/e Ärztin/Arzt aufgesucht oder auf Tests oder Folgeuntersuchungen verzichtet.
[2] Untersuchungsberichte lagen zum Behandlungstermin nicht vor, Doppeluntersuchungen, kein Austausch über wichtige Informationen zwischen Leistungserbringenden, Fachärztinnen/-ärzte hatten keine Information über Krankengeschichte, Allgemeinärztin/-arzt ohne Information über fachärztliche Behandlung.
[3] Nach einem Krankenhausaufenthalt erhielten die Patientinnen und Patienten keine Informationen über mögliche Symptome und was dann zu tun ist, wer für Fragen nach der Behandlung zuständig ist, schriftlichen Plan für Behandlung nach der Entlassung, Vereinbarung von Nachuntersuchungen und keine Information über weitere Medikation.
[4] Ärztin/Arzt hatte immer oder oft ausreichend Zeit für Patientinnen und Patienten, hat zu Fragen ermuntert oder Sachverhalte klar erklärt.
[5] Studiendaten aus der Befragung von 2008 (Schoen et al. 2009).

Die Befragungsergebnisse sind in vielerlei Hinsicht bemerkenswert. Sie bestätigen die relativ hohen finanziellen Hürden in den USA zum damaligen Zeitpunkt, um Zugang zum Versorgungssystem zu bekommen, bei den anderen Indikatoren für eine gute Versorgung sehen die USA aber nicht so schlecht aus. Für manche deutschen Beobachterinnen und Beobachter mögen die durchgehend guten Werte für das englische Gesundheitssystem überraschen, aber sie erklären den hohen Grad an Unterstützung für den »National Health Service« (NHS). Deutlich wird aber auch, dass das deutsche Versorgungssystem Schwächen bei Anforderungen an eine gute Kommunikation zwischen Ärztinnen und Ärzten sowie Patientinnen und Patienten aufweist und die Koordination der Behandlung zwischen den Leistungserbringenden stark verbesserungsbedürftig ist. Was als Probleme der sektoralen Trennung in Deutschland in den vorhergehenden Kapiteln kritisiert wurde, spiegelt sich in den

Ergebnissen der Befragung wider. In Deutschland wird im Vergleich zu allen anderen Ländern, die an der Studie teilgenommen haben, mit einem Anteil von 51 % aller Befragten am häufigsten eine fundamentale Reform des Gesundheitssystems gefordert und von 26 % sogar ein Totalumbau. Was die Befragten nun unter »fundamental« oder »total« verstehen, ist allerdings nicht klar. Für Einzelne mag es die Abschaffung von Zuzahlungen sein, Andere mögen dabei an die Trennung von gesetzlicher und privater Krankenversicherung denken. Es könnte auch sein, dass in Deutschland die gesundheitspolitische Diskussion zu sehr auf die bestehenden Schwächen konzentriert ist, aber zu wenig vermittelt wird, dass das System den internationalen Vergleich nicht scheuen muss. Andererseits zeigen die Zahlen aber auch die hohe Zustimmung der Menschen zu ihrem nationalen System der Gesundheitsversorgung, was die hohe Pfadabhängigkeit in diesem Bereich unterstreicht. Wer radikale Reformen fordert, wird eher keine Akzeptanz finden und bei den vielzitierten »kleinen Schritten« enden, die in der Summe jedoch auch wichtige Veränderungen bewirken können. Auch deshalb sind internationale Vergleiche von Gesundheitssystemen sinnvoll, um zu lernen, was in anderen Ländern besser funktioniert und ob es auf das eigene Land mit anderen Rahmenbedingungen übertragbar ist. Um die Unterschiede in der »Performance« der vier verglichenen Staaten besser zu verstehen, sollen ihre Gesundheitssysteme im folgenden Abschnitt näher untersucht werden.

10.3 Nationale Gesundheitssysteme

10.3.1 Vereinigte Staaten von Amerika (USA)

In den USA bestand bis zur Gesundheitsreform Anfang 2010 keine allgemeine Versicherungspflicht, sondern es gab und gibt immer noch eine Vielzahl von Formen der Absicherung gegen das Krankheitsrisiko, was Vergleiche erschwert, aber umgekehrt auch bedeutet, dass in den USA die unterschiedlichsten Formen der Versorgung und Finanzierung erprobt worden sind. Das Gesundheitssystem besteht aus einer Vielzahl staatlicher und privatwirtschaftlicher Teilsysteme, wobei in den Jahren unter Präsident Bush eine deutliche Tendenz bestand, die Finanzierung des Gesundheitssystems weiter zu privatisieren. Der Wahlkampf von Präsident Barack Obama im Jahr 2008 hatte eine innenpolitische Priorität in der Gesundheitspolitik: Alle US-amerikanischen Bürgerinnen und Bürger sollten eine bezahlbare Krankenversicherung haben. Nach der gewonnenen Wahl war die Gesundheitsreform eine Herausforderung, die die Gesellschaft stark polarisierte, weil der erweiterte Versicherungszwang vielen konservativen Wählerinnen und Wählern als »Marsch in den Sozialismus« erschien und sie die Kosten der Reform in Form von höheren Abgaben fürchteten (Hajen 2010, S. 31 ff.).

In den USA haben die Bundesstaaten eine sehr viel größere Autonomie in der Sozialpolitik als die Bundesländer in Deutschland, so dass es zum Teil gegenläufige

Tendenzen gibt. In Kalifornien und Massachusetts wurden beispielsweise unterschiedliche Formen einer obligatorischen Krankenversicherung für alle Bürgerinnen und Bürger diskutiert, die in Massachusetts auch umgesetzt wurden, in Kalifornien jedoch keine parlamentarische Mehrheit gefunden haben. In Massachusetts wurde im Jahr 2006 ein Gesetz beschlossen, dass bis Mitte 2007 alle Bürgerinnen und Bürger eine Krankenversicherung abschließen mussten (»Massachusetts Health Care Reform«). In Kalifornien sollten nach einem Vorschlag des damaligen Gouverneurs Arnold Schwarzenegger alle Arbeitgebenden mit über zehn Beschäftigten zum Abschluss einer Versicherung für ihre Beschäftigten verpflichtet werden. In beiden Staaten waren staatliche Zuschüsse für Bedürftige vorgesehen. Die starke verfassungsrechtliche Stellung der Bundesstaaten, die überwiegend für die Gesundheitspolitik zuständig sind, war auch ein Grund für den Widerstand im Senat, der die einzelnen Bundesstaaten repräsentiert, gegen die Gesundheitsreform, wie sie von der demokratischen Mehrheit im Repräsentantenhaus beschlossen wurde. Sie führte zu einer Stärkung der Zentralregierung zu Lasten der Bundesstaaten. Es ist geradezu eine Ironie der Geschichte, dass die Nachwahl in Massachusetts für den verstorbenen Senator Edward Kennedy, der sein Leben lang für eine Gesundheitsreform gekämpft hatte, einen Republikaner an die Macht brachte und damit die wichtige 61. Stimme im Senat, um Gesetze blockieren zu können.

Unter der Präsidentschaft von Lyndon B. Johnson (Präsident von 1963–1969) hat es in den Vereinigten Staaten die größten sozialpolitischen Fortschritte nach dem Zweiten Weltkrieg gegeben. Er führte 1965 mit Medicare und Medicaid zwei staatliche Finanzierungsprogramme ein, um eine soziale Absicherung des Krankheitsrisikos zu ermöglichen. Im Jahr 1997 kam das Programm für arme Kinder hinzu, die nicht unter Medicaid fallen (»State Children's Health Insurance Program«, SCHIP, heute »Children's Health Insurance Program«, CHIP). Hinzu kommt die Versorgung der ehemaligen Soldatinnen und Soldaten durch die »Veterans Health Administration«, die hinsichtlich des Versorgungsumfangs am ehesten den Leistungen der deutschen Krankenkassen entspricht. Damit waren im Jahr 2019 rund 34,1 % der Ausgaben des Gesundheitssektors staatlich kontrolliert, so dass man auch in den USA schon lange nicht von einer reinen marktwirtschaftlichen Steuerung sprechen kann. Privat versichert waren 68 %, davon der überwiegende Teil über die Arbeitgebenden. Die größte Bedeutung für die finanzielle Absicherung im Krankheitsfall haben die beiden Programme Medicare (18,3 %) und Medicaid (17,2 %) (Keisler-Starkey und Bunch 2021, S. 4):

- Medicare übernimmt die Versorgung der über 65-jährigen Rentnerinnen und Rentner (»Social Security«) und ausgewählter anderer Berechtigter, wie beispielsweise Dialysepatientinnen und -patienten oder Menschen mit Behinderungen, und versicherte im Jahr 2019 mehr als 58,7 Mio. US-Amerikanerinnen und -Amerikaner (Keisler-Starkey und Bunch 2021, S. 4). Medicare wird über Steuern und einkommensabhängige Beiträge der Arbeitgebenden und Arbeitnehmenden finanziert. Das Medicare-Programm besteht aus vier Teilen, mit unterschiedlichen Zielen und Konstruktionsmerkmalen (Clement et al. 2017, S. 225 f.; Roth 2018, S. 63 ff.): Part A beinhaltet die als Sozialversicherung konzipierte obligatorische Krankenversicherung der rentenversicherungspflichtigen

Bürgerinnen und Bürger (mit paritätischer Beitragsfinanzierung durch Arbeitgebende und Arbeitnehmende) und sichert die stationäre Versorgung und teilweise die Langzeitpflege ab. Jedoch erfolgt oftmals keine komplette Übernahme der vollstationären Behandlungskosten, so dass die Versicherten hohe Zuzahlungen und Selbstbehalte zu leisten haben. Part B ist dagegen eine freiwillige private Zusatzversicherung mit monatlichen (Pauschal-)Beiträgen sowie Zuzahlungen – wenn auch staatlich aus Steuergeldern subventioniert – für ambulante medizinische Versorgungsleistungen wie ärztliche Konsultationen, ambulante Krankenhausbehandlungen, häusliche Krankenpflege, medizinische Heil- und Hilfsmittel sowie Physio- und Ergotherapie. Daneben bestehen Selbstbeteiligungen und Selbstbehalte, so dass ggf. der Abschluss einer Zusatzversicherung (»Medical Supplement Insurance«) erforderlich ist, um Leistungsausschlüsse zu kompensieren. Part C (»Medicare Advantage«) berechtigt zum Bezug von Medicare-Leistungen über private Krankenversicherungen für Versicherte, die sowohl an Part A als auch an Part B teilnehmen. Hierbei übernehmen private Organisationen (in der Regel Managed-Care-Organisationen) die Koordination der ambulanten und/oder stationären Leistungserbringung, wobei jedoch keine freie Wahl der ärztlichen Leistungserbringenden erfolgt. Aktuell sind ca. 30% der Medicare-Begünstigten in Part C eingeschrieben. Part D ist eine freiwillige private Zusatzversicherung über eine private Versicherung für verschreibungspflichtige Arzneimittel, wobei mehr als 70% der Medicare-Begünstigten hier eingeschrieben sind. Das Ziel ist das Schließen einer Lücke im Versicherungsschutz, in der Medikamente nicht vollständig abgedeckt sind (»Donut Hole«).
- Medicaid sorgt für die medizinische und pflegerische Versorgung der ärmsten Amerikanerinnen und Amerikaner und versicherte im Jahr 2019 mehr als 55,8 Mio. Menschen (Keisler-Starkey und Bunch 2021, S. 4). Der Prozentsatz des individuellen Einkommens in Relation zur Armutsgrenze als Anspruchsgrundlage variiert dabei je nach Bundesstaat. Im Gegensatz zu Medicare liegt die Finanzierung von Medicaid überwiegend bei den einzelnen Bundesstaaten. Während Medicare von der »Health Care Financing Administration« (HCFA) direkt gesteuert wird, legt diese bei Medicaid nur die Rahmenbedingungen fest. Die Bundesstaaten erhalten Zuschüsse, wenn sie diese Kriterien erfüllen. Die einzelnen Förderbedingungen schwanken zwischen den Staaten, knüpfen aber alle an der Einkommenshöhe und anderen Kriterien wie Schwangerschaft, alleinerziehende Mütter usw. an.

Beide Programme wurden eingeführt, um die Unterversorgung von Bedürftigen zu reduzieren, und stellen eine Grundversorgung auf – im Vergleich zu Deutschland – niedrigem Niveau sicher, aber es ist eine sozialstaatliche Absicherung, wenn Menschen alt oder sehr arm sind. Diese Form der sozialen Krankenversicherung tritt dann ein, wenn die Bürgerinnen und Bürger aufgrund ihres Alters kein Arbeitseinkommen mehr beziehen, oder sie aus unterschiedlichen Gründen nicht mehr arbeiten können und kein oder ein zu geringes Einkommen erzielen. Für diesen Personenkreis stellt sich die Frage der Wahlfreiheit für eine Versicherung im Markt nicht, denn ohne eine soziale Absicherung hätten sie keinen Zugang zu medizinischer Versorgung. Medicaid und Medicare bezahlen wiederum die Leistungserbringenden im Grundsatz nach der erbrachten Leistung (»Fee-for-Service«) auf der Basis fester Gebühren. Die Versicherten können nur die Ärztinnen und Ärzte frei wählen, die einen Vertrag mit Medicare haben. Hier hat es allerdings in den letzten Jahren mit Formen des Managed Care, also einer strukturierten Behandlung mit ausgewählten Ärztinnen und Ärzten sowie Krankenhäusern, eine Änderung gegeben, die die Wahlfreiheit weiter eingeschränkt, dafür aber einen Wettbewerb um Versorgungsverträge unter den Leistungserbringenden bewirkt hat.

Die Versicherten können bei Medicare eine »Health Maintenance Organisation« (HMO) wählen, die ihrerseits Leistungserbringende unter Vertrag hat. Medicare zahlt dann auf der Basis von Kopfpauschalen für die Versicherten, die diese Option gewählt haben, was kritisch zu beurteilen ist. Zumindest wird der Vorwurf erhoben, dass diese Form der Versicherung pro Patientin oder Patient teurer ist. Zudem halten sich die HMOs die schlechten Risiken fern und können dadurch gute Gewinne realisieren. Es passt allerdings in eine ordnungspolitisch motivierte Strategie, private Unternehmen an der Leistungserbringung zu beteiligen, auch wenn damit keine höhere Effizienz zu erreichen ist.

Das wird noch deutlicher bei der im Jahr 2006 in Kraft getretenen Reform der Versicherungsleistungen für Arzneimittel, dem »Medicare Modernization Act« (Part D). Die Versicherung ist freiwillig, wird aber bei finanzieller Überforderung vom Staat bezuschusst. Damit ist für viele Versicherte erstmals eine Versicherung für die Kosten der Medikamente geschaffen worden, aber sie wird nicht direkt über Medicare abgeschlossen, die dann ihrerseits mit den Arzneimittelherstellern über die Preise verhandeln könnte, sondern es ist eine private Versicherung, die Medicare-Versicherte frei wählen können, dazwischengeschaltet. Dies macht das System schwer durchschaubar und teurer (Stuart et al. 2005, S. 1 ff.). Die Versicherung deckt auch nur einen Teil des Risikos und lässt gerade für chronisch Kranke mit teuren Medikamenten eine erhebliche Deckungslücke. Hier hat die Gesundheitsreform von Präsident Barack Obama Erleichterungen gebracht, die das finanzielle Risiko der Medikamentenausgaben mindern.

Neben dem Staat sind die privaten Arbeitgebenden die mit Abstand wichtigsten Leistungsfinanzierenden von Gesundheitsleistungen, die im Jahr 2019 56,4% aller US-Amerikanerinnen und -Amerikaner gegen das Krankheitsrisiko versicherten, allerdings im Verlauf der ökonomischen Krise mit fallender Tendenz: 1997 betrug der Anteil noch 64,4% (Keisler-Starkey und Bunch 2021, S. 4).

Das Angebot einer Krankenversicherung ist im Normalfall Teil des Arbeitsvertrages und gehört in Zeiten relativer Knappheit von Arbeitskräften zu den Wettbewerbsinstrumenten der Unternehmen, um gute Arbeitnehmerinnen und -nehmer zu gewinnen. Zwei Gruppen können hier unterschieden werden. Die erste Gruppe umfasst jene Arbeitgebende, die die Versicherungsfunktion für ihre Mitarbeitenden und deren Angehörigen selbst übernehmen (Eigenversicherung). Dies sind überwiegend Großunternehmen oder solche, die sich mit anderen Unternehmen zusammenschließen, um die Zwischenfunktion Krankenversicherung zu umgehen. Ihr Versichertenkollektiv ist groß genug, um das Risiko selbst tragen zu können. Die zweite Gruppe beinhaltet Unternehmen, die Versicherungsleistungen nachfragen, welche sie ihren Arbeitnehmenden als betriebliche Sozialleistungen anbieten. Je nach Größe des Unternehmens wird entweder nur eine Versicherung angeboten oder aber die Mitarbeitenden können zwischen verschiedenen Varianten auswählen. Die Arbeitgebenden übernehmen teilweise die Versicherungsprämien vollständig, oder die Arbeitnehmenden müssen sich an den Prämien oder durch Selbstbehalte beteiligen. In der Regel sind auch Familienangehörige versichert, aber das ist nicht zwingend. Je stärker in der Vergangenheit die Gewerkschaften an der Aushandlung der Krankenversicherungsverträge beteiligt waren, desto großzügiger sind die Leistungen. Auf jeden Fall entscheiden die Arbeitgebenden und nicht die Versicherten im Wesentlichen über die Art des Versicherungsschutzes. Damit stehen günstige Prämien im Vordergrund. Ein wesentlicher Unterschied zum deutschen System der privaten Krankenversicherung besteht darin, dass die US-Versicherungen keine Altersrückstellungen bilden, sondern nach dem Umlageprinzip arbeiten, also die laufenden Prämieneinnahmen die laufenden Kosten decken müssen. Das macht den Wechsel der Versicherung leichter und erhöht noch einmal den Wettbewerb unter den Versicherungen.

Der Wettbewerb zwischen den Unternehmen macht die Krankenversicherung zu einem relevanten Kostenfaktor, so dass die Unternehmen nach kostengünstigen Versicherungen suchen. Die Versicherungsprämien werden auf der Basis von Gruppenverträgen gezahlt, d. h. es wird nicht wie in der deutschen PKV nach Alter und Morbidität eine individuelle, kostendeckende Prämie berechnet, sondern auf der Basis einer gruppenmäßigen Äquivalenz. Die gesamte Belegschaft wird nach Altersstruktur und Morbidität bewertet und entsprechend wird eine Prämie kalkuliert. Die Prämienhöhe ist damit ein wesentlicher Wettbewerbsfaktor und sie hängt ebenfalls von den zugesagten Leistungen ab, was insbesondere in Zeiten ökonomischer Krisen Druck auf möglichst geringe Leistungen ausübt, um billig anbieten zu können. Hier ist auch der Ursprung von »Managed Care«, nämlich die Behandlungsabläufe so zu organisieren, dass sie möglichst effizient erbracht werden. In allen Managed-Care-Plänen haben die Hausärztinnen und -ärzte als »Gatekeeper« und »Koordinierende« des Behandlungsprozesses eine herausragende Rolle. Kosten werden vor allem dadurch gespart, dass die Indikation für eine Krankenhauseinweisung streng geprüft wird und bei teuren Therapien eine Zweitmeinung eingeholt werden muss. Aus den unterschiedlichen Formen von Managed Care als Instrumente der Kosten und Qualitätssteuerung kann man auch in Deutschland lernen, um die Effizienz zu erhöhen und die Sektoren besser zu verknüpfen, aber sie zeigen auch die Gefahren, wenn das ökonomische Ziel dominiert. Am stärksten ausgeprägt ist das bei den Health Maintenance Organizations (HMOs), bei denen die Funktion der Leistungserstellung und der Versicherung im Prinzip zusammengeführt sind.

Die HMOs sind die bedeutendsten Managed-Care-Organisationen, die bereits 2004 rund 80 % aller über die Arbeitgebenden Versicherten abdeckten. Sie existieren in verschiedenen Varianten, haben aber neben der Integration von Leistungserstellung und Versicherungsfunktion folgende Merkmale gemeinsam: Die Leistungen werden gegen eine jährliche Pro-Kopf-Pauschale erbracht (»Prepaid System«), die Wahlfreiheit der Versicherten ist grundsätzlich auf die Leistungsanbietenden der HMO beschränkt und unter den HMOs aber auch mit anderen Versicherungen besteht eine intensive Konkurrenz. Die Ärztinnen und Ärzte sind Angestellte oder Miteigentümerinnen und -eigentümer der HMO, oder sie sind vertraglich an die

HMO gebunden. Sie werden über Gehalt oder Kopfpauschalen, einschließlich einer ergebnisorientierten Vergütung, honoriert. HMOs verfügen daher über eine Anreizstruktur, die eine kostengünstige Gesundheitsversorgung zu einer angemessenen Qualität gewähren soll.

Kosteneinsparungen in Managed-Care-Organisationen sind vor allem bei der stationären Versorgung zu beobachten, weniger allerdings bei der Reduktion der durchschnittlichen Verweildauer als bei der Einweisungsrate. Ähnlich hat sich gezeigt, dass die Behandlungskosten bei bestimmten chirurgischen Eingriffen geringer sind. HMOs sind sowohl bei Ärztinnen und Ärzten als auch bei Patientinnen und Patienten gleichermaßen unbeliebt. Die Patientinnen und Patienten befürchten, dass die Ärztinnen und Ärzte nicht zu ihrem Wohle handeln, sondern Kostenvorgaben einhalten müssen. Die Ärztinnen und Ärzte fühlen sich kontrolliert und in ihrer therapeutischen Entscheidungsfreiheit beschnitten, weil sie größere und somit kostenintensivere Behandlungen gegenüber der HMO begründen und rechtfertigen müssen. Die höheren Verwaltungskosten werden auf 12–20% geschätzt (Lüngen und Stock 2006, S. 262).

Allerdings ist nicht ganz geklärt, inwieweit die bisher beobachteten geringeren Behandlungskosten durch Risikoselektionseffekte bei den Patientinnen und Patienten bedingt sind. Die gesunden und jungen Versicherten wechseln eher in eine HMO, wenn sie die Wahlfreiheit haben. Die Kranken bleiben bei den Ärztinnen und Ärzten, zu denen sie Vertrauen haben, und sind nicht bereit zu wechseln, wenn ihre Ärztinnen und Ärzte keinen Vertrag mit ihrer Versicherung haben. Verbreitet sind auch Verträge, in denen die Patientinnen und Patienten die Differenz zu den Erstattungen der HMO aus eigener Tasche (»out-of-pocket«) zahlen müssen, wenn sie sich außerhalb ihres HMO-Netzes behandeln lassen.

Was die Qualität der Versorgung durch Managed-Care-Organisationen betrifft, so wird häufig befürchtet, dass diese aufgrund des Kostendrucks verringert wird. Das konnte allerdings in empirischen Untersuchungen nicht bestätigt werden (Lüngen und Stock 2006, S. 261 f.).

Die Vielzahl der Vertragsformen ist so groß wie die Vielfalt der Unternehmen und reflektiert ihre ökonomische Stärke. Es gibt umfassende Versicherungsverträge, die ein hohes Versorgungsniveau sichern, aber es gibt auch Verträge, die nicht mehr als die von den Bundesstaaten gesetzlich vorgegebenen Mindestbedingungen erfüllen. Wer seinen Arbeitsplatz verliert, hat auch keine Krankenversicherung mehr. Kleine Betriebe verzichten in der Regel ganz auf ein Angebot von Krankenversicherungen. Wenn ein Unternehmen in ökonomische Schwierigkeiten gerät, wird versucht, an den Krankenversicherungszusagen zu kürzen. Wo vertragliche Bindungen bestehen, verstärkt es den ökonomischen Druck, was im Jahr 2006 am Beispiel der Automobilhersteller beobachtet werden konnte, die ihre hohe Belastung mit den aus dem Versicherungsschutz resultierenden Kosten beklagten. Die Aufwendungen des Betriebes für die Versicherungsprämien sind Aufwand und kürzen, wenn Gewinne gemacht werden, die Steuerschuld, was im Hinblick auf internationale Vergleiche zu beachten ist, weil damit der Aufwand für Soziales in den USA systematisch zu gering ausgewiesen wird, da die Einnahmeverzichte in der Statistik nicht auftauchen.

In den USA ist der Krankenversicherungsmarkt durch starken Wettbewerb geprägt. Die Nachfragenden sind aber in der Regel nicht die Konsumierenden, sondern ihre Arbeitgebenden. Die Versicherungsprämien sind Teil der Lohnkosten, insofern gibt es in dem marktwirtschaftlich geprägten System eine vergleichbare Diskussion wie in Deutschland zur Höhe der Lohnnebenkosten und ihre Auswirkungen auf die Wettbewerbsfähigkeit der Unternehmen. Um Kosten zu sparen, sind auch die vielen Managed-Care-Organisationen entstanden, in denen die Versicherungsunternehmen unmittelbaren Einfluss auf die Behandlungsabläufe nehmen.

Von der Seite der Arbeitgebenden kommt starker politischer Druck, die Unternehmen von der finanziellen Last der Krankenversicherung zu befreien, wobei der Streit zwischen den großen Parteien darüber geführt wurde, ob als Konsequenz eine weitere Privatisierung des Krankheitsrisikos anzustreben ist (Republikanische Partei) oder der Weg in eine Form der umfassenderen Sozialversicherung gehen sollte (Demokratische Partei). Auch bei Vertreterinnen und Vertretern von Bundesstaaten und Kommunen, die letztlich die Kosten von unabweisbaren Krankenhausaufenthalten oder Behandlungen in den kommunalen Notfallambulanzen für die unversicherten Bürgerinnen und Bürger tragen müssen, wurde Handlungsdruck gesehen.

Die im Frühjahr 2010 im amerikanischen Kongress mit knapper Mehrheit beschlossene Gesundheitsreform »Affordable Care Act« (ACA) sieht nun vor, dass Betriebe oberhalb einer definierten Beschäftigungsgröße von 50 Mitarbeitenden ab 2015 ihre Beschäftigten versichern müssen, alternativ werden Strafzahlungen fällig. Wenn Betriebe damit finanziell überfordert sind, können sie vom Staat Zuschüsse bekommen. Wer nicht über den Arbeitgebenden oder die Sozialversicherung krankenversichert ist, muss das künftig eigenverantwortlich tun, kann aber bei geringem Einkommen auch staatliche Zuschüsse bekommen. Damit gibt es erstmals einen Versicherungszwang für alle Staatsbürgerinnen und -bürger in den USA, der zu den umstrittensten Teilen der Gesundheitsreform von Präsident Obama gehört. Zusätzlich ist der Kreis derjenigen erweitert worden, die über Medicaid versichert sind, so dass künftig zusätzliche 31 Mio. Menschen über eine Krankenversicherung verfügen sollten. Kleinen und mittleren Betrieben, aber auch Individuen, wird zudem über eine »Insurance Exchange« (im Sprachgebrauch hat sich in den USA der Begriff »Marktplätze« durchgesetzt) auf der Ebene der Bundesstaaten die Möglichkeit gegeben, stark regulierte Versicherungsprodukte zu erwerben, so dass ihre fehlende Einkaufsmacht durch staatliche Steuerung kompensiert wird. Nicht realisiert wurde der Wunsch vieler demokratischer Kongressabgeordneter, eine »Public Option« einzuführen, also ein zusätzliches Versicherungsangebot des Staates. Dagegen richtete sich der größte Widerstand aus der Versicherungswirtschaft, aber auch von Leistungserbringenden (Vorwurf der Verstaatlichung) und konnte auch gegen den Protest aus den eigenen Reihen der Demokratischen Partei nicht umgesetzt werden. Der im Wahlkampf versprochene »Große Wurf« ist die Gesundheitsreform nicht geworden, aber das, was im realisierten Kompromiss erreicht wurde, ist ein großer Schritt nach vorne und bringt ein Stück mehr soziale Gerechtigkeit. Nach den Sozialreformen unter Präsident Johnson ist es der größte soziale Fortschritt in den USA. Die Zukunft wird zeigen, ob die angestrebten Maßnahmen zur Effizienzerhöhung des Gesundheitssektors, über den die Hälfte der Mehrausgaben refinanziert werden sollen, tatsächlich wie geplant greifen. Zumindest ist der Ausgabenanstieg nach der Reform deutlich begrenzt worden. Auch die neue Form der integrierten Versorgung in den »Accountable Care Organizations« (ACO) zeigt erste Erfolge bei der Kostenbegrenzung und Qualität der Versorgung (Hajen 2015, S. 54ff.). Die andere Hälfte wird über die Erhöhung von Steuern und Abgaben finanziert (Hajen 2010, S. 36ff.).

Als dritte Gruppe neben Sozialversicherung und Arbeitgebenden sind die privaten Haushalte direkt Kaufende von Gesundheitsleistungen, sei es durch eine direkt abgeschlossene private Krankenversicherung oder »out-of-pocket« in Form von Selbstbeteiligungen und Zuzahlungen oder Direktkäufen bei medizinischen Leistungserbringenden. Hier ist das Marktmodell am deutlichsten ausgeprägt, denn das persönliche Einkommen entscheidet darüber, wie viel medizinische Versorgung man sich leisten kann und in welcher Höhe eine Versicherung abgeschlossen wird.

Das amerikanische Gesundheitssystem ist, gemessen am Anteil der Gesundheitsausgaben am Bruttoinlandsprodukt und den Ausgaben pro Kopf ein sehr teures Gesundheitssystem (▶ Tab. 10.2). Der Ökonom Henry Aaron kennzeichnet es als ein »administratives Monstrum« (»administrative monstrocity«) (zitiert bei Reinhardt et al. 2004, S. 14f.). Wenn man dann noch einbezieht, dass in der Vergangenheit zumindest die Gruppe der Unversicherten schlecht oder gar nicht versorgt war, verteilen sich die hohen Ausgaben auf nur einen Teil der Bevölkerung. Zudem ist das Problem der Kostensteigerung nicht gelöst, auch wenn die Gesundheitsreform hier neue Instrumente entwickelt, deren endgültige Wirksamkeit sich aber noch erweisen muss, denn bisher wurden eher die niedrig hängenden Früchte gepflückt. Das in Teilen sehr marktwirtschaftlich geprägte Gesundheitssystem in den USA kann deshalb als systemischer Ansatz kein Vorbild sein kann, um Qualität und Kostendämpfung in Europa zu verbessern. Das schließt nicht aus, dass man dort bezogen auf einzelne Elemente, insbesondere des Managed Care, viel lernen kann. Wer es bezahlen kann, für den bieten die Vereinigten Staaten eine medizinische Versorgung auf hohem Niveau, aber eben auch auf einem höheren Preisniveau für medizinische Leistungen. Dies mag der Grund sein, dass auch in Deutschland mit Neid auf die USA geblickt wird, weil dort für gute Medizin in überwiegend privatwirtschaftlichen Strukturen mehr bezahlt wird. Aber die sozialen Kosten dieses Weges sind hoch und unter den Bedingungen westeuropäischer Wohlfahrtsstaaten kaum gangbar. Es wäre schon falsch, den US-amerikanischen Weg in der Gesundheitspolitik als einen angelsächsischen Weg zu bezeichnen, denn das Nachbarland Kanada im Norden hat ein vollständig anderes System. Auch Großbritannien, das nach Esping-Andersen (1998) für das angelsächsische Modell steht, was als marktorientiert, aber mit einem alle Staatsbürgerinnen und -bürger umfassenden Anspruch auf soziale Sicherung – allerdings auf geringem Niveau – gekennzeichnet ist, geht mit seinem staatlichen National Health Service (NHS) in der Gesundheitsversorgung einen vollständig anderen Weg.

Die Gesundheitsreform von Präsident Barack Obama hat die republikanische Partei acht Jahre lang mit allen parlamentarischen und juristischen Mitteln bekämpft. Die Nominierung von Tom Price als Gesundheitsminister, einer der leidenschaftlichsten Gegner von »Obamacare« im Repräsentantenhaus, stand für einen zu erwartenden, radikalen Richtungswechsel im Kabinett von Präsident Donald Trump. Während des Wahlkampfes hatte die Abschaffung des ACA und sein Ersatz durch eine bessere Gesundheitsreform zwar keine hohe Bedeutung, vielmehr spielten innere und äußere Sicherheit und die Handelspolitik eine sehr viel größere Rolle, soweit es überhaupt um Inhalte der Politik ging. Das Versprechen an die Wählerinnen und Wähler, den ACA sofort nach Amtsantritt abzuschaffen und durch ein neues Gesetz zu ersetzen, konnte aber nicht eingelöst werden. Dazu fehlte es an einer Verständigung unter den republikanischen Abgeordneten und dem Präsidenten, was aus dem alten Gesetz erhalten bleiben soll, denn nicht alle Konservativen standen allen regulatorischen Eingriffen (z. B. das Verbot, Vorerkrankungen aus der Versicherung auszuschließen, oder Kindern in der Ausbildung eine Mitversicherung bei den Eltern zu ermöglichen) gleich kritisch gegenüber. Programmatisch möchten auch viele Republikanerinnen und Republikaner, dass alle US-Bürgerinnen und -Bürger über einen Krankenversicherungsschutz verfügen, aber dies erfordert in der Realität, dass ein Versicherungskollektiv auch junge und gesunde Mitglieder benötigt, um für Kranke etwas leisten zu können. Das kann ohne eine Zwangsversicherung nicht funktionieren, oder eben zu dem Preis der Selektion von Risiken und steigender Zahlen von Menschen ohne Versicherung.

Die Wahlen vom 08.11.2016 leiteten ein neues Kapitel in der US-Gesundheitspolitik ein. Noch am Tag seiner Amtseinführung unterzeichnete Präsident Donald Trump am 20.01.2017 eine Verordnung, die die Bundesverwaltung anwies, alle belastenden Regulierungen und finanziellen Bürden für Einzelstaaten und Versicherte rückgängig zu machen. Vor laufenden Kameras wurde der Eindruck erweckt, damit das Wahlversprechen eingelöst zu haben, den ACA sofort zu widerrufen. Rein technisch war eine sofortige Aufhebung des ACA jedoch angesichts der Unsicherheiten bezüglich der zukünftigen Rahmenbedingungen kaum möglich. Wäre der Kongress den Weg gegangen, durch Ausgabenkürzungen im Gesundheitswesen den ACA auszuhebeln, wäre für viele Bürgerinnen und Bürger eine Krankenversicherung unfinanzierbar geworden (Hajen 2017, S. 53 ff.).

Die Reformpläne zielten – neben einer ganzen Fülle an Detailregelungen – insbesondere auf eine Abschaffung der allgemeinen Versicherungspflicht sowie der Strafsteuern für nicht krankenversicherte US-Bürgerinnen und -Bürger ab. Ebenso sollten auch die staatlichen Zuschüsse für das Medicaid-Programm gekürzt werden. Das Ziel sollte es also sein, die obligatorische Versicherung aufzuheben, die erweiterten Möglichkeiten von Medicaid rückgängig zu machen und die Regulierungen der Versicherungsverträge hinsichtlich des Leistungsumfangs abzuschaffen. Das hätte es den privaten Versicherungen ermöglicht, billigere Verträge mit geringeren Leistungen anzubieten.

Den US-Wählerinnen und -Wählern wurde vermittelt, dass die Abschaffung des ACA mit positiven Effekten für den amerikanischen Staatshaushalt einhergehen würde. Kritische Stimmen merkten jedoch an, dass die Anzahl der US-Amerikanerinnen und -Amerikaner ohne Krankenversicherungen dadurch wieder signifikant ansteigen würde (Collier 2017, S. 645 f.; Himmelstein und Woolhandler 2017, S. 660 ff.). Letztlich konnte das zentrale Ziel, Obamacare abzuschaffen, jedoch während der Regierungszeit von Präsident Trump nicht realisiert werden, da sich – auch in den Reihen der republikanischen Partei – keine entsprechenden Mehrheitsverhältnisse fanden und es letztlich auch an einem überzeugenden Konzept fehlte, wie die Gesundheitsversorgung in den Vereinigten Staaten zukünftig besser hätte organisiert werden können.

Die Wahl am 03.11.2020 von Joseph Biden zum 46. Präsidenten der Vereinigten Staaten markiert einen weiteren Meilenstein in der US-Gesundheitspolitik. Die Ausgangssituation ist – wie auch in vielen anderen Ländern – herausfordernd. Zwar gelang es der Trump-Administration nicht, den ACA abzuschaffen, so dass dieser auch zum Amtsantritt von Präsident Biden weiterhin in Kraft war, wenngleich die Statistiken eine wieder ansteigende Anzahl an Unversicherten zeigten. Ebenso ist davon auszugehen, dass auch in den USA die Gesundheitsausgaben zukünftig weiter steigen, was angesichts der im internationalen Vergleich ohnehin schon sehr hohen Pro-Kopf-Ausgaben für Gesundheitsleistungen wiederum zu steigenden Versicherungsprämien und Zuzahlungen führen dürfte. Zwar wurde mit einer Entscheidung des »Supreme Courts of the United States« im Juni 2021 die Verfassungsmäßigkeit des »Affordable Care Acts« mit einer Mehrheit von sieben zu zwei Stimmen bestätigt, dennoch dürfte dies nicht das Ende der gesundheitspolitischen Reformen in den USA darstellen. Auch heute mehren sich bereits die Stimmen progressiver Abgeordneter nach einer universellen staatlichen Krankenversicherung (»Medicare-for-All«) im Stile eines demokratischen Sozialismus, was somit die seit längerem zu beobachtende Konvergenz von Versicherungssystemen beschleunigen würde. Die USA sind, wie bereits erörtert, nicht mehr von einem rein marktwirtschaftlichen Gesundheitssystem geprägt, sondern ursprünglich von sehr marktliberalen Ideen kommend ist zu beobachten, dass bereits viele Elemente (z.B. Versicherungspflicht etc.) eines Sozialversicherungssystems Bismarckscher Prägung auch hier langsam Einzug gefunden haben bzw. möglicherweise noch umgesetzt werden könnten.

Es ist zu erwarten, dass es unter Präsident Biden zu einer kontinuierlichen Fortführung und einer Ausdehnung des »Affordable Care Acts« kommen dürfte, den er als Vizepräsident unter Barack Obama maßgeblich mitgestaltet hatte. Eine neue Gesetzesinitiative dürfte angesichts der politischen Mehrheitsverhältnisse vermutlich weniger zu erwarten sein. Somit konzentrieren sich die Reformbemühungen darauf, einer größtmöglichen Anzahl an US-Amerikanerinnen und -Amerikanern Zugang zu einem finanzierbaren Versicherungsschutz (u.a. über betrieblich finanzierte Krankenversicherungsmodelle, Medicaid oder Medicare) zu ermöglichen sowie die Versicherungsprämien für bestehende Verträge weiterhin tragfähig zu gestalten (Leimbigler und Lammert 2020).

10.3.2 England

Großbritannien umfasst England, Schottland und Wales, das gemeinsam mit Nordirland das Vereinigte Königreich bildet. Seit der Reform des Regierungssystems unter der Labour-Regierung im Jahr 1999 haben die einzelnen Landesteile Großbritanniens im Rahmen des Prozesses der »Devolution«, also der Verlagerung von Kompetenzen des Zentralstaates nach unten, eigenständige Kompetenzen in der Gesundheitspolitik erhalten, so dass sie sich insbesondere mit der im Frühjahr 2012 von den Konservativen beschlossenen Gesundheitsreform, die Schottland nicht mitgemacht hat, deutlich unterscheiden. Die Hauptmerkmale eines staatlichen

Gesundheitssystems gelten aber unverändert, so dass im Zusammenhang eines internationalen Vergleichs eine Gesamtbetrachtung Großbritanniens möglich ist (zu den Unterschieden vgl. European Observatory on Health Care Systems 1999, Appendix 1). Die Gesundheitsreform von 2012 gilt hingegen nur für England. Die anderen Landesteile bekommen Pauschalzuweisungen für Gesundheit aus dem zentralen Budget, entscheiden aber alleine über die Verwendung.

Das Vereinigte Königreich war bis zum Zweiten Weltkrieg durch eine liberale Wirtschaftspolitik geprägt, die Sozialpolitik auf Armenpolitik reduzierte. Noch während des Krieges wurde von Sir William Beveridge (1879–1963) der Plan mit dem Titel »Social Insurance and Allied Services« (häufig auch als »Beveridge-Report« bezeichnet) für eine neue Sozialpolitik nach dem Ende des Krieges entworfen und am 01.12.1942 veröffentlicht (The National Archives 2022). Realisiert wurde davon nur die Gesundheitspolitik, deshalb spricht man häufig vom Beveridge-System in Abgrenzung zum Sozialversicherungssystem, das mit dem Namen des früheren deutschen Reichskanzlers Otto von Bismarck (1815–1898) verbunden wird. Der National Health Service (NHS) ist in seiner Grundkonzeption ein staatliches Gesundheitssystem, das seit seiner Gründung im Jahr 1948 auf die Verteilungsgerechtigkeit der Gesundheitsleistungen (»equity«) ausgerichtet ist: Gleichheit und Gerechtigkeit beim Zugang zu medizinischer Versorgung sind von großer Bedeutung. Alle britischen Bürgerinnen und Bürger sollen den NHS unentgeltlich und im Wesentlichen ohne Zuzahlungen benutzen können. Damit hat das Ziel hohe Priorität, die durch die soziale Lage bedingten Ungleichheiten im Gesundheitsstatus auszugleichen. Der NHS ist somit von zwei zentralen Grundprinzipien gekennzeichnet: Universalität (bedingungsloser Einbezug aller Bürgerinnen und Bürger) sowie Uniformität (landeseinheitliche Gesundheitsversorgung), deren Sicherstellung eine zentralistische Verwaltung unter Leitung des Gesundheitsministerium sicherstellen sollte.

Die Finanzierung des NHS erfolgte nach der Grundkonzeption ursprünglich ausschließlich durch Steuern. Auch heute sind Steuermittel noch ein zentraler Bestandteil. Das NHS finanziert mehr als 83% aller Gesundheitsausgaben. Daneben bestehen Selbstbeteiligungen der Patientinnen und Patienten bei zahnärztlichen Leistungen, Vorsorgeuntersuchungen und Arzneimittelverordnungen, wobei es Ausnahmeregelungen nach sozialen Kriterien gibt. Die »Out-of-Pocket«-Ausgaben betrugen im Jahr 2019 etwa 16% der gesamten Gesundheitsausgaben, was im Vergleich mit Frankreich mit 9% und Deutschland mit 13% einer der niedrigeren Anteile im OECD-Vergleich ist (Organisation for Economic Co-operation and Development 2021, S. 195). Dem universalistischen Prinzip folgend haben alle Bürgerinnen und Bürger mit einem Wohnsitz in Großbritannien Anspruch auf Leistungen des NHS.

Die Gesundheitsversorgung ist nach dem primärärztlichen System organisiert. Alle Bürgerinnen und Bürger schreiben sich bei einer/einem Primärärztin/-arzt (»General Practitioner«) als ihrer/ihrem Hausärztin/-arzt ein. Die General Practitioner übernehmen die Funktion des »Gatekeepers«, um die Versorgung der Patientinnen und Patienten zu steuern. Sie sind selbstständig tätig, also nicht Angestellte des NHS, behandeln Routinefälle und überweisen bei Bedarf in ein Krankenhaus oder an die dort ambulant tätigen Fachärztinnen und -ärzte. Die Vergütung der

General Practitioner erfolgt auf Basis einer Kopfpauschale (»Capitation«), über deren Höhe regional entschieden wird, und zwar seit der Gesundheitsreform der Labour-Regierung im Jahr 2001 zunächst durch Primary Care Trusts, die über die Verteilung des vom NHS zugewiesenen Budgets entschieden. Der Begriff »Trust« bedeutet im Kontext des britischen Gesundheitssektors eine Organisationsform, die durch Selbständigkeit gekennzeichnet ist, aber den Zielen des NHS und dem Wohl der Patientinnen und Patienten verpflichtet ist und über den NHS finanziert wird (»Treuhänderische Organisation«). Trust hat hier also einen vollständig anderen Inhalt als in der Wettbewerbstheorie, wo er Kartelle und Konzerne bezeichnet. Die von Mai 2010 bis Juli 2016 regierende »Conservative Party« unter Premierminister David Cameron hat diese Aufgabe an »Clinical Commissioning Groups« (CCGs) übertragen, die alle General Practitioner in einem bestimmten geografischen Gebiet zusammenfassen. Für bestimmte weitere Leistungen, vor allem Präventions- und Früherkennungsleistungen, erhalten die General Practitioner zusätzliche Vergütungen. Die Fachärztinnen und -ärzte hingegen arbeiten in Krankenhäusern als Angestellte auf Gehaltsbasis, können jedoch (in Abhängigkeit von ihrer Arbeitszeit) auch als niedergelassene Ärztinnen und Ärzte tätig werden und haben somit zusätzliche Verdienstmöglichkeiten.

Die Organisationsstruktur des NHS ist seit der Gründung im Jahr 1948 mehrfach geändert worden. Das vormals sehr zentralistisch und bürokratisch organisierte System ist unter den konservativen Regierungen von Margaret Thatcher (Premierministerin 1979–1990) und John Major (Premierminister 1990–1997) in Richtung wettbewerblicher Strukturen reformiert worden. Angesichts der großen Zustimmung der britischen Bevölkerung zu ihrem Gesundheitssystem hat die Thatcher-Regierung, die von der grundsätzlichen Überlegenheit privatwirtschaftlichen Wettbewerbs überzeugt war und den Staat auf einen möglichst kleinen Anteil reduzieren wollte, keinen Versuch einer Privatisierung des NHS unternommen. Aber sie hat wichtige Elemente des Wettbewerbs eingeführt, die auch die Labour-Regierung nach ihrem Wahlsieg im Jahr 1997 beibehalten hat (European Observatory on Health Care Systems 1999, S. 2 ff.). Das zentrale Element war die organisatorische Trennung von Leistungsanbietenden (Krankenhäuser, Ärztinnen und Ärzte, kommunale Gesundheitsdienste) und Leistungsnachfragenden (zunächst »District Health Authorities«, danach »Primary Care Trusts«, heute »Clinical Commissioning Groups«), was als »Provision-Provider-Split« bezeichnet wird und in gewisser Weise dem deutschen System ähnelt, dass die Krankenkassen die Leistungen bezahlen, aber nicht selbst als Anbieter auftreten. Aber die Wettbewerbsfunktion war sehr viel stärker ausgeprägt, weil die regionalen »Authorities« als Einkäufer auftraten und die Aufträge an die Leistungsanbietenden, so zumindest in der Theorie, nur zeitlich befristet auf der Basis von Ausschreibungen, die verbindlich sein sollten, vergeben wurden oder werden sollten. Diese Art von Wettbewerb findet aber schon eine Grenze in Regionen, wo nur ein Krankenhaus zur Versorgung der Bevölkerung zur Verfügung steht. Die Krankenhäuser sollten sich zu »Trusts« weiterentwickeln und eine sehr viel größere Autonomie erhalten als in der streng hierarchischen Struktur des NHS. »Foundation Trusts« haben ein hohes Maß an Haushaltsautonomie und dürfen auch Kredite aufnehmen, was den Trusts nicht erlaubt ist. Es gab eine Vielzahl von Trusts für spezielle Zwecke wie Psychiatrie oder Rettungsdienste, aber in den letzten Jahren ist es zu vielen Zusammenschlüssen gekommen, um die Effektivität der Versorgung zu erhöhen (NHS England 2016).

Die ambulante Versorgung wurde durch die Einführung von Globalbudgets für Ärztinnen und Ärzte mit Einkaufsfunktion (»General Practitioner Fundholder«) reformiert. Aus den Globalbudgets wurden eigene Leistungen, aber auch die stationären Aufwendungen für die beim »General-Practitioner-Fundholder« eingeschriebenen Patientinnen und Patienten bezahlt. Auch die Patientinnen und Patienten bekamen größere Wahlfreiheit: Sie konnten sich bei einer Hausärztin oder einem Hausarzt ihrer Wahl einschreiben und waren nicht mehr auf den für ihr Wohngebiet zuständigen General Practitioner angewiesen, was in Verbindung mit dem Entgeltsystem auf der Basis von Kopfpauschalen pro eingeschriebener Patientin oder eingeschriebenem Patienten zu mehr Wettbewerb unter den Ärztinnen und Ärzten führte.

Die wettbewerbliche Orientierung des NHS ist durch die Labour-Regierung teilweise zu Gunsten kooperativer Beziehungen aufgehoben worden. Die Organisationsform der »General-Practitioner-Fundholder« wurde aufgehoben, weil die Erfahrung gezeigt hatte, dass sie mit ihrer Kaufkraft für die bei ihnen eingeschriebenen Patientinnen und Patienten eine bevorzugte Behandlung in den Krankenhäusern durchsetzen konnten, was dem egalitären Anspruch des NHS widersprach. Die Betonung liegt seit den Labour-Reformen mehr auf der Vernetzung und Integration der Versorgung sowie einer größeren Performancekontrolle durch die Gesundheitsbehörden (Department of Health 1997).

Im Folgenden werden die Grundzüge des britischen Gesundheitssystems vorgestellt, das nach 1997 von der Labour-Regierung eingeführt wurde und bis einschließlich 2013 gültig war (die Strukturen der Gesundheitssysteme Schottlands, Wales etc. weichen hiervon teilweise ab). Danach kommt es zu einer zeitlich gestreckten grundlegenden Umgestaltung durch die von der konservativ-liberalen Koalition im Frühjahr 2012 beschlossene Gesundheitsreform, die aber nur für England gilt.

Die Gesundheitsreform von 1997 sah vor, dass sich die General Practitioner in ärztlichen Netzwerken, den »Primary Care Groups« (PCGs) organisierten, die zu »Primary Care Trusts« (PCTs) mit umfangreichen Kompetenzen weiterentwickelt wurden. Die Aufgabe der PCTs war die Versorgung der Patientinnen und Patienten auf der Basis von Budgets, aus denen die Leistungen (Eigenleistungen der General Practitioner, Fremdleistungen, Verschreibungen, Praxiskosten, aber auch die stationäre Versorgung) finanziert wurden. In den PCTs waren alle Ärztinnen/Ärzte, Zahnärztinnen/-ärzte, Optiker/-innen und andere Leistungsanbietende wie Apotheker/-innen einer Region vertreten, die gemeinsam über die Verwendung des regionalen Budgets entschieden haben. Die Leistungen wurden von Krankenhäusern, gemeindlichen Pflegeeinrichtungen (»Social Care«) und sonstigen Anbietenden eingekauft. Die PCTs unterlagen einer Qualitäts- und Wirtschaftlichkeitskontrolle (»Clinical Governance«) durch die zuständige »Health Authority«, die eine Zwischenebene zwischen dem nationalen NHS und den regionalen PCTs darstellte und für die strategische Planung und Qualitätskontrolle zuständig war. Für die Qualitätskontrolle entwickelte das neu errichtete »National Institute for Clinical Excellence« (heute: »National Institute for Health and Care Excellence«, NICE), das später auch in Deutschland als Vorbild für das »Institut für Qualität und Wirtschaftlichkeit im Gesundheitswesen« (IQWiG) diente, entsprechende Leitlinien, und zwar in einem sehr kommunikativen Prozess mit den Leistungserbringenden und den medizinischen Fachgesellschaften. Das NICE konnte die Behandlungsstandards und Empfehlungen für die Arzneimitteltherapie über die weiterhin bestehende hierarchische Struktur des NHS gegenüber den regionalen Einheiten durchsetzen, so dass die Steuerungsfähigkeit von »Westminster« sowohl hinsichtlich der finanziellen Ressourcen als auch der Qualität weiterhin gegeben war, allerdings nur für England, weil Schottland und Wales seit der Reform autonom entscheiden konnten.

Ergänzt wurde die Primärversorgung durch ein System telefonischer Beratung (»NHS Direct«, heute »NHS 111«), in dem Krankheitsfälle durch entsprechend ausgebildete Pflegekräfte »vorsortiert« werden (»Triage«) sowie durch ständig geöffnete »Walk-in Centres«, in denen nicht lebensbedrohliche Notfälle erstversorgt und leichte Fälle behandelt werden sollen.

Insgesamt 28 »Health Authorities« waren seit dem Jahr 2002 verantwortlich für die Ermittlung der Versorgungsbedarfe ihrer Region. Eine wesentliche Aufgabe im durch die Labour-Regierung reformierten NHS war die Umsetzung des Gesundheitsverbesserungsprogramms (»Health Improvement Programme«). Es sollte einen Rahmen für die Verbesserung der Gesundheit der Bevölkerung schaffen, basierend auf einer Analyse der Gesundheitsbedarfe und kontrolliert durch Qualitätsindikatoren und bevölkerungsbezogene Ergebnisse (»Outcomes«). Die »Health Authorities« erhielten ein Globalbudget, das sie auf die PCTs verteilten. Das Budget wurde an die Inflationsrate und die Bevölkerungsveränderungen angepasst. Die »Health Authorities« waren außerdem verantwortlich für die Bereitstellung von Leistungen, die nicht von den PCTs eingekauft wurden, und kooperierten mit den lokalen Behörden auf dem Gebiet der Planung der gesundheitlichen und sozialen Dienste, so dass Konflikte an der Schnittstelle zwischen der medizinischen Versorgung und insbesondere der Langzeitpflege, die Aufgabe der kommunalen Sozialeinrichtungen ist, vermieden werden sollten.

Das »NHS Executive« als oberste Verwaltungsbehörde des »Department of Health«, dem zuständigen Ministerium in der Regierung, war verantwortlich für die strategische Gestaltung des nationalen Gesundheitssystems und die Verwaltung des Globalbudgets.

Die Labour-Regierung hat in ihrer Gesundheitspolitik sehr viel mehr auf den Schwerpunkt der Koordination der Leistungserbringenden gesetzt und weniger als die Konservativen auf Wettbewerb. Ihr Motto lautete: »Partnership and Performance« statt »Competition and Markets«. Sie sah ihre größte Herausforderung darin, die Qualität des Gesundheitssystems zu verbessern, insbesondere durch den Abbau der Wartezeiten für chirurgische Eingriffe und fachärztliche Behandlungen. Dazu wurde die Finanzausstattung des Sektors wesentlich verbessert und insbesondere in die Modernisierung und den Ausbau der Krankenhäuser investiert. Sie ist dem Ziel, bei den Ausgaben den Durchschnitt der 15 EU-Mitgliedsländer zu erreichen, nahegekommen. Es bestehen zwar weiterhin für viele Leistungen Wartezeiten, die immer noch ein Rationierungsinstrument sind. Aber es ist fraglich, ob Wartezeiten jemals ganz abgebaut werden können. Es gehörte zu den Kompromissen bei

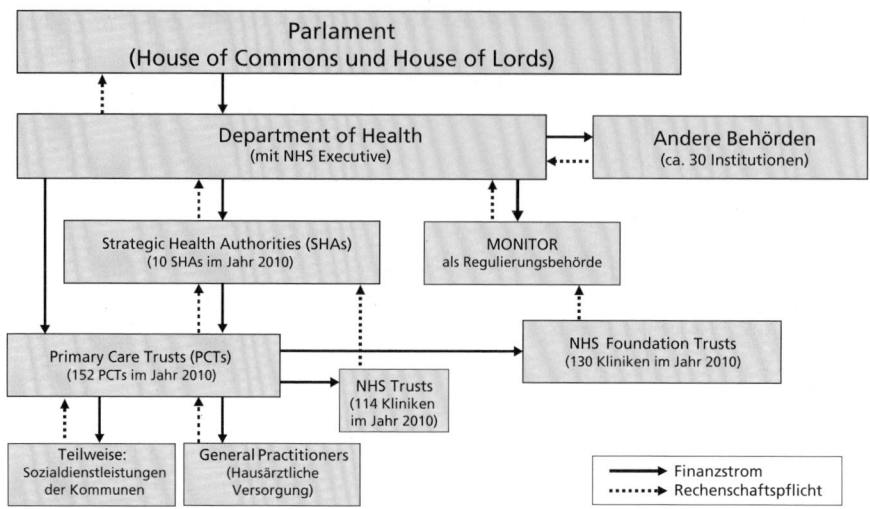

Abb. 10.1: Struktur des NHS vor der Gesundheitsreform 2014 (nach Harker 2011, S. 11)

der Errichtung des NHS, dass die niedergelassenen Ärztinnen und Ärzte selbstständig bleiben und die Krankenhausärztinnen und -ärzte das Recht behalten, als Angestellte des NHS gleichzeitig privat praktizieren zu dürfen (European Observatory on Health Care Systems 1999, S. 5 f.). So existiert ein ökonomischer Anreiz, die Kapazitäten im öffentlichen Sektor nicht voll zu nutzen, um zusätzliche, private Einkommen zu erzielen. Neben dem staatlichen Gesundheitssystem besteht ein privatwirtschaftliches Angebot für Direktzahlerinnen und -zahler (»Out-of-pocket« oder mit privater Versicherung) und führt zu einer schichtspezifisch ungleichen Versorgung der Bevölkerung, was mit dem Anspruch des NHS, ein gleiches Versorgungsniveau für alle Britinnen und Briten zu garantieren, unvereinbar ist.

Im März 2010 wurde die Labour-Regierung abgewählt und David Cameron Premierminister in einem Koalitionskabinett aus Konservativen und Liberalen. Im Wahlkampf spielte die Gesundheitspolitik keine große Rolle, was angesichts der in Meinungsumfragen historisch hohen Zustimmung zum NHS erklärlich ist. Die Priorität der Politik der neuen Regierung lag auf der Konsolidierung des Staatshaushaltes, daraus ergab sich die zentrale Motivation für eine sehr grundlegende Neuorganisation des NHS, der bis 2015 einen Sparbeitrag von 20 Mrd. Pfund leisten sollte, ohne dass die Qualität der Versorgung verringert wird. Das würde einen Effektivitätsgewinn von jährlich 4 % voraussetzen, was ein mehr als ehrgeiziges Ziel ist. Zwischen 1997 und 2008 ist die Produktivität jedenfalls um 0,2 % im Jahr gefallen (Phelps et al. 2010, S. 105). Das Ziel ist auch nicht erreicht worden, vielmehr mussten die Budgetansätze für den NHS im Jahr 2014 um 650 Mio. Pfund erhöht werden.

Das Parlament hat im Frühjahr 2012 eine umfassende Reform des NHS beschlossen, die beginnend im Jahr 2014 und den darauffolgenden Jahren stufenweise in Kraft getreten ist. Die Reform steht unter der anspruchsvollen Überschrift, die Patientinnen und Patienten zu Entscheidenden im Versorgungssystem zu machen

(Cameron: »to put the patient on the driver's seat«), die zentrale Steuerung und Kontrolle abzubauen und durch Deregulierung und Abbau von Bürokratien im Gesundheitswesen die notwendigen Effizienzgewinne zu erzielen. Die von Labour eingeführte Steuerungsebene der »Health Authorities« (d. h. Vertreterinnen und Vertreter der Leistungserbringenden, Patientinnen und Patienten sowie Kommunen verteilen das Budget in einem kooperativen Prozess) ist vollständig abgeschafft worden. Im Regierungsentwurf sollten ursprünglich allein die General Practitioners die Entscheidung über die monetären Ressourcen fällen, was dem in den neunziger Jahren praktizierten Fund-Holder-System sehr nahegekommen wäre. Nach Kritik in Öffentlichkeit und Expertenkreisen sind an deren Stelle »Clinical Commissioning Groups« (CCG) getreten, in denen niedergelassene Ärztinnen und Ärzte, Krankenhausärztinnen und -ärzte und Pflegekräfte vertreten sind. Im März 2019 gab es 195 CCGs (es gab einige Zusammenschlüsse aufgrund von Fusionen), die die früheren »Primary Care Trusts« ersetzt haben (National Audit Office 2019, S. 13). Sie sind in dem System des »Purchaser-Provider-Splits« die »Einkäufer« von Versorgungsleistungen. Die CCGs planen und überwachen die Leistungen, und sie verteilen das zugewiesene Budget auf die einzelnen stationären und ambulanten Leistungserbringerinnen und -erbringer. Neben den CCGs kann aber auch der NHS Mittel für spezielle Leistungen erbringen, was das System nicht übersichtlicher macht.

Im Jahr 2018 verfügte das Gesundheitsministerium (»Department of Health & Social Care«) über ein Budget in Höhe von 125,3 Mrd. Pfund, davon ging der größte Teil an den NHS England (112,7 Mrd. Pfund). Etwa 12,5 Mrd. Pfund wurden für zentrale Aufgaben des Ministeriums der Überwachung und Steuerung verwendet, beispielsweise für Public Health (4 Mrd.) und »Health Education England« (4,4 Mrd.). Der NHS verteilt seine ihm zugewiesenen Mittel an verschiedene Leistungserbringende, und zwar direkt an einzelne General Practicioners (1,1 Mrd.) und Krankenhäuser (20,3 Mrd.), aber auch für Arzneimittel (1,9 Mrd.), Zahnversorgung und andere Leistungen. Der Löwenanteil von 84 Mrd. ging aber an die CCGs, die diese Mittel ihrerseits u. a. an Krankenhäuser (53,3 Mrd.), für verordnete Medikamente (8,2 Mrd.) oder für »Primary Care Services« (7,5 Mrd.) verteilten. »Non-NHS Bodies«, das sind z. B. private Krankenhäuser, die NHS-Patientinnen und -Patienten behandeln dürfen, erhielten 13,1 Mrd. Pfund (National Audit Office 2019, S. 6).

Die Neustrukturierung des NHS durch die Konservativen ist sehr stark von der ordnungspolitischen Überzeugung getragen, dass individuelle Entscheidungen einer staatlichen Regulierung überlegen sind. Die erste Präferenz war deshalb, dass die Patientinnen und Patienten die Entscheidungen treffen, was aber nicht einmal in einem total privatisierten Gesundheitssystem vorstellbar ist. Deshalb sollten die Ärztinnen und Ärzte, von denen angenommen wurde, dass sie den Interessen der Patientinnen und Patienten am nächsten stehen, die Entscheidungen treffen – daher die Konstruktion der CCGs mit einer starken ärztlichen Vertretung. Da die Regierung dem Parlament gleichzeitig zugesagt hatte, die Qualität der Versorgung zu kontrollieren, ist eher zu erwarten, dass lediglich alte Bürokratien durch neue ersetzt werden. Jedenfalls kann die Steuerung über die CCGs auch nicht ohne Managementkapazitäten erfolgen. Die neuen Institutionen des NHS, vor allem die 2016 gegründete Agentur »NHS Improvement«, in der sechs vormals existierende Institutionen zusammengefasst wurden, könnte eine Superbehörde werden, die dem Anspruch auf Deregulierung und Dezentralisierung widerspricht (Hajen 2012, S. 16f.).

Die Grundstruktur des NHS als steuerfinanziertes System, in dem der Haushalt vom Parlament beschlossen und dezentral verteilt wird, bleibt bestehen. Insofern haben die CCGs die »harten« Entscheidungen zu treffen, wie die begrenzten Mittel auf die einzelnen Versorgungsbereiche verteilt werden. Vor diesem Hintergrund ist es verständlich, dass die Verbände der Ärztinnen und Ärzte und Krankenhäuser gegen die Reform der Konservativen opponiert haben. Ihre Befürchtungen haben sich in den Jahren nach der Reform bestätigt. Der NHS musste in den letzten Jahren erhebliche Kürzungen hinnehmen und ist unterfinanziert. Der Haushaltsausgleich 2015–2016 konnte nur erreicht werden, weil fast eine Milliarde Pfund von dem Investitionshaushalt auf die laufenden Ausgaben verlagert wurde, was sich aber mittelfristig rächt, weil Instandhaltungen und Neubau unterlassen werden. Zwar stieg der Haushalt bis 2021 real um etwa 1,1 % jährlich, aber die Bedarfe steigen schneller. Angesichts einer alternden Bevölkerung und des medizinischen Fortschritts können die qualitativen Standards nicht gehalten werden (Nuffield Trust et al. 2016, S. 8). Die in den Projektionen des NHS unterstellten Produktivitätssteigerungen sind unrealistisch und werden nicht dazu führen, dass das Haushaltsdefizit ausgeglichen wird. Immer mehr Krankenhäuser und CCGs haben hohe Defizite und müssen bei akuten Liquiditätskrisen unterstützt werden. Der Rechnungshof kritisiert, dass das Gesundheitssystem nicht nachhaltig finanziert ist (National Audit Office 2019, S. 7 ff.). Die Hoffnung, dass die CCGs in größerem Umfang durch eine bessere Integration der Versorgung zu mehr Qualität bei geringeren Kosten führen, hat sich bisher nicht erfüllt. Der NHS experimentiert mit neuen Modellen der Integrationsversorgung, deren Erfolg sich aber noch erweisen muss. Als besonders problematisch hat sich erwiesen, dass Pflegeleistungen (»Social Care«) außerhalb der Krankenhäuser weitgehend aus dem NHS heraus in die kommunale Verantwortung verlagert worden sind. Gleichzeitig wurden aber die Zuschüsse aus dem Zentralhaushalt an die Kommunen mit dem Ziel der Haushaltskonsolidierung drastisch gekürzt, so dass sie ihre Aufgaben nur unzureichend wahrnehmen können. Das Ergebnis war absehbar: Die Krankenhäuser werden durch Patientinnen und Patienten belastet, die nicht in eine stationäre Akutversorgung gehören, die Situation der Pflegebedürftigen in Heimen oder in der eigenen Häuslichkeit verschlechtert sich. Ab 2017 soll durch einen zusätzlichen Fonds (»Better Care Fund«) die Situation der Kommunen im Bereich der Pflege verbessert werden.

Das Gesundheitssystem in England steht unter Stress und wird die Qualität nicht halten können, wenn nicht mehr Mittel in den NHS fließen. Es sind die CCGs, die die Sparpolitik auf der regionalen Ebene umsetzen müssen und dafür von den Patientinnen und Patienten verantwortlich gemacht werden. Die Vertreterinnen und Vertreter in den CCGs fühlen sich von der Regierung nicht unterstützt, was wohl auch ein Grund ist, dass es schwierig ist, für die CCGs Personal zu rekrutieren. Insgesamt leiden die Beschäftigten des NHS unter der hohen Belastung und Prozesse der Demotivierung machen dem NHS zu schaffen.

Großbritannien ist immer noch eines der OECD-Länder mit den höchsten öffentlichen Finanzierungsanteilen und wird dies auch nach den Reformen bleiben.

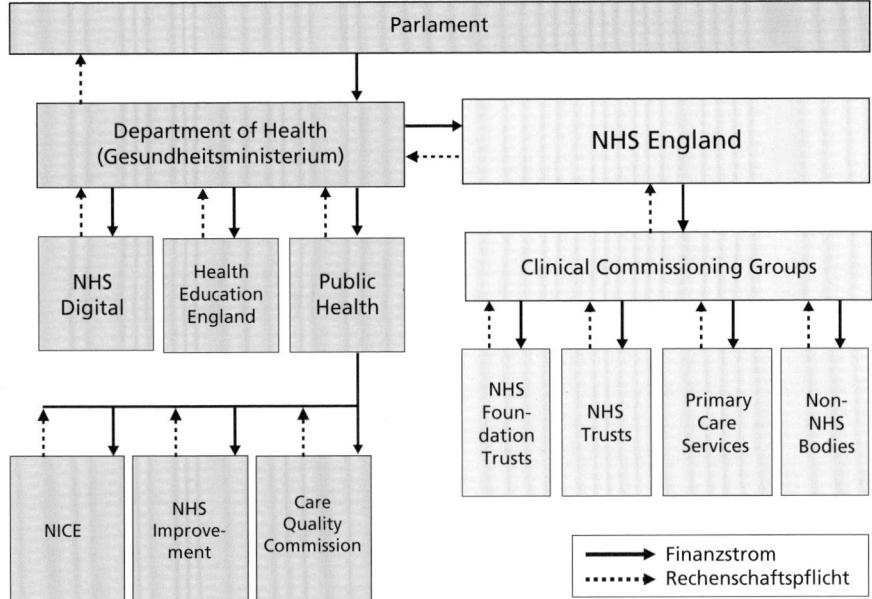

Abb. 10.2: Ausschnitt aus der Struktur des NHS 2019 (nach National Audit Office 2019, S. 4)

Das Land hat es relativ gut geschafft, die Kosten zu kontrollieren und einen Gesundheitsstatus für seine Bevölkerung zu realisieren, der den internationalen Vergleich nicht zu scheuen braucht. Aber in der mittelfristigen Periode soll der Anteil der Gesundheitsausgaben am Bruttoinlandsprodukt sinken. Das wird sich unvermeidlich auf die Qualität der Versorgung auswirken. Schon jetzt steigen die Wartezeiten für Überweisungen zu Fachärztinnen und -ärzten oder ins Krankenhaus wieder an (National Audit Office 2019, S. 11 ff.).

In Deutschland wird der NHS gerne als ein abschreckendes Beispiel für ein staatliches Gesundheitssystem genannt, was angesichts der Gesundheitsindikatoren nicht berechtigt ist. Auch viele Strukturentscheidungen wie die Entwicklung von Behandlungsleitlinien durch das »National Institute for Health and Care Excellence« (NICE) und die Instrumente der Qualitätskontrolle sind durchaus vorbildlich. Aber das beste System kann nicht funktionieren, wenn es unterfinanziert ist. Dafür trägt im Unterschied zu den Sozialversicherungssystemen in England das Parlament die unmittelbare Verantwortung. Ausgaben für Gesundheit stehen in Konkurrenz zu allen anderen Staatsbedarfen in Form von Budgets, in Zeiten der Haushaltskonsolidierung treffen Sparmaßnahmen die Kranken hart. Daran ändert nichts, dass in anderen Bereichen des Staatshaushaltes noch drastischer gespart wird.

10.3.3 Niederlande

Die Niederlande sind wie Deutschland, Österreich oder Belgien ein Land mit einem Sozialversicherungssystem, entsprechend der Typologie von Esping-Andersen

(1998) nach dem kontinentalen Muster. Im Jahr 2006 wurde die Krankenversicherung in wichtigen Elementen reformiert, ohne dass sich der Charakter des Systems grundlegend geändert hat. Die Niederlande dienten nach der Reform häufig als ein Vorbild für entsprechende Modelle in Deutschland. In der Kontroverse zwischen Befürworterinnen und Befürwortern sowie Gegnerinnen und Gegnern einer Bürgerversicherung lieferte das niederländische Modell jeder Seite entsprechende Argumente. Das ist zunächst überraschend, kann aber durch die im Vergleich zu Deutschland vor und nach der Reform sehr unterschiedliche Ausprägung der sozialen Krankenversicherung gut erklärt werden.

Der Reform zum 01.01.2006 ging eine mehrjährige Diskussion voraus. Deren Auslöser war wie in Deutschland die Frage, ob die Krankenversicherung angesichts steigender Ausgaben nachhaltig finanziert sei. Auch die Niederlande sahen sich mit Ausgabensteigerungen bedingt durch den medizinischen Fortschritt und die strukturelle Alterung der Bevölkerung konfrontiert. Die Einnahmen der Krankenkassen wurden als prozentualer Anteil von den Löhnen und Gehältern erhoben, die jedoch langsamer wuchsen als die Ausgaben. Das niederländische Krankenversicherungssystem besteht aus drei Säulen, die in etwa mit dem deutschen System von gesetzlicher Pflegeversicherung, gesetzlicher Krankenversicherung und privater Krankenversicherung vergleichbar sind, aber auch markante Unterschiede aufweisen.

- Erste Säule: Obligatorische Versicherung für Langzeitpflege (»Wet Langdurige Zorg«) (WLZ)
Die Grundlagen für das WLZ wurden bereits im Jahr 1968 gelegt und sind bis heute im Wesentlichen unverändert. Sie entspricht der deutschen Pflegeversicherung und kommt für die ambulante und stationäre Langzeitpflege auf. Auch in den Niederlanden ist dabei die Abgrenzung zwischen Pflege zur Bewältigung des Alltags und Behandlungspflege, die bei uns von den Krankenkassen bezahlt wird, schwierig. Angesichts stark steigender Ausgaben in der WLZ, die zuvor »Algemene Wet Bijzondere Ziektekosten« (AWBZ) hieß, wurden Teile der Pflegekosten im Jahr 2015 auf die Kommunen und die zweite Säule der Zorgverzekeringswet (Zvw) verlagert, was mit der Namensänderung einherging. Die Verschiebung der Aufgaben war mit starken Protesten verbunden, weil die Leistungen eingeschränkt wurden und die Kommunen die Zuschüsse aus dem zentralen Etat für unzureichend hielten (Kroneman et al. 2016, S. 58). Neben den Kosten für Langzeitpflege kommt die WLZ auch für die Ausgaben für besonders schwere, chronische Erkrankungen auf, die durch eine staatliche Institution definiert werden. Sie trägt auch die Ausgaben für Menschen mit Behinderungen. Die beiden letzten Elemente werden nur teilweise in der deutschen Pflegesicherung abgedeckt.
Alle niederländischen Bürgerinnen und Bürger sind in der WLZ pflichtversichert, die Leistungen und den Beitragssatz bestimmt die Regierung. Im Jahr 2016 betrug der Beitragssatz 9,65 % des Bruttolohnes mit einer Beitragsbemessungsgrenze von 3.241 € im Monat und wird von den Arbeitgebenden an die Finanzverwaltung abgeführt, die sie an den Fonds für WLZ weiterleitet (Kroneman et al. 2016, S. 78). Bis zur Beitragsbemessungsgrenze werden neben Löhnen auch

andere Einkommensarten mit dem prozentualen Beitragssatz belastet. Durch die einheitliche Beitragsbemessungsgrenze wird ein hoher Vermögensbesitz geschont und niedrige Einkommen überproportional belastet. Auch Selbstständige sind pflichtversichert, ihre Beiträge werden durch die örtlich zuständigen Finanzämter festgestellt und an den WLZ-Fonds abgeführt. Die Finanzierung und der Beitragseinzug sind nicht vergleichbar mit dem deutschen System, in dem die Beiträge durch die Krankenkassen eingezogen werden. Auch in Deutschland ist die Pflegeversicherung eine Bürgerversicherung, weil sie für alle obligatorisch ist, aber sie entspricht dem durchaus umstrittenen Prinzip, dass die Pflegeversicherung der Krankenversicherung folgt, was angesichts der Trennung in GKV und PKV zu einer Entmischung der Risiken zu Lasten der GKV führt. Das wird in den Niederlanden vermieden. Die WLZ finanzierte im Jahr 2020 mit knapp 23,75 Mrd. € rund 20,4 % der Gesamtausgaben für Gesundheitsleistungen in den Niederlanden (Kroneman et al. 2016, S. 68; Government of the Netherlands 2022; Statistics Netherlands 2021). In dieser Säule der Versorgung hat es – abgesehen von anteiliger Verlagerung der Pflege auf die Kommunen im Jahr 2015 – mit der Gesundheitsreform 2006 nur eher marginale Veränderungen gegeben. Die Art der Finanzierung über staatlich festgelegte Beiträge und die Bestimmung der Leistungen durch den Staat ist geblieben.

- Zweite Säule: Obligatorische Basisversicherung für Akutbehandlung (»Zorgversikerungswet«) (Zvw)
Die Zvw entspricht in ihren Leistungen im Wesentlichen der deutschen GKV und deckt das Risiko ambulanter und stationärer Akutbehandlung, für Arzneimittel, für Heil- und Hilfsmittel und Teile der Zahnbehandlung ab. Die Leistungen werden wie in der GKV in Deutschland durch einen Standardtarif staatlich festgelegt. In dieser Säule der Krankenversicherung hat es mit der Reform 2006 wesentliche Änderungen gegeben. Vor der Reform gab es ein duales System mit Krankenkassen in öffentlicher Rechtsform und privaten Krankenversicherungen. Es gab eine Versicherungspflichtgrenze, bis zu der alle Arbeitnehmenden gesetzlich versichert waren. Oberhalb dieser Grenze mussten sich die Bürgerinnen und Bürger privat versichern und konnten nicht in der Zvw verbleiben. Vor dem Jahr 2006 war ein Drittel der niederländischen Bürgerinnen und Bürger privat versichert (Kroneman et al. 2016, S. 68.). Es gab dadurch nicht die Entmischung von Risiken wie in Deutschland, wo die Versicherten mit schlechteren Risiken (mitversicherte Angehörige, schlechter Gesundheitszustand, höheres Alter) in der GKV verbeiben konnten. Anders als in Deutschland wurden die privaten Versicherungen auch in den Risikostrukturausgleich einbezogen, so dass sich niemand der Umverteilung entziehen konnte. Ein wesentlicher Unterschied bestand und besteht auch darin, dass es keine getrennten Gebührenordnungen für gesetzlich und privat Versicherte gibt. Der Widerstand von Leistungserbringenden und Versicherten gegen eine Reform, die die Trennung von gesetzlicher und privater Versicherung aufheben sollte, war deshalb viel geringer, weil sich die Systeme bis auf die Rechtsform sehr ähnelten. Private Versicherungen konnten auch Verträge für gesetzlich Versicherte anbieten, aber diese Möglichkeit wurde kaum genutzt. Mit der Reform zum 01.01.2006 wurde erstens ein einheitlicher Versicherungsmarkt für die Zvw geschaffen. Alle Krankenkassen und privaten Versicherungen

erhielten eine private Rechtsform, was nicht mit einer Privatisierung gleichzusetzen ist. Die Versicherungen stehen untereinander im Wettbewerb und können über ihre Leistungen und Prämien entscheiden. Es ist aber ein einheitlicher, staatlich regulierter Wettbewerb. Die privaten Krankenversicherungen sind ganz überwiegend Non-Profit-Unternehmen, d.h. sie investieren Überschüsse in bessere Versorgung oder senken die Prämien. Der Versicherungsmarkt ist hoch konzentriert. Im Jahr 2017 gab es 24 Versicherungen (»zorgverzekeraars«), von denen die größten vier Versicherungsunternehmen einzelne Marktanteile zwischen 13,0 und 30,4 % hatten, insgesamt deckten sie 88,3 % des Marktes ab. Nur eine Versicherung unter den vier großen war gewinnorientiert (Nederlandse Zorgautoriteit 2017, S. 6f.; Kroneman et al. 2016, S. 28). Die Leistungen in der Standardversicherung, die gegenüber der Zvw vor 2006 im Wesentlichen unverändert sind, werden von der Regierung im Rahmen der Gesundheitsgesetze bestimmt. Die nunmehr privaten Versicherungen müssen alle einen gesetzlich definierten Standardtarif als Mindestsicherung anbieten und unterliegen einem Kontrahierungszwang, d.h. sie dürfen keine Antragstellenden ablehnen. Die Versicherungen müssen mit den Leistungserbringenden Verträge abschließen, die selektiv sein können, also auch Ärztinnen und Ärzte oder Krankenhäuser ausschließen. Zusammen mit dem Recht der Versicherten, ihre Versicherung zu wählen, sollte damit ein Wettbewerbsdruck erzeugt werden, der die Versorgung billiger und qualitativ besser macht. Diese Erwartung des Gesetzgebers hat sich nicht erfüllt. Gründe dafür sind nachvollziehbar: In Regionen, in denen es viele erreichbare Anbietende gibt, möchte man aus Wettbewerbsgründen nicht selektiv kontrahieren, um keine Versicherten abzuschrecken. In Regionen, in denen es nur wenige Anbietende oder nur einen Anbietenden gibt, etwa bei Krankenhäusern, besteht faktisch ein Zwang, mit allen Anbietenden Verträge abzuschließen. Die Versicherungen sind nach dem Gesetz dafür verantwortlich, dass die vereinbarten Leistungen auch erbracht werden können, sie haben also gemeinsam einen Sicherstellungsauftrag, der in Deutschland bei den Ländern liegt. Die Versicherungen können Gruppenversicherungen abschließen, also z.B. mit Betrieben, Gewerkschaften oder Verbraucherinnen- und Verbraucherverbänden. Die Prämien dürfen bis zu 10 % niedriger sein und es darf von dem Grundsatz abgewichen werden, dass es innerhalb der Versicherung nur eine Prämienhöhe geben darf. Fast 70 % der Versicherten haben diese Form einer kollektiven Versicherung gewählt und damit die Entscheidung über Prämien und Leistungen delegiert, was im Widerspruch zu einer der Intentionen der Gesundheitsreform steht, den Individuen als Nachfragenden größere Macht zu geben und über ihre Wahlentscheidungen den Wettbewerb zu verstärken (Kroneman et al. 2016, S. 78; Gress und Heinemann 2016, S. 20f.). Die Gruppenverträge werden überwiegend von den Arbeitgebenden für ihre Beschäftigten abgeschlossen. Sie unterscheiden sich in der Prämienhöhe nur gering von individuellen Verträgen. Von Gruppenverträgen ist im ersten Jahr nach der Reform reichlich Gebrauch gemacht worden. 20 % aller Versicherten haben ihre Versicherung gewechselt, und zwar überwiegend in Gruppenverträge. Der Anteil der Wechselnden hat sich aber in den Folgejahren auf 5–7 % reduziert, was der Wechselquote in Deutschland entspricht. Der »Run« auf die Gruppenverträge könnte ein Indiz sein, dass der

Wettbewerb sehr viel stärker mit dem Ziel betrieben wird, gute Risiken für die eigene Versicherung zu gewinnen. Das entspräche den Erfahrungen mit Kassenwettbewerb in Deutschland, wäre aber eine klare Verfehlung der formulierten Ziele. Es gibt auch die Sorge, dass sich im Kassenwettbewerb die Qualität der Versorgung zwischen Gutverdienenden und anderen aufspaltet, weil Versicherungen mit guten Risiken und einkommensstarken Versicherten teurere und vielleicht auch bessere Anbietende unter Vertrag nehmen können (Busse et al. 2006, S. 108).

Die zweite wesentliche Neuerung war im Jahr 2006 der teilweise Systemwechsel von einem einkommensbezogenen, prozentualen Beitrag auf einen gespaltenen Beitrag. Die Arbeitgebenden zahlen einen gesetzlich festgelegten, prozentualen Anteil der Lohnsumme, der bei Angestellten im Jahr 2022 bei 6,75 % (für Personen in Pension bei 5,50 %) bis zu einer Belastungsobergrenze von 59.706 € im Jahr lag, und führen ihn an die zentrale Einzugsstelle (»Belastingsdienst«) ab (Belastingsdienst 2022).

Der andere Beitragsteil wurde in einen nominalen Betrag umgewandelt, den alle Versicherten an ihre Versicherung zu zahlen haben, also was in der deutschen Diskussion als Kopfprämie bezeichnet wird. Entsprechend wurde die deutsche Diskussion durch das niederländische Vorbild beeinflusst. Bei den Kopfprämien sind die Versicherungen in der Höhe frei. Innerhalb einer Versicherung darf die Prämienhöhe abgesehen von Gruppenverträgen nicht differenziert werden, was ein deutlicher Unterschied zu den deutschen Privatversicherungen ist, die nach individuellem Risiko differenzieren. In den Niederlanden werden auch keine Altersrückstellungen gebildet, sondern es gilt wie in den USA das Umlageprinzip. Kinder sind von der Kopfprämie befreit, für sie zahlt der Staat aus Steuermitteln 5 % der Mittel in den zentralen Beitragseinzugsfonds ein. Damit wird die Zvw zu 50 % von den Arbeitgebenden und zu 45 % von den Arbeitnehmenden finanziert. Der Beitragssatz der Arbeitgebenden soll vom Staat so festgelegt werden, dass darüber 50 % der Ausgaben der Zvw gedeckt sind. Im Jahr 2022 betrug die durchschnittliche nominale Prämienhöhe 1.522 €. Hinzu kommt ein Selbstbehalt der Versicherten in Höhe von 385 €, erst bei Ausgaben über diesem Betrag tritt die Versicherung ein. Ausgenommen sind davon Kinder unter 18 Jahre, Schwangere, Behandlungspflege zu Hause und vor allem ärztliche Besuche (Government of the Netherlands 2022; Kroneman et al. 2016 et al. 2016, S. 57f.).

Der zentrale Fonds schüttet die Mittel an die Versicherungen aus, und zwar nach der Zahl der Versicherten und gewichtet nach dem Risiko. Dabei gehen neben Morbidität auch sozialökonomische und regionale Faktoren, die die Unterschiede in den Kosten berücksichtigen, in den Ausgleich ein (Kroneman et al. 2016, S. 79 ff.). Dieser Ausgleich funktioniert relativ gut, er hat sogar bei Volkskrankheiten wie Diabetes eine Überdeckung, so dass es sich für die Versicherungen lohnt, spezielle Versorgungsprogramme aufzulegen. Die Kopfprämien können eine Höhe erreichen, die niedrige und mittlere Einkommensbeziehende überfordert oder zu hoch belastet. Das widerspricht den Grundsätzen einer solidarischen Krankenversicherung. Deshalb sieht das niederländische Gesundheitsgesetz Zuschüsse zu den Prämien aus Steuermitteln vor. Bei Einkommen unter 30.481 € für eine Einzelperson (38.945 € für Versicherte mit Partner/-in ohne eigenes

Einkommen) bestand im Jahr 2020 ein Anspruch auf Zuschuss (Government of the Netherlands 2022). Die Zuschüsse werden auf der Basis der Durchschnittsprämie kalkuliert und kompensieren durchschnittlich 41 % der nominalen Prämienbelastung bei den Anspruchsberechtigten. Die Zuschüsse betragen im Maximum jährlich 1.250 € für Singles und 2.397 € für Familien (Government of the Netherlands 2022; Kroneman et al. 2016, S. 75 f.). Technisch ist das in den Niederlanden sehr viel einfacher umzusetzen, als es in Deutschland wäre, weil der Beitragseinzug mit der Steuerbehörde verbunden ist. Der Steuerzuschuss zu den Prämien, der für eine solidarische Finanzierung notwendig ist, ist die »Achillesferse« des Systems, weil sich die Mittel aus dem Staathaushalt seit Einführung der Kopfprämie mehr als verdoppelt haben und im Jahr 2013 rund 5,1 Mrd. € betrugen, obwohl die Anspruchsberechtigung reduziert wurde. Die niederländischen Bürgerinnen und Bürger haben aber auch Probleme, ihren Haushalt in Einnahmen und Ausgaben auszugleichen, deshalb kann nicht von einer nachhaltigen Finanzierung der Krankenversicherung gesprochen werden. Im Jahr 2013 erhielten 57 % der Bevölkerung einen Zuschuss zu ihrer Krankenversicherung und sind damit von Sozialleistungen abhängig (Kroneman et al. 2016, S. 75). Diese Erfahrung hat auch viele Befürwortende einer Kopfprämie in Deutschland nachdenklich gemacht, denn es erscheint nicht sinnvoll, für große Teile der Bevölkerung einen neuen Tatbestand für Sozialleistungen zu schaffen, die aus Steuern finanziert werden.

- Dritte Säule: Fakultative Private Zusatzversicherung
  Auch vor der Reform 2006 konnten alle Versicherten freiwillig eine Zusatzversicherung abschließen, die in der WLZ oder Zvw nicht abgedeckte Risiken umfasste. Dabei ist es geblieben und 95 % der niederländischen Bürgerinnen und Bürger verfügen über eine Zusatzversicherung, die aber unterschiedliche Leistungspakete beinhalten kann (zusätzliche Heil- und Hilfsmittel, Zahnersatz etc.). Die Zusatzversicherungen können von allen Versicherern in der Zvw angeboten werden. Die Prämien werden frei kalkuliert, es erfolgt eine Gesundheitsprüfung und es gibt keinen Kontrahierungszwang.

Ordnungspolitisch können die Niederlande durchaus ein Vorbild sein, weil sie mit der Reform von 2006 einen einheitlichen Wettbewerbsrahmen geschaffen und den Dualismus von privater und gesetzlicher Krankenversicherung überwunden haben. Es ist ein sozial regulierter Wettbewerb, der wenig mit Marktwirtschaft zu tun hat. Es hat sich gezeigt, dass die Neuorganisation eher wenig Einfluss auf die Ausgabensteigerung hat, sondern es dazu anderer Instrumente bedarf. Problematisch ist der hohe Zuschussbedarf aus dem Staatshaushalt, um die Kopfprämien bezahlbar zu halten. Bei schwieriger Haushaltslage besteht hier immer die Gefahr, dass die Zuschüsse den steigenden Prämien nicht folgen und das Krankenversicherungssystem sozial ungerecht wird.

Die Gesundheitsreform in den Niederlanden hat wie keine andere Reform in den Mitgliedsländern der Europäischen Union die Frage aufgeworfen, ob durch die Systemänderung hin zu privaten Versicherungen und dem ausdrücklichen Ziel, zu mehr Wettbewerb zu kommen, nicht automatisch die Regeln des europäischen Binnenmarktes gelten und damit der nationale Gestaltungsspielraum entfällt. Aus den bisherigen Ausführungen ist deutlich geworden, dass es sich bei den neuen niederländischen Krankenversicherungen zwar um Unternehmen in privater Rechtsform handelt, sie aber einer vielfältigen politischen Regulierung unterliegen, am deutlichsten mit dem Kontrahierungszwang der Versicherungen, dem Verbot risikoäquivalenter Prämien für individuelle Versicherte und der Vorgabe eines Standardtarifs. Der private Versicherungsmarkt ist in diesem Segment hochgradig staatlich reguliert, um die gesundheitspolitischen Ziele durchzusetzen. Die Niederlande haben eine neue Form gewählt, um den staatlichen Versorgungsauftrag zu erfüllen, aber die Regeln sind nach dem derzeitigen Stand mit europäischem Recht vereinbar, was nicht ausschließt, dass es zu Klagen vor dem Europäischen Gerichtshof kommen kann. Auf jeden Fall zeigt das Beispiel der Niederlande, dass die Mitgliedsländer der EU ihre nationale Gesundheitspolitik nicht mehr losgelöst vom europäischen Recht betreiben können, sondern die Rückwirkungen bedacht werden müssen. Deshalb soll im folgenden Abschnitt die Rolle der Europäischen Union in der Gesundheitspolitik analysiert werden.

10.4 Gesundheitspolitik und Europäische Union

10.4.1 Kompetenzverteilung in der Gesundheitspolitik

Am Anfang der Geschichte der Europäischen Union stand ein politisches Ziel: Zwischen den Ländern Europas sollte nie wieder ein Krieg möglich sein, deshalb sollte ihre Zusammenarbeit auf einer vertraglichen Grundlage gesichert werden. Es gab von Beginn an Visionen in Richtung eines europäischen Bundesstaates. Aber von den Römischen Verträgen im Jahr 1957 über den Vertrag von Amsterdam aus 1999 bis zum Vertrag von Lissabon vom 17.12.2007, der an die Stelle eines ursprünglich angestrebten Verfassungsvertrags getreten ist, bleibt die Europäische Union ein Zusammenschluss von Nationalstaaten, die auf einen Teil ihrer staatlichen Souveränität zugunsten der supranationalen Ebene verzichtet haben. Der Widerstand gegen eine Verfassung war in den Mitgliedsstaaten so groß, dass jetzt nicht einmal mehr der Begriff auftaucht.[1] Nach drei gescheiterten Referenden (Frankreich, Niederland und Irland) haben sich die Mitgliedsländer auf eine gemäßigte Reform der EU-Institutionen verständigt, die dem Parlament mehr Mitspracherechte gibt, die Anforderungen an qualifizierte Mehrheiten verändert hat und die EU im »exekutiven« Teil sichtbarer macht (Präsidentschaft, Außenvertre-

---

1 Die bisherigen Verträge wurden ersetzt durch den Vertrag über die Europäische Union (EUV) als Grundlagenvertrag und den Vertrag über die Arbeitsweise der Europäischen Union (AEUV), der einzelne Politikbereiche regelt und Basis für die Institutionen der EU ist. Beide Verträge sind 2007 vom Ministerrat beschlossen worden (»Lissabon-Vertrag«) und von den nationalen Parlamenten oder in Volksabstimmungen 2009 ratifiziert worden, so dass sie seit dem 01.12.2009 gültiges Recht sind.

tung). In den Regulierungen zur Sozial- und Gesundheitspolitik hat sich wenig geändert. Dort hatte die EU bisher wenig Einfluss und wird sie gemäß dem Subsidiaritätsprinzip auch künftig nicht haben.[2]

In der neuen Verfassung ist der Hauptstreitpunkt, wie die Macht zwischen den nationalen Interessen, die sich institutionell im Ministerrat widerspiegelt, und die Kompetenzen von Europäischer Kommission und Europäischem Parlament, die die supranationale Ebene repräsentieren, verteilt werden soll. In den letzten dreißig Jahren stand inhaltlich das Ziel im Vordergrund, einen gemeinsamen Binnenmarkt und eine gemeinsame europäische Währung zu realisieren. In diesem Bereich haben die Nationalstaaten einen erheblichen Teil ihrer Gesetzgebungs- und Steuerungsfunktion an die Institutionen der Europäischen Union abgegeben: Die EU beschließt Verordnungen, die unmittelbar geltendes Recht für alle Mitgliedsländer schaffen, oder sie erlässt über Richtlinien verbindliche Ziele, die in nationales Recht umgesetzt werden müssen. Die Europäische Union ist in erster Linie eine Gemeinschaft von Staaten, die über Recht gesteuert wird, wobei im Mittelpunkt vertragliche Regelungen stehen, die den ungehinderten Verkehr von Personen, Waren, Dienstleistungen und Kapital sichern. Diese vier Binnenmarktfreiheiten wirken auf die Gestaltung nationalen Rechtes zurück, so dass die nationale Autonomie begrenzt wird. Weil die Binnenmarktfreiheiten in den Europäischen Verträgen klar definiert sind, hat auch der Europäische Gerichtshof eine starke Stellung in der Weiterentwicklung der europäischen Integration: Er kann als Wächter der Verträge alle nationalen Regelungen außer Kraft setzen, die im Hinblick auf Staatsbürgerinnen und -bürger oder Unternehmen der EU diskriminierend wirken. Der Grundkonflikt besteht darin, dass in den Verträgen die sozialen Ziele sehr allgemein als »Werte« formuliert sind, die es zu realisieren gilt. Im Gegensatz dazu sind die Regeln zur Freiheit der Märkte detailliert und verbindlich, so dass für die Mitgliedsländer besonders zu begründen ist, warum eine sozial- oder gesundheitspolitische Aktivität nicht der Marktregulierung unterliegen soll und damit auch nicht den Wettbewerbsregeln des Binnenmarktes. Neben diesen Rückwirkungen des europäischen Wettbewerbsrechtes ist zu beachten, dass die Europäischen Verträge der EU auch in geringem Umfang eigenständige Kompetenzen in der Gesundheitspolitik zugewiesen haben.

Die Sozialpolitik und als ein Teil davon die Gesundheitspolitik fand in den Verträgen von Rom keine Erwähnung und spielte bis Ende der 1970er Jahre auch keine Rolle (Kowalsky 2000, S. 17 ff.). Dafür sind drei Gründe ausschlaggebend: Der soziale Schutz, den ein Staat seinen Bürgerinnen und Bürgern gibt, ist Teil der nationalen Identität und ein wesentliches Feld der Profilierung der politischen Parteien auf der nationalen Ebene, auf das man nicht verzichten möchte. Zweitens ist Sozialpolitik immer die Umverteilung von Macht und Einkommen, solange es aber keine europäische Identität und nur wenige politische Diskussionen von einer

---

2 Nach Art. 5 EUV gilt der Grundsatz der Subsidiarität, d. h. dass die EU außerhalb ihrer alleinigen Zuständigkeit, die in den Verträgen definiert ist, nur tätig werden darf, wenn die Ziele auf der Ebene der Mitgliedsländer nicht erreicht werden können. Die Eingriffe der EU müssen verhältnismäßig sein, und sie müssen das verfolgte Ziel sogar besser erreichen. Dies ist also eine insgesamt sehr restriktive Regulierung zugunsten der Mitgliedsstaaten.

europäischen Dimension gibt, ist die Bereitschaft zur Umverteilung zwischen Nationen eher gering. Die EU will mit ihrer Regional- und Strukturpolitik die Einkommensunterschiede in der Union ausgleichen und damit die Lebensverhältnisse angleichen. Aber sie hat weder die finanziellen Mittel noch die gesetzgeberischen Kompetenzen, in den Kernbereichen der Sozialpolitik wie Alterssicherung, Gesundheits- und Pflegerisiko, Unfall, Invalidität oder Arbeitslosigkeit tätig zu werden. Der Anteil des Haushalts der EU am europäischen Bruttoinlandsprodukt (BIP) liegt etwa bei 1 %, die nationalen Haushalte der Mitgliedsländer liegen alle nicht unter 40 % ihres jeweiligen BIP, was schon hinreichend illustriert, dass die EU nicht in der Lage ist, die sozialstaatliche Funktion des Nationalstaates zu ergänzen, noch viel weniger, sie zu ersetzen. Auch wenn die Grenzen im Hinblick auf Märkte gefallen sind, markiert die nationale Zugehörigkeit immer noch das soziale Schutzniveau und den Anspruch auf Leistungsgewährung durch die Mitgliedsstaaten. Nationalstaatliche Regulierung darf zwar nicht nach der Staatszugehörigkeit diskriminieren – wer in einem Mitgliedsstaat der EU lebt und arbeitet, ist Teil des nationalen, sozialen Sicherungssystems. Allerdings bekommt Leistungen nur, wer auch in das nationale Sozialversicherungssystem eingezahlt hat.

Die Erwartungen an eine europäische Sozialpolitik waren und sind dabei ganz unterschiedlich. Einerseits war die Befürchtung, dass der Binnenmarkt Teil einer marktradikalen Deregulierung sein würde und ein Abbau erreichter Sozialstandards zur Folge hätte, weil im Wettbewerb eine Aufholjagd um die geringsten Produktionskosten stattfinden würde. Andererseits wurden Hoffnungen und Erwartungen an ein Niveau der sozialen Sicherung, das schon im nationalen Rahmen nicht erfüllt war, auf die EU projiziert. Jedenfalls sind die Ausgaben für soziale Sicherung in Europa so unterschiedlich, dass die ökonomisch schwächeren Länder keinesfalls ihre Ausgaben auf das höhere Niveau, beispielsweise Deutschlands oder der skandinavischen Staaten, hätten heben können, ohne ihre Wettbewerbsfähigkeit zu verlieren. In einem gemeinsamen Währungsraum, in dem der Ausgleichsmechanismus für eine unterschiedliche Produktivität in Form von Wechselkursen fehlt, gilt das noch mehr.

Die Versorgungssysteme und ihre Finanzierung über Beiträge oder Steuern unterscheiden sich auch so sehr, dass ein Versuch der Harmonisierung aussichtslos, aber auch unnötig ist, wenn von den Regelungen des Sozialsystems keine Wirkungen ausgehen, die die europäische Integration behindern. Aus der zunehmenden wirtschaftlichen Integration folgt insoweit ein Anpassungsbedarf für die nationale Sozialgesetzgebung (Ross 1998, S. 327 ff.). Es ist aber nicht nur diese funktionalistische Begründung für eine europäische Sozialpolitik, sondern auch die Einsicht, dass eine neue europäische Identität nicht nur aus einem Freihandelsprojekt entwickelt werden kann. Bei aller Unterschiedlichkeit der nationalen Sozial- und Gesundheitspolitik eint die Mitgliedsländer der EU doch die Überzeugung, dass eine wohlfahrtsstaatliche Regulierung notwendig und wünschenswert bleibt und Teil des europäischen Modells einer gerechten Gesellschaft ist. Zumindest in Frankreich dürfte für das Nein in der Volksabstimmung zur Europäischen Verfassung auch von Bedeutung gewesen sein, dass die EU überwiegend als eine Wirtschaftsunion wahrgenommen wurde, die die sozialen Rechte nicht schützt, sondern zu ihrem Abbau beiträgt.

10 Gesundheitssysteme

Die Gesundheitspolitik ist erstmals in den Beschlüssen der Gipfelkonferenzen von Maastricht (1992) und Amsterdam (1999) ausdrücklich zum Bestandteil der EU-Verträge gemacht worden. Zuvor gab es Regelungen, die den Anspruch auf Krankenversicherungsleistungen für Wanderarbeitende regelten und die sicherstellten, dass auch Reisende in anderen Mitgliedsländern in Fällen des dringenden Bedarfs nach dem Sachleistungsprinzip behandelt wurden. Mit dem Vertrag von Maastricht ist es zu einer Abgrenzung der Zuständigkeiten von Europäischer Union und Nationalstaaten gekommen, indem das Subsidiaritätsprinzip ausdrücklich benannt wird und der EU die Aufgabe zugewiesen wird, die Sozialpolitik der Mitgliedsländer zu unterstützen und zu ergänzen, aber nicht zu harmonisieren.

Artikel 152 des Vertrags über die Gründung der Europäischen Gemeinschaft (EGV) definierte das Ziel, bei allen Maßnahmen der Gemeinschaft ein hohes Gesundheitsschutzniveau zu erreichen, den Gesundheitsstatus der Bevölkerung zu heben, Krankheiten zu verhüten und weit verbreitete schwere Erkrankungen zu bekämpfen. Der neue Vertrag über die Arbeitsweise der Europäischen Union (AEUV) enthält in Art. 168 die Inhalte des alten Art. 152 EGV, ergänzt um eine Konkretisierung, dass die Koordination der Mitgliedsstaaten über Leitlinien, Indikatoren, Erfahrungsaustausch und Überwachung und Bewertung erfolgen soll. Der Begriff »Offene Methode der Koordinierung« (▶ Kap. 10.4.3) wird vermieden, weil streitbehaftet, aber inhaltlich umschrieben. Die gesundheitspolitische Zielbestimmung des Vertrages kann sehr weitgehend interpretiert werden, weil die Ursachen von Krankheit komplex sind und Krankheitsverhütung damit in den unterschiedlichsten Politikfeldern relevant sein kann und die Zuständigkeit dann nahezu grenzenlos wäre. Eindeutig wird in Artikel 168 jedoch festgelegt, dass ausschließlich die Mitgliedsstaaten für die Organisation und Finanzierung des Gesundheitswesens und der medizinischen Versorgung verantwortlich sind. Die Entscheidung, ob ein hohes Gesundheitsschutzniveau besser über ein staatliches Gesundheitswesen und Steuerfinanzierung, über gesetzliche Krankenkassen und Beitragsfinanzierung oder eine Mischung der unterschiedlichsten Finanzierungs- und Versorgungsformen zu erreichen ist, bleibt in der Verantwortung der Mitgliedsstaaten und kann durch die EU nicht geregelt werden. Ebenso wenig kann die EU entscheiden, ob die Versorgung nach dem Sachleistungs- oder dem Kostenerstattungsprinzip erbracht wird, aber die Mitgliedsstaaten müssen sicherstellen, dass die Mobilität der Bürgerinnen und Bürger, Arbeitnehmenden sowie Patientinnen und Patienten durch die unterschiedlichen Systeme nicht behindert wird.

Die EU hat nach Art. 168 AEUV nur die Aufgabe, die Gesundheitspolitik der Mitgliedsländer zu ergänzen und zu koordinieren, aber eine Harmonisierung ist ausdrücklich ausgeschlossen (Art. 168 Abs. 5 AEUV). Der EU sind einige Aufgaben übertragen worden, die wegen der gefallenen Grenzen im gemeinsamen Binnenmarkt besser supranational gelöst werden können. Dazu gehören nach Art. 168 Abs. 4 AEUV:

- Qualitäts- und Sicherheitsstandards für Organe und Substanzen menschlichen Ursprungs,
- Maßnahmen im Bereich Veterinärwesen und Pflanzenschutz, die unmittelbar dem Schutz der menschlichen Gesundheit dienen,

- Fördermaßnahmen zum Schutz und zur Verbesserung der Gesundheit, aber unter Ausschluss der Harmonisierung von Rechtsvorschriften.

Die EU selbst konkretisiert ihre gesundheitspolitische Strategie in mehrjährigen Aktionsprogrammen und in ihren jährlichen Arbeitsprogrammen. Dabei wird ersichtlich, dass sich in den letzten beiden Dekaden eine Änderung der inhaltlichen Schwerpunktsetzung dieser Programme ergeben hat. Standen zu Beginn noch insbesondere indikationsspezifische Aspekte vermehrt im Mittelpunkt der Förderung (z. B. im Aktionsprogramm zur Krebsbekämpfung 1996–2000), so wurde dieses Vorgehen aufgrund einer geringen Effektivität geändert. In der Folge konzentrierte sich die EU auf eine vermehrt horizontale und interdisziplinäre Neuausrichtung der Aktionsprogramme (Zeeb 2019, S. 28 f.):

- Aktionsprogramm (2003–2007): Förderung des Informationsaustausches und Prüfung von Vorschlägen aus anderen Politikbereichen.
- Aktionsprogramm (2008–2013): »Gemeinsam für die Gesundheit«, mit den wesentlichen Zielen eines besseren Gesundheitsschutzes, Gesundheitsförderung und Verringerung von Ungleichheiten sowie Schaffung und Verbreitung von Wissen über Gesundheitsfragen.
- Aktionsprogramm (2014–2020): »Gesundheit für Wachstum«.

Im aktuellen Programm mit dem Titel »EU4Health« soll eine Stärkung und Anpassung der nationalen Gesundheitssysteme in Folge der COVID-19-Pandemie sowie der dadurch erkennbaren Schwachstellen der nationalen Gesundheitssysteme im Fokus stehen. Schwerpunktmäßig sollen insbesondere die Abhängigkeiten von Nicht-EU-Ländern (z. B. bei Arzneimittelproduktion, med. Verbrauchsmaterialien etc.) verringert sowie eine zeitnahe Reaktion bei grenzüberschreitenden Gesundheitsbedrohungen ermöglicht werden. Auch sollen ein Beitrag zu den Herausforderungen durch den demographischen Wandel sowie gesundheitliche Ungleichheiten geleistet und Präventionskampagnen gegen Alkoholmissbrauch und Tabakkonsum (20 % der Ressourcen) initiiert werden. Beachtenswert ist insbesondere, dass hier nun – neben der Wahrung der nationalen Souveränität der Gesundheitssysteme der Mitgliedstaaten – auch die Idee eines EU-eigenen Gesundheitsprogramms (mit einem Budget von 5,1 Mrd. Euro im laufenden EU-Haushalt) realisiert werden soll.

Wie und wann diese Ziele erreicht werden, ist den Mitgliedsstaaten vollständig überlassen, was ein sehr geringes Maß an Verbindlichkeit bedeutet. Alles andere würde den Konsensfindungsprozess in der EU angesichts der nationalen Unterschiede im Versorgungsniveau aber auch überfordern.

10.4.2 Rückwirkungen der Binnenmarktfreiheiten

Auch wenn die EU nur wenige originäre Zuständigkeiten in der Gesundheitspolitik hat, so gibt es doch Rückwirkungen der EU-Verträge auf die Ausgestaltung der nationalen Gesundheitspolitik. Das nationale Recht darf nicht im Widerspruch zu den Wettbewerbsregeln und den Binnenmarktfreiheiten (Freiheit des Personen-, Waren-, Dienstleistungs- und Kapitalverkehrs) stehen, beziehungsweise es kann nur dann eingeschränkt werden, wenn es dafür zwingende Gründe des Allgemeinwohls gibt. So verneint der Europäische Gerichtshof die Unternehmenseigenschaft von Krankenversicherungen, wenn sie nicht marktförmig handeln, was insbesondere daran festgemacht wird, dass sie eine Umverteilungsfunktion wahrnehmen (Leistungen nach dem medizinischen Bedarf, Beiträge nach der finanziellen Leistungsfähigkeit) und ihre Leistungen in einem hohen Maße gesetzlich bestimmt sind, was auf die deutsche GKV unstreitig zutrifft. Immer dann, wenn sich Krankenkassen oder Leistungserbringende als Marktteilnehmende betätigen, z.B. bei der Ausschreibung oder dem Einkauf von Leistungen, dürfen sie nicht nach der Staatsangehörigkeit diskriminieren und unterliegen sie dem Kartellverbot (Hajen 2002, S. 199ff.).

Die Binnenmarktfreiheiten werden besonders dann relevant, wenn Gesundheitsleistungen von Versicherten der GKV bei ausländischen Anbietenden in Anspruch genommen werden oder Arzneimittel sowie Heil- und Hilfsmittel aus dem Ausland bezogen werden. In Notfällen oder bei einem vorübergehenden Aufenthalt ist eine Behandlung nach dem Sachleistungsprinzip gewährleistet, und zwar zu den Behandlungsbedingungen des Aufenthaltslandes. Zwischen den nationalen Versicherungen erfolgt dann eine Abrechnung der Leistungen. Der Leistungsanspruch wird über die in einzelnen Ländern der EU schon eingeführte elektronische Krankenversicherungskarte nachgewiesen, die keine neuen Leistungsansprüche begründet, sondern lediglich die Abrechnungsverfahren vereinfachen soll. Bei einer dauerhaften Verlegung des Wohn- und Arbeitssitzes ins EU-Ausland gilt im Grundsatz, dass man Mitglied des nationalen Sozialversicherungssystems wird, d.h. deutsche Arbeitnehmende im Ausland zahlen dort ihre Steuern sowie Sozialversicherungsbeiträge und bekommen die Leistungen des jeweiligen Gesundheitssystems; die polnischen Arbeitnehmenden in Deutschland sind in einer deutschen Krankenkasse, zahlen dort ihre Beiträge und haben Anspruch auf Leistungen. Die klare rechtliche Regelung entspricht allerdings nicht immer den tatsächlichen Abläufen. Die deutschen Urlaubsgäste in Spanien erleben beispielsweise nicht selten, dass die behandelnden, spanischen Ärztinnen und Ärzte eine Barzahlung gegen Rechnung verlangen, weil sie möglicherweise sonst lange auf ihr Geld warten müssen. Die heimische Krankenkasse ist dann in der Regel bereit, die Kosten zu erstatten. Ansonsten sah das deutsche Sozialrecht bis zur Reform 2003 ebenso wie die Regeln in anderen europäischen Ländern vor, dass man sich nicht zum Zweck der Behandlung ins Ausland begeben darf, es sei denn, die Krankenkasse hat das vorab genehmigt.

Derartige Regelungen sind vom Europäischen Gerichtshof in den Grundsatzurteilen zu den Fällen Kohll/Dekker und Smits/Peerbooms als Verstoß gegen die Freiheit des Waren- und Dienstleistungsverkehrs bewertet worden und damit als unvereinbar mit dem EU-Recht. Eine Ausnahme wäre nur zulässig, wenn das Allgemeinwohl verletzt wäre, beispielsweise die finanzielle Stabilität des nationalen Gesundheitssystems bedroht oder die Versorgungssicherheit gefährdet wäre (Hajen 2002, S. 201ff.). In einem Urteil aus dem Frühjahr 2003 hat der EuGH dazu konkretisiert, dass angesichts der geringen Inanspruchnahme grenzüberschreitender Leistungen ein pauschaler Verweis auf die finanzielle Stabilität nicht genügt (EuGH,

Az.: C-385/99). Eine Übernahme der Kosten erfolgt nur für die Leistungen, die auch nach den nationalen Regeln erstattungsfähig sind und nur in maximaler Höhe der Aufwendungen, die bei einer Behandlung im Inland entstanden wären. Es ist also nicht möglich, durch Behandlung in einem anderen EU-Land ein höheres Anspruchsniveau zu erwerben, was in der Tat eine Sprengkraft für die finanzielle Stabilität der nationalen Systeme hätte.

Das nationale Recht muss so angepasst werden, dass Ansprüche aus einer Behandlung im Ausland mit EU-Recht vereinbar sind. Die Finanzierungsfolgen sind bei der stationären Versorgung technisch leicht zu lösen, weil die Leistungen individuell zwischen Krankenkassen und Krankenhäusern abgerechnet werden. Im ambulanten Bereich ist das schwieriger, weil die Leistungen über Pauschalverträge mit der Kassenärztlichen Vereinigung bereits bezahlt sind, insofern bei einer Kostenerstattung von den Krankenkassen doppelt vergütet würden. Aber auch dazu lassen sich Lösungen finden, die diesen Effekt vermeiden, indem das Budget für ambulante Behandlung um den Betrag gekürzt wird, der in dem KV-Bezirk erfahrungsgemäß durch die Behandlung im Ausland anfällt, wobei die Beträge quantitativ von geringer Bedeutung sind.

Insgesamt wird eine Anpassung des nationalen Rechts an das Wettbewerbsrecht der EU keine großen Patientinnen- und Patientenströme induzieren, denn die Wahl der Ärztin/des Arztes oder des Krankenhauses wird sehr stark durch kulturelle Faktoren, Sprachbarrieren und den Wunsch geprägt, in der Nähe des eigenen Wohnortes behandelt zu werden. Größere Probleme kann es für die Mitgliedsländer geben, die bei elektiven Operationen lange Wartlisten haben oder ihren Bürgerinnen und Bürgern keine Versorgung nach dem neuesten Stand der Medizin bieten können. Hier räumen die Urteile des EuGH den EU-Bürgerinnen und -Bürgern zusätzliche Rechte ein, den Ort der Behandlung selbst zu wählen. Der Europäische Gerichtshof hat mit seinem Urteil zu der britischen Staatsbürgerin Yvonne Watts, die sich ihre Hüfte in Frankreich operieren ließ, zwar anerkannt, dass es Wartezeiten geben kann. Aber er hat die Praxis des NHS als willkürlich eingestuft, weil keine Prüfung der individuellen Umstände vorgenommen wurde und die Regeln, nach denen eine Behandlung im Ausland versagt wird, nicht transparent sind (EuGH, Az.: C 372/04). Das Gericht setzt damit seine Linie fort, die Rechte der Patientinnen und Patienten in der EU zu stärken und ihnen eine stärkere Wahlfreiheit zu geben, was die nationalen Gesundheitssysteme unter einen Rechtfertigungs- und Veränderungsdruck setzt.

Ob die rechtlichen Möglichkeiten tatsächlich genutzt werden, hängt aber stark davon ab, was die Versicherten für eine Behandlung im Ausland zu zahlen haben und wie groß die Lücke zu dem Erstattungsbetrag ist, der aus eigenem Einkommen gedeckt werden muss. Eine Wanderung aus Ländern mit niedrigen Einkommen und niedrigem Leistungsniveau in ein Hochpreisland ist ebenso unwahrscheinlich wie die umgekehrte Bewegung. Die Erweiterung der EU nach Osten hat aber auch hier zu veränderten Bedingungen geführt, denn eine Behandlung zu niedrigeren Kosten, etwa bei Zahnersatz, ist gerade für Bewohnerinnen und Bewohner von Grenzregionen attraktiv. Auch bei Kuren könnte sich eine größere Inanspruchnahme in den östlichen Nachbarstaaten entwickeln, zumal die Gesundheitsreform 2003 mit der Novellierung des § 140e SGB V den Krankenkassen erstmals die Möglichkeit bietet,

Verträge mit ausländischen Leistungsanbietenden zu schließen. Bisher spielt das keine große Rolle, weil medizinisch begründete Kuren in engem Zusammenhang mit der Akutbehandlung erfolgen sollen und stationäre Kuren insgesamt rückläufig sind. Bei Prävention und »Wellness-Kuren« kann es künftig sehr viel mehr zu einer »Europäisierung« der Gesundheitsmärkte kommen, die ihren Grund in den Preis- und Einkommensunterschieden hat.

Die Freiheit der Niederlassung und Berufsausübung in allen Mitgliedstaaten hat zur Konsequenz, dass die Qualifikationsanforderungen wechselseitig anerkannt werden müssen, was zumindest eine Verständigung über Mindeststandards voraussetzt, wie sie beispielsweise im Bereich der Hochschulabschlüsse über die Studiendauer vereinbart worden sind. Auch diese Rückwirkung der Binnenmarktfreiheiten hat bisher eher geringe Auswirkung hinsichtlich der Zahl der Betroffenen. Aber das könnte sich ändern, wenn aufgrund einer veränderten Altersstruktur in Deutschland und fehlenden Ärztinnen und Ärzten sowie Pflegekräften eine stärkere Zuwanderung gibt, die auch eher aus den östlichen Nachbarländern käme, wenn die Einkommensunterschiede weiterhin so dramatisch hoch sind wie gegenwärtig. Polnische Assistenzärztinnen und -ärzte verdienen offiziell ca. 500–700 € im Monat, selbst mit offiziellen und nicht-offiziellen Nebeneinkünften werden sie ihr Einkommen nicht verdoppeln können, was den Wechsel in einen anderen Mitgliedsstaat der EU attraktiv macht. Eine Lösung für die eigenen Bedarfsprobleme sollte es nicht sein, denn sowohl die Ärztinnen und Ärzte als auch die Pflegekräfte werden in ihrer Heimat gebraucht.

Sehr viel umfangreicher ist die Notwendigkeit gemeinsamer Regulierung im Bereich der Arzneimittel, weil man sich hier über verbindliche Qualitätsanforderungen verständigen muss, wenn ein Produkt auf dem gemeinsamen Markt gehandelt werden soll. Dazu gibt es einerseits die Möglichkeit, das Verfahren einer europäischen Zulassung zu wählen, oder die Aufsichtsbehörden erteilen eine nationale Zulassung auf der Basis der Zulassung im Ursprungsland. Die europäische Arzneimittelbehörde, die European Medicines Agency (EMA), hat ihren Sitz in Amsterdam, nachdem der Brexit zu einer Verlagerung aus London in das Mitgliedsland Niederlande geführt hat.

Am weitesten fortgeschritten ist die europäische Regulierung für Gesundheit und Sicherheit am Arbeitsplatz auf der Basis von Art. 153 AEUV, wobei die bisher verabschiedeten Richtlinien keine Tendenz erkennen lassen, dass eine Einigung auf dem kleinsten gemeinsamen Nenner erreicht wurde. Im Gegenteil: Der Handlungsbedarf des deutschen Gesetzgebers bei der Regelung der ärztlichen Bereitschaftsdienste zur Erfüllung der Arbeitszeitrichtlinie der EU zeigt, dass über die EU sozialpolitischer Handlungsdruck erzeugt wird. Auch die Richtlinien zum Gesundheitsschutz am Arbeitsplatz verwirklichen ehrgeizige Ziele, die nicht zur Minimierung der Kosten und einem Abbau von Sozialstandards führen, aber sehr wohl den beabsichtigten Zweck erfüllen, eine Wettbewerbsverfälschung durch unterschiedliche Arbeitskosten aufgrund gesetzlicher Standards zu verhindern.

10.4.3 Offene Methode der Koordinierung

Die Binnenmarktfreiheiten setzen die nationalen Gesundheitssysteme durch die erweiterten Wahlfreiheiten zumindest in Teilbereichen unter einen Veränderungsdruck, der für die Patientinnen und Patienten zu einer besseren Versorgung führen kann. Zusätzlich wird es einen Wettbewerb um die besseren Lösungen geben, weil die europäischen Bürgerinnen und Bürger vergleichen werden, wo die Gesundheitsversorgung am besten gelöst ist. Der Europäische Rat hat auf seiner Gipfelkonferenz in Lissabon im Jahr 2000 das Ziel formuliert, die EU zur wirtschaftlich und sozial vorbildlichsten Region zu machen. Die Bilanz nach zwanzig Jahren ist ernüchternd: Das ehrgeizige Ziel wurde nicht zuletzt wegen der globalen Finanzmarktkrise weit verfehlt. Zu den Zielen gehörte auch, eine hohe Qualität in der Gesundheitsversorgung zu realisieren. Instrumentell setzte der Rat dabei auf die Instrumente der Koordination, Kooperation und des Erfahrungsaustausches. Das sind keine rechtlich verbindlichen Regelungen, zu denen die alten EU-Verträge auch nicht ermächtigten, sondern die »Offene Methode der Koordinierung« ist eine Form von »soft law«, die davon lebt, dass sich die Beteiligten von besseren Vorbildern bei der Lösung ihrer nationalen Gesundheitsprobleme anregen lassen. In Art. 168 Abs. 2 ist eine Formulierung neu eingefügt worden, die die Inhalte der »Offenen Methode der Koordinierung« benennt, ohne den Begriff zu verwenden. Das Europäische Parlament ist zu beteiligen, was vorher nicht der Fall war, und ein Grund für die kritische Bewertung darstellte, weil die Methode zu einer Stärkung des Rates bzw. der Kommission führte, ohne dass es eine parlamentarische Kontrolle gab. Das Ziel der »Offenen Methode der Koordinierung« ist eine größere Konvergenz innerhalb der Mitgliedsstaaten, indem

- Ziele (Guidelines),
- Zeitpläne,
- Indikatoren und Benchmarks und
- Wege der Übertragung der Ziele in nationale und regionale Politik vereinbart werden (de la Porte und Pochet 2002, S. 27 ff.).

Die Methode ist ein Kompromiss zwischen einer unverbindlichen Kooperation und einer vollständigen Integration und setzt auf die Veränderungskraft eines offenen Dialogs auf der Basis zuverlässiger Information. Den nationalen Besonderheiten und Bedürfnissen kann damit besser Rechnung getragen werden. Wenn es dann noch gelingt, den Dialog nicht auf den Austausch von Informationen zwischen den nationalen und europäischen Fachbeamtinnen und -beamten zu reduzieren, sondern Gesundheit und Gesundheitsversorgung zu einem Thema der europäischen Öffentlichkeit zu machen, dann kann von Europa ein spürbarer Reformdruck ausgehen. Die gesundheitspolitischen Probleme sind in allen Mitgliedsstaaten ähnlich: Die Bevölkerung wird älter, der medizinische Fortschritt und der hohe Anteil der Personalkosten an den Kosten der Gesundheitsversorgung wird dazu führen, dass mehr Geld ausgegeben werden muss. Gleichzeitig soll niemand von guter Gesundheitsversorgung ausgeschlossen werden. Wie kann dann eine nachhaltige Finanzierung gesichert werden? Die Mitgliedsstaaten sind wie ein großes Forschungslabor, in dem die unterschiedlichsten Problemlösungen praktiziert werden. Darin liegt die Chance, voneinander zu lernen und die besten Elemente aus den jeweils unterschiedlichen Gesundheitssystemen daraufhin zu überprüfen, ob sie in das eigene System integrierbar sind, um Qualität und Kosten zu verbessern, woraus sich ein fruchtbarer Wettbewerb der Gesundheitssysteme entwickeln kann.

11 Gesundheitsreformen im Interessenkonflikt

11.1 Kostendämpfungspolitik und Wettbewerb

Der legendäre Fußballtrainer Sepp Herberger (1897–1977) prägte einst den Satz »Nach dem Spiel ist vor dem Spiel«. Das trifft auch auf Gesundheitsreformen in Deutschland zu. Was als Jahrhundertreform angekündigt wurde, hatte häufig nur für die kurze Dauer einer Legislaturperiode des Bundestages auch Bestand. In keinem anderen Politikfeld ist die ständige Reform eine so ausgeprägte Konstante wie in der Gesundheitspolitik, nicht nur in Deutschland, sondern in allen entwickelten Industriestaaten.

Im internationalen Vergleich nationaler Reformstrategien in der Gesundheitspolitik zeigen sich unterschiedliche Ansätze, je nach der besonderen Ausgangslage. Stärker marktwirtschaftlich geprägte Gesundheitssysteme wie in den USA haben mit Problemen steigender Kosten und gleichzeitig eines dramatisch hohen Anteils von Menschen zu tun, die nicht oder unzureichend gegen die Risiken von Krankheit abgesichert sind. Die wohlfahrtsstaatlich geprägten Systeme in Europa sind universalistisch geprägt. Sie umfassen alle oder einen großen Teil der Bevölkerung und die wichtigsten Risiken, aber sie haben ebenfalls das Problem von Kostensteigerungen zu bewältigen und sind unterschiedlich stark von dem Rückgang der Einnahmen betroffen. In der längeren Frist sind Reformen unausweichlich, wenn ein sozial gerechter Zugang zu einer Gesundheitsversorgung auf hohem Niveau erhalten bleiben soll.

In Europa gibt es nach Esping-Andersen drei Typen von Wohlfahrtsstaaten (Esping-Andersen 1998, S. 26 ff.):

- Der skandinavische Wohlfahrtsstaat mit einem steuerfinanzierten Gesundheitssystem und einem hohen Maß an dezentraler Entscheidung über Versorgungsstrukturen, die öffentlich und privat sein können.
- Der liberale Wohlfahrtsstaat britischer Prägung, der ebenfalls steuerfinanziert ist und ursprünglich ein hohes Maß an Zentralisierung und staatlicher Verantwortung für das Leistungsangebot aufwies, was heute durch eine stärker dezentralisierte Verantwortung ersetzt ist.
- Der korporatistisch geprägte Wohlfahrtsstaat, wie z. B. in Frankreich oder Deutschland, der durch Versicherungspflicht in Abhängigkeit vom sozialen Status für große Teile der Bevölkerung geprägt ist und auf der Seite der privaten und öffentlichen Leistungsanbietenden in starken Verbänden organisiert ist.

In einer sehr summarischen Bewertung kann man für alle OECD-Staaten feststellen, dass sie ihre Gesundheitssysteme kontinuierlich reformiert haben. Je radikaler die Ankündigungen, desto geringer war in der Regel die erreichte Veränderung. Gesundheitspolitik hat für die Menschen eine große Bedeutung, weil sie Sicherheit haben möchten, dass sie im Bedarfsfall gut versorgt werden. Das erklärt die hohe Identifikation mit dem jeweiligen nationalen Gesundheitssystem und das Scheitern aller Bemühungen, radikale Systemänderungen durchzusetzen. Das beste Beispiel dafür war die Gesundheitspolitik der konservativen Regierungen seit Margaret Thatcher in Großbritannien, die von einem nationalen Gesundheitsdienst zu einem Wettbewerbssystem mit privaten Anbietenden kommen wollten, diese Zielsetzung aber aufgeben mussten und zu milderen Formen der Dezentralisierung und des Wettbewerbs durch Trennung der Angebots- und der Finanzierungsfunktion wechselten. Eine Gesundheitsreform ist eher erfolgreich, wenn sie die kleinen Schritte wählt, um ein ehrgeiziges Ziel zu erreichen. Das hat auch damit zu tun, dass sie in hohem Maß auf Konsens mit den Leistungsanbietenden angewiesen ist, die im Gesundheitssystem über eine erhebliche »Veto-Macht« verfügen, weil sie die öffentliche Meinung mobilisieren können. Das gilt für stark privatwirtschaftliche Systeme wie die Vereinigten Staaten, aber auch für Großbritannien, wo die Rahmenbedingungen der Gesundheitsversorgung stärker als in jedem anderen Staat durch Parlamentsbeschlüsse geprägt sind. In der föderalen Struktur Deutschlands haben die Länder institutionell ein starkes Mitwirkungsrecht. Aber auch die GKV ist eine Form des funktionalen Föderalismus und bildet neben den Leistungserbringenden eine starke Lobby.

Die Gesundheitsreformen in der Bundesrepublik sind in den letzten drei Jahrzehnten durch zwei große Einschnitte gekennzeichnet: 1993 wurde die Beitragssatzstabilität im § 71 SGB V festgeschrieben. Damit erfolgte eine Wende in der strategischen Ausrichtung, weil nicht mehr die Einnahmen der Krankenversicherung und damit die Beiträge den steigenden Kosten für Gesundheit folgten, sondern die Ausgaben durch die Steigerungsrate der Grundlohnsumme als Bemessungsgrundlage gedeckelt wurden. Um das Ziel zu erreichen, wurden zwischen Kassen und ambulanten und stationären Leistungsanbietenden nicht mehr Budgets auf der Basis der Kostenentwicklung des Vorjahres vereinbart, die im Kern ein Kostenerstattungsprinzip beinhalten, keinen Anreiz zu wirtschaftlichem Verhalten geben und das Morbiditätsrisiko voll auf die Finanzierungsträger verlagern, sondern prospektive Budgets, die in der Höhe begrenzt wurden. Das war sehr wohl ein Paradigmenwechsel, der aber nicht verhindert hat, dass die Beitragssätze weiter kontinuierlich gestiegen sind. Zum Teil hat der Gesetzgeber durch Leistungserweiterungen daran aktiv mitgewirkt, oder er hat durch diskretionäre Eingriffe in die Entgeltstrukturen für Ausgabensteigerungen gesorgt. Am deutlichsten ist das bei den Fallpauschalen (DRGs) in den Krankenhäusern, die ursprünglich auch ein Instrument sein sollten, unwirtschaftliche Häuser aus dem Markt zu drängen. Angesichts konkret werdender Konsequenzen haben Parlament und Regierung dann aber immer wieder dem Druck von Krankenhäusern und Ländern nachgegeben. Sie haben die Systematik der Fallpauschalen teilweise aufgegeben (zuletzt durch die Ausgliederung der Pflegepersonalkosten der Krankenhäuser in Folge des Pflegepersonal-Stärkungsgesetzes) und zusätzliche Ausgaben beschlossen. Damit haben sie Strukturveränderungen verhindert.

Zwischen Leistungserbringenden und Krankenkassen werden heute sektorale Budgets verhandelt, die aber Ausnahmen von der strengen Deckelung zulassen, insbesondere im stationären Bereich, um gewollte Leistungsverbesserungen (z. B. neuer Schlüssel bei der Bemessung des Pflegepersonals oder Tarifsteigerungen für die Beschäftigten) zu finanzieren. Der Verzicht auf eine globale Budgetierung und die Verfestigung sektoraler Verhandlungsstrukturen war und ist auch ein Hinderungsgrund, die Rationalisierungsreserven durch eine bessere Verknüpfung der ambulanten und stationären Behandlung zu erschließen. Hier zeigte sich die starke Veto-Position von ärztlichen Verbänden, die weitergehende Struktureingriffe abwehrten. Die folgenden Gesundheitsreformen zu einer besseren Integration der Versorgung beschränkten sich mehr oder weniger auf eine vorsichtige Öffnung der Krankenhäuser für ambulante Versorgung. Neue Versorgungsformen im ambulanten Bereich waren an einvernehmliche Lösungen in der Selbstverwaltung gebunden, wobei die Kassenärztlichen Vereinigungen in der Bremserrolle waren, weil neue Versorgungsformen auch eine Umverteilung der Finanzierungsmittel nach sich ziehen und auf den Widerstand derjenigen treffen, die vom Status quo profitieren.

Hier zeigt sich die besondere Schwierigkeit der Gesundheitsreform in Deutschland. Der Gesetzgeber (»Makroebene«) beschränkt sich auf die Formulierung eines Rahmens, der in den Verhandlungen innerhalb der Selbstverwaltung (»Mesoebene«) konkret zu füllen ist. Das ist einerseits Ausdruck einer klugen Selbstbeschränkung der Legislative, weil viele Details mit größerer Fachkenntnis zwischen den Verbänden geregelt werden können und die zivilgesellschaftliche Ausgestaltung auch die Chance einer größeren gesellschaftlichen Übereinstimmung über das Niveau der Krankenversorgung herbeiführen kann. Aber es birgt andererseits auch das Risiko, dass korporatistische Aushandlungsprozesse, die notwendigerweise zwischen Interessenvertretenden verhandelt werden, zu keiner Einigung führen, weil die Interessengegensätze zu groß sind. Die Folge ist dann doch wieder eine gesetzgeberische Initiative und eine Reform der Reform.

Die Erfahrungen mit der Gesundheitsreform in Deutschland zeigen, dass der Staat der Selbstverwaltung klare Ziele und Zeitvorgaben setzen muss. Der »lange Schatten des Staates« in Form einer Drohung, ohne eine Einigung in der Selbstverwaltung zu einer staatlichen Ersatzvornahme zu kommen, verstärkt in der Regel den Einigungsdruck, weil der Konsens dem staatlichen Zwang vorgezogen wird. Aber er kann auch die Konsensbereitschaft mindern, wenn die Interessengegensätze groß sind und unangenehme Entscheidungen lieber dem Staat überlassen werden. Staatliches Handeln ist sicher auch keine Garantie, dass die Entscheidungen zu einer besseren Regulierung als im Rahmen der Selbstverwaltung führen. Aber Entscheidungsblockaden sind seltener, weil es keinen Einigungszwang unter Interessenverbänden gibt, sondern letztlich die Bundesregierung oder das Parlament entscheiden kann. Der Staat hat gesundheitspolitische Aufgaben an die Selbstverwaltung delegiert, das verpflichtet ihn auch, die Zielerreichung zu kontrollieren, und legitimiert ihn, im Zweifelsfall selber zu handeln. Sein eigenes Handeln findet selbstverständlich auch nicht in einem von Einzelinteressen geschützten Raum statt, sondern ist Gegenstand der Einflussnahme der unterschiedlichsten Verbandsinteressen. Unter den föderalen Bedingungen der Bundesrepublik Deutschland mit der verschränkten Macht zwischen Bundestag und Bundesrat kann es auch zu Entscheidungsblockaden und nicht sachgerechten Lösungen kommen, aber die demokratische Verfassung stellt Verfahren der Konfliktlösung bereit. Ob eine Parlamentsmehrheit und Regierung gut oder schlecht arbeitet, unterliegt dann letztlich der Bewertung der Wähler.

Der zweite große Reformschritt in der deutschen Gesundheitspolitik ist dafür ein Beispiel, nämlich die Ablösung des bisherigen Prinzips der Primärkassen, die je nach beruflichem Status und Einkommenshöhe eine Versicherungspflicht vorsah und den Versicherten auch eine bestimmte Krankenkasse zuwies. Nach der Vorstellung des Gesetzgebers sollte der Wettbewerb nun das Instrument sein, um größere Effizienz bei zumindest gleicher Versorgungsqualität zu erreichen. Dabei spielte sicher auch eine Rolle, dass die öffentliche Diskussion in den 1990er Jahren stark unter dem Eindruck einer neoliberalen Wirtschaftspolitik stand und marktwirtschaftliche Steuerung zur Lösung vieler gesellschaftlicher Probleme propagiert wurde, auch wo die Bedingungen funktionierender Märkte nicht erfüllbar sind.

Seit dem 01.01.1998 können die Versicherten ihre Krankenkasse frei wählen. Gleichzeitig wurde der Kontrahierungszwang (d. h. keine Auswahl der Versicherten mit »guten Risiken« durch die Krankenkasse, einheitlicher Beitragssatz) für die einzelnen Krankenkassen beibehalten, was in einem System der solidarischen Krankenversicherung auch nötig ist. Es soll eine Risikoselektion verhindert und das Prinzip durchgesetzt werden, dass die Beiträge nur nach der finanziellen Leistungsfähigkeit differenzieren und ein einheitlicher Leistungsanspruch auf der Basis des medizinischen Bedarfs bestehen soll. Den Krankenkassen wurde aber im Zusammenhang mit der Einführung der Wahlfreiheit der Versicherten verwehrt, selektive Verträge mit einzelnen Leistungsanbietenden abzuschließen, so dass zwischen Leistungserbringenden und Krankenkassen der marktwirtschaftliche Mechanismus des Wettbewerbs über Qualität und Preise nicht greifen konnte. Es blieb die gesetzliche Pflicht, in den entscheidenden Bereichen der Versorgung gemeinschaftlich und einheitlich zu handeln, um den Anspruch auf gleiche Leistungen auf der Basis des Sachleistungsprinzips aufrecht zu erhalten.

Die isolierte Einführung marktwirtschaftlicher Elemente bei Beibehaltung des Anspruchs einer solidarischen Krankenversicherung führte zwingend zu Folgeproblemen. Die Versicherten der einzelnen Krankenkassen unterscheiden sich hinsichtlich der Einkommenshöhe und daraus resultierendem Beitragsaufkommen und hinsichtlich des Krankheitsrisikos und den damit verbundenen Ausgaben. Je schlechter das Risiko und je geringer das Durchschnittseinkommen, desto höher muss der Beitragssatz ausfallen. Konsequenterweise ist deshalb ein Risikostrukturausgleich geschaffen worden, um den Charakter einer solidarischen Krankenversicherung zu erhalten und zu große Beitragsunterschiede zu vermeiden. Insoweit wird die GKV als ein einheitliches Solidarsystem behandelt. Der Beitragssatz ist dann aber der entscheidende Wettbewerbsparameter, weil die Leistungen der GKV-Kassen zu etwa 95 % durch das Gesetz vorgegeben sind und andere Wettbewerbsfaktoren wie Servicequalität von vergleichsweise untergeordneter Bedeutung sind bzw. erst dann bedeutsam werden, wenn Versicherte krank werden und die Leistungen der Krankenkasse in Anspruch nehmen möchten. Aus der Sicht der einzelnen Krankenkasse ist es unter Wettbewerbsbedingungen aber rational, möglichst gute Risiken zu versichern und pro Versicherten wenig Geld auszugeben, um die Beiträge niedrig halten zu können. So kann am ehesten verhindert werden, dass Versicherte die Kasse wechseln.

Die Krankenkassen sehen sich hinsichtlich ihrer Marketingstrategien einem gespaltenen Markt gegenüber: Im Allgemeinen verursachen etwa 20% der Versicherten 80% aller Kosten. Das variiert je nach Morbiditätsstruktur von Kasse zu Kasse, ändert aber nichts daran, dass die große Mehrheit der Versicherten im Laufe ihres Lebens nur geringe Leistungen der Kassen in Anspruch nehmen, weil sie jung und gesund sind. Diese Gruppe schätzt niedrige Beiträge und ist weniger interessiert an der Qualität der Leistungen. Das wird erst dann relevant, wenn die Leistungen benötigt werden. Es begünstigt eine Marktstrategie, junge und gesunde Menschen zu umwerben, was den Zielen der Solidarversicherung widerspricht, denn die guten und die schlechten Risiken sammeln sich dann im Extremfall jeweils in verschiedenen Kassen. Die Dynamik dieses Prozesses wird durch den Wettbewerb begrenzt, weil auch Versicherte mit hohem Krankheitsrisiko und niedrigen Einkommen die Kasse wechseln und dadurch auch dort in der mittleren und langen Frist höhere Ausgaben verursachen. Eine Reihe von Betriebskrankenkassen, die mit unterdurchschnittlichen Beitragssätzen neue Mitglieder geworben haben, musste sich schon dieser Realität stellen und ihre Beiträge erhöhen. Durch den seit dem 01.01.2009 von der Regierung festgelegten, einheitlichen Beitragssatz ist dieser Wettbewerbsmechanismus weniger wirksam. Er hat sich jedoch auf den zunächst pauschalen und dann seit 2015 wieder prozentualen Zusatzbeitragssatz verlagert. Ein Zusatzbeitrag wird von den einzelnen Kassen erhoben, wenn die Zuweisungen aus dem Gesundheitsfonds die Ausgaben der Kasse nicht decken.

Aus der Sicht der einzelnen Kasse war es unter den Rahmenbedingungen des Risikostrukturausgleichs vor 2009 unvernünftig, spezielle Programme zur besseren Versorgung von chronisch Kranken anzubieten. Integrationsprogramme mit sichtbaren Vorteilen für chronisch kranke Patientinnen und Patienten hätten eine Sogwirkung entwickelt und einen Zuwachs schlechter Risiken bedeutet. Im Ergebnis würde ein besseres Disease Management, das unterschiedliche Versorgungssektoren integriert und die Leistungsanbietenden auf vereinbarte Behandlungsstandards verpflichtet, nur dazu führen, dass die Krankenkasse von mehr chronisch Kranken als Versicherer gewählt worden wäre. Die Kostenbelastung wäre per Saldo gestiegen, weil nicht zu erwarten war, dass die Rationalisierungsreserven durch bessere Integration der Versorgung höher sind als das zusätzliche finanzielle Risiko für die Krankenkasse. Bei den Krankenkassen bestand deshalb unter den Rahmenbedingungen vor 2009 kein ökonomisches Interesse an einer flächendeckenden Einführung neuer Versorgungsformen, auch wenn sie im Grundsatz begrüßt wurden, weil sie zu mehr Qualität und größerer Wirtschaftlichkeit hätten führen können.

Die Kassenärztlichen Vereinigungen wiederum, die das mit den Kassen vereinbarte Budget auf die einzelnen Ärztinnen und Ärzte verteilen müssen, holen sich durch neue Versorgungsformen einen verschärften Streit um die Honorarverteilung in die eigenen Reihen. Aus der Sicht der Kassen müssen die Ausgaben für integrierte Versorgungsformen von dem pauschal verhandelten Budget für ambulante Versorgung abgezogen werden, wenn sie die Leistungen nicht doppelt bezahlen sollen. Mit einem bereinigten Budget würde eine Umverteilung der Honorare zugunsten der Ärztinnen und Ärzte stattfinden, die sich an neuen Versorgungsformen beteiligen. Beide Faktoren zusammen erklären, warum eine vom Gesetzgeber gewollte Reform in der Umsetzung praktisch wirkungslos geblieben ist, weil der Gesetzgeber die Anrechnung der Entgelte in neuen Versorgungsformen auf das ambulante Budget zwar vorgeschrieben hat, aber die Einzelheiten den Vertragspartnern übertragen hat. Die ökonomischen Anreize bestimmen aber das Verhalten der Akteurinnen und Akteure in der Selbstverwaltung, so dass im Ergebnis neue Versorgungsformen gesetzlich ermöglicht, aber tatsächlich nicht oder nur in geringem Umfang realisiert wurden. Die Krankenkassen handelten so, weil sie nicht ihre Wettbewerbsfähigkeit zerstören wollten. Die Begeisterung für eine Umverteilung der Einkommen unter Ärztinnen und Ärzten ist bei den Betroffenen auch nicht höher als bei anderen Berufsgruppen, wenn sie zu Lasten des eigenen Einkommens entscheiden sollen. So wie die institutionellen Bedingungen gesetzt waren, konnte die Reform zugunsten neuer Versorgungsformen nur scheitern. Die systematisch richtige Konsequenz in einem Krankenversicherungssystem, das Wettbewerb und Solidarprinzip vereinen will, war deshalb im Jahr 2009 die grundlegende Reform des Risikostrukturausgleichs, um die unterschiedliche Morbidität der Versicherten genauer abzubilden. Die Methode des Risikoausgleichs war der alten deutlich überlegen, aber auch nicht perfekt, was zu neuen Verzerrungen des Wettbewerbs unter den Krankenkassen führt.

Der Paradigmenwechsel von einem Entgeltsystem, das die entstandenen Kosten refinanziert, zu einer einnahmeorientierten Ausgabenpolitik markiert ein zentrales Ziel der Gesundheitsreformen in der Bundesrepublik: Die Kosten sollten begrenzt und der Anstieg der Beiträge gebremst werden. Das Instrument dazu sollte mehr Wettbewerb sein und neue Versorgungsformen, die durch bessere Integration der bisher getrennten Sektoren Wirtschaftlichkeitsreserven erschließen. In Kapitel 4 ist gezeigt worden, dass es keine »Kostenexplosion« im Gesundheitswesen gegeben hat, sondern der Anteil der Gesundheitsausgaben am Bruttoinlandsprodukt relativ stabil geblieben ist (▶ Kap. 4). Das steht nicht im Widerspruch zu der empirischen Beobachtung, dass es in einzelnen Kostenkategorien, insbesondere bei den Arzneimitteln, zweistellige Steigerungsraten gegeben hat, aber insgesamt haben sich die Ausgaben im gleichen Maß wie die wirtschaftliche Leistungsfähigkeit entwickelt. Dramatisch verändert hat sich allerdings die Einnahmenbasis der GKV durch das Sinken der Lohnquote aufgrund der konjunkturellen und strukturellen Probleme auf dem Arbeitsmarkt, so dass die Beiträge gestiegen sind.

11.2 Notwendigkeit von Reformen in der Zukunft

Die gesetzliche Krankenversicherung hat unabhängig von den jetzt beschlossenen Reformen im Hinblick auf Kostenbegrenzung und Entlastung der Lohnnebenkos-

11.2 Notwendigkeit von Reformen in der Zukunft

ten in der Zukunft mit steigenden Ausgaben zu rechnen. Höhere Ausgaben sind durch den medizinisch-technischen Fortschritt zu erwarten, der jedenfalls in der Vergangenheit nur in Ausnahmefällen (z. B. minimalinvasive Chirurgie, neue Arzneimitteltherapien) kostensenkend war. Überwiegend wurden die Möglichkeiten der Diagnostik und Therapie verbessert und erweitert. Die Erwartungen der Versicherten, dass ihnen das medizinisch Mögliche auch zukommt, sind verständlich und berechtigt, aber damit sind höhere Ausgaben programmiert. Hinzu kommen die Auswirkungen der veränderten Altersstruktur, die dazu führen, dass durch die verlängerte Lebensdauer mehr Menschen mit chronischen Krankheiten leben werden. Dagegen kann man durch bessere Gesundheitsförderung und Prävention etwas tun, wohingegen die Konsequenz, dass in einem Krankenversicherungssystem auf der Basis des Umlageverfahrens immer weniger Erwerbstätige für immer mehr Seniorinnen und Senioren zahlen müssen, unausweichlich ist. Entlastend wirkt, dass die Ausgaben pro Versicherten in den zwei Jahren vor dem Tod mit höherem Alter sinken, so dass die Steigerung des Anteils der Hochbetagten, die Grund für die längere Lebenserwartung bei der Geburt sind, zu weniger Ausgaben führt. Dem demographischen Altern der Bevölkerung – es wäre korrekter, von fehlender Verjüngung zu reden – kann bestenfalls langfristig durch eine konsequente Familienförderung begegnet werden oder durch eine Zuwanderung junger Menschen aus dem Ausland, was aber wegen der Integrationsprobleme gesellschaftspolitisch umstritten ist. In der kurzen und mittleren Frist verschärft sich auf jeden Fall das Problem, dass die Beiträge an das Lohneinkommen gebunden sind und weniger berufstätige Versicherte die gestiegenen Ausgaben durch höhere Beitragssätze finanzieren müssen, was steigende Lohnnebenkosten zur Folge hat.

Aber es betrifft auch die Verteilungsgerechtigkeit zwischen den Generationen, weil die Jüngeren aus ihrem Arbeitseinkommen das hohe Niveau der Gesundheitsausgaben finanzieren müssen. Schätzungen über die Entwicklung der Beitragshöhe über die nächsten 30 oder sogar 40 Jahre sind mit großen Unsicherheiten verbunden, weil sie sehr sensibel auf Veränderungen des Wachstums und der Verteilung des Sozialproduktes und der Erwerbsquote reagieren. In der Literatur findet man Schätzungen zwischen 16 und 39% (Cassel 2003, S. 75 ff.). Der »Generationenvertrag« als ein fiktiver Sozialvertrag ist schon längst hinfällig, weil sich die Bevölkerung durch die geringe Geburtenrate nicht mehr reproduziert, ohne dass daraus strukturelle Konsequenzen bei der Finanzierung der Gesundheitsausgaben gezogen worden sind. Eine ältere Bevölkerung hat zwar auf die Rentensicherungssysteme sehr viel gravierendere Auswirkungen als auf die Krankenversicherung, weil im Unterschied zur Rentenversicherung die Mitglieder der GKV auch im Alter eigene Beiträge leisten. Aber selbst bei einer sehr optimistischen Annahme des künftigen Beitragssatzes gibt es einen Handlungsbedarf, der lange durch die gute konjunkturelle Entwicklung und Überschüsse bei den Krankenkassen und im Gesundheitsfonds überdeckt worden ist.

Die Folgen einer älteren Bevölkerung und des Fortschritts in der kurativen Medizin sind absehbar. Ein längeres Leben ist ein Indikator für eine gute Gesellschaft und deshalb wünschenswert. Deshalb ist es notwendig, die Gesundheitspolitik mittel- und langfristig neu auszurichten, um den Ausgabenanstieg zu begrenzen. Ziel muss sein, auch im Alter so lange wie möglich ein gesundes Leben zu ermöglichen und damit die Kosten von Krankheit zu begrenzen. Dazu müssen Gesundheitsförderung und Prävention eine viel größere Bedeutung einnehmen als bisher. Ein großer Teil der Volkskrankheiten wie Adipositas, Diabetes und Herz-Kreislauf-Erkrankungen sind durch eine gesunde Lebensweise und gesundheitsfördernde Verhältnisse vermeidbar. Falsche Ernährung, zu wenig Bewegung, Konsum von Suchtstoffen, in erster Linie Alkohol und Tabak, sind vermeidbar. Die WHO hat beginnend mit der Charta von Alma-Ata im Jahr 1978 und der Charta von Ottawa 1986 »Health for all« die Chancengleichheit bei der Förderung von gesunden Lebensverhältnissen in den Vordergrund gestellt (Schwartz 2014, S. 11 ff.). Die Chancen für ein gesundes und langes Leben hängen abgesehen von biologischen und genetischen Prägungen von vielen sozialen, ökonomischen und kulturellen Faktoren ab, u.a.:

- Höhe des Einkommens und Stellung in der Einkommenshierarchie,
- Beschäftigungsstatus, Arbeitsbedingungen und Stellung in der betrieblichen Hierarchie,
- Umweltbedingungen am Arbeitsplatz, am Wohnort und in der Freizeit,
- Entwicklung im frühen Kindesalter,
- Unterstützung durch Familie und soziale Netze,
- Bildung und kulturelles Umfeld,
- Versorgung durch Gesundheitsdienste (Wilkinson et al. 2004, S. 10 ff.).

Bis auf den letzten Punkt kann Gesundheitspolitik, soweit sie Versorgung und Finanzierung zum Gegenstand hat, kaum etwas bewirken. Vielmehr bedarf es eines Umdenkens, das die Folgen für die Gesundheit in allen Politikbereichen mitverfolgen muss – die WHO nennt das »Healthy Policy«. Das klingt einfach, ist aber schwer zu machen, weil es den üblichen Politikmustern widerspricht, die eher den Zuschnitten der ministeriellen Aufgabenverteilung entsprechen.

Eine neue strategische Ausrichtung der Gesundheitspolitik verlangt aber auch ein höheres Maß an Gesundheitswissen bei den Bürgerinnen und Bürgern, damit sie eine veränderte Politik einfordern und mehr Verantwortung für ihre eigene Gesundheit übernehmen. Auch das ist eine Herkulesaufgabe, weil es nicht reicht, neues Verhalten einzufordern, sondern die Lebenswelten müssen auch entsprechend gestaltet werden. Am Beispiel Schwedens kann man gut zeigen, dass eine konsequente Anti-Nikotin-Strategie die Rauchendenquote deutlich senken kann. Tabakkonsum ist unstreitig für viele Krankheiten und kürzeres Leben verantwortlich.

Die Fähigkeiten der Patientinnen und Patienten, für ihre Gesundheit zu handeln, erfordert auch ein gleichberechtigtes Verhältnis zwischen Ärztin/Arzt und Patientin/Patient, die auf Augenhöhe miteinander kommunizieren sollten. Das ist am dringendsten, wenn es um die Einwilligung zu einer Therapie geht, bei der Nutzen und potentieller Schaden abgewogen werden müssen und letztlich die Patientinnen und Patienten entscheiden müssen. Einen informierten Konsens herzustellen, setzt die Kenntnis über alternative Behandlungsmöglichkeiten und ihre möglichen Folgen voraus. Die Patientinnen und Patienten so zu informieren, dass sie die Entscheidungsmöglichkeiten auch verstehen, erfordert Zeit. In einer durchrationalisierten Medizin ist dafür zu häufig kein Platz.

Auf der Verhaltens- und Werteebene der Leistungserbringenden muss sich ändern, dass Sektoren und Fachdisziplinen jeweils versuchen, das eigene, ökonomische Optimum zu erreichen. Verbal stehen für alle Beteiligten immer die Patientinnen und Patienten im Mittelpunkt, aber es reicht nicht, die jeweiligen Behandlungsphasen medizinisch und ökonomisch zu optimieren, sondern der Fokus muss auf der Kontinuität der Behandlung liegen, im Idealfall von der auf Bevölkerungsgruppen bezogenen Gesundheitsförderung, der krankheitsorientierten Prävention, der kurativen Medizin bis zur Rehabilitation und der Bewältigung des Alltags. Das erfordert die Zusammenarbeit unterschiedlichster Berufsgruppen. In Deutschland dominieren bei den Heilberufen die Ärztinnen und Ärzte, die auch in Zukunft bei Diagnose und Therapie die zentrale Rolle spielen werden. Aber Erfahrungen im Ausland zeigen, dass andere Heilberufe, insbesondere Pflegekräfte und Therapeutinnen und Therapeuten, sehr viel mehr Verantwortung übernehmen können. Alle Erfahrungen mit integrierten Versorgungsmodellen im In- und Ausland zeigen, dass der Wille zum gemeinsamen Handeln in erster Linie eine Veränderung in den Köpfen der Beteiligten erfordert. Dazu müssen kluge Entgeltstrukturen kommen und vor allem, das wird häufig unterschätzt, eine Finanzierung der Anfangsinvestitionen. Kooperation erfordert heute eine digitale Patientenakte, um für alle Beteiligten einen zeitnahen Zugang zu Daten zu haben. Das Management von vielen Behandelnden in einer Leistungskette erfordert auch besondere Personalkapazitäten und kann nicht neben den eigentlichen Kernaufgaben miterledigt werden.

Digitale Techniken und das Internet können die intersektorale Kooperation unterstützen. Die Möglichkeiten der Telemedizin werden schon heute erfolgreich genutzt, beispielsweise bei der Befundung von Röntgenbildern, die an Spezialistinnen und Spezialisten an anderen Orten digital versandt werden. Der Austausch von Daten wirft noch einmal besondere Probleme auf, wenn er zwischen Personen erfolgt, die nicht der ärztlichen Schweigepflicht unterliegen, deshalb ist größtmöglicher Datenschutz geboten. Aber wie bei medizinischen Interventionen müssen auch hier Nutzen und möglicher Schaden abgewogen werden. Die digitalisierte Medizin und die gezielte Auswertung bestehender Datenbestände, die für andere Zwecke erhoben wurden (»Routinedaten«), z. B. Abrechnungsdaten der Krankenkassen, können dazu beitragen, Gefahren durch Medikamente oder Implantate frühzeitig zu erkennen und zu handeln. Prädiktive Modelle, die vorhandene, auf das Individuum bezogene Daten auswerten, können Gesundheitsförderung und Prävention gezielter ausrichten und so dazu beitragen, dass Ausgaben zur Behandlung von Krankheiten vermieden werden können.

Die skizzierten Schritte in ein neues Gesundheitssystem erfordern Zeit. Aber bei jeder aktuellen Änderung im bestehenden System der Gesundheitsversorgung muss darauf geachtet werden, dass sie nicht im Widerspruch zu dem Ziel einer stärker salutogenetischen Ausrichtung der Gesundheitspolitik steht. Der Bundestag nach den Wahlen im Herbst 2021 wird sich mit vier drängenden Fragen beschäftigen müssen:

- Wie kann der Risikostrukturausgleich weiterentwickelt werden, damit Krankengeldzahlungen, Ausgaben für Versicherte im Ausland und regionale Ausga-

benunterschiede berücksichtigt werden, um Verzerrungen des Wettbewerbs zu vermeiden?
- Wie kann der Anstieg der Ausgaben begrenzt werden, insbesondere bei den patentgeschützten Medikamenten?
- Sollen bei zu einem Teil unabwendbaren Ausgabesteigerungen aufgrund des medizinischen Fortschritts und des demographischen Wandels die dadurch notwendigen Beitragserhöhungen weiterhin von den Arbeitnehmenden und Arbeitgebenden geschultert werden?
- Sollen die Anzahl der Krankenhäuser spürbar verringert und damit auch Wirtschaftlichkeit und Qualität verbessert werden?

Mittel- bis langfristig stellt sich auch die Frage, einen einheitlichen Versicherungsmarkt in Deutschland zu schaffen, also die Vollversicherung durch private Krankenversicherung abzuschaffen und durch eine Bürgerversicherung zu ersetzen. Sie wäre unabhängig vom beruflichen Status (Selbstständigkeit, Verbeamtung) und der Einkommenshöhe (Abschaffung der Versicherungspflichtgrenze). Das kann nur ein langer Prozess sein, weil man den derzeit privat Versicherten aus juristischen Gründen nicht die gebildeten Altersrückstellungen nehmen will oder kann. Die Einführung einer gemeinsamen Gebührenordnung für privat und gesetzlich Versicherte könnte ein erster Schritt sein, der aber schon viel politischen Mut erfordert. Bestandteil des Idealmodells einer Bürgerversicherung ist nicht nur, dass alle Bürgerinnen und Bürger in einem Versicherungssystem sind, sondern dass auch alle Einkommensarten zur Beitragszahlung herangezogen werden. Das wirft viele technische und systematische Fragen auf, weil im Unterschied zu den Niederlanden in Deutschland der Beitragseinzug durch die Krankenkassen erfolgt und die Finanzämter nicht beteiligt sind. Von den Niederlanden, aber auch von der Schweiz kann man lernen, dass die Erhebung der Beiträge über einen absoluten Betrag pro Kopf die Finanzierungsprobleme der Krankenversicherung in den Staatshaushalt verlagert, weil Zuschüsse zu den Kopfprämien notwendig sind, wenn der Solidarcharakter der Krankenversicherung erhalten bleiben soll. Deshalb können beide Länder hinsichtlich eines gemeinsamen Versicherungsmarktes Vorbild für eine Gesundheitsreform in Deutschland sein, aber nicht für die Finanzierung einer Bürgerversicherung.

Literaturverzeichnis

Akerlof, G. A. (1970): The Market for »Lemons«: Quality Uncertainty and the Market Mechanism. The Quarterly Journal of Economics 84 (3): 488–500.
Albrecht, M., Schliwen, A., Wolfschütz, A. (2012): Gesundheitssystembedingte Kosten für Arbeitgeber und Arbeitnehmer in Deutschland. Eine Analyse der gesundheitssystembedingten Belastungen im internationalen Vergleich. Baden-Baden: Nomos.
Almeida, C., Braveman, P., Gold, M. R., Szwarcwald, C. L., Ribeiro, J. M., Miglionico, A., Millar, J. S., Porto, S., Costa, N. R., Rubio, V. O., Segall, M., Starfield, B., Travassos, C., Uga, A., Valente, J., Viacava, F. (2001): Methodological concerns and recommendations on policy consequences of the World Health Report 2000. Lancet 357 (9269): 1692–1697.
Althammer, J., Lampert, H., Sommer, M. (2021): Lehrbuch der Sozialpolitik. 10., vollständig überarbeitete Auflage. Heidelberg Berlin: Springer.
Amelung, V., Jensen, S., Krauth, C., Wolf, S. (2013): Pay-for-Performance: Märchen oder Chance einer qualitätsorientierten Vergütung. G+G Wissenschaft 13 (2): 7–15.
Amelung, V., Schumacher, H. (2000): Managed Care. Neue Wege im Gesundheitsmanagement. 2., aktualisierte Auflage. Wiesbaden: Gabler.
Amhof, R. (2006): Anreize im Gesundheitswesen: Haben sie die gewünschten Effekte? Bertelsmann Stiftung, Newsletter 2/2016, Gütersloh.
Andersen, H. H., Schulenburg, J.-M. Graf v. d. (1990): Konkurrenz und Kollegialität: Ärzte im Wettbewerb – Eine empirische Untersuchung. Berlin: Verlag edition sigma.
Angell, M. (2005): Der Pharma-Bluff: Wie innovativ die Pillenindustrie wirklich ist. Bonn, Bad Homburg: KomPart-Verlag.
Antonovsky, A. (1997): Salutogenese. Zur Entmystifizierung der Gesundheit. Tübingen: dgvt-Verlag.
AOK-Bundesverband (2016): AOK macht konkrete Vorschläge zur Weiterentwicklung des Risikostrukturausgleichs. Presseinformation vom 21.10.2016. (https://www.aok-bv.de/presse/pressemitteilungen/2016/index_17346.html, Zugriff am 24.04.2022).
Arentz, C., Läufer, I., Roth, S. J. (2011): Zur Reform der Pflegeversicherung: Einstieg in ein nachhaltiges und wettbewerbliches System. Wirtschaftsdienst 91 (2): 115–120.
Arrow, K. J. (1951): Social Choice and Individual Values. New York: John Wiley & Sons.
Arrow, K. J. (1963): Uncertainty and the Welfare Economics of Medical Care. American Economic Review 53 (5): 941–973.
Arrow, K. J. (1974): Government Decision Making and the Preciousness of Life. In: Tancredi, L. R. (Hrsg.): Ethics of Health Care. Washington: Institute of Medicine. S. 33–47.
Augurzky, B., Engel, D., Krolop, S., Schmidt, C. M., Terkatz, S. (2005): Krankenhaus Rating Report 2006. Wege zu einer nachhaltig finanzierbaren Patientenversorgung – Entwicklung der deutschen Krankenhäuser bis 2010. RWI Materialien, No. 22. Essen: Rheinisch-Westfälisches Institut für Wirtschaftsforschung (RWI).
Augurzky, B., Korfhage, T., Reif, S., Reifferscheid, A. (2019): Reformvorschläge für die Krankenhausabrechnung und MDK-Abrechnungsprüfung. (https://www.vdek.com/presse/pressemitteilungen/2019/mdk-reformgesetz-krankenhausabrechnungspruefung/_jcr_content/par/download_158125555/file.res/07_vdek-MDK%20Gutachten_final.pdf, Zugriff am 19.05.2022).
Auschra, C., Gersch, M. (2022): Theorie der Pfadabhängigkeit. Monitor Versorgungsforschung 3: 54–56.

Auster, R., Leveson, I., Saracheck, D. (1969): The Production of Health, an Exploratory Study. The Journal of Human Resources 4 (4): 411–436.
Badura, B., Ducki, A., Schröder, H., Meyer, M. (Hrsg.) (2021): Fehlzeiten-Report 2021 – Betriebliche Prävention stärken – Lehren aus der Pandemie. Berlin: Springer.
Bahnsen, L., Wild, F. (2021): Die zukünftige Entwicklung der GKV-Finanzen – Ein Beitrag zur Diskussion um erhöhte Steuerzuschüsse. WIP-Kurzanalyse März 2021, Wissenschaftliches Institut der PKV. (https://www.wip-pkv.de/fileadmin/DATEN/Dokumente/WIP-Kurzanalysen/WIP-Kurzanalyse_GKV_Bundeszuschuss.pdf, Zugriff am 01.04.2022).
Balzulat, A., Schmidtko, A. (2020): Drug-Repurposing – Neue Indikationen für etablierte Wirkstoffe. Arzneimitteltherapie 38: 504–508.
Barr, N. (2002): Rentenreformen: Mythen, Wahrheiten und politische Entscheidungen. Internationale Revue für Soziale Sicherheit 55 (2): 3–46.
Bauckmann, J., Laitenberger, U., Schröder, M., Telschow, C. (2017): Rabattverträge. In: Schwabe, U., Paffrath, D., Ludwig, W.-D., Klauber, J. (Hrsg.) (2017): Arzneiverordnungs-Report 2017. Berlin, Heidelberg: Springer. S. 181–194.
Behrens-Potratz, A., Schmugge, J., Ulbrich, J. (2016): Integrierte Versorgung. Untersuchung der Entscheidungsdeterminanten gesetzlicher Krankenkassen zum Abschluss integrierter Versorgungsverträge. Arbeitspapier Nr. 14 der Leibniz-Fachhochschule Hannover. (https://leibniz-fh.de/content/uploads/2019/09/Arbeitspapier_14_Integrierte_Versorgung_NEU.pdf, Zugriff am 07.05.2022).
Belastingsdienst (2022): Zorgverzekeringswet. (https://www.belastingdienst.nl/wps/wcm/connect/bldcontentnl/belastingdienst/prive/werk_en_inkomen/zorgverzekeringswet/, Zugriff am 22.04.2022).
Bernnat, R. (2006): Kosten-Nutzen-Analyse der Einrichtung einer Telematik-Infrastruktur im deutschen Gesundheitswesen. Endbericht der Wirtschaftsprüfergesellschaft Booz Allen Hamilton GmbH im Auftrag der Gesellschaft für Telematikanwendungen der Gesundheitskarte mbH (gematik). Düsseldorf.
Bieback, K.-J. (1993): Allgemeine sozial- und verfassungsrechtliche Aspekte des GSG. Zeitschrift für Sozialreform 38 (4): 197–218.
Binswanger, M. (2010): Sinnlose Wettbewerbe. Warum wir immer mehr Unsinn produzieren. Freiburg im Breisgau: Herder.
Blattner, N. (1983): Marktform, Wettbewerb und Innovation. Wirtschaftsdienst 63 (10): 505–509.
Böge, U. (2007): Der Markt für Krankenhausleistungen aus der Sicht des Bundeskartellamtes. In: Klauber, J., Robra, B.-P., Schellschmidt, H. (Hrsg.) (2007): Krankenhaus-Report 2006. Schwerpunkt: Krankenhausmarkt im Umbruch. Stuttgart: Schattauer. S. 35–48.
Bogs, H. (1982): Gesundheitspolitik zwischen Staat und Selbstverwaltung. Zur Ordnungspolitik des Gesundheitswesens: Köln-Lövenich: Deutscher Ärzte-Verlag.
Böhret, C., Konzendorf, G. (1997): Mehr Sein als Scheinen. Der funktionale Staat. In: Behrens, F., Heinze, R.G., Hilbert, J., Stöbe, S., Walsken, E. M. (Hrsg.) (1997): Den Staat neu denken. Reformperspektiven für die Landesverwaltungen. Berlin: Ed. Sigma. S. 17–40.
Bormann, C., Schroeder, E. (1994): Soziale Ungleichheit im Krankenstand dargestellt am Beispiel des Indikators »Tage mit gesundheitlicher Beeinträchtigung«. In: Mielck, A. (Hrsg.) (1994): Krankheit und soziale Ungleichheit. Ergebnisse der sozialepidemiologischen Forschung in Deutschland. Opladen: Leske u. Budrich. S. 209–226.
Bowles, D., Greiner, W. (2012): Bevölkerungsentwicklung und Gesundheitsausgaben. G+G Wissenschaft 12 (4): 7–17.
Braun, B., Kühn, H., Reiners, H. (1998): Das Märchen von der Kostenexplosion. Populäre Irrtümer zur Gesundheitspolitik. Frankfurt a.M.: Fischer Taschenbuch.
Braun, G. E., Schumann, A., Güssow, J. (2009): Bedeutung innovativer Versorgungsformen und grundlegende Finanzierungs- und Vergütungsaspekte: Einführung und Überblick über die Beiträge. In: Braun, G. E., Güssow, J., Schumann, A., Heßbrügge, G. (Hrsg.) (2009): Innovative Versorgungsformen im Gesundheitswesen. Köln: Deutscher Ärzte-Verlag. S. 3–20.
Breyer, F., Zweifel, P., Kifmann, M. (2013): Gesundheitsökonomik. 6., vollständig erweiterte und überarbeitete Auflage. Berlin, Heidelberg: Springer Gabler.

Brößkamp-Stone, U., Kickbusch, I., Walter, U. (1998): Gesundheitsförderung. In: Schwartz, F. W., Badura, B., Leidl, R., Raspe, H., Siegrist, J. (Hrsg.) (1998): Das Public Health Buch. Gesundheit und Gesundheitswesen. München: Urban und Fischer. S. 141–150.

Bruckenberger, E., Klaue, S., Schwintowski, H.-P. (2006): Krankenhausmärkte zwischen Regulierung und Wettbewerb. Berlin: Springer.

Bührlen, B., Hegemann, T., Henke, K.-D., Kloepfer, A., Reiß, T., Schwartz, F. W. (2014): Gesundheit neu denken, Fragen und Antworten für ein Gesundheitssystem von morgen. 2., unveränderte Auflage. Stuttgart: Fraunhofer Verlag.

Bundesamt für Soziale Sicherung (BAS) (2021): Festlegungen nach § 8 Absatz 4 RSAV für das Ausgleichsjahr 2022. (https://www.bundesamtsozialesicherung.de/fileadmin/redaktion/Risikostrukturausgleich/Festlegungen/2022/03_Klassifikation_AJ2022_Festlegung.zip, Zugriff am 02.04.2022).

Bundesärztekammer (BÄK) (2020): Ärztestatistik zum 31. Dezember 2020. (https://www.bundesaerztekammer.de/fileadmin/user_upload/downloads/pdf-Ordner/Statistik_2020/2020-Statistik.pdf, Zugriff am 05.03.2022).

Bundesinstitut für Bevölkerungsforschung (2021): Globale Bevölkerungsentwicklung: Fakten und Trends. (https://doi.org/10.12765/bro-2021-01, Zugriff am 21.02.2022).

Bundeskartellamt (2006): Stellungnahme des Bundeskartellamts zum Entwurf eines Gesetzes zur Stärkung des Wettbewerbs in der Gesetzlichen Krankenversicherung (GKV-Wettbewerbsstärkungsgesetz-GKV-WSG). BT-Drucksache 16/3100 vom 24.10.2006 für den Ausschuss für Gesundheit. Ausschussdrucksache 0129 (131). 16. Wahlperiode. 28.11.2006.

Bundesministerium für Arbeit und Soziales (BMAS) (2021): Rechengrößen der Sozialversicherung 2022. (https://www.bmas.de/DE/Service/Gesetze-und-Gesetzesvorhaben/sozialversicherungs-rechengroessenverordnung-2022.html, Zugriff am 05.03.2022).

Bundesministerium für Gesundheit (BMG) (2016): Arzneimittelmarktneuordnungsgesetz (AMNOG). (https://www.bundesgesundheitsministerium.de/service/begriffe-von-a-z/a/arzneimittelmarktneuordnungsgesetz-amnog.html, Zugriff am 22.08.2022).

Bundesministerium für Gesundheit (BMG) (2017): Krankenhausstrukturgesetz (KSHG). (https://www.bundesgesundheitsministerium.de/themen/krankenversicherung/krankenhausstrukturgesetz/khsg.html, Zugriff am 10.03.2022).

Bundesministerium für Gesundheit (BMG) (2019): Daten des Gesundheitswesens 2019. (https://www.bundesgesundheitsministerium.de/fileadmin/Dateien/5_Publikationen/Gesundheit/Broschueren/BMG_DdGW_2019_bf.pdf, Zugriff am 05.03.2022).

Bundesministerium für Gesundheit (BMG) (2021a): Zahlen und Fakten zur Pflegeversicherung 2021. (https://www.bundesgesundheitsministerium.de/fileadmin/Dateien/3_Downloads/Statistiken/Pflegeversicherung/Zahlen_und_Fakten/Zahlen_und_Fakten_der_SPV_Juni_2021_bf.pdf, Zugriff am 07.05.2022).

Bundesministerium für Gesundheit (BMG) (2021b): Soziale Pflegeversicherung. Erledigung der Anträge auf Feststellung der Pflegebedürftigkeit. (https://www.bundesgesundheitsministerium.de/fileadmin/Dateien/3_Downloads/Statistiken/Pflegeversicherung/Antragsstatistik/2020_Erledigung-der-Antraege_bf.pdf, Zugriff am 07.05.2022).

Bundesministerium für Gesundheit (BMG) (2021c): Die Finanzentwicklung der sozialen Pflegeversicherung. Ist-Ergebnisse ohne Rechnungsabgrenzung. (https://www.bundesgesundheitsministerium.de/fileadmin/Dateien/3_Downloads/Statistiken/Pflegeversicherung/Finanzentwicklung/2020_Finanzentwicklung-der-sozialen-Pflegeversicherung_bf.pdf, Zugriff am 07.05.2022).

Bundesministerium für Gesundheit (BMG) (2022): Gesetzliche Krankenversicherung. Kennzahlen und Faustformeln. KF22BUND. (https://www.bundesgesundheitsministerium.de/fileadmin/Dateien/3_Downloads/Statistiken/GKV/Kennzahlen_Daten/KF2022Bund_Juni_2022.pdf, Zugriff am 17.08.2022).

Bundesministerium für Wirtschaft und Energie (BMWi) (2020): Gesundheitswirtschaft Fakten & Zahlen. Ergebnisse der Gesundheitswirtschaftlichen Gesamtrechnung. Ausgabe 2019. (https://www.bmwi.de/Redaktion/DE/Publikationen/Wirtschaft/gesundheitswirtschaft-fakten-und-zahlen-2019.pdf?__blob=publicationFile&v=14, Zugriff am 05.03.2022).

Bundesverband der Arzneimittel-Hersteller e.V. (BAH) (2020): Der Arzneimittelmarkt in Deutschland 2019. Zahlen & Fakten. (https://www.bah-bonn.de/redakteur_filesystem/public/20200507_BAH_Zahlenbroschuere_2019_WEB.pdf, Zugriff am 15.03.2022).

Bundesverband der Arzneimittel-Hersteller e.V. (BAH) (2022): Das AMNOG-Verfahren. (https://www.bah-bonn.de/unsere-themen/preise-und-regularien/das-amnog-verfahren, Zugriff am 17.05.2022).

Bundesverband der Pharmazeutischen Industrie e.V. (BPI) (2020): Pharma-Daten 2020. 50. überarbeitete Auflage. (https://www.bpi.de/fileadmin/user_upload/Downloads/Publikationen/Pharma-Daten/Pharma-Daten_2020_DE.pdf, Zugriff am 13.03.2022).

Bundesverband der Pharmazeutischen Industrie e.V. (BPI) (2021a): Pharma-Daten 2021. 51. überarbeitete Auflage. (https://www.bpi.de/fileadmin/user_upload/Downloads/Publikationen/Pharma-Daten/Pharma-Daten_2021_DE.pdf, Zugriff am 17.08.2022).

Bundesverband der Pharmazeutischen Industrie e.V. (BPI) (2021b): AMNOG-Daten 2021. (https://www.bpi.de/fileadmin/user_upload/Downloads/Publikationen/AMNOG-Daten/AMNOG-Daten_2021.pdf, Zugriff am 16.03.2022).

Bundesvereinigung Deutscher Apothekerverbände e.V. (ABDA) (2021): DIE APOTHEKE – ZAHLEN, DATEN, FAKTEN 2021. (https://www.abda.de/fileadmin/user_upload/assets/ZDF/ZDF21/ABDA_ZDF_2021_Broschuere.pdf, Zugriff am 14.03.2022).

Bundesverfassungsgericht (2005): Beschluss des Zweiten Senats vom 18. Juli 2005–2 BvF 2/01 -, Rn. 1–287. (http://www.bverfg.de/e/fs20050718_2bvf000201.html, Zugriff am 05.03.2022).

Bundesversicherungsamt (2008): Kurzbericht über den Jahresausgleich 2006 im Risikostrukturausgleich. (https://www.bundesamtsozialesicherung.de/fileadmin/redaktion/Risikostrukturausgleich/RSA%20bis%202008/Kurzbericht_2006.pdf, Zugriff am 24.04.2022).

Bundesversicherungsamt (2009): Jahresausgleich für Risikostrukturausgleich und Risikopool, Pressemitteilung vom 09.11.2009. (https://www.bundesamtsozialesicherung.de/fileadmin/redaktion/Presse/2009/2009_11_09_LetztmalsJahresausgleich.pdf, Zugriff am 06.03.2022).

Bundeswahlbeauftragte für die Sozialversicherungswahlen (2018): Schlussbericht für die Sozialversicherungswahlen 2017. (https://www.bmas.de/SharedDocs/Downloads/DE/Publikationen/a411-schlussbericht-sozialwahlen-2011.pdf?__blob=publicationFile&v=1, Zugriff am 05.03.2022).

Busse, R., Wismar, M. (1997): Funktionen prioritärer Gesundheitsziele für Gesundheitssysteme. Arbeit und Sozialpolitik 51 (3–4): 27–36.

Busse, R., Schreyögg, J., Stargardt, T. (2013): Management im Gesundheitswesen. Das Lehrbuch für Studium und Praxis. 3., vollständig überarbeitete und erweiterte Auflage. Berlin, Heidelberg: Springer.

Cassel, D. (2003): Die Notwendigkeit ergänzender Alterungsreserven und höherer Rentner-Beiträge in der GKV. Wirtschaftsdienst 83 (2): 75–80.

Clement, R. C., Bhat, S. B., Clement, M. E., Krieg, J. C. (2017): Medicare reimbursement and orthopedic surgery: past, present, and future. Current Reviews in Musculoskeletal Medicine 10 (2): 224–232.

Coase, R. H. (1960): The Problem of Social Cost. The Journal of Law and Economics 3: 1–44.

Coca, V., Schröder, H. (2012): Ökonomische Aspekte des deutschen Arzneimittelmarktes 2011. In: Schwabe, U., Paffrath, D. (Hrsg.) (2012): Arzneiverordnungs-Report 2012. Berlin: Springer. S. 167–221.

Collier, R. (2017): Why Trumpcare failed. Canadian Medical Association Journal 189 (17): E645–E646.

Coulter, A., Entwistle, V., Gilbert, D. (1998): Informing Patients: An Assessment of the Quality of Patient Information Materials. London: King's Fund Publishing.

Cromwell, J., Mitchell, J. B. (1986): Physician-Induced Demand for Surgery. Journal of Health Economics 5 (4): 293–313.

Culyer, T., Maynard, A. K., Williams, A. H. (1982): Alternative Systems of Health Care Provision: An Essay on Motes and Beams. In: Olson, M. (Hrsg.) (1982): A New Approach to the Economics of Health Care. Washington, D. C.: American Enterprise Institute for Public Policy Research. S. 131–150.

Department of Health (1997): The New NHS. London: The Stationery Office. (https://assets.pu blishing.service.gov.uk/government/uploads/system/uploads/attachment_data/file/266003/newnhs.pdf, Zugriff am 25.04.2022).

Deutsche Aktuarvereinigung e.V. (2019): Welche Auswirkungen hat die medizinische Inflation auf die private Kranken- und Pflegeversicherung? Aktuar Aktuell 46: 8–9.

Deutsche Krankenhausgesellschaft e.V. (DKG) (2021a): Eckdaten der Krankenhausstatistik. (https://www.dkgev.de/fileadmin/default/Mediapool/3_Service/3.2._Zahlen-Fakten/RS165-21_Anlage_Krankenhausstatistik_2019_-_endgueltige_Ergebnisse_des_Statistischen_Bundesamtes.pdf, Zugriff am 10.03.2022).

Deutsche Krankenhausgesellschaft e.V. (DKG) (2021b): Bestandsaufnahme zur Krankenhausplanung und Investitionsfinanzierung in den Bundesländern 2021. (https://www.dkgev.de/fileadmin/default/Mediapool/3_Service/3.4._Publikationen/3.4.7._Bestandsaufnahme_im_Krankenhaus/2021_DKG_Bestandsaufnahme_KH-Planung_Investitionsfinanzierung.pdf, Zugriff am 22.03.2022).

Deutsche Rentenversicherung Bund (2021a): Rentenversicherung in Zeitreihen – Ausgabe 2021. DRV-Schriften Band 22. (https://www.deutsche-rentenversicherung.de/SharedDocs/Downloads/DE/Statistiken-und-Berichte/statistikpublikationen/rv_in_zeitreihen.pdf?__blob=publicationFile&v=6, Zugriff am 21.02.2022).

Deutsche Rentenversicherung Bund (2021b): Statistik der Deutschen Rentenversicherung. Rente 2020. Rentenzugang, Rentenwegfall, Rentenänderung und Rentenbestand. Band 221. (https://statistik-rente.de/drv/extern/publikationen/statistikbaende/documents/Rente_2020.pdf, Zugriff am 06.05.2022).

Deutscher Bundestag (2010): Antwort der Bundesregierung auf die Kleine Anfrage der Abgeordneten Birgitt Bender, Dr. Gerhard Schick, Kerstin Andreae, weiterer Abgeordneter und der Fraktion BÜNDNIS 90/DIE GRÜNEN. Gestaltung des von der Koalition geplanten steuerfinanzierten Sozialausgleichs für Krankenversicherungsbeiträge und dessen soziale Auswirkungen. Drucksache 17/691 vom 10.02.2010. (https://dserver.bundestag.de/btd/17/006/1700691.pdf, Zugriff am 07.03.2022).

Deutscher Bundestag (2019): Antwort der Bundesregierung auf die Kleine der Abgeordneten Dr. Achim Kessler, Ulla Jelpke, Susanne Ferschl, weiterer Abgeordneter und der Fraktion DIE LINKE. Gesundheitliche Versorgung von Menschen ohne Papiere, Asylsuchenden und Flüchtlingen ohne Aufenthaltstitel. Drucksache 19/11882 vom 12.08.2019. (https://dserver.bundestag.de/btd/19/122/1912281.pdf, Zugriff am 09.03.2022).

Deutscher Hausärzteverband e. V. (2022): Hausarztverträge. (https://www.hausaerzteverband.de/themen/hausarztvertraege, Zugriff am 10.03.2022).

Dierks, M.-L., Schaeffer, D. (2005): Information über die Qualität der gesundheitlichen Versorgung – Erwartungen und Forderungen der Patienten. In: Klauber, J., Robra, B.-P., Schellschmidt, H. (Hrsg.) (2005): Krankenhaus-Report 2004. Schwerpunkt: Qualitätstransparenz. Stuttgart: Schattauer. S. 135–155.

DiMasi, J. A., Grabowski, H. G., Hansen, R. W. (2016): Innovation in the pharmaceutical industry: New estimates of R&D costs. Journal of Health Economics 47: 20–33.

Dolata, U. (1995): Übernahmewelle in der Pharmaindustrie. Blätter für deutsche und internationale Politik 1: 110–112.

Donaldson, C., Gerard, K. (1993): Economics of Health Care Financing: The Visible Hand. Houndsmills: Palgrave Macmillan.

Ebsen, I. (2007): Perspektiven der Krankenhausplanung in einem gewandelten Markt und einem föderalen Gefüge. In: Klauber, J., Robra, B.-P., Schellschmidt, H. (Hrsg.) (2007): Krankenhaus-Report 2006. Schwerpunkt: Krankenhausmarkt im Umbruch. Stuttgart: Schattauer. S. 116–131.

Enderer-Steinfort, G. (2018): Die Patientenquittung. gynäkologie + geburtshilfe 23 (6): 52–53.

Enquête-Kommission des Deutschen Bundestages (1990): Strukturreform der gesetzlichen Krankenversicherung. Endbericht, BT-DS 11/6380. (https://dserver.bundestag.de/btd/11/063/1106380.pdf, Zugriff am 22.08.2022).

Enquête-Kommission des Deutschen Bundestages (1998): Demographischer Wandel – Herausforderungen unserer älter werdenden Gesellschaft an den Einzelnen und die Politik. Zweiter Zwischenbericht, Bonn.

Esping-Andersen, G. (1998): The Three Worlds of Welfare Capitalism. 4. Auflage. Princeton, New Jersey: Princeton University Press.

Eucken, W. (1990): Grundsätze der Wirtschaftspolitik. 6. durchgesehene Auflage. Tübingen: Mohr.

European Observatory on Health Care Systems (1999): Health Care Systems in Transition. United Kingdom. (https://apps.who.int/iris/bitstream/handle/10665/108272/HiT-gb-1999-eng.pdf?sequence=9&isAllowed=y, Zugriff am 18.03.2022).

Eurostat (2022): Statistiken zur Sterblichkeit und Lebenserwartung. (https://ec.europa.eu/eurostat/de/data/database, Zugriff am 20.02.2022).

Evaluate (2020): EvaluatePharma® World Preview 2020, Outlook to 2026. (https://www.evaluate.com/media/3065/download, Zugriff am 16.04.2022).

Felder, S. (2008): Im Alter krank und teuer? Gesundheitsausgaben am Lebensende. G+G Wissenschaft 8 (4): 23–30.

Fischer, W. (2003): Das australische AR-DRG-System – Beschreibung und Entwicklung. In: Thiele, G. (Hrsg.) (2003): Einführung der DRGs in Deutschland. 2., neu bearbeitete Auflage. Heidelberg: Hüthig. S. 29–45.

Fisher, E., Shortell, S. M. (2012): ACOs: Making Sure We Learn from Experience. Commonwealth Blog vom 12. April 2012. (https://www.commonwealthfund.org/blog/2012/acos-making-sure-we-learn-experience, Zugriff am 22.08.2022).

Flintrop, J., Gerst, T. (2008): Gute Medizin ist kein Industrieprodukt. Deutsches Ärzteblatt 105 (18): A-925.

Folland, S., Goodman, A. C., Stano, M. (1997): The Economics of Health and Health Care. 2. Auflage. Upper Saddle River, New Jersey: Prentice Hall.

Franke, A. (2006): Modelle von Gesundheit und Krankheit. Bern: Huber.

Fratzscher, M. (2016): Verteilungskampf: Warum Deutschland immer ungleicher wird. München: Hanser.

Fricke, F. U. (2008): Steuerungsinstrumente in der Arzneimittelversorgung. In: Schöffski, O., Fricke, F. U., Guminski, W. (Hrsg.) (2008): Pharmabetriebslehre. 2., vollständig überarbeitete und erweiterte Auflage. Berlin, Heidelberg: Springer. S. 47–72.

Fuchs, C., Nagel, E., Raspe, H. (2009): Rationalisierung, Rationierung und Priorisierung – was ist gemeint? Deutsches Ärzteblatt 106 (12): A-554.

Gäfgen, G. (1990): Gesundheitsökonomie. Grundlagen und Anwendungen. Baden-Baden: Nomos.

Gemeinsamer Bundesausschuss (G-BA) (2006): Bekanntmachung eines Beschlusses des Gemeinsamen Bundesausschusses über eine Änderung der Arzneimittel-Richtlinie/AMR vom 18.07.2006/19.09.2006. BAnz. Nr. 184 (S. 6527) vom 28.09.2006.

Gemeinsamer Bundesausschuss (G-BA) (2021a): Der Innovationsfonds: Stand der Dinge, März 2021. (https://innovationsfonds.g-ba.de/downloads/media/48/Der-Innovationsfonds-Stand-der-Dinge_2021-03-23.pdf, Zugriff am 09.03.2022).

Gemeinsamer Bundesausschuss (G-BA) (2021b): Richtlinie des Gemeinsamen Bundesausschusses über die Ausstattung der stationären Einrichtungen der Psychiatrie und Psychosomatik mit dem für die Behandlung erforderlichen therapeutischen Personal gemäß § 136a Absatz 2 Satz 1 des Fünften Buches Sozialgesetzbuch (SGB V) (Personalausstattung Psychiatrie und Psychosomatik-Richtlinie/PPP-RL) zuletzt geändert am 16. September 2021 veröffentlicht im Bundesanzeiger (BAnz AT 30.12.2021 B3) in Kraft getreten am 1. Januar 2022.

Gemeinsamer Bundesausschuss (G-BA) (2021c): Richtlinie des Gemeinsamen Bundesausschusses über die ambulante spezialfachärztliche Versorgung nach § 116b SGB V in der Fassung vom 21. März 2013 veröffentlicht im Bundesanzeiger (BAnz AT 19.07.2013 B1) in Kraft getreten am 20. Juli 2013 geändert am 16. Dezember 2021 veröffentlicht im Bundesanzeiger (BAnz AT 21.01.2022 B3) in Kraft getreten am 1. Januar 2022.

Gemeinsamer Bundesausschuss (G-BA) (2021d): Geschäftsbericht 2020. (https://www.g-ba.de/downloads/17-98-5148/2021-07-01_G-BA_Geschaeftsbericht_2020_bf.pdf, Zugriff am 16.03.2022).

Gemeinsamer Bundesausschuss (G-BA) (2022): Anlage II zum Abschnitt F der Arzneimittel-Richtlinie. Gesetzliche Verordnungsausschlüsse in der Arzneimittelversorgung und zuge-

lassene Ausnahmen. Verordnungsausschluss von Arzneimitteln zur Erhöhung der Lebensqualität gemäß § 34 Abs. 1 Satz 7 SGB V (Lifestyle Arzneimittel). (https://www.g-ba.de/downloads/83-691-734/AM-RL-II-Life%20style-2022-06.11.pdf, Zugriff am 16.08.2022).
Geraedts, M. (2014): Das Krankenhaus als Risikofaktor. In: Klauber, J., Geraedts, M., Friedrich, J., Wasem, J. (Hrsg.) (2014): Krankenhaus-Report 2014. Schwerpunkt: Patientensicherheit. Stuttgart: Schattauer. S. 3–11.
Geraedts, M., Kraska, R. (2016): Zweitmeinungen: Inanspruchnahme und Nachfrage aus der Sicht der Bevölkerung. Gesundheitsmonitor, Newsletter 1/2016. (https://www.bertelsmann-stiftung.de/fileadmin/files/BSt/Publikationen/GrauePublikationen/GeMo_VV_NL_2016-01.pdf, Zugriff am 24.04.2022).
Gerber, A., Lauterbach, K. (2009): Grundlegende ethische Theorien im Bereich des Gesundheitswesens. In: Lauterbach, K., Stock, S., Brunner, H. (2009) (Hrsg.): Gesundheitsökonomie – Lehrbuch für Mediziner und andere Gesundheitsberufe. 2., vollständig überarbeitete Auflage. Bern: Huber. S. 57–71.
Getzen, T. E. (1997): Health Economics: Fundamentals and Flow of Funds. New York: John Wiley & Sons.
GKV-Spitzenverband (2013): Faktenblatt: Ausgaben für versicherungsfremde Leistungen. (https://www.gkv-spitzenverband.de/media/dokumente/presse/pressemitteilungen/2013/Faktenblatt_Ausgaben_versicherungsfremde_Leistungen__2013-03-04.pdf, Zugriff am 05.05.2022).
GKV-Spitzenverband (2021): Kennzahlen der sozialen Pflegeversicherung. (https://www.gkv-spitzenverband.de/media/grafiken/pflege_kennzahlen/spv_kennzahlen_06_2021/SPV_Kennzahlen_Booklet_06-2021_300dpi_2021-06-10_BF.pdf, Zugriff am 06.05.2022).
GKV-Spitzenverband (2022a): Kennzahlen in der GKV. (https://www.gkv-spitzenverband.de/media/grafiken/gkv_kennzahlen/kennzahlen_gkv_2022_q1/20220708_GKV_Kennzahlen_Booklet_Q1-2022_300dpi_barrierefrei.pdf, Zugriff am 17.08.2022).
GKV-Spitzenverband (2022b): Unser Plan für Reformen. Geschäftsbericht 2021. (https://www.gkv-spitzenverband.de/media/dokumente/service_1/publikationen/geschaeftsberichte/GKV_GB2021_barrierefrei.pdf, Zugriff am 17.08.2022).
GKV-Spitzenverband (2022c): Einhaltung der Fristen zur Begutachtung von Pflegebedürftigkeit. (https://www.gkv-spitzenverband.de/pflegeversicherung/qualitaet_in_der_pflege/einhaltung_der_begutachtungsfristen/begutachtungsfristen_1.jsp, Zugriff am 26.04.2022).
GKV-Spitzenverband (2022d): Landesbasisfallwerte. (https://www.gkv-spitzenverband.de/krankenversicherung/krankenhaeuser/budgetverhandlungen/landesbasisfallwerte/landesbasisfallwerte.jsp, Zugriff am 21.03.2022).
GKV-Spitzenverband (2022e): Kliniksimulator. (https://www.gkv-kliniksimulator.de/, Zugriff am 15.03.2022).
Glaeske, G. (2007): Die Grenzen der Wirtschaftlichkeit – »Grenzverletzungen« in der Arzneimittelversorgung durch Strukturen und Interessen. Zeitschrift für ärztliche Fortbildung und Qualitätssicherung 101 (5): 347–355.
Glaeske, G., Pfeiffer, D., Walzik, E. (1994): Kein Wettbewerb um jeden Preis, sondern eine solidarische Wettbewerbsordnung. Strategien zur Weiterentwicklung der Gesetzlichen Krankenversicherung. Jahrbuch für Kritische Medizin 23: 171–188.
Government of the Netherlands (2022): Health Insurance. (https://www.government.nl/topics/health-insurance, Zugriff am 22.04.2022).
Grabka, M., Schreyögg, J., Busse, R. (2005): Die Einführung der Praxisgebühr und ihre Wirkung auf die Zahl der Arztkontakte und die Kontaktfrequenz: eine empirische Analyse. DIW Discussion Papers, No. 506. Berlin: Deutsches Institut für Wirtschaftsforschung (DIW).
Greiner, W., Hodek, J.-M. (2013): Finanzmanagement in Arztpraxen und Ärztenetzen. In: Busse, R., Schreyögg, J., Gericke, C. (2013): Management im Gesundheitswesen. Das Lehrbuch für Studium und Praxis. 3., vollständig überarbeitete und erweiterte Auflage. Berlin, Heidelberg: Springer. S. 302–312.
Greiner, W., Witte, J., Rebscher, H. (2016): AMNOG-Report 2016. Nutzenbewertung von Arzneimitteln in Deutschland. Heidelberg: medhochzwei Verlag.

Greß, S., Heinemann, S. (2016): Die Weiterentwicklung der Wettbewerbsordnung in der Gesetzlichen Krankenversicherung – Vorbild Niederlande. Gesundheits- und Sozialpolitik 68 (1): 19–23.
Greß, S., Niebuhr, D., Wasem, J. (2006): Neue Wege zum fairen Pillenpreis. Gesundheit und Gesellschaft 9 (3): 34–40.
Grossman, M. (1972): On the Concept of Health Capital and the Demand for Health. Journal of Political Economy 80 (2): 223–255.
Güth, W., Kliemt, H. (2003): Der kalte Stern der Knappheit: der Wunsch der Ökonomen. Schweizer Monatshefte: Zeitschrift für Politik, Wirtschaft, Kultur 83 (12–1): 22–24.
Hajen, L. (2001): AR-DRGs – Von der Lösung zum Problem. Das Krankenhaus 93 (7): S. 580–586.
Hajen, L. (2008): Wettbewerb der Krankenkassen untereinander. In: Felix, D. (Hrsg.): Auswirkungen des GKV-WSG auf Versorgungsstruktur und Wettbewerbsordnung. Berlin, Münster: Lit. S. 9–50.
Hajen, L. (2010): Gesundheitsreform in den USA auf der Zielgeraden: Vom Privileg zum Rechtsanspruch. Gesundheits- und Sozialpolitik 64 (1): 31–43.
Hajen, L. (2012): Englischer National Health Service vor größer Reform seit 60 Jahren. Gesundheits- und Sozialpolitik 66 (3): 7–18.
Hajen, L. (2014): Stand der Umsetzung und Erfahrung mit »Obamacare«. Gesundheits- und Sozialpolitik 68 (1): 24–31.
Hajen, L. (2015): Vom guten Beispiel lernen: Integrierte Versorgung in Deutschland und den USA. Gesundheits- und Sozialpolitik 69 (1): 54–61.
Hajen, L. (2017): Bilanz »Obamacare« und Gesundheitspolitik unter Trump: Schlechte Aussichten für Arme und Kranke. Gesundheits- und Sozialpolitik 71 (1): 44–56.
Halbe, B., Orlowski, U., Preusker, U. K., Schiller, H., Schütz, J., Wasem, J. (2012): Versorgungsstrukturgesetz (GKV-VStG) – Auswirkungen auf die Praxis. Heidelberg: medhochzwei.
Hall, R., Jones, C. (2007): The Value of Life and the Rise in Health Spending. Quarterly Journal of Economics 122 (1): 39–72.
Häussler, B., Ecker, T., Schneider, M. (2006): Belastung der Arbeitgeber in Deutschland durch gesundheitssystembedingte Kosten im internationalen Vergleich. Baden-Baden: Nomos.
Herrmann, R., Reinhardt, A., Zahn, C. (1996): Wie beeinflußt die Marktstruktur das Marktergebnis? Ein empirischer Test am Beispiel von Produktinnovationen in der Ernährungswirtschaft. German Journal of Agricultural Economics/Agrarwirtschaft 45 (4/5): 186–196.
Himmelstein, D. U., Woolhandler, S. (2017): Trumpcare or Transformation. American Journal of Public Health 107 (5): 660–661.
Hollingsworth, R. (1986): A Political Economy of Medicine: Great Britain and USA. Baltimore: Johns Hopkins University Press.
Höpfner, T., Berndt, B., Schäffer, T., Militzer-Hostmann, C. (2020): Versicherungsfremde Leistungen der gesetzlichen Krankenversicherung in Deutschland: Verteilungswirkungen und Verteilungsgerechtigkeit. Forschungsberichte des Wissenschaftlichen Instituts für Gesundheitsökonomie und Gesundheitssystemforschung, Heft 5. (https://www.wig2.de/filead min/content_uploads/PDF_Dateien/Forschungsberichte_des_WIG2_Heft_5_Versiche rungsfremde_Leistungen_02.pdf, Zugriff am 26.02.2022).
Höppner, K., Greß, S., Rothgang, H., Wasem, J., Braun, B., Buitkamp, M. (2005): Grenzen und Dysfunktionalitäten des Kassenwettbewerbs in der GKV: Theorie und Empirie der Risikoselektion in Deutschland. ZeS-Arbeitspapier, 4/2005. Bremen: Universität Bremen, Zentrum für Sozialpolitik.
Hradil, S. (1994): Neuerungen der Ungleichheitsanalyse und die Programmatik künftiger Sozialepidemiologie. In: Mielck, A. (Hrsg.) (1994): Krankheit und soziale Ungleichheit. Ergebnisse der sozialepidemiologischen Forschung in Deutschland. Opladen: Leske u. Budrich. S. 375–392.
Institut Arbeit und Qualifikation der Universität Duisburg-Essen (IAQ) (2022a): Anteil der Verwaltungs- und Abschlusskosten an den Einnahmen von GKV und PKV. (https://www.so zialpolitik-aktuell.de/files/sozialpolitik-aktuell/_Politikfelder/Gesundheitswesen/Daten sammlung/PDF-Dateien/abbVI20.pdf, Zugriff am 27.02.2022).

Institut Arbeit und Qualifikation der Universität Duisburg-Essen (IAQ) (2022b): Ausgabenentwicklung je Versicherten: GKV und PKV im Vergleich 2008–2020. (https://www.sozialpolitik-aktuell.de/files/sozialpolitik-aktuell/_Politikfelder/Gesundheitswesen/Datensammlung/PDF-Dateien/abbVI30.pdf, Zugriff am 05.05.2022).

Institut für das Entgeltsystem im Krankenhaus GmbH (InEK) (2021a): Abschlussbericht. Weiterentwicklung des G-DRG-Systems für das Jahr 2022. (https://www.g-drg.de/aG-DRG-System_2022/Abschlussbericht_zur_Weiterentwicklung_des_G-DRG-Systems_und_Report_Browser, Zugriff am 12.03.2022).

Institut für das Entgeltsystem im Krankenhaus GmbH (InEK) (2021b): Deutsche Kodierrichtlinien. Allgemeine und Spezielle Kodierrichtlinien für die Verschlüsselung von Krankheiten und Prozeduren. Version 2022. (https://www.g-drg.de/content/download/10716/file/Deutsche_Kodierrichtlinien_Version_2022_Endversion_im_PDF-Format_211021.pdf, Zugriff am 07.05.2022).

Institut für das Entgeltsystem im Krankenhaus GmbH (InEK) (2021c): aG-DRG German Diagnosis Related Groups Version 2022. Definitionshandbuch Band 1. (https://www.g-drg.de/Media/Files/Definitionshandbuch_2022_Band_1, Zugriff am 20.08.2022).

Institut für das Entgeltsystem im Krankenhaus GmbH (InEK) (2021d): DRG-Systemzuschlag für 2022 vereinbart. (https://www.g-drg.de/Aktuelles/DRG-Systemzuschlag_fuer_2022_vereinbart, Zugriff am 20.08.2022).

Institut für das Entgeltsystem im Krankenhaus GmbH (InEK) (2022): Erhöhung der Repräsentativität der Kalkulation. (https://www.g-drg.de/Kalkulation2/Erhoehung_der_Repraesentativitaet_der_Kalkulation, Zugriff am 12.03.2022).

Institut für das Entgeltsystem im Krankenhaus (InEK), Institut für Gesundheits- und Sozialforschung (IGES) (2011): G-DRG-Begleitforschung gemäß § 17b Abs. 8 KHG. Endbericht des zweiten Forschungszyklus (2006 bis 2008). (https://www.g-drg.de/content/download/4222/34129/file/Begleitforschung_%C2%A717b_Abs8_KHG_2006_2008_Bericht_downloadoptimiert.pdf, Zugriff am 25.04.2022).

Institut für Gesundheits- und Sozialforschung (IGES), Cassel, D., Wille, E., Wissenschaftliches Institut der AOK (WIdO) (2006): Steuerung der Arzneimittelausgaben und Stärkung des Forschungsstandortes für die pharmazeutische Industrie. Gutachten für das Bundesministerium für Gesundheit, Berlin.

Institut für Qualitätssicherung und Transparenz im Gesundheitswesen (IQTIG) (2020): Qualitätsreport 2020. (https://iqtig.org/downloads/berichte/2019/IQTIG_Qualitaetsreport-2020_2021-02-11.pdf, Zugriff am 21.03.2022).

Jacobs, K. (2020): Die Pflegeversicherung: eine vertragswettbewerbsfreie Zone. In: Jacobs, K., Kuhlmey, A., Greß, S., Klauber, J., Schwinger, A. (Hrsg.) (2020): Pflege-Report 2020. Berlin, Heidelberg: Springer. S. 123–133.

Kaltenbach, T. (2021): DRGs und Krankenhauspreissystem – wie kann es weitergehen? Gesundheitsökonomie & Qualitätsmanagement 26 (06): 317–322.

Karel, Y. H., Verkerk, K., Endenburg, S., Metselaar, S., Verhagen, A. P. (2015): Effect of routine diagnostic imaging for patients with musculoskeletal disorders: A meta-analysis. European Journal of Internal Medicine 26 (8): 585–595.

Kassenärztliche Bundesvereinigung (KBV) (2021): Statistische Informationen aus dem Bundesarztregister. Bundesgebiet insgesamt. Stand: 31.12.2020. (https://www.kbv.de/media/sp/Archiv_Tabellenbaende_Statistische_Informationen_Bundesarztregister.zip, Zugriff am 17.08.2022).

Kassenärztliche Bundesvereinigung (KBV) (2022a): Gesundheitsdaten – Ambulante Versorgung. (https://gesundheitsdaten.kbv.de/cms/html/16417.php, Zugriff am 08.03.2022).

Kassenärztliche Bundesvereinigung (KBV) (2022b): Medikationsplan. (http://www.kbv.de/html/medikationsplan.php, Zugriff am 14.03.2022).

Keisler-Starkey, K., Bunch, L. N. (2021): Health Insurance Coverage in the United States: 2020 Current Population Reports. (https://www.census.gov/content/dam/Census/library/publications/2021/demo/p60-274.pdf, Zugriff am 16.03.2022).

Kesik-Brodacka, M. (2018): Progress in biopharmaceutical development. Biotechnology and Applied Biochemistry 65 (3): 306–322.

Kingreen, T. (2014): Niemals geht man so ganz: Die Alterungsrückstellungen in der PKV. G+G Wissenschaft 14 (1): 16–22.

Klauber, J., Geraedts, M., Friedrich, J. (Hrsg.) (2010): Krankenhaus-Report 2010. Schwerpunkt: Krankenhausversorgung in der Krise? Stuttgart: Schattauer.

Klauber, J., Geraedts, M., Friedrich, J., Wasem, J. (Hrsg.) (2013): Krankenhaus-Report 2013. Mengendynamik: mehr Menge, mehr Nutzen? Stuttgart: Schattauer.

Klauber, J., Robra, B.-P., Schellschmidt, H. (Hrsg.) (2004): Krankenhaus-Report 2003. Schwerpunkt: G-DRGs im Jahre 1. Stuttgart: Schattauer.

Klauber, J., Robra, B.-P., Schellschmidt, H. (Hrsg.) (2005): Krankenhaus-Report 2004. Schwerpunkt: Qualitätstransparenz. Stuttgart: Schattauer.

Klauber, J., Robra, B.-P., Schellschmidt, H. (Hrsg.) (2006): Krankenhaus-Report 2005. Schwerpunkt: Wege zu Integration. Stuttgart: Schattauer.

Klauber, J., Selke, G. W. (2005): Arzneimittelausgaben: Die Kostenbremse klemmt. Gesundheit +Gesellschaft 8 (1): S. 29–33.

Klosterhuis, H., Müller-Fahrnow, W. (1994): Sozialschicht und Sterblichkeit bei männlichen Angestellten aus den alten Bundesländern. In: Mielck, A. (Hrsg.) (1994): Krankheit und soziale Ungleichheit. Ergebnisse der sozialepidemiologischen Forschung in Deutschland. Opladen: Leske u. Budrich. S. 319–330.

Knieps, F. (2006): Perspektiven der integrierten Versorgung in Deutschland – Der Ordnungsrahmen der GKV und die Aufgabe der Integration aus der Sicht der Politik. In: Klauber, J., Robra, B.-P., Schellschmidt, H. (Hrsg.) (2006): Krankenhaus-Report 2005. Schwerpunkt: Wege zu Integration. Stuttgart: Schattauer. S. 27–36.

Knieps, F., Reiners, H. (2015): Gesundheitsreformen in Deutschland. Bern: Hans Huber.

Kolip, P., Hurrelmann, K. (Hrsg.) (2016): Handbuch Geschlecht und Gesundheit. Männer und Frauen im Vergleich. 2., vollständig überarbeitete und erweiterte Auflage. Bern: Hogrefe.

Kolip, P., Lange, C. (2016): Geschlechterunterschiede in Lebenserwartung, Mortalität und Morbidität. In: Kolip, P., Hurrelmann, K. (Hrsg.) (2016): Handbuch Geschlecht und Gesundheit. Männer und Frauen im Vergleich. Bern: Hogrefe. S. 136–151.

Krämer-Eis, H. (1998): Modifikation der Analyse von Länderrisiken aus umweltökonomischer Sicht: zur supplementären Evaluierung von Umweltparametern im Rahmen der Länderrisiko-Analyse. Berlin: Logos-Verlag.

Kroneman, M., Boerma, W., van den Berg, M., Groenewegen, P., de Jong, J., van Ginneken, E. (2016): Netherlands: Health System Review 2016. Health Systems in Transition 18 (2). (https://apps.who.int/iris/rest/bitstreams/1280609/retrieve, Zugriff am 22.03.2022).

Kühn, H. (2000): Globalbudget und Beitragssatzstabilität. Kommentar zum »Kernpunkt« einer intendierten Gesundheitsreform 2000. Jahrbuch für Kritische Medizin 32: 17–37.

Lampert, T., Kroll, L. E., Dunkelberg, A. (2007): Soziale Ungleichheit der Lebenserwartung in Deutschland. Aus Politik und Zeitgeschichte 42: 11–18.

Lamping, W., Tamm, I. (1994): Die Grundlegung der Krankenversicherung in Deutschland und England: Analyse ihrer Genese, Funktion und politischen Ausgestaltung. In: Blanke, B. (Hrsg.) (1994): Krankheit und Gemeinwohl. Gesundheitspolitik zwischen Staat, Sozialversicherung und Medizin. Opladen: Leske + Budrich. S. 111–148.

Lange, S., Richter, K., Köbberling, J. (1994): Knochendichtemessung zur Früherkennung einer Osteoporose. Jahrbuch für Kritische Medizin 22: 56–78.

Lauterbach, K., Lüngen, M. (2000): DRG-Fallpauschalen: eine Einführung. Stuttgart: Schattauer.

Lauterbach, K., Stock, S., Brunner, H. (Hrsg.) (2009): Gesundheitsökonomie – Lehrbuch für Mediziner und andere Gesundheitsberufe. 2., vollständig überarbeitete Auflage. Bern: Huber.

Leclerque, G., Friedrich, J. (2010): Das Krankenhausbudget 2006 bis 2008 unter dem Einfluss der Konvergenz. In: Klauber, J., Geraedts, M., Friedrich, J. (Hrsg.) (2010): Krankenhaus-Report 2010. Schwerpunkt: Krankenhausversorgung in der Krise? Stuttgart: Schattauer. S. 305–318.

Leidl, R. (1998): Die Ausgaben für Gesundheit und ihre Finanzierung. In: Schwartz, F. W., Badura, B., Leidl, R., Raspe, H., Siegrist, J. (Hrsg.) (1998): Das Public Health Buch. Gesundheit und Gesundheitswesen. München: Urban und Fischer. S. 245–258.

Leimbigler, B., Lammert, C. (2021): Gesundheitspolitik in den USA nach der Wahl. (https://background.tagesspiegel.de/gesundheit/gesundheitspolitik-in-den-usa-nach-der-wahl, Zugriff am 18.03.2022).

Lohmüller, J., Schröder, M., Telschow, C. (2019): Der GKV-Arzneimittelmarkt 2018: Trends und Marktsegmente. In: Schwabe, U., Paffrath, D., Ludwig, W.-D., Klauber, J. (Hrsg.) (2019): Arzneiverordnungs-Report 2019. Berlin, Heidelberg: Springer. S. 249–299.

Lüngen, M., Büscher, G. (2013): Mengensteigerungen in der stationären Versorgung: Wo liegt die Ursache? In: Klauber, J., Geraedts, M., Friedrich, J., Wasem, J. (Hrsg.) (2013): Krankenhaus-Report 2013. Mengendynamik: mehr Menge, mehr Nutzen? Stuttgart: Schattauer. S. 83–94.

Lüngen, M., Stock, S. (2006): USA. In: Lauterbach, K., Stock, S., Brunner, H. (Hrsg.) (2006): Gesundheitsökonomie – Lehrbuch für Mediziner und andere Gesundheitsberufe. Bern: Huber. S. 257–266.

Lütticke, J., Schellschmidt, H. (2005): Qualitätsberichte nach § 137 SGB V – Bewertung und Vorschläge zur Erweiterung. In: Klauber, J., Robra, B.-P., Schellschmidt, H. (Hrsg.) (2005): Krankenhaus-Report 2004. Schwerpunkt: Qualitätstransparenz. Stuttgart: Schattauer. S. 197–211.

Mager, H.-C. (1999): Pflegeversicherung in der Bundesrepublik Deutschland. In: Eisen, R., Mager, H.-C. (Hrsg.) (1999): Pflegebedürftigkeit und Pflegesicherung in ausgewählten Ländern. Opladen: Leske + Budrich. S. 207–247.

Maio, G. (2015): Den kranken Menschen verstehen. Für eine Medizin der Zuwendung. Freiburg, Basel, Wien: Herder.

Mankiw, N. G., Taylor, M. P. (2018): Grundzüge der Volkswirtschaftslehre. 7. Auflage. Stuttgart: Schäffer-Poeschel.

Marmot, M. (2004): Status Syndrom. How Your Social Standing Directly Affects Your Health And Life Expectancy. London: Bloomsbury.

McGuire, A., Henderson, J., Mooney, G. (1995): The Economics of Health Care. An Introductory Text. 4. Auflage. London: Routledge.

McKeown, T. (1982): Die Bedeutung der Medizin. Traum, Trugbild oder Nemesis? Frankfurt am Main: Suhrkamp.

Medizinischer Dienst des Spitzenverbandes Bund der Krankenkassen e. V. (MDS) (2020): Die Arbeit der medizinischen Dienste: Zahlen, Daten, Fakten 2019. (https://www.medizinischerdienst.de/fileadmin/MDK-zentraler-Ordner/Downloads/16_Zahlen_Daten_Fakten/2019_ZDF.pdf, Zugriff am 27.02.2022).

Meyer, D. (1993): Das Gut »Gesundheit« – Notwendigkeit eines wettbewerbspolitischen Ausnahmebereiches? Die Sozialversicherung 1: 4–9.

Meyer, M., Wing, L., Schenkel, A., Meschede, M. (2021): Krankheitsbedingte Fehlzeiten in der deutschen Wirtschaft im Jahr 2020. In: Badura, B., Ducki, A., Schröder, H., Meyer, M. (Hrsg.) (2021): Fehlzeiten-Report 2021 – Betriebliche Prävention stärken – Lehren aus der Pandemie. Berlin: Springer. S. 441–538.

Mielck, A. (Hrsg.) (1994): Krankheit und soziale Ungleichheit. Ergebnisse der sozialepidemiologischen Forschung in Deutschland. Opladen: Leske u. Budrich.

Mielck, A. (1994): »Gesundheitliche Ungleichheit« als Thema von Forschung und Gesundheitspolitik. In: Mielck, A. (Hrsg.) (1994): Krankheit und soziale Ungleichheit. Ergebnisse der sozialepidemiologischen Forschung in Deutschland. Opladen: Leske u. Budrich. S. 13–31.

Mielck, A., Helmert, U. (1994): Krankheit und Soziale Ungleichheit: Empirische Studien in West-Deutschland. In: Mielck, A. (Hrsg.) (1994): Krankheit und soziale Ungleichheit. Ergebnisse der sozialepidemiologischen Forschung in Deutschland. Opladen: Leske u. Budrich. S. 93–124.

Milstein, R., Schreyögg, J. (2020): Empirische Evidenz zu den Wirkungen der Einführung des G-DRG-Systems. In: Klauber, J., Geraedts, M., Friedrich, J., Wasem, J., Beivers, A. (Hrsg.) (2020): Krankenhaus-Report 2020. Finanzierung und Vergütung am Scheideweg. Berlin: Springer. S. 25–39.

Müller, H. A., Vössing, C., Amelung, V. E. (2007): Das Verbundsystem Knappschaft. In: Weatherly, J. N., Seiler, R., Schmid, E., Meyer-Lutterloh, K., Lägel, R., Amelung, V. E.

(Hrsg.) (2007): Leuchtturmprojekte Integrierter Versorgung und Medizinischer Versorgungszentren. Innovative Modelle der Praxis. Berlin: Medizinisch Wissenschaftliche Verlagsgesellschaft. S. 131–138.

National Audit Office (2019): Departmental Overview 2019. Department of Health & Social Care 2018–19, London. (https://www.nao.org.uk/wp-content/uploads/2019/10/Departmental-Overview-Department-of-Health-Social-Care.pdf, Zugriff am 22.04.2022).

Nederlandse Zorgautoriteit (2017): Marktscan Zorgverzekeringsmarkt 2017. (https://puc.over heid.nl/nza/doc/PUC_3656_22/1/, Zugriff am 23.04.2022).

Nink, K., Schröder, H. (2007): Ökonomische Aspekte des deutschen Arzneimittelmarktes 2005. In: Schwabe, U., Paffrath, D. (Hrsg.) (2007): Arzneiverordnungs-Report 2006. Berlin, Heidelberg: Springer. S. 182–244.

Nuffield Trust, The Health Foundation, The King's Fund (2016): The Autumn Statement. Joint Statement on Health and Social Care. (https://www.kingsfund.org.uk/sites/files/kf/field/field_publication_file/Autumn_Statement_Kings_Fund_Nov_2016_3.pdf, Zugriff am 22.04.2022).

Oberender, P. (Hrsg.) (1992): Steuerungsprobleme im Gesundheitswesen. Baden-Baden: Nomos.

Oppolzer, A. (1993): Ökologie der Arbeit. Mensch und Arbeitsumwelt: Belastungen und Gestaltungserfordernisse. Hamburg: VSA Verlag.

Oppolzer, A. (2010): Gesundheitsmanagement im Betrieb. Integration und Koordination menschengerechter Gestaltung der Arbeit. Hamburg: VSA Verlag.

Organisation for Economic Co-operation and Development (OECD) (2019): Health Statistics, Health Expenditure and Financing. (https://stats.oecd.org/viewhtml.aspx?datasetcode=SHA&lang=en#, Zugriff am 08.03.2022).

Organisation for Economic Co-operation and Development (OECD) (2021): Health at a Glance 2021: OECD Indicators. Paris: OECD Publishing. (https://doi.org/10.1787/ae3016b9-en, Zugriff am 08.03.2022).

Paetow, H. (1989): Festbeträge für Arzneimittel – Kann der Sparerfolg langfristig Bestand haben? Arbeit und Sozialpolitik 43 (11): 314–319.

Paetow, H. (2002): Krankenkassenwettbewerb gefährdet die Solidarität. In: Paetow, H., Fiedler, M., Leonhardt, M. (Hrsg.) (2002): Therapien für ein krankes Gesundheitswesen. Hamburg: VSA Verlag. S. 26–53.

Payer, L. (1996): Medicine & Culture. Varieties of Treatment in the United States, England, West Germany, and France. New York: Henry Holt and Company.

Phelps, M. G., Kamarudeen, S., Mills, K., Wild, R. (2010): Total public service output, inputs and productivity. Economic & Labour Market Review 4 (10): 89–112.

Phillimore, P., Beattie, A., Townsend, P. (1994): Widening Inequality of Health in Northern England, 1981–91. BMJ British Medical Journal 308 (6937): 1125–1128.

Pickett, K. E., Wilkinson, R. G. (2015): Income inequality and health: a causal review. Social Science & Medicine 128: 316–326.

Picot, A., Dietl, H., Franck, E. (2005): Organisation: eine ökonomische Perspektive. 4., überarbeitete und erweiterte Auflage. Stuttgart: Schäffer-Poeschel.

Piro, A. (2022): Kienbaum-Vergütungsreport 2019: Chefarztgehälter in den Krankenhäusern Deutschlands. (https://www.piro-karriereberatung.de/kolumne-gesundheitswesen/84-kienbaum-verguetungsreport-2019-chefarztgehaelter-in-den-krankenhaeusern-deutschlands, Zugriff am 11.03.2022).

Porter, M.E., Guth, C. (2012): Chancen für das deutsche Gesundheitssystem: Berlin, Heidelberg: Springer Gabler.

Pressel, H. (2012): Der Gesundheitsfonds. Entstehung – Einführung – Weiterentwicklung – Folgen. Wiesbaden: Springer VS.

Rawls, J. (1979): Eine Theorie der Gerechtigkeit. Frankfurt am Main: Suhrkamp.

Reifferscheid, A., Thomas, D., Wasem, J. (2013): Zehn Jahre DRG-System in Deutschland – Theoretische Anreizwirkungen und empirische Evidenz. In: Klauber, J., Geraedts, M., Friedrich, J., Wasem, J. (Hrsg.) (2013): Krankenhaus-Report 2013. Mengendynamik: mehr Menge, mehr Nutzen? Stuttgart: Schattauer. S. 3–19.

Reimers, L. (2009): Medizinisch-technischer Fortschritt: theoretische Grundlagen, Regelungsbereiche, Finanzierung und Vergütung; eine ökonomische Untersuchung am Beispiel des deutschen und des US-amerikanischen Gesundheitssystems. Baden-Baden: Nomos.

Reiners, H., Schnee, M. (2007): Hat die Praxisgebühr eine nachhaltige Steuerungswirkung? In: Böcken, J., Braun, B., Amhof, R. (Hrsg.) (2007): Gesundheitsmonitor 2007. Gesundheitsversorgung und Gestaltungsoptionen aus der Perspektive von Bevölkerung und Ärzten. Gütersloh: Bertelsmann Stiftung. S. 133–154.

Reinhardt, U.E., Hussey, P.S., Anderson, G.F. (2004): U.S. Health Care Spending in an International Context. Health Affairs 23 (3): 10–25.

Reschke, P., Sehlen, S., Schiffhorst, G., Schräder, W.F., Lauterbach, K., Wasem, J. (2004): Klassifikationsmodelle für Versicherte im Risikostrukturausgleich. Untersuchung zur Auswahl geeigneter Gruppenbildungen, Gewichtungsfaktoren und Klassifikationsmerkmale für einen direkt morbiditätsorientierten Risikostrukturausgleich in der gesetzlichen Krankenversicherung im Auftrag des Bundesministeriums für Gesundheit und Soziale Sicherung. (https://www.bundesamtsozialesicherung.de/fileadmin/redaktion/Risikostrukturausgleich/Weiterentwicklung/Klassifikationsmodelle_RSA_IGES-Lauterbach-Wasem.pdf, Zugriff am 06.03.2022).

Rice, T. (2004): Stichwort: Gesundheitsökonomie. Eine kritische Auseinandersetzung. Bonn: KomPart Verlagsgesellschaft.

Richter, R., Furubotn, E. (1996): Neue Institutionenökonomik. Eine Einführung und kritische Würdigung. Tübingen: Mohr Siebeck.

Robert Koch-Institut (2015): Gesundheitsberichterstattung des Bundes. Gesundheit in Deutschland, Berlin. (https://www.rki.de/DE/Content/Gesundheitsmonitoring/Gesundheitsberichterstattung/GesInDtld/gesundheit_in_deutschland_2015.pdf?__blob=publicationFile, Zugriff am 22.08.2022).

Robra, B.-P., Deh, U., Swart, E., Felder, S., Dralle, R. (2004): Krankenhausplanung auf Grundlage von DRGs. In: Klauber, J., Robra, B.-P., Schellschmidt, H. (Hrsg.) (2004): Krankenhaus-Report 2003. Schwerpunkt: G-DRGs im Jahre 1. Stuttgart: Schattauer. S. 137–147.

Roemer, M.I. (1961): Bed supply and hospital utilization: a natural experiment. Hospitals 35: 36–42.

Rogowski, W.H. (2013): An economic theory of the fourth hurdle. Health Economics 22 (5): 600–610.

Rosenbrock, R. (1994): Die gesetzliche Krankenversicherung am Scheideweg: Modernisierung oder Entsorgung solidarischer Gesundheitspolitik. Jahrbuch für Kritische Medizin 23: 189–205.

Roth, M. (2018): »Obamacare« – Die US-Gesundheitsreform im föderalen Mehrebenensystem der USA. Baden-Baden: Nomos.

Rothgang, H. (2009): Theorie und Empirie der Pflegeversicherung. Münster, Berlin: LIT.

Sachverständigenrat für die Konzertierte Aktion im Gesundheitswesen (1992): Jahresgutachten 1992: Ausbau in Deutschland und Aufbruch nach Europa. Baden-Baden: Nomos.

Sachverständigenrat für die Konzertierte Aktion im Gesundheitswesen (1994): Sachstandsbericht 1994. Gesundheitsversorgung und Krankenversicherung 2000. Baden-Baden: Nomos.

Sachverständigenrat für die Konzertierte Aktion im Gesundheitswesen (1995): Sondergutachten 1995. Gesundheitsversorgung und Krankenversicherung 2000. Baden-Baden: Nomos.

Sachverständigenrat für die Konzertierte Aktion im Gesundheitswesen (1996): Sondergutachten 1996. Gesundheitswesen in Deutschland: Kostenfaktor und Zukunftsbranche. Bd. 1, Demographie, Morbidität, Wirtschaftlichkeitsreserven und Beschäftigung. Baden-Baden: Nomos.

Sachverständigenrat für die Konzertierte Aktion im Gesundheitswesen (1997): Sondergutachten 1997. Gesundheitswesen in Deutschland. Kostenfaktor und Zukunftsbranche. Bd. 1, Fortschritt und Wachstumsmärkte, Finanzierung und Vergütung. Baden-Baden: Nomos.

Sachverständigenrat für die Konzertierte Aktion im Gesundheitswesen (2001): Gutachten 2000/2001. Bd. II, Qualitätsentwicklung in Medizin und Pflege. Bonn.

Sachverständigenrat zur Begutachtung der Entwicklung im Gesundheitswesen (2005): Koordination und Qualität im Gesundheitswesen. Bundestagsdrucksache 15/5670 vom 09.06.2005.
Sachverständigenrat zur Begutachtung der Entwicklung im Gesundheitswesen (2007): Gutachten 2007. Kooperation und Verantwortung – Voraussetzungen einer zielorientierten Gesundheitsversorgung. Bundestagsdrucksache 16/6339 vom 07.09.2007.
Sachverständigenrat zur Begutachtung der Entwicklung im Gesundheitswesen (2009): Gutachten 2009. Koordination und Integration – Gesundheitsversorgung in einer Gesellschaft des längeren Lebens. Bundestagsdrucksache 16/13770 vom 02.07.2009.
Sachverständigenrat zur Begutachtung der Entwicklung im Gesundheitswesen (2012): Sondergutachten 2012. Wettbewerb an der Schnittstelle zwischen ambulanter und stationärer Versorgung. Bundestagsdrucksache 17/10323. (https://dserver.bundestag.de/btd/17/103/1710323.pdf, Zugriff am 07.03.2022).
Sachverständigenrat zur Begutachtung der Entwicklung im Gesundheitswesen (2014): Gutachten 2014. Bedarfsgerechte Versorgung – Perspektiven für ländliche Regionen und ausgewählte Leistungsbereiche. Bundestags-Drucksache 18/940. (https://www.svr-gesundheit.de/fileadmin/Gutachten/Gutachten_2014/Langfassung2014.pdf, Zugriff am 17.08.2022).
Sachverständigenrat zur Begutachtung der Entwicklung im Gesundheitswesen (2015): Sondergutachten 2015. Krankengeld – Entwicklung, Ursachen und Steuerungsmöglichkeiten. (https://www.svr-gesundheit.de/fileadmin/Gutachten/Sondergutachten_2015/Krankengeld_Druckfassung.pdf, Zugriff am 07.03.2022).
Sachverständigenrat zur Begutachtung der gesamtwirtschaftlichen Entwicklung (2002): Jahresgutachten 2002/03. Bundestagsdrucksache 15/100 vom 15.11.2002.
Samuelson, P. A. (1954): The pure theory of public expenditures. Review of Economics and Statistics 36 (11): 387–389.
Santerre, R. E., Neun, S. P. (2010): Health Economics: Theories, Insights, and Industry Studies. 5. Auflage. Mason: South-Western, Cengage Learning.
Sawicki, O. A., Glushan, A., Müller, A., Beyer, M., Karimova, K., Klaaßen-Mielke, R. (2021): Eine Trendanalyse zur zeitlichen Entwicklung von Qualitätsunterschieden zweier Versorgungsformen auf Basis von Sekundärdaten. Gesundheitswesen 83 (Suppl. 2): S97–S101.
Schawel, C., Billing, F. (Hrsg.) (2018): Top 100 Management Tools: Das wichtigste Buch eines Managers. Wiesbaden: Springer Gabler.
Schawo, D., Schneider, W. (2006): Die Wirkungen der Härteregelung beim Zusatzbeitrag im Fondskonzept der Bundesregierung. Eine statistische Simulationsanalyse. Bonn: AOK-Bundesverband.
Schellberg, K. (2017): Betriebswirtschaftslehre für Sozialunternehmen. BWL-Grundwissen für Studium, Fortbildung und Praxis. 6., aktualisierte Auflage. Regensburg: Walhalla.
Schellhorn, M. (2007): Vergleich der Wartezeiten von gesetzlichen und privaten Versicherten in der ambulanten ärztlichen Versorgung. In: Böcken, J., Braun, B., Amhof, R. (Hrsg.) (2007): Gesundheitsmonitor 2007. Gesundheitsversorgung und Gestaltungsoptionen aus der Perspektive von Bevölkerung und Ärzten. Gütersloh: Bertelsmann Stiftung. S. 95–113.
Schlander, M., Hernandez-Villafuerte, K., Cheng, C. Y., Mestre-Ferrandiz, J., Baumann, M. (2021): How Much Does It Cost to Research and Develop a New Drug? A Systematic Review and Assessment. PharmacoEconomics 39 (11): 1243–1269.
Schmitz, H., Platzköster, C. (2004): Fallkostenkalkulation und Relativgewichte – entscheidende Faktoren der zukünftigen Krankenhausvergütung. In: Klauber, J., Robra, B.-P., Schellschmidt, H. (Hrsg.) (2004): Krankenhaus-Report 2003. Schwerpunkt: G-DRGs im Jahre 1. Stuttgart: Schattauer. S. 21–41.
Schoen, C., Osborn, R., How, S. K. H., Doty, M. M., Peugh, J. (2009): In Chronic Condition: Experiences Of Patients With Complex Health Care Needs, In Eight Countries, 2008. Health Affairs 28 (1): w1–w16.
Schoen, C., Osborn, R., Squires, D., Doty, M., Pierson, R., Applebaum, S. (2011): New 2011 survey of patients with complex care needs in eleven countries finds that care is often poorly coordinated. Health Affairs 30 (12): 2437–2448.
Schönbach, K.-H. (1997): Marktorientierung der Krankenkassen auf der Grundlage von Gesundheitszielen. Arbeit und Sozialpolitik 51 (3/4): 45–55.

Schott, G., Ludwig, W.-D., Lieb, K. (2020): Anwendungsbeobachtungen: Erkenntnisgewinn ist gering. Deutsches Ärzteblatt 117 (27–28): A-1380.

Schreyögg, J., Busse, R., Bäuml, M., Krämer, J., Dette, T., Geissler, A. (2014): Forschungsauftrag zur Mengenentwicklung nach § 17b Abs. 9 KHG. Endbericht. (https://www.gkv-spitzenverband.de/media/dokumente/krankenversicherung_1/krankenhaeuser/budgetverhandlungen/mengensteuerung/Gutachten_zur_Mengenentwicklung.pdf, Zugriff am 24.04.2022).

Schröder, M., Lohmüller, J., Telschow, C., Niepraschk-von Dollen, K., Zawinell, A., Bauckmann, J. (2020): Der GKV-Arzneimittelmarkt. Bericht 2020. (https://www.wido.de/fileadmin/Dateien/Dokumente/Forschung_Projekte/Arzneimittel/wido_arz_gkv-arzneimittelmarkt_2020.pdf, Zugriff am 15.03.2022).

Schümann, I. (2004): Möglichkeiten und Grenzen der Gesundheitsinformation und -beratung durch gesetzliche Krankenkassen. Hamburg: Verlag Dr. Kovac.

Schunk, M., Stark, R., Reitmeir, P., Rathmann, W., Meisinger, C., Holle, R. (2011): Verbesserungen in der Versorgung von Patienten mit Typ-2-Diabetes? Gepoolte Analyse dreier bevölkerungsbasierter Studien (KORA) in der Region Augsburg zwischen 1999 und 2008. Bundesgesundheitsblatt 54 (11): 1187–1196.

Schwabe, U. (2015): Arzneiverordnungen im Überblick. In: Schwabe, U., Paffrath, D. (Hrsg.) (2015): Arzneiverordnungs-Report 2015. Berlin, Heidelberg: Springer. S. 3–35.

Schwabe, U., Ludwig, W.-D. (2020): Arzneiverordnungen 2019 im Überblick. In: Schwabe, U., Ludwig, W.-D. (Hrsg.) (2020): Arzneiverordnungs-Report 2020. Berlin, Heidelberg: Springer. S. 3–41.

Schwabe, U., Paffrath, D., Ludwig, W.-D., Klauber, J. (Hrsg.) (2017): Arzneiverordnungs-Report 2017. Berlin, Heidelberg: Springer.

Schwabe, U., Paffrath, D., Ludwig, W.-D., Klauber, J. (Hrsg.) (2019): Arzneiverordnungs-Report 2019. Berlin, Heidelberg: Springer.

Schwartz, F. W. (2014): Gesundheit und Wohlbefinden. In: Bührlen, B., Hegemann, T., Henke, K.-D., Kloepfer, A., Reiß, T., Schwartz, F. W. (Hrsg.) (2014): Gesundheit neu denken. Fragen und Antworten für ein Gesundheitssystem von morgen. Stuttgart: Fraunhofer Verlag. S. 11–20. (https://publica-rest.fraunhofer.de/server/api/core/bitstreams/cc7ae37b-91c5-4d73-b52e-644a2861dc03/content, Zugriff am 24.04.2022).

Schwartz, F. W., Badura, B., Leidl, R., Raspe, H., Siegrist, J. (Hrsg.) (1998): Das Public Health Buch. Gesundheit und Gesundheitswesen. München: Urban und Fischer.

Schwartz, F. W., Busse, R. (1994a): Fünf Mythen zur Effizienzsteigerung im Gesundheitssystem: Zur aktuellen gesundheitspolitischen Diskussion in Deutschland. Jahrbuch für Kritische Medizin 23: 149–170.

Schwartz, F. W., Busse, R. (1994b): Das Wachstum in der Medizin – Mythen und Fakten. Arbeit und Sozialpolitik 48 (9/10): 10–17.

Schwartz, F. W., Siegrist, J., Troschke, J. v. (1998): Wer ist gesund? Wer ist krank? Wie gesund bzw. krank sind Bevölkerungen? In: Schwartz, F. W., Badura, B., Leidl, R., Raspe, H., Siegrist, J. (Hrsg.) (1998): Das Public Health Buch. Gesundheit und Gesundheitswesen. München: Urban und Fischer. S. 8–31.

Schwartz, F. W., Walter, U. (1998): Altsein-Kranksein? In: Schwartz, F. W., Badura, B., Leidl, R., Raspe, H., Siegrist, J. (Hrsg.) (1998): Das Public Health Buch. Gesundheit und Gesundheitswesen. München: Urban und Fischer. S. 124–140.

Simon, M. (2019): Die Bedeutung des DRG-Systems für Stellenabbau und Unterbesetzung im Pflegedienst der Krankenhäuser. In: Dieterich, A., Braun, B., Gerlinger, T., Simon, M. (Hrsg.): Geld im Krankenhaus. Wiesbaden: Springer VS. S. 219–251.

Simon, M. (2021): Das Gesundheitssystem in Deutschland – Eine Einführung in Struktur und Funktionsweise. 7., überarbeitete und erweiterte Auflage. Bern: Hogrefe.

Sommer, J. (1999): Gesundheitssysteme zwischen Plan und Markt. Stuttgart: Schattauer.

Sozialdemokratische Partei Deutschlands (SPD), BÜNDNIS 90/DIE GRÜNEN, Freie Demokraten (FDP) (2021): Mehr Fortschritt wagen, Bündnis für Freiheit, Gerechtigkeit und Nachhaltigkeit. Koalitionsvertrag 2021–2025 zwischen der Sozialdemokratischen Partei Deutschlands (SPD), BÜNDNIS 90/DIE GRÜNEN und den Freien Demokraten (FDP). (https://www.spd.de/fileadmin/Dokumente/Koalitionsvertrag/Koalitionsvertrag_2021-2025.pdf, Zugriff am 03.01.2022).

Spangenberg, M., Schürt, A. (2006): Die Krankenhausversorgung in Deutschland unter Raumordnungsaspekten – Status quo und Szenarien: In: Klauber, J., Robra, B.-P., Schellschmidt, H. (Hrsg.) (2006): Krankenhaus-Report 2005. Schwerpunkt: Wege zu Integration. Stuttgart: Schattauer. S. 205–219.

Starfield, B. (1991): Primary Care and Health. A Cross-National Comparison. Journal of the American Medical Association 266 (16): 2268–2271.

Stargardt, T., Schreyögg, J. (2013): Leistungsmanagement in der Arzneimittelindustrie. In: Busse, R., Schreyögg, J., Stargardt, T. (2013): Management im Gesundheitswesen. Das Lehrbuch für Studium und Praxis. 3., vollständig überarbeitete und erweiterte Auflage. Berlin, Heidelberg: Springer. S. 128–148.

Statistics Netherlands (2021): Statline. Health expenditure; functions and financing for international comparisons. (https://opendata.cbs.nl/#/CBS/en/dataset/84043ENG/table?ts=1650748849816, Zugriff am 22.04.2022).

Statistisches Bundesamt (1998): Gesundheitsbericht für Deutschland. Stuttgart: Metzler-Poeschel.

Statistisches Bundesamt (2019): Bevölkerung im Wandel – Annahmen und Ergebnisse der 14. Koordinierten Bevölkerungsvorausberechnung, Wiesbaden. (https://www.destatis.de/DE/Presse/Pressekonferenzen/2019/Bevoelkerung/pressebroschuere-bevoelkerung.pdf?__blob=publicationFile, Zugriff am 22.02.2022).

Statistisches Bundesamt (2022a): DESTATIS, GENESIS-online Datenbank. Gesundheitsausgaben: Deutschland (https://www-genesis.destatis.de/genesis/online/data, Zugriff am 22.02.2022).

Statistisches Bundesamt (2022b): DESTATIS, GENESIS-online Datenbank. Krankheitskosten in Mio. € für Deutschland. Gliederungsmerkmale: Jahre, Alter, Geschlecht, ICD10. (https://www-genesis.destatis.de/genesis/online/data, Zugriff am 27.02.2022).

Statistisches Bundesamt (2022c): DESTATIS, GENESIS-online Datenbank. Einnahmen und Ausgaben der gesetzlichen Krankenversicherung (insgesamt in Mrd. €, je Mitglied in € und je Versicherten in €). Gliederungsmerkmale: Jahre, Bundesgebiete. (https://www-genesis.destatis.de/genesis/online/data, Zugriff am 27.02.2022).

Statistisches Bundesamt (2022d): DESTATIS, GENESIS-online Datenbank. Gesundheitspersonalrechnung: Deutschland, Deutschland, Jahre, Einrichtungen, Geschlecht. (https://www-genesis.destatis.de/genesis/online/link/tabelleErgebnis/23621-0001, Zugriff am 05.03.2022).

Statistisches Bundesamt (2022e): DESTATIS, GENESIS-online Datenbank. Gesundheitspersonal (Vollzeitäquivalente): Deutschland, Jahre, Einrichtungen, Geschlecht. (https://www-genesis.destatis.de/genesis/online/link/tabelleErgebnis/23621-0006, Zugriff am 05.03.2022).

Statistisches Bundesamt (2022 f): DESTATIS, GENESIS-online Datenbank. Gesundheitspersonalrechnung: Deutschland, Jahre, Einrichtungen, Geschlecht, Berufe im Gesundheitswesen. (https://www-genesis.destatis.de/genesis/online/link/tabelleErgebnis/23621-0002, Zugriff am 05.03.2022).

Steimle, T., Schoch, G.-G. (2020): Krankenkassen-Management. In: Tunder, R. (Hrsg.) (2020): Market Access Management für Pharma- und Medizinprodukte. Instrumente, Verfahren und Erfolgsfaktoren. Wiesbaden: Springer. S. 415–431.

Straubhaar, T., Geyer, G., Locher, H., Pimpertz, J., Vöpel, H. (2006): Wachstum und Beschäftigung im Gesundheitswesen. Beschäftigungswirkungen eines modernen Krankenversicherungssystems. Beiträge zum Gesundheitsmanagement Bd. 14. Baden-Baden: Nomos.

Stuart, B., Briesacher, B. A., Shea, D. G., Cooper, B., Baysac, F. S., Limcangco, M. R. (2005): Riding the Rollercoaster: The Ups and Downs in Out-of-Pocket Spending Under the Standard Medicare Drug Benefit. Health Affairs 24 (4): 1022–1031.

Tebroke, E. (2021): Zehn Konzerne bestreiten 42 Prozent des Umsatzes. (https://www.pharmazeutische-zeitung.de/zehn-konzerne-bestreiten-42-prozent-des-umsatzes-124986/, Zugriff am 14.03.2022).

Techniker Krankenkasse (2018): Mobilität in der Arbeitswelt: Datenanalyse und aktuelle Studienlage 2018. (https://www.tk.de/resource/blob/2048574/98bacb6f0900b95f38e5b9feb723

a096/2018-gesundheitsreport---mobilitaet-in-der-arbeitswelt-data.pdf, Zugriff am 21.02. 2022).

Techniker Krankenkasse (2021): Wettbewerb und Finanzierung. Position der Techniker Krankenkasse, April 2021. (https://www.tk.de/resource/blob/2105682/5321da08d3496c1115 a0c5e72183bca4/tk-position-wettbewerb-und-finanzierung-april-2021-data.pdf, Zugriff am 27.02.2022).

Tenhagen, H.-J. (2020): Krankenversicherung in Deutschland. Niemand darf durchs Netz rutschen. (https://www.spiegel.de/wirtschaft/keine-krankenversicherung-wie-das-sein-kann-was-betroffene-tun-koennen-a-28e875de-7838-4def-9402-2460960c8a0f, Zugriff am 09.03. 2022).

The National Archives (2022): Creation of the National Health Service. (https://www.nationalarchives.gov.uk/cabinetpapers/themes/creation-national-health-service.htm#Birth%20of%20the%20National%20Health%20Service, Zugriff am 18.03.2022).

Tragakes, E., Lessof, S. (2003): Health care systems in transition: Russian Federation. European Observatory on Health Systems and Policies 5 (3). (http://www.euro.who.int/__data/assets/pdf_file/0005/95936/e81966.pdf, Zugriff am 12.05.2022).

Transparency International – Deutschland e.V. (2008): Transparenzmangel, Korruption und Betrug im deutschen Gesundheitswesen – Kontrolle und Prävention als gesellschaftliche Aufgabe. 5. Auflage. (https://www.transparency.de/fileadmin/Redaktion/Publikationen/2 008/Gesundheitspapier_Stand_2008_Auflage_5_08-08-18.pdf, Zugriff am 29.03.2022).

United Nations (2021): Statistical Yearbook 2021. 64th Edition. New York.

Verband der Ersatzkassen e.V. (vdek) (2016): Faire Wettbewerbsbedingungen schaffen. Vorschläge der Ersatzkassen für eine Weiterentwicklung des Morbi-RSA vom 03.06.2016. (https://www.vdek.com/content/dam/vdeksite/vdek/globale_dokumente/Positionen/Positi onspapier%20Morbi-RSA_vdek.pdf, Zugriff am 22.04.2022).

Verband der Ersatzkassen e.V. (vdek) (2022): Basisdaten des Gesundheitswesens 2022. 26. überarbeitete und aktualisierte Auflage. (https://www.vdek.com/presse/daten.html, Zugriff am 05.03.2022).

Verband der Privaten Krankenversicherung e.V. (2022): Der Datenservice der PKV. (https://www.pkv-zahlenportal.de/, Zugriff am 05.03.2022).

Walendzik, A., Greß, S., Manouguian, M., Wasem, J. (2008): Vergütungsunterschiede im ärztlichen Bereich zwischen PKV und GKV auf der Basis standardisierter Leistungsniveaus der GKV und Modelle der Vergütungsangleichung. Diskussionsbeitrag aus dem Fachbereich Wirtschaftswissenschaften der Universität Duisburg-Essen, Campus Essen. (https://www.wiwi.uni-due.de/forschung/publikationen/ibes-diskussionsbeitraege/, Zugriff am 22.04.2022).

Walendzik, A., Wasem, J. (2019): Vergütung ambulanter und ambulant erbringbarer Leistungen – Gesundheitspolitisch zielgerechte Integrationsmodelle über sektorale Leistungsträger und Finanzierungssysteme. Bertelsmann Stiftung. (https://www.bertelsmann-stiftung.de/fileadmin/files/BSt/Publikationen/GrauePublikationen/AmbulanteVergu__tung_13lay.pdf, Zugriff am 05.03.2022).

Walser, C. (2006): Nach der Gesundheitsreform in den Niederland: Eine neue Krankenversicherung für jeden. Soziale Sicherheit 55 (3): 87–92.

Weatherly, J. N., Seiler, R., Schmid, E., Meyer-Lutterloh, K., Lägel, R., Amelung V. E. (Hrsg.) (2007): Leuchtturmprojekte Integrierter Versorgung und Medizinischer Versorgungszentren. Innovative Modelle der Praxis. Berlin: Medizinisch Wissenschaftliche Verlagsgesellschaft.

Weizsäcker, E. U. v., Young, O. R., Finger, M., Beisheim, M. (Hrsg.) (2005): Limits to Privatization: How to Avoid Too Much of a Good Thing. London: Earthscan.

Wende, D., Schmitt, N. (2021): Hochkostenpatienten und Auswirkung des Risikopools in der GKV. In: Repschläger, U., Schulte, C. Osterkamp, N. (Hrsg.) (2021): Gesundheitswesen aktuell 2021. Berlin: BARMER GEK. S. 126–147.

Wilkinson, R. (1998): Unhealthy Societies. The Afflictions of Inequality. 3. Auflage. London, New York: Routledge.

Wilkinson, R., Marmot, M., WHO Europe (2004): Soziale Determinanten von Gesundheit. Die Fakten. 2. Ausgabe. Kopenhagen. (https://www.euro.who.int/__data/assets/pdf_file/ 0008/98441/e81384g.pdf?ua=1, Zugriff am 26.04.2022).

Wilkinson, R., Pickett, K. (2009): Gleichheit ist Glück. Warum gerechte Gesellschaften für alle besser sind. Berlin: Haffmans & Tolkemitt.
Wille, E. (1994): Medizinisch-technischer Wandel als eine Determinante des Ausgabenwachstums der GKV. In: Perspektiven des medizinisch-technischen Fortschritts für die Gesetzliche Krankenversicherung (GKV) – Bestandsaufnahme, Entwicklungen und Perspektiven in Hamburg (TK-Fachtagung am 23.11.1994 in Hamburg). Dokumentation. S. 33–52.
Wille, E. (2002): Welche Auswirkungen hat die »4. Hürde« auf Über-, Unter- und Fehlversorgung und auf die deutsche Gesundheitsindustrie? In: Lauterbach, K. W., Volmer, T. (Hrsg.) (2002): Arzneimitteltherapie – Über-, Unter- und Fehlversorgung: Was leisten »neue Steuerungsinstrumente«? Stuttgart: Schattauer. S. 33–56.
Williams, A. (2001): Science or marketing at WHO? A commentary on »World Health 2000«. Health Economics 10 (2): S. 93–100.
Williamson, O. E. (1990): Die ökonomischen Institutionen des Kapitalismus. Tübingen: Mohr Siebeck.
Wirtz, B. (2020): Wir brauchen keine Mehrwertsteuer auf Medikamente in Europa. (https://www.theeuropean.de/bill-wirtz/coronakrise-mehr-zugang-fur-patienten/, Zugriff am 14.03.2022).
Wissenschaftliche Dienste des Deutschen Bundestages (2018a): Argumente für und gegen eine »Bürgerversicherung«. Aktenzeichen WD 9–3000–058/17. (https://www.bundestag.de/resource/blob/543314/9718c94eab41a8406e645cd6d5457caf/WD-9-058-17-pdf-data.pdf, Zugriff am 06.03.2022).
Wissenschaftliche Dienste des Deutschen Bundestages (2018b): Wahl der Kostenerstattung durch Versicherte in der Gesetzlichen Krankenversicherung nach § 13 Absatz 2 SGB V. Aktenzeichen WD 9–3000–073/18 (https://www.bundestag.de/resource/blob/576430/24154e5e413e7832ed87e9cf80b7366a/wd-9-073-18-pdf-data.pdf, Zugriff am 07.03.2022).
Wissenschaftlicher Beirat beim Bundesversicherungsamt (2011): Evaluationsbericht zum Jahresausgleich 2009 im Risikostrukturausgleich. (https://www.bundesamtsozialesicherung.de/fileadmin/redaktion/Risikostrukturausgleich/Wissenschaftlicher_Beirat/Evaluationsbericht_zum_Jahresausgleich.pdf, Zugriff am 07.03.2022).
World Bank (1993): World Development Report 1993: Investing in Health. New York: Oxford University Press.
World Bank (2021): GDP per Capita (US$). (https://data.worldbank.org/indicator/NY.GDP.PCAP.CD?end=2019&name_desc=false&start=1960, Zugriff am 20.02.2022).
World Health Organization (WHO) (1946): Constitution of the World Health Organization. (https://apps.who.int/gb/bd/PDF/bd47/EN/constitution-en.pdf?ua=1, Zugriff am 19.02.2022).
World Health Organization (WHO) (2000): The World Health Report 2000. Health Systems: Improving Performance. Geneva. (https://apps.who.int/iris/bitstream/handle/10665/42281/WHR_2000-eng.pdf?sequence=1&isAllowed=y, Zugriff am 26.04.2022).
World Health Organization (WHO) (2004): Promoting Mental Health: Concepts, Emerging Evidence, Practice. A Report of the World Health Organization, Department of Mental Health and Substance Abuse in collaboration with the Victorian Health Promotion Foundation and The University of Melbourne. (https://apps.who.int/iris/bitstream/handle/10665/42940/9241591595.pdf, Zugriff am 14.05.2022).
World Health Organization (WHO) (2022): World Health Observatory Data Repository. (http://apps.who.int/gho/data/view.main.GNI2040, Zugriff 19.02.2022).
Yusuf, S., Flather, M., Pogue, J., Hunt, D., Varigos, J., Piegas, L., Avezum, A., Anderson, J., Keltai, M., Budaj, A., Fox, K., Ceremuzynski, L. (1998): Variations between countries in invasive cardiac procedures and outcomes in patients with suspected unstable angina or myocardial infarction without initial ST elevation. OASIS (Organisation to Assess Strategies for Ischaemic Syndromes) Registry Investigators. Lancet 352 (9127): 507–514.
Zeeb, H. (2019): EU-Aktionsprogramm Gesundheit: Möglichkeiten und Hürden europäischer Gesundheitspolitik. Gesundheits- und Sozialpolitik 73 (3): 27–31.
Zentner, A., Velasco Garrido, M., Busse, R. (2010): Macht der Hausarzt als Lotse die Gesundheitsversorgung wirklich besser und billiger? Ein systematischer Review zum Konzept Gatekeeping. Das Gesundheitswesen 72 (08/09): e38–e44.

Zimmermann, S. (2020): 143.000 Menschen in Deutschland ohne Krankenversicherung. (https://www.linksfraktion.de/themen/nachrichten/detail/143000-menschen-in-deutschland-ohne-krankenversicherung/, Zugriff am 17.08.2022).

Zok, K. (2006): Beitragssatzkenntnis und Wechselbereitschaft in der GKV. Ergebnisse von Repräsentativumfragen bei GKV-Mitgliedern im Zeitablauf. WIdO-Monitor 3 (2): 2–7.

Zweifel, P. (1992): Das Individuum als Produzent seiner Gesundheit: Eine stochastische Formulierung. In: Oberender, P. (Hrsg.) (1992): Steuerungsprobleme im Gesundheitswesen. Baden-Baden: Nomos. S. 9–60.

Stichwortverzeichnis

A

Accountable Care Organization 299
Add-on-Technologie 99
Adverse Selektion 71
Affordable Care Act 298, 299
Akutbehandlung 195
Allokation 15, 54
Alter 26, 33, 40
Altersrückstellung 112
Ambulante spezialfachärztliche Versorgung 201
Ambulante Versorgung 183
Ambulantes Operieren 201
Analogpräparat 254
Angebot 16, 50, 51, 76
Angebotsinduzierte Nachfrage 68, 147
Annualisierung 140, 148
Anwendungsbeobachtung 253
Apotheke 245, 247, 249
Äquivalenzprinzip 110, 112
Arbeitsbedingungen 37
Arbeitsbelastung 38
Arbeitsplatz 36
Arbeitszeit 37
Arzneimittel 78, 247, 254, 276
Arzneimittelbudget 271, 275
Arzneimittelgesetz 243, 247
Arzneimittelmarkt 255
Arzneimittelpreise 247
Arzneimitteltherapie 243
Arzneimittelverbrauch 257
Arzneimittelversorgung 242
Arzneimittelversorgungsstärkungsgesetz 279
Arztdichte 69
Ärztekammer 165
Ärztin/Arzt 62, 63, 162, 166, 168, 173, 181, 182, 206, 236, 242, 257, 322
Auslandsversicherte 148
Australien 217
Aut-idem-Regelung 265, 270

B

Basisfallwert 204, 216, 225
Bedarf 16
Bedarfsplanung 164, 181
Bedarfsprinzip 113
Bedarfssteuerung 174
Begutachtung 157
Behandlungsvertrag 114
Beitrag 129, 331
Beitragsbemessungsgrenze 129, 159
Beitragsfreie Mitversicherung 159
Beitragssatz 90, 92, 105, 125, 136, 329
Beitragssatzstabilität 105–107
Beitragszahler/-in 91
Belastungsgrenze 262
Bemessungsgrundlage 91
Benchmarking 232, 235
Beschäftigung 102, 104, 106
Bettenbedarf 239
Beveridge-Report 302
Beveridge-System 288, 302
Binnenmarktfreiheit 316, 319
Bismarck 113, 115
Bismarck-System 288
Budget 182, 185, 186, 192, 203, 209, 211, 216, 225, 327, 329
Budgetanrechnung 192
Bundesamt für Soziale Sicherung 125, 149, 159, 193
Bundesbasisfallwert 204
Bürgerversicherung 92, 129, 137, 143, 310, 334

C

Capturing 84
Case-Mix 197, 228
Case-Mix-Index 228, 232
Clinical Commissioning Groups 303, 307, 308
Coase-Theorem 57
Compliance 63, 83, 244, 259
Cream Skimming 249

355

D

Defizit 134
Diagnose 213
Diagnosis Related Groups 214
Diagnostik 99
Disease Management 94, 190
Dispensierrecht 78
Distribution 17, 245
DRG 203, 217, 223, 224, 231
Duales Finanzierungssystem 201

E

Effektivität 24
Effizienz 16, 24, 54, 207, 285
Einkommen 24, 27, 29, 33, 34
Einsparpotential 249
Einzelleistungsvergütung 170
Einzugsstelle 313
Elastizität 52, 78
England 301
Entgelt 225
Epidemiologische Schwelle 33
Erfolgsindikator 172
Erfolgsorientierte Vergütung 213
Erlaubnisvorbehalt 97
Ersatzkasse 113
Erstattung 248, 266
Ethik 19, 67
Europäische Union 315
European Medicines Agency 244
Evidenz 258
Extensionsthese 42
Externalitäten 57–59

F

Fallgruppe 214, 223
Fallpauschale 101, 170, 196, 203, 213, 215, 226
Fallzahl 198, 230
Familie 109
Festbetrag 254, 255, 261, 266–269
Finanzierung 173
Finanzierungssystem 281
Forschung und Entwicklung 250
Forschungsaufwand 253
Frauenanteil 104
Freistellungsgrenze 262
Fusion 235

G

Gatekeeper 184, 188, 189, 296, 302
Gebührenordnung 175, 311
Gefangenendilemma 171, 272
Gehalt 168
Gemeinsamer Bundesausschuss 66, 97, 116, 268
Gender 45
General Practitioner 302
Generika 257, 270
Gerechtigkeit 28, 29
Gesamtbudget einer ärztlichen Praxis 177
Gesamtvergütung 176
Geschlecht 45
Gesetz zur Weiterentwicklung der Finanzstruktur und der Qualität in der GKV 231
Gesetzliche Krankenversicherung 116, 118, 121, 330
Gesundheit 15, 20, 21, 23–25, 33, 37
Gesundheitsausgaben 89, 94
Gesundheitsausgabenrechnung 94
Gesundheitsfonds 119, 136, 142, 144, 149, 151
Gesundheitsförderung 331, 332
Gesundheitsindikator 89
Gesundheitsökonomie 15
Gesundheitsquote 87, 89
Gesundheitsreform 325, 326
Gesundheitsreformgesetz 267
Gesundheitsstatus 26
Gesundheitsstrukturgesetze 271
Gesundheitssystem 87, 280, 283, 286
Gesundheitssystemforschung 280
Gesundheitssystemvergleich 285
Gesundheitswissen 332
GKV-Modernisierungsgesetz 266
GKV-Versorgungsstärkungsgesetz 230, 231
GKV-Versorgungsstrukturgesetz 181
GKV-Wettbewerbsstärkungsgesetz 265
Großhandel 245
Grossmann-Modell 25
Grouper 217
Grundversorgung 199

H

Haftung 67, 142
Harmonisierung 317, 318
Härtefall 262
Hausärztin/Hausarzt 188
Health Authority 304, 305, 307
Health Maintenance Organization 168, 210, 295, 296

Herstellerabgabepreis 247
Honorar 176, 177, 329
Honorarvertrag 205
Humankapital 24, 59

I

Idealsystem 283
Indikator 29, 49, 285, 287
Individuelle Gesundheitsleistung 177
Inferiores Gut 87
Inflation 86
Information 56
Informationsasymmetrie 60, 61, 64
Innovation 254
Innovationsfonds 187
Institut für das Entgeltsystem im Krankenhaus 217, 223
Institut für Qualität und Wirtschaftlichkeit im Gesundheitswesen 98, 252, 254
Institut für Qualitätssicherung und Transparenz im Gesundheitswesen 231
Integration 233, 236
Integrationsversorgung 186
Integrationsvertrag 186, 193, 206
Integrierte Versorgung 192, 333
Investition 208, 238

K

Kapitaldeckungsverfahren 111
Kapitaleinkünfte 92
Kapitalstock 154
Kassenärztliche Vereinigung 164, 167, 327, 329
Kassenverbände 117
Kassenwahlfreiheit 113
Keynesianismus 103
Klassifikationsschema 217
Kodierqualität 224
Kollektivverhandlung 167
Kollektivvertrag 114
Komorbidität 218
Komplexpauschale 186
Kompressionsthese 42, 43
Kompromiss von Lahnstein 215
Konsum 47
Kontrahierungszwang 112, 142, 153, 328
Konvergenzphase 203, 228
Kooperation 184, 232, 233, 235, 236
Kopfpauschale 169, 209, 210, 295
Kopfprämie 92, 139, 313
Korporatismus 178, 182, 284
Korruption 259
Kosten-Nutzen-Analyse 276

Kosten-Nutzen-Bewertung 265
Kostenentwicklung 96
Kostenerstattungsprinzip 114, 133, 168, 174, 205, 208, 214
Kostenexplosion 86
Kostenträgerrechnung 223
Krankengeld 134, 148
Krankenhaus 163, 195, 197, 205, 208, 211, 233, 238, 241
Krankenhausfinanzierungsgesetz 196, 200
Krankenhausinvestitionen 202
Krankenhausplan 196, 201, 206, 207, 218, 238, 239
Krankenhausstrukturgesetz 66, 197, 223
Krankenkasse 77, 115, 116, 120, 133, 136, 173, 181, 216, 267, 328, 329
Krankenversicherung 115, 295
Krankheit 21, 32, 145
Kreditaufnahme 135
Kultur 98

L

Landesbasisfallwert 204
Langzeitpflege 310
Lebenserwartung 30, 31, 33, 35, 41, 89
Lebensqualität 35
Leistung 172
Leistungsart 94
Leistungsfähigkeitsprinzip 113
Leistungskomplexpauschale 172, 212
Lernkurveneffekt 234
Lifestyle 43, 83, 107, 286
Lobbyismus 84, 85, 117, 246
Lock-in-Effekt 76
Lohnnebenkosten 102, 130

M

Maastricht-Vertrag 318
Managed Care 169, 190, 191, 295, 296
Marketingstrategie 329
Markt 55, 75, 81, 251
Marktabgrenzung 244
Marktfehler 258
Marktgleichgewicht 50
Marktmacht 74, 77, 78, 82, 259
Marktsteuerung 49, 178
Marktversagen 56
Marktwirtschaftliches System 288
Marktzugang 252
Maximalversorgung 199
MDK-Reformgesetz 225
Medicaid 293
Medicare 293

Medicproof 156
Medikalisierungsthese 42
Medizinisch-technischer Fortschritt 97
Medizinischer Dienst 156, 224
Medizinischer Fortschritt 98
Medizinisches Versorgungszentrum 163, 196, 237, 238
Mehrwertsteuersatz 248
Modellvorhaben 185
Monistische Finanzierung 196
Moral Hazard 72, 258
Morbidität 23, 30, 42, 43, 94, 125, 145
Morbiditätsgruppen 149
Morbiditätsrisiko 175
Mortalität 23, 30, 43

N

Nachfrage 16, 47, 50, 51, 69, 73, 80, 96
National Health Service 302, 307
National Institute for Health and Care Excellence 309
Negativliste 263
Neue Untersuchungs- und Behandlungsmethoden 226
Niederlande 288, 309
Notfallaufnahme 201
Nutzen 49
Nutzenbewertung 278

O

Offene Methode der Koordinierung 318, 323
Operationen- und Prozedurenschlüssel 218
Opportunitätskostenprinzip 17
Optionsgut 100
Organisation for Economic Co-operation and Development 287
Originalpräparat 257
Outcome 19, 89

P

Pareto-Effizienz 49
Patent 250
Pathogenese 21, 22
Patient/-in 24, 63, 79, 166, 168, 195, 204, 205, 236, 267
Patientenquittung 179
Patientenvertreter 180
Pfadabhängigkeit 110, 129, 160, 292
Pflege-Versicherungsgesetz 152

Pflegebedürftigkeit 155
Pflegebudget 219
Pflegegeld 157
Pflegegrad 156
Pflegekasse 153
Pflegesachleistung 157
Pflegesatz 210
Pflegestufe 156
Pharmaindustrie 250
Pharmazeutische Industrie 246
Planungsregionen 175
Portabilität 112
Positivliste 263, 265
Prämienzuschuss 313
Prävention 43, 190, 209, 331, 332
Praxis 163
Preiselastizität 70
Preisniveau 256
Preisregulierung 242
Preisstruktureffekt 86
Primärkasse 113
Primary Care Trust 303
Principal 64
Principal-Agent-Beziehung 61, 65, 180
Privatärztliche Behandlung 177
Private Krankenversicherung 112, 118, 121
Produktionsmöglichkeitenkurve 47
Produktivitätssteigerung 308
Provision-Provider-Split 303
Prozedur 214, 217
Psychiatrische Klinik 226
Psychische Erkrankung 37
Psychotherapeut 164
Public Health 16
Public Option 298
Punktwert 171

Q

Qualität 66, 214, 232
Qualitätsbericht 230
Qualitätssicherung 66, 179, 183, 184, 229
Quality-Adjusted Life Year 287
Quasi-Markt 178, 205

R

Rabattvertrag 265
Rationierung 81, 94, 100, 182
Realsystem 284
Referenzwert 255
Regelversorgung 199
Regionalfaktor 147
Regress 272

Rehabilitation 209, 237
Relativgewicht 217, 220
Ressourcenaufwand 222
Richtgröße 273
Risikopool 124, 147
Risikoprämie 110
Risikoselektion 113, 127
Risikostrukturausgleich 113, 120, 123–125, 127, 144, 145, 148, 187, 313, 328–330
Rücklage 136

S

Sachleistungsprinzip 114, 133, 168, 174, 204
Sachwalterbeziehung 61
Salutogenese 21, 22
Satzungsleistungen 134
Schadensersatz 99
Schwerpunktversorgung 199
Selbstbeteiligung 73, 260, 264
Selbstkostendeckungsprinzip 219
Selbstmedikation 248
Selbstverwaltung 115, 167, 176, 180, 182, 203, 205, 215, 224, 327
Selektives Kontrahieren 140, 186
Sicherstellungsauftrag 164, 181, 196, 240
Skaleneffekte 227
Solidarkultur 283
Solidarprinzip 58, 81, 113
Sonderentgelt 212
Soziale Pflegeversicherung 152
Sozialpolitik 316
Sozialstatus 28, 33
Sozialversicherungssystem 284
Sozialwahl 180
Staat 49, 57, 83, 181, 196, 202, 205–207, 215, 223, 240, 241, 327
Staatlicher Gesundheitsdienst 284
Standardversicherung 312
Stationäre Versorgung 194, 206
Steuerung 46, 76, 83, 165, 167, 178
Stress 44
Struktureffekt 256
Strukturierter Qualitätsbericht 206
Subsidiaritätsprinzip 316
Substitution 244
Superiores Gut 87
Synergieeffekt 234

T

Tagespauschale 210
Telemedizin 333

Trägerschaft 235
Transaktionskosten 50, 60, 96, 236
Trust 304

U

Überkapazität 232
Überlastungsgrenze 141
Umlageprinzip 296, 313
Umlageverfahren 153
Umverteilung 93, 112, 122
Umweltbelastung 39
Unversicherte 119
Up-Coding 146, 224
USA 235, 292

V

Verband 77
Verbotsvorbehalt 97
Vergütung 167, 172, 174, 183, 208
Vergütungssystem 165
Verordnung 173, 248, 256
Verordnungsverhalten 279
Versandapotheke 246
Verschreibung 257
Versicherte 123, 133, 173
Versicherung 58, 64, 72
Versicherungspflicht 92, 112, 118, 128, 152
Versicherungspflichtgrenze 112, 118, 311
Versorgung 193
Versorgungsauftrag 203
Versorgungslücke 152
Versorgungsstärkungsgesetz 193
Verteilung 102, 286
Vertrauensgut 62
Vertriebsweg 245
Verwaltungskosten 95
Verweildauer 68, 98, 197
Vierte Hürde 252
Volkskrankheiten 332

W

Wahlfreiheit 178
Wartezeit 168, 321
Wet Langdurige Zorg 310
Wettbewerb 46, 50, 54, 56, 75, 112, 124, 141, 204, 270, 298, 328
Wirtschaftlichkeit 98, 100
Wirtschaftlichkeitsgebot 97
Wirtschaftlichkeitskontrolle 182, 184
Wohlfahrtsstaat 283, 325

World Health Organization 20, 89, 107, 285

Z

Zorgversikerungswet 311
Zorgverzekeringswet 310

Zugang 28
Zulassung 252, 254
Zusatzbeitrag 116, 122, 138–140, 143, 187
Zusatznutzen 254
Zuzahlung 131, 261, 263
Zwangsrabatt 266
Zweitmeinung 230